全国中医药行业中等职业教育"十三五"规划教材

解剖生理学基础

（供中医康复技术、中医康复保健等专业用）

主　编◎郭颖华

中国中医药出版社

·北　京·

图书在版编目（CIP）数据

解剖生理学基础 / 郭颖华主编 .—北京：中国中医药出版社，2018.8（2023.5重印）

全国中医药行业中等职业教育"十三五"规划教材

ISBN 978 – 7 – 5132 – 4960 – 7

Ⅰ.①解… Ⅱ.①郭… Ⅲ.①人体解剖学 – 人体生理学 – 中等专业

学校 – 教材 Ⅳ.① R324

中国版本图书馆 CIP 数据核字（2018）第 090374 号

中国中医药出版社出版

北京经济技术开发区科创十三街 31 号院二区 8 号楼

邮政编码 100176

传真 010-64405721

唐山市润丰印务有限公司印刷

各地新华书店经销

开本 787×1092 1/16 印张 31.75 字数 654 千字

2018 年 8 月第 1 版 2023 年 5 月第 2 次印刷

书号 ISBN 978 – 7 – 5132 – 4960 – 7

定价 98.00 元

网址 www.cptcm.com

服 务 热 线 010-64405510

购 书 热 线 010-89535836

维 权 打 假 010-64405753

微信服务号 zgzyycbs

微商城网址 https：//kdt.im/LIdUGr

官 方 微 博 http：//e.weibo.com/cptcm

天猫旗舰店网址 https：//zgzyycbs.tmall.com

如有印装质量问题请与本社出版部联系（010-64405510）

李伏君（千金药业有限公司技术副总经理）

李灿东（福建中医药大学校长）

李建民（黑龙江中医药大学佳木斯学院教授）

李景儒（黑龙江省计划生育科学研究院院长）

杨佳琦（杭州市拱墅区米市巷街道社区卫生服务中心主任）

吾布力·吐尔地（新疆维吾尔医学专科学校药学系主任）

吴　彬（广西中医药大学护理学院院长）

宋利华（连云港中医药高等职业技术学院教授）

迟江波（烟台渤海制药集团有限公司总裁）

张美林（成都中医药大学附属针灸学校党委书记）

张登山（邢台医学高等专科学校教授）

张震云（山西药科职业学院党委副书记、院长）

陈　燕（湖南中医药大学附属中西医结合医院院长）

陈玉奇（沈阳市中医药学校校长）

陈令轩（国家中医药管理局人事教育司综合协调处副主任科员）

周忠民（渭南职业技术学院教授）

胡志方（江西中医药高等专科学校校长）

徐家正（海口市中医药学校校长）

凌　娅（江苏康缘药业股份有限公司副董事长）

郭争鸣（湖南中医药高等专科学校校长）

郭桂明（北京中医医院药学部主任）

唐家奇（广东湛江中医学校教授）

曹世奎（长春中医药大学招生与就业处处长）

龚晋文（山西卫生健康职业学院／山西省中医学校党委副书记）

董维春（北京卫生职业学院党委书记）

谭　工（重庆三峡医药高等专科学校副校长）

潘年松（遵义医药高等专科学校副校长）

赵　剑（芜湖绿叶制药有限公司总经理）

梁小明（江西博雅生物制药股份有限公司常务副总经理）

龙　岩（德生堂医药集团董事长）

中医药职业教育是我国现代职业教育体系的重要组成部分，肩负着培养新时代中医药行业多样化人才、传承中医药技术技能、促进中医药服务健康中国建设的重要职责。为贯彻落实《国务院关于加快发展现代职业教育的决定》（国发〔2014〕19号）、《中医药健康服务发展规划（2015—2020年）》（国办发〔2015〕32号）和《中医药发展战略规划纲要（2016—2030年）》（国发〔2016〕15号）（简称《纲要》）等文件精神，尤其是实现《纲要》中"到2030年，基本形成一支由百名国医大师、万名中医名师、百万中医师、千万职业技能人员组成的中医药人才队伍"的发展目标，提升中医药职业教育对全民健康和地方经济的贡献度，提高职业技术院校学生的实际操作能力，实现职业教育与产业需求、岗位胜任能力严密对接，突出新时代中医药职业教育的特色，国家中医药管理局教材建设工作委员会办公室（以下简称"教材办"）、中国中医药出版社在国家中医药管理局领导下，在全国中医药职业教育教学指导委员会指导下，总结"全国中医药行业中等职业教育'十二五'规划教材"建设的经验，组织完成了"全国中医药行业中等职业教育'十三五'规划教材"建设工作。

中国中医药出版社是全国中医药行业规划教材唯一出版基地，为国家中医中西医结合执业（助理）医师资格考试大纲和细则、实践技能指导用书、全国中医药专业技术资格考试大纲和细则唯一授权出版单位，与国家中医药管理局中医师资格认证中心建立了良好的战略伙伴关系。

本套教材规划过程中，教材办认真听取了全国中医药职业教育教学指导委员会相关专家的意见，结合职业教育教学一线教师的反馈意见，加强顶层设计和组织管理，是全国唯一的中医药行业中等职业教育规划教材，于2016年启动了教材建设工作。通过广泛调研、全国范围遴选主编，又先后经过主编会议、编写会议、定稿会议等环节的质量管理和控制，在千余位编者的共同努力下，历时1年多时间，完成了50种规划教材的编写工作。

本套教材由50余所开展中医药中等职业教育院校的专家及相关医院、医药企业等单位联合编写，中国中医药出版社出版，供中等职业教育院校中医（针灸推拿）、中药、护理、农村医学、康复技术、中医康复保健6个专业使用。

本套教材具有以下特点：

1. 以教学指导意见为纲领，贴近新时代实际

注重体现新时代中医药中等职业教育的特点，以教育部新的教学指导意见为纲领，注重针对性、适用性以及实用性，贴近学生、贴近岗位、贴近社会，符合中医药中等职业教育教学实际。

2. 突出质量意识、精品意识，满足中医药人才培养的需求

注重强化质量意识、精品意识，从教材内容结构设计、知识点、规范化、标准化、编写技巧、语言文字等方面加以改革，具备"精品教材"特质，满足中医药事业发展对于技术技能型、应用型中医药人才的需求。

3. 以学生为中心，以促进就业为导向

坚持以学生为中心，强调以就业为导向、以能力为本位、以岗位需求为标准的原则，按照技术技能型、应用型中医药人才的培养目标进行编写，教材内容涵盖资格考试全部内容及所有考试要求的知识点，满足学生获得"双证书"及相关工作岗位需求，有利于促进学生就业。

4. 注重数字化融合创新，力求呈现形式多样化

努力按照融合教材编写的思路和要求，创新教材呈现形式，版式设计突出结构模块化，新颖、活泼，图文并茂，并注重配套多种数字化素材，以期在全国中医药行业院校教育平台"医开讲－医教在线"数字化平台上获取多种数字化教学资源，符合职业院校学生认知规律及特点，以利于增强学生的学习兴趣。

本套教材的建设，得到国家中医药管理局领导的指导与大力支持，凝聚了全国中医药行业职业教育工作者的集体智慧，体现了全国中医药行业齐心协力、求真务实的工作作风，代表了全国中医药行业为"十三五"期间中医药事业发展和人才培养所做的共同努力，谨此向有关单位和个人致以衷心的感谢！希望本套教材的出版，能够对全国中医药行业职业教育教学的发展和中医药人才的培养产生积极的推动作用。需要说明的是，尽管所有组织者与编写者竭尽心智，精益求精，本套教材仍有一定的提升空间，敬请各教学单位、教学人员及广大学生多提宝贵意见和建议，以便今后修订和提高。

国家中医药管理局教材建设工作委员会办公室

全国中医药职业教育教学指导委员会

2018 年 1 月

《解剖生理学基础》
编 委 会

作为全国中医药行业中等职业教育"十三五"规划教材之一，本教材依托《中医药健康服务业发展规划（2015—2020年）》和《中医药发展战略规划纲要（2016—2030年）》，落实教育部中医药职业教育教学指导委员会《关于加快发展中医药现代职业教育的意见》和《中医药现代职业教育体系建设规划（2015—2020年）》精神，为适应中医药中等职业教育的教学发展需求，提高中等职业学校学生的实际操作能力，实现中等职业教育与产业需求、岗位胜任能力严密对接，由国家中医药管理局教材建设工作委员会办公室规划、指导，中国中医药出版社组织，全国中医药中高职业院校联合编写，供中医药中等职业学校中医康复技术、中医康复保健专业教学使用。

本教材分上篇和下篇，通过结构模块化、内容规范化、素材数字化，实现中等职业教育教材与现代职业教育数字技术的广泛结合。根据中职学生特点，以学生为中心，以巩固专业知识为导向，突出职业技术教育技能培养目标，注重实用，与中医助理医师资格考试大纲一致，适合中等职业教育需求。

本教材编写分工如下：上篇解剖学基础绪论由郭颖华编写，模块一细胞和基本组织、模块十内分泌系统由杨蓉编写，模块二运动系统、模块三消化系统由孙妮编写，模块四呼吸系统由张吉星编写，模块五泌尿系统、模块六生殖系统由李东亮编写，模块七脉管系统、模块八感觉器官由张冬编写，模块九神经系统由李新鹍编写；下篇生理学基础绪论、模块七肾脏的排泄功能由惠鹏鹏编写，模块一细胞的基本功能、模块六能量代谢和体温由姜薇薇编写，模块二血液、模块五消化和吸收、模块十内分泌由杨艳梅编写，模块三血液循环、模块四呼吸由孙秀玲编写，模块八感觉器官、模块九神经系统由杨坦编写，模块十一生殖由郭颖华编写。

在编写过程中，各参编学校给予了大力支持，在此致以衷心感谢。由于编者水平所限，教材中错误和缺点在所难免，敬请老师、同学和读者提出宝贵意见，以便再版时修订提高。

《解剖生理学基础》编委会
2018年2月

目
录

1

▮下篇　生理学基础▮

上篇 解剖学基础

绪 论

扫一扫，看课件

【学习目标】

1. 掌握：解剖学姿势和常用的方位术语。
2. 熟悉：人体的组成及人体各系统的名称。
3. 了解：学习解剖学的观点和方法。

一、人体解剖学的定义及其在医学中的地位

（一）人体解剖学的定义

人体解剖学是研究正常人体形态结构及其发生发展规律的科学。包括大体解剖学、组织学和胚胎学三部分。

大体解剖学是用刀剖割和肉眼观察的方法，研究正常人体形态结构的科学。根据研究对象和研究方法的不同，大体解剖学通常分为系统解剖学和局部解剖学。系统解剖学是按照人体的器官系统（如运动系统、消化系统等）描述其形态结构的科学。一般所说的解剖学就是指系统解剖学。局部解剖学是按照人体的部位（如头、颈、胸、腹、四肢），由浅入深，描述各部结构的形态及其毗邻关系的学科。

组织学是借助显微镜观察的方法研究正常人体微细结构的学科。

胚胎学是研究个体发生、发育及其发生机制的学科。

（二）人体解剖学在医学中的地位

人体解剖学是一门重要的医学基础课程，是学习中医和西医的必修课。医学中 1/3 以上的名词来源于解剖学。学习人体解剖学的目的，就是要理解和掌握正常人体形态结构的基本知识、基础理论和基本技能。只有充分认识正常人体的形态结构，才能正确理解其生理功能、病理变化以及疾病发生、发展和演变的规律。为学习其他医学基础课和临床课奠定必要的形态学基础。

二、学习人体解剖学的观点和方法

学习人体解剖学，应遵循进化发展的观点、形态和功能相结合的观点、局部与整体统一的观点和理论联系实际的观点，才能全面、系统、动态地观察人体的结构，从不同角度掌握人体的组成。

人类的形态结构是亿万年来，由低等动物逐渐进化发展而来的。在漫长的进化发展过程中，人类形成了与其功能相适应的不同于其他动物的形态结构特征；人体的形态结构与功能是密切相关的，一定的形态结构表现一定的功能，而功能的改变也影响着形态结构的发展和变化；人体各部之间，局部与整体之间，在神经体液的调节之下，相互影响，彼此协调，形成一个有机的统一整体。人体的各个局部或任何一个器官是整体不可分割的一部分，不能离开整体而独立存在。树立和掌握局部和整体统一的观点，对于系统理解和掌握人体的形态结构和生理功能是非常重要的。解剖学是一门形态科学，名词多、描述多是其特点。在学习中要依据课程目标，做到理论联系实际，学习理论与观察实物相结合，重视实验课，做到学用结合。要充分观察标本、模型、图表、组织切片，利用电化教具和活体对照等实践手段，加深印象，增进理解，巩固记忆。做到理论联系实际，达到学以致用的目的。

三、人体的组成

人体结构和功能的基本单位是细胞。细胞与细胞之间存在着一些非细胞结构的物质，称细胞间质。许多形态和功能相似的细胞，借细胞间质结合在一起，构成组织。人体的基本组织有四大类，即上皮组织、结缔组织、肌组织和神经组织。几种不同的组织有机地构成具有一定形态和功能的结构称为器官，如心、肝、脾、肺、肾等。许多功能相关、共同完成某一生理功能的器官联合在一起构成系统。人体有运动系统、消化系统、呼吸系统、泌尿系统、生殖系统、脉管系统、神经系统和内分泌系统。各系统之间相互联系、相互影响，在神经体液的调节下，统一协调地进行正常机能活动，形成一个完整统一的人体。

人体从外形上可分为头、颈、躯干和四肢四部分。头部包括颅和面。颈部包括颈和项。躯干部分为胸部、腹部、背部和腰部等部分。四肢分为上肢和下肢。上肢分为肩、臂、前臂和手四部分；下肢分为臀、大腿、小腿和足四部分。

四、人体解剖学常用术语

为了便于描述人体各部形态结构的位置关系，统一规定了解剖学姿势及方位、轴和切面等术语（图Ⅰ–绪论–1）。

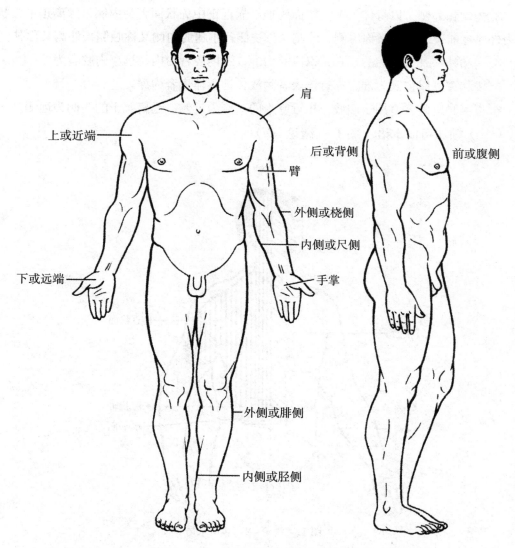

肩

上或近端

后或背侧

前或腹侧

臂

外侧或桡侧

内侧或尺侧

下或远端

手掌

外侧或腓侧

内侧或胫侧

图Ⅰ–绪论–1　解剖学姿势和方位术语

（一）解剖学姿势

是指身体直立，两眼平视前方，上肢下垂于躯干两侧，掌心向前，双下肢并拢，足尖向前。在描述人体各部结构的位置及其相互关系时，均以此姿势为标准，不论标本或模型以何种位置放置。

（二）方位术语

是以解剖学姿势为准，用以描述人体结构的相互位置关系。常用的有：

1. 上和下　近头者为上，近足者为下。上和下也可分别称为头侧和尾侧。

2. 前和后　近腹者为前，近背者为后。前和后也可分别称为腹侧和背侧。

3. 内侧和外侧　以身体正中矢状面为准，靠近正中矢状面者为内侧，远离正中矢状面者为外侧。前臂的内侧又称尺侧，外侧又称桡侧；小腿的内侧又称胫侧，外侧又称腓侧。

4. 内和外　凡有内腔的器官，以内腔为准，近内腔者为内，远离内腔者为外。

5. 浅和深　以体表为准，靠近体表者为浅，远离体表者为深。

6. 近侧和远侧　多用于四肢。靠近躯干的一侧为近侧，远离躯干的一侧为远侧。

（三）轴和切面术语（图 I－绪论－2）

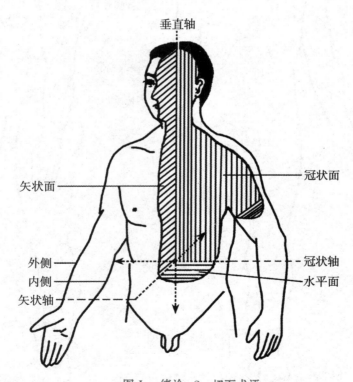

垂直轴

矢状面

冠状面

外侧

内侧

矢状轴

冠状轴

水平面

图 I－绪论－2　切面术语

在解剖学姿势下，描述人体器官的形态的相互垂直的三条轴和三种切面。

1. 轴　以解剖学姿势为准，可将人体设三个相互垂直的轴，即矢状轴（前后方向的水平线）、冠状轴（左右方向的水平线）、垂直轴（上下方向的垂直线）。

2. 面　常用的有三种切面：①矢状面，是指前后方向，将人体纵切为左、右两部分的切面。如将人体纵切为左、右对等的两半，则称为正中矢状面。②冠状面（额状面），是指左右方向，将人体纵切为前、后两部分的切面。③水平面（横切面），是与矢状面和冠状面互相垂直的切面，即将人体分为上、下两部分的切面。

在描述器官的切面时，是以器官自身的长轴为标准，与其长轴平行的切面为纵切面，垂直于其长轴的切面为横切面。

五、组织切片的常用染色法

组织学所观察的标本，为了在显微镜下清楚观察组织、器官的微细结构，一般将组织或器官切成薄片贴在载玻片上，然后再经过染色处理。染色的目的，是使组织内的不同结构呈现不同颜色而便于观察。常用的染色法是苏木素和伊红染色（简称 HE 染色）。苏木素是碱性染料，可将细胞内某些成分染成蓝色；伊红是酸性染料，可将细胞内某些成分染成红色。对碱性染料亲和力强，着色的物质称为嗜碱性物质；对酸性染料亲和力强，着色的物质称为嗜酸性物质；对碱性染料和酸性染料的亲和力都不强的物质，称为中性物质。若要显示细胞质内的某些特殊结构或成分，需选用其他特殊染色法（如银染色等）。

复习思考

一、单项选择题

1. 人体结构和功能的基本单位是（　　　）

　　A. 细胞　　　　　　　　　B. 组织　　　　　　　　　C. 器官

　　D. 系统　　　　　　　　　E. 附睾

2. 借助显微镜观察的方法研究正常人体微细结构的科学称（　　　）

　　A. 大体解剖学　　　　　　B. 局部解剖学　　　　　　C. 组织学

　　D. 胚胎学　　　　　　　　E. 细胞学

3. 小腿的外侧又称（　　　）

　　A. 尺侧　　　　　　　　　B. 桡侧　　　　　　　　　C. 胫侧

　　D. 腓侧　　　　　　　　　E. 腹侧

4. 左右方向，将人体纵切为前、后两部分的切面是（　　　）

　　A. 矢状面　　　　　　　　B. 冠状面　　　　　　　　C. 水平面

　　D. 横切面　　　　　　　　E. 纵切面

二、思考题

1. 解剖学和解剖学姿势的概念。

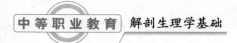

2. 基本组织有哪几种?

3. 人体分为哪九大系统?

4. 常用的方位术语、切面术语有哪些?

5. 学习解剖学的基本观点有哪些?

扫一扫,知答案

扫一扫，看课件

模 块 一

细胞和基本组织

【学习目标】

1. 掌握：细胞的基本形态结构；上皮组织的一般特点、分类及功能；骨骼肌、心肌形态结构特点、神经元的形态结构。

2. 熟悉：基本组织的主要分布与功能；疏松结缔组织中主要细胞成分结构特点和功能；致密结缔组织、脂肪组织和网状组织；平滑肌的形态结构特点；化学性突触的结构。

3. 了解：上皮组织的特殊结构和腺上皮；神经元的分类、神经纤维分类、神经末梢的分类和功能。

项目一　细　胞

一、细胞的形态

细胞的形态多种多样，有圆球形、扁平形、多边形、立方形、长方形、长棱形、锥体形和不规则形等（图Ⅰ-1-1）。细胞的形态因细胞的功能及其所处环境的不同而异。如血液中的白细胞多数成圆球形；输送氧气的红细胞为双面凹陷的圆盘状；紧密排列的上皮细胞多呈扁平形、立方形或多边形；具有收缩功能的平滑肌细胞为长棱形；具有接受刺激和传导冲动的神经细胞，则具有长短不等的突起等。

细胞很小，多数细胞的直径为 6～30μm，必须借助光学显微镜才能看到。

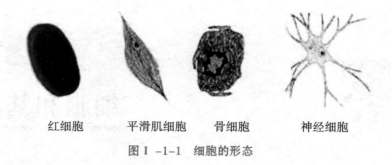

红细胞　　平滑肌细胞　　骨细胞　　　神经细胞

图Ⅰ-1-1　细胞的形态

二、细胞的结构

细胞的形态和大小虽然有较大差异，但其一般结构都由细胞膜、细胞质和细胞核三部分构成（图Ⅰ-1-2）。

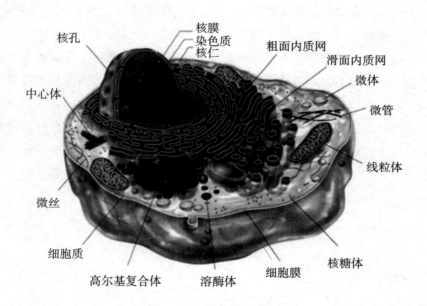

图Ⅰ-1-2　细胞的结构

（一）细胞膜

细胞膜为细胞最外层的薄膜，又称质膜。电镜下细胞膜可分三层，即内外两层，呈深暗色；中间层呈浅色，通常将这三层结构的膜（线粒体、内质网等）称单位膜。

1.细胞膜的化学成分和分子结构　细胞膜主要是由脂类、蛋白质和少量糖类组成。

细胞膜的分子结构，目前广泛采用"液态镶嵌模型"学说，是以液态的脂质双分子层为基架，其中镶嵌、覆盖和贯穿着具有不同功能的蛋白质（图Ⅰ-1-3）。膜中的蛋白质按其分布部位可分为：①附着蛋白质，附在类脂双分子层内、外表面。②嵌入蛋白质，嵌入和贯穿在内脂分子层中。糖类与膜外蛋白和膜类脂结合形成糖蛋白和糖脂。

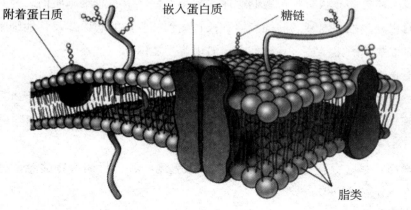

附着蛋白质　　嵌入蛋白质　　糖链　　脂类

图Ⅰ-1-3　细胞膜的分子结构模型

2. 细胞膜的功能　细胞膜对维持细胞形态、保护细胞内容物、细胞内外物质交换和接受信息（受体作用）等方面都有重要的作用。

（二）细胞质

细胞质位于细胞膜与细胞核之间，由基质、细胞器和包含物组成（图Ⅰ-1-2）。

1. 基质　是细胞质的基本成分，呈无定型胶状。主要由水、无机盐、蛋白质、糖及脂类等物质构成，并含有多种酶。基质是细胞质内有形成分的生存环境，又是细胞进行多种物质代谢的场所。

2. 细胞器　是细胞质内具有一定形态结构及功能的结构。细胞器包括线粒体、核糖体、内质网、高尔基复合体、中心体、溶酶体、微管和微丝等。

（1）核糖体　又称核蛋白。为由核糖核酸（RNA）和蛋白质构成的椭圆形颗粒状小体，是细胞内合成蛋白质的场所。

（2）内质网　是细胞质中多功能的膜性管道系统，呈小管状或囊泡状。根据内质网膜表面是否附着核糖体，可分为粗面内质网和滑面内质网：①粗面内质网多为扁平囊，表面附着有核糖体，是细胞合成蛋白质的主要场所；②滑面内质网多呈小管状，没有核糖体附着，内含有多种酶系，可参与多种代谢活动，主要参与糖、脂类合成代谢和类固醇类激素的合成与分泌。

（3）线粒体　在光镜下，线粒体呈颗粒状或杆状，电镜下为单位膜构成的圆形或椭圆形囊状结构。线粒体内含多种酶，能将蛋白质、脂肪和糖等物质分解氧化而释放出能量，并将能量进行贮存，以备细胞活动的需要。

（4）高尔基复合体　为单位膜组成的网状囊泡，其主要功能是将粗面内质网转送来的蛋白质进行加工、浓缩和包装成颗粒状分泌物质。有"细胞加工厂"之称。

（5）溶酶体　为囊状有膜包绕的小体，大小不一，散布于细胞质内。因其内含多种水解酶，可消化分解细胞内衰老的细胞器和被吞噬到细胞内的病原体及其他细胞碎片。溶酶体是细胞内重要的消化器官。有细胞内"消化器"之称。

（6）中心体　中心体与细胞的分裂活动有关。

（7）微丝和微管　电镜下，微丝是实心的细丝状结构，与细胞的运动、吞噬、分泌物的排出等功能有关。微管是中空圆柱状结构，具有支持细胞和依附细胞内有形成分的作用。

3. 包含物　是贮存在细胞质中有一定形态表现的各种代谢产物的总称。如脂滴、糖原、吞噬体、分泌颗粒等。

（三）细胞核

人体细胞除成熟的红细胞外，均有细胞核，多为一个。核的形态、大小和位置与细胞的形态及功能有关，大多数球形、立方形的细胞，细胞核呈球形；柱状、梭形的细胞，细胞核成呈椭圆形；少数细胞核为不规则形，如马蹄形等。

细胞核由核膜、核仁、染色质和核基质等构成（图Ⅰ-1-2）。

1. 核膜　是细胞核表面的一层薄膜，电镜下观察，核膜由内外两层单位膜构成。核膜上有许多小孔，称核孔。核孔是细胞核与细胞质之间进行物质交换的通道。

2. 核仁　为无膜包绕的圆形结构，一般为1～2个，位置不定。主要化学成分是蛋白质和核糖核酸（RNA）。核仁是合成核糖体的场所。

3. 染色质和染色体　是同一物质在细胞周期中不同时期的两种表现形式。在细胞分裂间期，光镜下观察，易被碱性染料着色的物质。细胞进入分裂期，染色质丝变短变粗成为短棒状的染色体。

染色质和染色体的基本化学成分是脱氧核糖核酸（DNA）和蛋白质。

人体细胞有46条染色体，组成23对，其中常染色体22对，性染色体1对。性染色体与性别有关，男性为XY，女性为XX。

4. 核基质（核液）　是细胞核内透明的液态胶状物质，由水、蛋白质、各种酶和无机盐等组成。

项目二　基本组织

人体的组织根据结构和功能特点分为四类，即上皮组织、结缔组织、肌组织和神经组织。这四类组织是构成人体结构的基本成分，称为基本组织。

一、上皮组织

上皮组织，简称上皮，由大量密集排列的上皮细胞和少量的细胞间质构成。上皮组织的结构特点是：细胞多，排列紧密，细胞间质少；上皮组织的细胞呈现明显的极性，朝向体表或腔面的一面，称游离面；与游离面相对应并与深部结缔组织相接的一面称基底面，借基膜与深层结缔组织相连；上皮组织一般无血管，神经末梢丰富，感觉灵敏。

上皮组织具有保护、吸收、分泌、排泄和感觉等功能。

上皮组织按分布和功能的不同，分为被覆上皮、腺上皮和感觉上皮。

（一）被覆上皮

1. 被覆上皮的类型和结构　被覆于人体的表面及衬贴在体内中空器官的内面和实质器官的外面。该上皮根据上皮细胞的排列层数，分为单层上皮和复层上皮。根据细胞的形态，又可分为多种。（表Ⅰ-1-1）

表Ⅰ-1-1　被覆上皮的分类、分布及功能

细胞层数	上皮分类	分布	功能
单层	单层扁平上皮	心、血管及淋巴管的腔面（内皮），被覆体腔浆膜表面（间皮）等处	润滑
	单层立方上皮	肾小管等处	分泌和吸收
	单层柱状上皮	胃、肠管黏膜、子宫内膜及输卵管黏膜	保护、吸收和分泌
复层	假复层纤毛柱状上皮	呼吸道黏膜	保护和分泌
	复层扁平上皮	皮肤表皮、口腔、食管及阴道等黏膜	保护
	变移上皮	泌尿道黏膜	保护

（1）单层扁平上皮　由一层扁平细胞紧密排列而成。其表面光滑，细胞扁薄，其垂直切面呈梭形，游离面观察其细胞边缘呈锯齿状，细胞核扁圆位于细胞中央（图Ⅰ-1-4）。

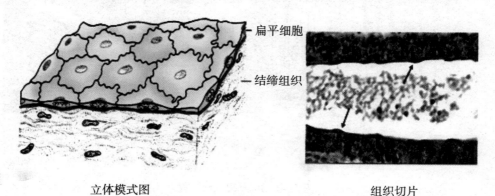

扁平细胞

结缔组织

立体模式图　　　　　　　　　　　　组织切片

图Ⅰ-1-4　单层扁平上皮

单层扁平上皮分布于心、血管、淋巴管道内面的称内皮，内皮很薄且很光滑，有利于血液和淋巴液的流动和毛细血管内外的物质交换；分布于心包膜、胸膜、腹膜等表面的称间皮，游离面光滑而湿润，有减少摩擦的作用。

（2）单层立方上皮　由一层立方形上皮细胞构成。细胞核呈圆形，位于中央（图Ⅰ–1–5）。单层立方上皮主要分布于小叶间胆管及肾小管等处，具有分泌和吸收的功能。

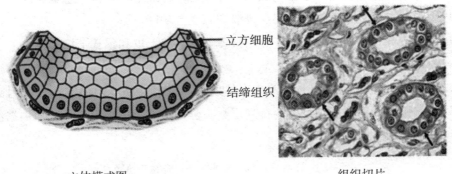

立体模式图　　　　　　　　　　　　组织切片

图Ⅰ–1–5　单层立方上皮

（3）单层柱状上皮　由一层菱柱状细胞构成，在垂直切面观察，其细胞呈柱状，细胞核呈椭圆形，位于细胞的基底部（图Ⅰ–1–6）。游离面有微绒毛，以扩大细胞的表面积。

单层柱状上皮分布于胃肠道、胆囊和子宫黏膜等处，具有保护、吸收和分泌功能。

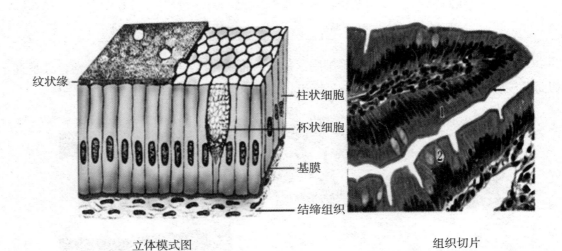

纹状缘　　　　　　　　　　　　　柱状细胞

　　　　　　　　　　　　　　　　杯状细胞

　　　　　　　　　　　　　　　　基膜

　　　　　　　　　　　　　　　　结缔组织

立体模式图　　　　　　　　　组织切片
（1．柱状细胞　2．杯状细胞）

图Ⅰ–1–6　单层柱状上皮

（4）假复层纤毛柱状上皮　由一层高矮不等的柱状细胞、杯状细胞、梭形细胞和锥体形细胞组成。从垂直切面观察各细胞核不在一个平面上似复层，实际上每个细胞均附于基膜上，只有一层细胞，其中柱状细胞最高并在其游离面有纤毛（图Ⅰ-1-7），故称为假复层纤毛柱状上皮。杯形细胞的形状像高脚酒杯，细胞质内充满了分泌颗粒，是一种腺细胞，可分泌黏液。

假复层纤毛柱状上皮主要布于呼吸道内表面等处。具有分泌和保护功能。

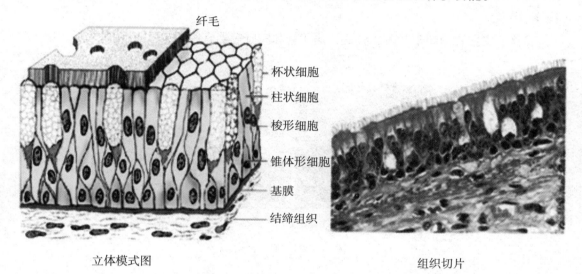

纤毛

杯状细胞
柱状细胞
梭形细胞
锥体形细胞
基膜
结缔组织

立体模式图　　　　　　　　　　　组织切片

图Ⅰ-1-7　假复层纤毛柱状上皮

（5）复层扁平上皮　又称复层鳞状上皮，由多层细胞组成。浅层细胞为扁平形；中部为数层多边形细胞；底层为一层立方形或矮柱状细胞，称基底层细胞（图Ⅰ-1-8）。基底层细胞有较强的分裂增生能力，新生的细胞不断向表面推移，使表层衰老、死亡、脱落或损伤的细胞得到补充和更新。

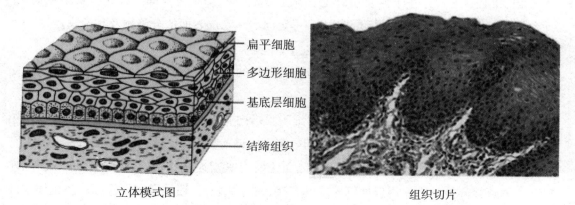

扁平细胞
多边形细胞
基底层细胞

结缔组织

立体模式图　　　　　　　　　　　组织切片

图Ⅰ-1-8　复层扁皮上皮

复层扁平上皮主要分布于口腔、食管、阴道、肛门及体表等易受到摩擦及损伤的部位，具有保护功能。

（6）变移上皮 又名移行上皮，由数层细胞组成，主要位于输尿管和膀胱等器官内面。其细胞层数和细胞的形态能随所在器官容积的改变而发生相应变化。如膀胱空虚时，细胞层数较多，此时表层细胞呈大立方形；中层细胞为多边形，有些呈倒置的梨形；基底细胞为矮柱状或立方形。当膀胱充盈时，上皮变薄，细胞层数减少，细胞形状呈扁平状（图Ⅰ–1–9）。

变移上皮主要分布于肾盏、肾盂、输尿管和膀胱等器官腔面，具有保护功能。

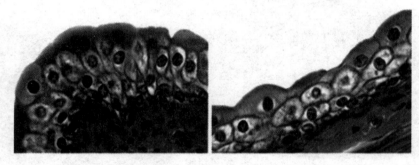

膀胱空虚时　　　　　　　　　　　膀胱充盈时

图Ⅰ–1–9　变移上皮

2.上皮组织的特殊结构 为了与其功能相适应，在上皮细胞的各个面常形成不同的特殊结构。上皮细胞依靠这些结构，能更充分地发挥其生理功能。

（1）上皮组织的游离面

1）微绒毛 由细胞膜与细胞质共同向游离面形成的微小指状突起。微绒毛可扩大细胞的表面积，增加其吸收能力。

2）纤毛 主要存在于假复层纤毛柱状上皮的柱状细胞游离面上，比微绒毛粗而长，纤毛具有向一定方向节律性摆动的能力，可定向清除上皮表面的分泌物及黏附物。

（2）上皮组织的基底面

1）基膜 是位于上皮基底面与深部组织之间的薄膜，具有支持、连接和进行物质交换的作用。

2）质膜内褶 是上皮细胞基底面的细胞膜折向胞质所形成的许多内褶，其主要作用是扩大细胞基底部的表面积，有利于水和电解质的迅速转运。

（3）上皮组织的侧面 上皮组织的侧面主要有紧密连接、中间连接、桥粒和缝隙连接。紧密连接靠近顶部，不仅使细胞之间连接得更加紧密，还具有密封作用，防止细胞外的细菌及其他大分子物质侵入细胞间隙；中间连接可传递作用力；桥粒可加强细胞间连接；缝隙连接不但起连接作用，还与细胞间物质交换及信息传递等功能密切相关。

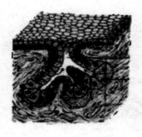　　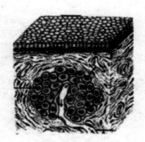

外分泌腺　　　　　　　　内分泌腺

图 I –1–10　腺上皮

（二）腺上皮和腺

具有分泌功能的上皮称为腺上皮（图 I –1–10）。以腺上皮为主要成分构成的器官称腺（或腺体）。有导管的腺，称外分泌腺或有管腺，如汗腺；无导管的腺，称内分泌腺或无管腺，其分泌物（激素）直接进入血液运送至身体各部，如垂体、肾上腺等。

（三）感觉上皮

感觉上皮是具有接受特殊感觉功能的上皮组织，如味觉上皮、嗅觉上皮、视觉上皮和听觉上皮等。

二、结缔组织

结缔组织由少量的细胞和大量的细胞间质构成，其细胞间质包括基质和纤维。结缔组织的结构特点是：细胞种类较多，数量少，细胞间质多，细胞分散在间质中，细胞间质包括基质和纤维；结缔组织的形态多样，有纤维性的固有结缔组织、固体状的软骨和骨、液态的血液和淋巴等。

结缔组织分布广泛，具有支持、连接、营养、保护和修复等功能。

（一）固有结缔组织

根据结构和功能的不同，可分为疏松结缔组织、致密结缔组织、脂肪组织和网状组织。

1.疏松结缔组织　又称蜂窝组织（图 I –1–11），其特点是：细胞数量少、种类多，细胞间质中基质多、纤维少，细胞和纤维排列疏松而不规则。该组织主要存在于组织或器官之间。

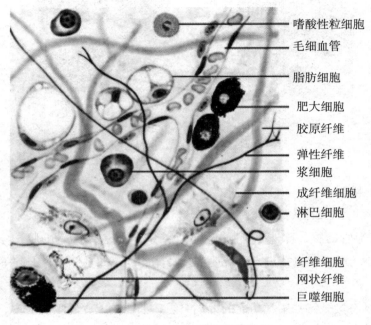

嗜酸性粒细胞
毛细血管
脂肪细胞
肥大细胞
胶原纤维
弹性纤维
浆细胞
成纤维细胞
淋巴细胞

纤维细胞
网状纤维
巨噬细胞

图 I –1–11　疏松结缔组织

（1）细胞

1）成纤维细胞　是疏松结缔组织的主要细胞成分，形态不规则。成纤维细胞能合成纤维和基质，参与创伤的修复。

2）巨噬细胞　形态不规则，随其功能状态不同而改变，功能活跃时常伸出伪足。巨噬细胞的主要功能是吞噬进入人体内的细菌、异物以及衰老、死亡的细胞，并参与机体的免疫反应。

3）浆细胞　由B淋巴细胞经抗原刺激转化而成，呈圆形或椭圆形。浆细胞具有合成和分泌免疫球蛋白（抗体），参与机体的体液免疫应答等作用。

4）肥大细胞　呈圆形或卵圆形。细胞核小，圆形或卵圆形，位于细胞中央。细胞质内充满粗大而均匀的颗粒，其内含组织胺、慢反应物质及肝素等。组织胺及慢反应物质能使毛细血管和微静脉扩张，增加其通透性，与过敏有关；肝素具有抗凝血作用。

5）脂肪细胞　呈大小不等的圆形、椭圆形。脂肪细胞具有合成和贮存脂肪、参与脂质代谢的功能。

6）未分化的间充质细胞　是保留在结缔组织内的一些较原始的细胞，在炎症与创伤时可增殖分化为成纤维细胞、脂肪细胞。间充质细胞常分布在小血管尤其是毛细血管周围，并能分化为血管壁的平滑肌细胞和内皮细胞。

（2）细胞间质

1）基质　为胶状黏稠物质。其主要成分是蛋白多糖，内含透明质酸、硫酸软骨素等，具有一定黏性，细菌等不能通过，使基质成为限制细菌扩散的防御屏障。溶血性链球菌和癌细胞等能产生透明质酸酶，破坏基质的防御屏障，致使感染和肿瘤浸润扩散。

基质内的液体称组织液。组织液是从毛细血管动脉端渗入基质内的液体，经毛细血管静脉端和毛细淋巴管回流入血液或淋巴，组织液不断更新，有利于血液与细胞进行物质交换，成为组织和细胞赖以生存的内环境。

2）纤维　是细胞间质中的有形成分，根据纤维的形态结构和化学特性的不同，可分为胶原纤维、弹性纤维和网状纤维三种。

①胶原纤维：是结缔组织中的主要纤维，数量多，由胶原蛋白组成，新鲜时呈白色，故又称白纤维。HE 染色呈淡红色。胶原纤维富有韧性，抗拉力强。

②弹性纤维：数量少，由弹性蛋白组成，新鲜时呈淡黄色，故又称黄纤维。HE 染色不易着色，比胶原纤维细，有分支交织成网状，富有弹性。

弹性纤维富于弹性而韧性差，与胶原纤维交织在一起，使疏松结缔组织既有弹性又有韧性，有利于器官和组织保持形态位置的相对恒定，又具有一定的可变性。

③网状纤维：纤维较细，分支较多，互连成网，HE 染色不着色，用银染法可将其染成棕黑色，故又称嗜银纤维。网状纤维在疏松结缔组织中含量很少，主要分布于结缔组织与其他组织的交界处和造血器官等处。

2. 致密结缔组织　致密结缔组织的组成成分和疏松结缔组织基本相同，是一种纤维为主要成分的结缔组织，其结构特点是：细胞和基质少，细胞中以成纤维细胞为主；纤维多，主要为胶原纤维和弹性纤维（图Ⅰ-1-12）。

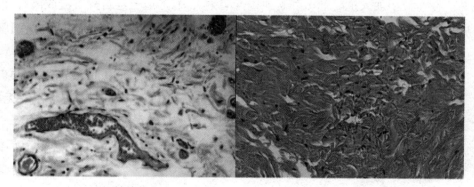

疏松结缔组织　　　　　　　　　　致密结缔组织

图Ⅰ-1-12　疏松结缔组织与致密结缔组织

致密结缔组织主要分布于皮肤的真皮、器官的被膜、骨膜、肌腱和韧带等处，具有连接、支持和保护功能。

3. 脂肪组织　脂肪组织主要由大量群集的脂肪细胞构成（图Ⅰ–1–13），由疏松结缔组织分隔成许多脂肪小叶。该组织分布于浅筋膜、网膜、肠系膜、肾周围等处，具有贮存脂肪、保持体温和缓冲机械性压力与参与脂肪代谢等作用。

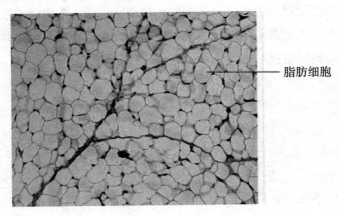

———— 脂肪细胞

图Ⅰ–1–13　脂肪组织

4. 网状组织　网状组织由网状细胞、网状纤维和基质构成。网状细胞为星状多突起的细胞，细胞质弱嗜碱性，细胞核大而圆，着色浅，核仁清楚，相邻细胞的突起彼此连接成网。网状细胞产生网状纤维。网状纤维分支交错，连接成网，成为网状细胞依附的支架。网状组织分布于骨髓、淋巴结、脾和淋巴组织内等处。

（二）血液

血液由血浆和血细胞组成，循环流动于心血管内。成人血容量约4L～5L，占体重的7%～8%。在血液中加入抗凝剂（肝素或枸橼酸钠），有形成分经自然沉淀或离心沉淀后，可分三层：上层为淡黄色的液体是血浆；下层红色的是红细胞，中间薄层为白细胞和血小板。

1. 血浆　为淡黄色的液体，相当于结缔组织的细胞间质，约占血液容积的55%，其中90%是水，其余为血浆蛋白（白蛋白、球蛋白、纤维蛋白原等）、脂蛋白、无机盐、酶、激素和各种代谢产物等。

2. 血细胞　悬浮于血浆中，占血液容量的45%，可分为红细胞、白细胞和血小板。

表 I −1−2　血细胞分类和计数的正常值

血细胞	正常值	血细胞	正常值
红细胞	男：$(4.0\sim5.5)\times10^{12}/L$	白细胞分类	
	女：$(3.5\sim5.0)\times10^{12}/L$	中性粒细胞	50%～70%
白细胞	$(4.0\sim10)\times10^{9}/L$	嗜酸性粒细胞	0.5%～3%
血小板	$(100\sim300)\times10^{9}/L$	嗜碱性粒细胞	0～1%
		单核细胞	3%～8%
		淋巴细胞	25%～30%

（1）红细胞　成熟红细胞呈双凹圆盘状，中央较薄，周缘较厚，无胞核和细胞器，胞质内充满血红蛋白（Hb），使红细胞呈红色。正常成人血液中血红蛋白的含量男性为 120 ～ 160g/L，女性为 110 ～ 150g/L。血红蛋白具有结合并运输 O_2 和 CO_2 的功能。红细胞的寿命约 120 天，衰老的红细胞被肝、脾、骨髓等处的巨噬细胞所吞噬。

（2）白细胞　为无色有核的球形细胞，能做变形运动穿过毛细血管壁，具有防御和免疫功能。成人白细胞的正常值为 $(4.0\sim10)\times10^{9}/L$，男女无明显差别。婴幼儿稍高于成人。在疾病状态下，白细胞总数及各种白细胞的百分比值皆可发生不同的改变。根据白细胞胞质内有无特殊颗粒，可将白细胞分为粒细胞和无粒细胞两类。粒细胞分为：中性粒细胞、嗜酸性粒细胞、嗜碱性粒细胞三种。无粒细胞包括：淋巴细胞、单核细胞。

1）中性粒细胞　中性粒细胞占白细胞总数的 50%～70%，是数量最多的白细胞。细胞呈球形，直径 10 ～ 12μm，核染色质呈团块状。细胞核一般为 2～5 叶，正常人以 2～3 叶者居多。中性粒细胞具有活跃的变形运动和吞噬功能。可见中性粒细胞在体内起着重要的防御作用。中性粒细胞吞噬细菌后，自身也死亡，成为脓细胞。

2）嗜酸性粒细胞　嗜酸性粒细胞占白细胞总数的 0.5%～3%。细胞呈球形，直径 10 ～ 15μm，核常为 2 叶，胞质内充满嗜酸性颗粒，染成橘红色，颗粒含有酸性磷酸酶、过氧化物酶和组胺酶等。嗜酸性粒细胞也能做变形运动，并具有趋化性。它能吞噬抗原抗体复合物，释放组胺酶灭活组胺，从而减弱过敏反应和杀灭某些寄生虫。

3）嗜碱性粒细胞　嗜碱性粒细胞数量最少，占白细胞总数的 0%～1%。细胞呈球形，直径 10 ～ 12μm。胞质内含有嗜碱性颗粒染成蓝紫色，颗粒内含有肝素、组胺、白三烯等。肝素有抗凝血作用，组胺、白三烯与过敏反应有关。

4）淋巴细胞　淋巴细胞占白细胞总数的 25%～30%，圆形或椭圆形，大小不等。细胞核占细胞的大部，胞质很少。淋巴细胞可分为 T 淋巴细胞和 B 淋巴细胞。淋巴细胞是主要的免疫细胞，在机体防御疾病过程中发挥关键作用。

5）单核细胞　单核细胞占白细胞总数为 3%～8%，它是白细胞中体积最大的细胞，直径 14 ～ 20μm，呈圆形或椭圆形。单核细胞具有活跃的变形运动、明显的趋化性和一定的吞噬功能。

（3）血小板 血小板又称血栓细胞，正常数值为（100～300）×10⁹/L。血小板是骨髓巨核细胞胞质脱落下来的胞质碎片，故无细胞核，表面有完整的细胞膜。血小板体积甚小，直径2～4μm。血小板寿命为7～14天。血小板在凝血和止血过程中起重要作用。

（三）软骨组织

1.软骨组织的一般结构 软骨组织由软骨细胞和软骨间质构成。

（1）软骨细胞 包埋在软骨基质内，细胞形态不一，与其发育的程度有关，近软骨膜的软骨细胞较小，幼稚；越向软骨组织内部细胞越大，并成群分布，为成熟的细胞。软骨细胞合成软骨组织的基质和纤维。

（2）软骨间质 由基质和纤维组成。基质呈凝胶状，具有韧性，主要成分为水和软骨黏蛋白；纤维包埋在基质中，主要成分为胶原纤维和弹性纤维。

软骨由软骨组织及其周围的软骨膜构成。软骨膜由致密结缔组织构成，被覆在软骨的表面，富有骨原细胞和血管，骨原细胞可转化为软骨细胞，血管可供应软骨营养，故软骨膜对软骨有保护、营养和生长的作用。软骨较硬，并有弹性，能承受压力，并耐摩擦。

2.软骨的分类及各类软骨的结构特点 根据软骨组织所含的纤维的不同，将软骨分为透明软骨、弹性软骨、纤维软骨三类。

（1）透明软骨（图Ⅰ–1–14） 新鲜时呈半透明状，较脆，易折断。透明软骨间质中的纤维为胶原原纤维，含量较少，基质较丰富。透明软骨分布于鼻、喉、关节软骨、肋软骨和气管软骨等处。

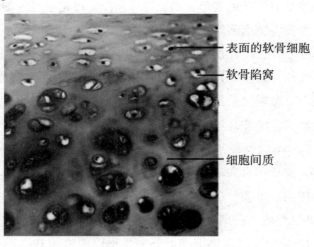

图Ⅰ–1–14 透明软骨

（2）弹性软骨 间质内含大量交织成网状的弹性纤维，故其具有较强的弹性。弹性软骨分布于耳郭和会厌等处。

（3）纤维软骨　间质内含大量平行或交错排列的胶原纤维束。软骨细胞较小而少，常成行分布于纤维束之间。纤维软骨分布于关节盘、半月板、耻骨联合和椎间盘等处。

（四）骨组织

1.**骨组织的一般结构**　骨组织由骨细胞和细胞间质组成（图Ⅰ-1-15）。

（1）骨细胞　是扁椭圆的星形细胞，细胞体位于骨陷窝内，细胞有许多细小突起伸入骨小管，与相邻骨细胞的突起相通。

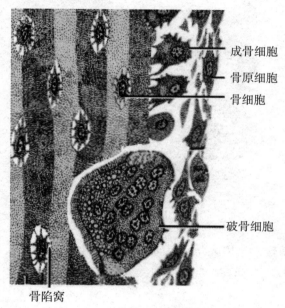

图Ⅰ-1-15　骨组织结构模式图

（2）细胞间质　由有机质和无机质组成，有机质包括大量的胶原纤维和少量的无定形基质，基质呈凝胶状；无机质主要是大量的钙盐。细胞间质成层排列形成骨板。骨板内和骨板间有许多扁椭圆形的小腔，称骨陷窝。骨陷窝周围伸出许多骨小管，沟通相邻的骨陷窝。

2.**骨密质和骨松质**　根据骨板的排列方式，可将骨组织分为骨密质和骨松质两种。以长骨为例介绍其结构特点：

（1）骨密质　结构致密，主要分布于长骨骨干，有三种不同排列形式的骨板。①环骨板，略呈环形，分布于长骨干的外侧面和近骨髓腔的内侧面，构成骨密质的内层和外层。②骨单位，又称哈弗斯系统，位于骨密质的中层，分布于外环骨板和内环骨板之间，由同心圆排列的骨板构成圆柱状。骨单位中央纵行的管道称中央管，中央管与横向走行的穿通管沟通，两者内都有神经、血管通过。③间骨板，是一些不规则的骨板，位于骨单位之间。（图Ⅰ-1-16）

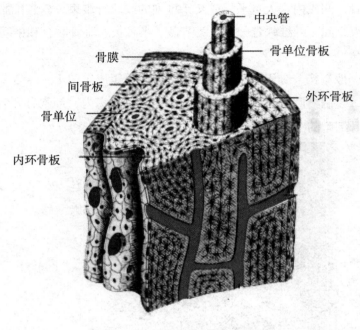

图Ⅰ-1-16 长骨骨干结构模式图

（2）骨松质 结构疏松，是由大量针状或片状骨小梁相互连接而成的多孔隙网架结构，网孔即骨髓腔，其中充满红骨髓。分布于长骨的骨骺和骨干的内侧份。

三、肌组织

肌组织主要由肌细胞构成，肌细胞之间有少量结缔组织、血管和神经等。肌细胞细而长，呈纤维状，故又称肌纤维。肌细胞的膜称肌膜，细胞质称肌浆，肌浆内有许多与细胞长轴相平行排列的肌丝，它们是肌细胞收缩与舒张的主要物质基础。

根据结构和功能的特点，将肌组织分为骨骼肌、心肌和平滑肌三类。骨骼肌受意识支配，为随意肌；心肌和平滑肌不受意识支配，为不随意肌。

（一）骨骼肌

骨骼肌主要由骨骼肌纤维组成。骨骼肌一般附着在骨骼上，其收缩活动受意识控制，迅速而有力，但不持久，易疲劳。

1.骨骼肌纤维的光镜结构 骨骼肌纤维呈细长圆柱状。核呈扁椭圆形，数量多，位于肌纤维周边即肌膜下方。肌浆内有大量的与细胞长轴平行排列的肌原纤维，肌原纤维之间有肌质网、线粒体和糖原等。（图Ⅰ-1-17）

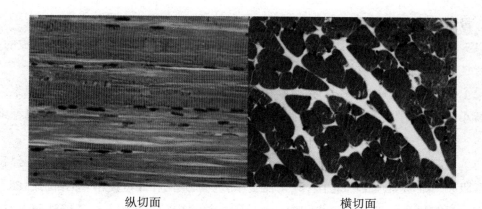

纵切面　　　　　　　　　　　　　　　横切面

图Ⅰ–1–17　骨骼肌

　　肌原纤维：呈细丝状，直径 1～2μm，光镜下每条肌原纤维上都有明暗相间、重复排列的横纹。由于各条肌原纤维的明暗横纹都相应地排列在同一平面上，因此，整个肌纤维就显示出明暗相间的横纹，故骨骼肌又称横纹肌。横纹由明带（Ⅰ带）和暗带（A带）组成。在电镜下，暗带中央有一条浅色窄带称H带，H带中央还有一条深M线。明带中央则有一条深色的细线称Z线。两个相邻Z线之间的一段肌原纤维，称肌节。由 1/2 Ⅰ带 + A带 +1/2 Ⅰ带组成。肌节是肌原纤维的结构和功能单位。（图Ⅰ–1–18）

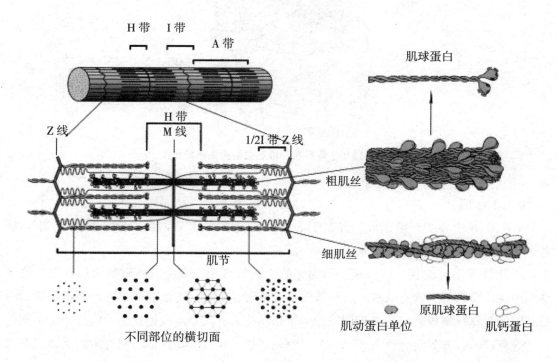

图Ⅰ–1–18　肌原纤维的超微结构和分子结构模式图

2.骨骼肌纤维的超微结构

（1）肌原纤维 肌原纤维是由上千条粗、细两种肌丝有规律地平行排列组成的，明、暗带就是这两种肌丝排布的结果。

（2）横小管 又称 T 小管，是肌膜在肌节的明暗带交界处，呈小管状陷入肌浆内形成的横行小管（图 I –1–19），围绕在每条肌原纤维的周围，是兴奋从肌膜传入肌纤维内的通道。

（3）肌浆网 是肌纤维内特化的滑面内质网，位于相邻的两条横小管之间，纵行包绕在每条肌原纤维周围，故称纵小管，又称 L 小管。肌浆网在靠近横小管的部分较膨大，并互相吻合成与横小管平行的管状结构，称终池。终池内贮存大量 Ca^{2+}，终池膜上有钙泵，可调节肌浆中 Ca^{2+} 的浓度。横小管及其两侧的终池合称三联体（图 I –1–19），三联体是把肌膜的电变化和细胞内的收缩过程衔接起来的关键部位。

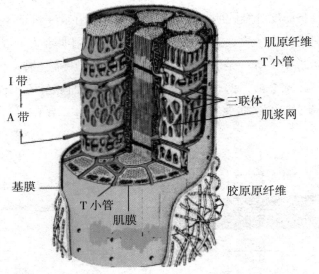

肌原纤维

T 小管

I 带

A 带

三联体

肌浆网

基膜

T 小管

肌膜

胶原原纤维

图 I –1–19　骨骼肌纤维超微结构立体模式图

（二）心肌

心肌主要由心肌纤维组成，分布于心脏。其收缩具有节律性，缓慢而持久，不易疲劳，不受意识支配，是不随意肌。

心肌纤维呈短柱状，有分支，与相邻的心肌纤维相连成网。细胞核为椭圆形，位于细胞中央，有的细胞含有双核。心肌纤维也有横纹，但不如骨骼肌明显，也属横纹肌。心肌纤维的互相连接处，有一条染色较深的带状结构，称闰盘。电镜观察，闰盘处有中间连接和缝管连接，此处可允许离子及小分子物质通过，使许多相连的心肌纤维成为功能合胞体。心肌的横小管粗，肌浆网不如骨骼肌发达（图 I –1–20）。

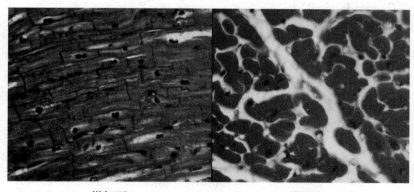

纵切面　　　　　　　　　　　横切面

图 I -1-20　心肌

（三）平滑肌

平滑肌主要由平滑肌纤维组成。主要分布于内脏器官和血管、淋巴管，其收缩活动，缓慢而持久，有较大伸展性，不易疲劳，不受意识控制，是不随意肌。

平滑肌纤维呈长梭形。细胞核呈椭圆形，位于细胞中央。平滑肌纤维多成层排列，肌纤维之间有少量结缔组织连接。平滑肌纤维有较大的伸展性，适应于器官的扩张和收缩（图 I -1-21）。

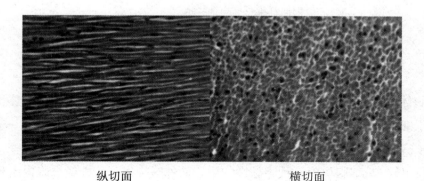

纵切面　　　　　　　　　　　横切面

图 I -1-21　平滑肌

四、神经组织

神经组织由神经细胞和神经胶质细胞组成。

（一）神经细胞

神经细胞又称神经元，有接受刺激、传导冲动和整合信息的功能，是神经组织的结构和功能单位。

1. 神经元的形态结构　神经元的形态多样，但都有突起，故每个神经细胞都由胞体和突起两部分组成（图Ⅰ-1-22）。

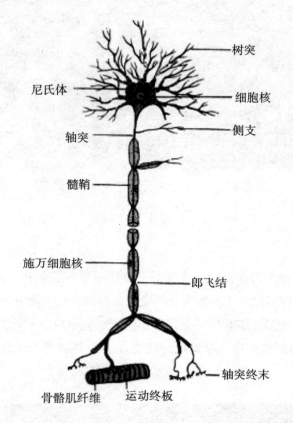

图Ⅰ-1-22 运动神经元模式图

（1）胞体 神经细胞体形态大小不一，主要有圆形、锥体形和多角形等。细胞核大而圆，位于细胞体的中央，核仁大而明显。细胞质内除含有发达的内网器和一般的细胞器外，还有丰富的尼氏体和神经原纤维。

1）尼氏体 是细胞质内一种嗜碱性物质，又称嗜染质，是神经细胞内由粗面内质网和核糖体构成的嗜碱性颗粒或小块。能合成蛋白质和神经递质。

2）神经原纤维 是神经细胞质内的嗜银性细丝，交织成网状，在胞体内相互交织成网，并伸入到突起的末梢部。具有物质运输和支持作用。

（2）突起 由神经元的细胞膜和细胞质突出形成。可分为树突和轴突两种。

1）树突 一个神经元有一至多个树突，有树枝状的分支。树突能接受刺激，并将冲动传向胞体。

2）轴突 一个神经元只有一个轴突，细而长，表面较光滑，终末部有分支。轴突内及其起始部均无尼氏体。轴突的功能是传导神经冲动给其他神经元和效应器。

2. 神经元的分类

（1）根据神经细胞突起的数目，可分为三类（图Ⅰ-1-23）。

1）双极神经元　有一个树突和一个轴突。

2）多极神经元　有一个轴突和多个树突。

3）假单极神经元　由胞体发出一个突起后，再分为两支。其中一个进入中枢神经系统称中枢突，另一个突起分布到其他组织或器官中称周围突。

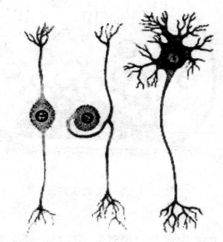

双极神经元　假单极神经元　多极神经元

图Ⅰ-1-23　神经元的主要形态类型

（2）根据神经细胞的功能，可分为三类。

1）感觉神经元（传入神经元）　能感受体内、外环境变化的有关刺激，转变为神经冲动，并将冲动传向中枢的神经元。

2）运动神经元（传出神经元）　能将中枢神经发出的神经冲动传给肌肉或腺体等效应器，使其产生一定效应。

3）联络神经元（中间神经元）　指位于感觉神经元和运动神经元之间，起联络作用的神经元。

3. 突触　神经元与神经元之间或神经元与非神经组织之间所发生的功能联系的部位称突触。常见的突触形式有轴-树突触、轴-体突触和轴-轴突触。

电镜下可见突触由突触前膜、突触后膜和突触间隙三部分组成（图Ⅰ-1-24）。突触前膜是突触前神经元轴突末端的细胞膜特化增厚的部分，靠近突触前膜的胞质内含有突触小泡（内含神经递质）、线粒体、微丝和微管等。突触后膜是后一神经元或效应细胞与突触前成分相对应处的细胞膜特化增厚的部分，膜上有特异性受体与离子通道。一种受体只能与一种神经递质结合，不同递质对突触后膜的作用不同。突触间隙是位于突触前膜与突触后膜之间 15 ～ 30nm 的狭隙。

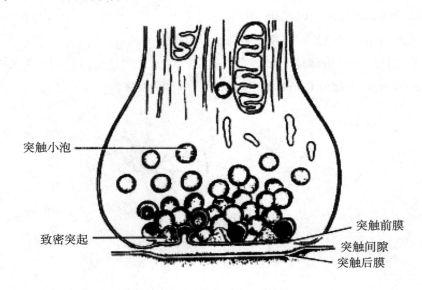

突触小泡

致密突起

突触前膜
突触间隙
突触后膜

图 Ⅰ –1–24　突触结构模式图

4. 神经纤维　神经元的长突起及包绕其周围的神经胶质细胞构成。根据有无髓鞘将其分为两种：

（1）有髓神经纤维　中央为神经元长的突起，称轴索，突起的周围包有髓鞘和神经膜。这种神经纤维比较粗，并有明显的节段，即在相邻的两个参与该纤维构成的神经胶质细胞之间，有一窄细部，称神经纤维节（郎飞结），此处神经元突起裸露。该处电阻低，利于神经冲动传导。相邻的两个神经纤维节之间的一段神经纤维，称节间体。每一结间体的髓鞘是由一个神经胶质细胞的胞膜融合，并呈同心圆状包卷轴突而形成的。

（2）无髓神经纤维　神经元长突起外仅有单层神经膜细胞的细胞膜包绕，而无髓鞘。无髓神经纤维较细，无髓神经纤维的传导速度较慢。

神经纤维的功能：神经纤维的基本功能是传导神经冲动，它在接受刺激产生兴奋时，以产生动作电位为标志，并以局部电流形式迅速传导。神经纤维直径越粗，其传导速度越快。有髓神经纤维由于髓鞘的绝缘性，局部电流能在相邻的郎飞结处产生，呈跳跃式传导，故传导速度快。

5. 神经末梢　周围神经纤维的终末部分，终止于其他组织形成的结构，称神经末梢。按其功能可分感觉神经末梢和运动神经末梢两大类。

（1）感觉神经末梢　由感觉神经元周围突末端伸入其他组织内形成的结构，又称感受器。依其结构可分如下两种。

1）游离神经末梢　感觉神经纤维末端脱去髓鞘后，形成树状终末分支，伸入组织内而成。主要感受冷热、疼痛和轻触觉等刺激。

2）有被囊的神经末梢　在感觉神经纤维的终末部周围包有结缔组织的被囊。主要有：①触觉小体：位于真皮的乳头层，与触觉有关；②环层小体：位于真皮深层等处，能感受压力和振动的刺激；③肌梭：位于骨骼肌内，能感受肌的张力变化和运动的刺激，使机体产生各部位姿势和位置状态的感觉。

（2）运动神经末梢　是运动神经元的长轴突分布于肌组织和腺内的终末结构，支配肌纤维的收缩和腺的分泌。神经末梢与邻近组织共同组成效应器。

（二）神经胶质细胞

神经胶质细胞或简称胶质细胞，形态多样，有突起但无轴突和树突之分，无传导神经冲动的功能。分布于神经细胞周围，仅对神经元起支持、保护、营养和绝缘等功能。

1. 中枢神经系统中的神经胶质细胞　主要有：①星形胶质细胞，突起与毛细血管接触并形成其周围的胶质膜，在神经元与血液的物质交换中起媒介作用，并参与血－脑屏障的组成。②少突胶质细胞，形成中枢神经系统内神经纤维的髓鞘和神经膜。③小胶质细胞，具有吞噬功能（图Ⅰ–1–25）。

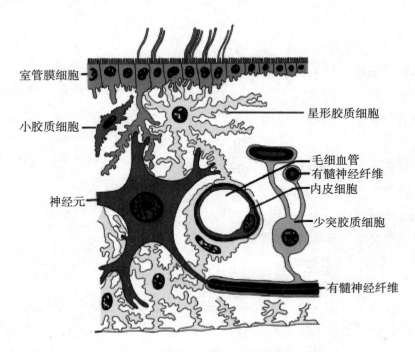

图Ⅰ–1–25　中枢神经系统神经胶质细胞与神经元

2. 周围神经系统中的胶质细胞　主要是神经膜细胞，又称施万细胞，形成周围神经纤维的髓鞘和神经膜。

复习思考

一、名词解释

有丝分裂　上皮组织　结缔组织　肌组织　神经组织

二、单项选择题

1. 分布于胸膜、腹膜和心包膜等处的单扁上皮称为（　　）

　　A. 内皮　　　　　　　　　　B. 间皮　　　　　　　　C. 滤泡上皮

　　D. 生殖上皮　　　　　　　　E. 变移上皮

2. 分布于呼吸道内表面的上皮是（　　）

　　A. 单层扁平上皮　　　　　　B. 复层扁平上皮　　　　C. 单层柱状上皮

　　D. 假复层纤毛柱状上皮　　　E. 变移上皮

3. 单层柱状上皮分布在（　　）

　　A. 食管　　　　　　　　　　B. 气管　　　　　　　　C. 阴道

　　D. 胃　　　　　　　　　　　E. 尿道

4. 不属于固有结缔组织的是（　　）

　　A. 疏松结缔组织　　　　　　B. 致密结缔组织　　　　C. 血液

　　D. 脂肪组织　　　　　　　　E. 网状组织

5. 分布到内脏器官的肌组织主要是（　　）

　　A. 骨骼肌　　　　　　　　　B. 心肌　　　　　　　　C. 平滑肌

　　D. 平滑肌和心肌　　　　　　E. 三种肌都有

6. 下列关于肌节的说法正确的是（　　）

　　A. 由 1 个 A 带 + 1 个 I 带构成

　　B. 平滑肌纤维中有典型的肌节结构

　　C. 由 1/2A 带 + 1/2I 带构成

　　D. 由 1/2A 带 + 1 个 I 带 + 1/2A 带构成

　　E. 由 1/2I 带 + 1 个 A 带 + 1/2I 带构成

7. 两个心肌纤维相互连接处的结构是（　　）

　　A. Z 线　　　　　　　　　　B. 闰盘　　　　　　　　C. 紧密连接

　　D. 中间连接　　　　　　　　E. M 线

8. 每个神经元的胞体上都有（   ）

    A. 一个轴突及一个或多个树突

    B. 多个轴突

    C. 多个轴突及一个树突

    D. 多个轴突及多个树突

    E. 以上都不对

扫一扫，知答案

扫一扫，看课件

模 块 二

运动系统

【学习目标】

1. 掌握：全身各骨的名称、位置及重要的骨性标志；关节的基本结构和运动，肩肘膝髋关节的组成及特点、椎骨间的连接；骨盆的组成、分界及男女骨盆区别；骨骼肌的构造；膈的位置结构和功能。

2. 熟悉：运动系统的组成和功能；骨的形态、构造；椎骨、胸骨、肩胛骨、肱骨、髂骨及股骨的主要结构；关节的辅助结构；脊柱整体观；足弓的结构与功能；骨骼肌的辅助装置；腹肌及腹肌形成的特殊结构。

3. 了解：颅骨的名称及位置；躯干肌、四肢肌的位置及作用。

运动系统由骨、骨连结和骨骼肌三部分组成，约占成人体重的 60%。全身各骨借骨连结相连构成人体的支架称为骨骼，骨骼肌附着于骨骼，构成人体基本形态，并对支持体重和保护内腔脏器起到重要的作用。在神经系统的支配下，骨骼肌产生收缩和舒张运动，牵引其所附着的骨，以骨连结为运动支持点，从而改变机体的位置和角度。因此骨和骨连结属于运动系统的被动部分，而骨骼肌属于运动系统的主动部分。

项目一 骨

一、概述

骨具有一定的形态和构造，坚韧而有弹性，有血管、淋巴管和神经支持，外被骨膜，内含骨髓，能不断地新陈代谢和生长、发育，并具有自身改建、修复和再生的功能。成人的骨共有 206 块（图Ⅰ-2-1）。按其所在部位分为躯干骨 51 块、颅骨 29 块（含听小骨 6

块）、四肢骨126块三部分。

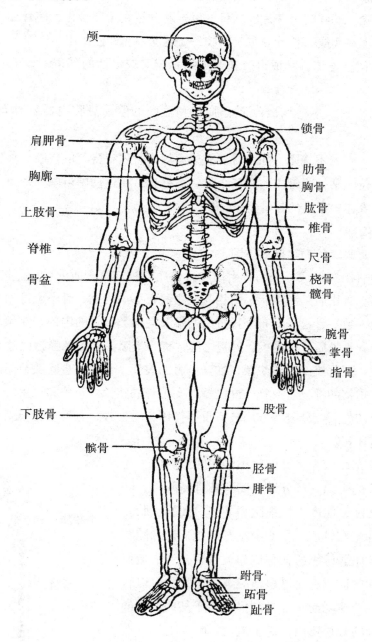

颅

锁骨

肩胛骨

肋骨

胸廓

胸骨

上肢骨

肱骨

椎骨

脊椎

尺骨

骨盆

桡骨

髋骨

腕骨

掌骨

指骨

下肢骨

股骨

髌骨

胫骨

腓骨

跗骨

跖骨

趾骨

图 I -2-1　人体骨骼概观

（一）骨的分类

骨的形态多样，可分为四类：长骨、短骨、扁骨、不规则骨。

1. 长骨　呈长管状，长骨有一体两端。体又称骨干，骨质坚硬，内有空腔称髓腔，容纳骨髓；两端的膨大称为骺，骺的游离面有光滑的关节面与相对关节面构成关节。骨干与骺之间称为干骺端，幼年时为一片骺软骨，可不断分裂繁殖和骨化，使骨加长加粗，成年后，骺软骨骨化为一骺线。长骨分布于四肢，在运动中起杠杆作用。

2. **短骨** 近似立方体，常成群分布于连结稳定又较灵活的部位，如手的腕骨和足的跗骨。

3. **扁骨** 如板状，主要构成颅腔、胸腔和盆腔的壁，对腔内器官具有保护和支持作用。

4. **不规则骨** 形状不规则，如椎骨。有些不规则骨内有含气的空腔，称为含气骨，如上颌骨。此外，位于某处肌腱内的豆状小骨，称籽骨。在运动中可减少摩擦，并可改变骨骼肌牵引方向。人体中最大的籽骨是髌骨。

（二）骨的构造

骨由骨质、骨膜、骨髓等构成（图Ⅰ–2-2）。

1. **骨质** 由骨组织构成，分为骨密质和骨松质两种。骨密质的质地坚韧，抗压性强，分布于骨的表面。骨松质呈海绵状，由相互交错的骨小梁构成，骨小梁排列方式与承受的压力和张力方向一致。骨松质分布于长骨的两端及其他类型骨的内部。在颅盖骨，骨密质构成外板和内板；骨松质位于内板、外板之间，称为板障，有板障静脉经过。

2. **骨膜** 是一层纤维结缔组织膜，在新鲜骨的表面，骨膜包裹除关节面以外的所有骨面。骨膜内含有丰富的神经、血管、淋巴管，支持骨的感觉、营养和再生。骨膜对骨的营养、再生和骨损伤之后的修复等方面具有重要作用，受损骨一旦发生骨膜剥离，骨将不易修复，甚至可能坏死。

3. **骨髓** 填充在髓腔和骨松质小梁间的腔隙内，为柔软而富有血液的组织。可分红骨髓和黄骨髓两种。红骨髓具有造血功能，能产生红细胞和某些白细胞。胎儿和幼儿的骨髓都是红骨髓。从 5 岁左右开始，长骨髓腔的红骨髓逐渐被脂肪组织所代替成为黄骨髓，失去造血功能。但在重度贫血或失血过多情况下，黄骨髓可以转化为红骨髓恢复造血功能。红骨髓仅保留于某些长骨的骺、短骨、扁骨的骨松质内，终生造血。临床上怀疑造血功能疾病时，常在髂前上棘和髂后上棘等处进行穿刺采取红骨髓。

（三）骨的化学成分和物理性质

成年人的骨由有机质（主要是骨胶原纤维和黏多糖蛋白）和无机质（主要是磷酸钙和碳酸钙）组成。有机

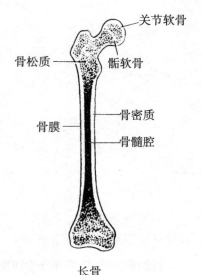

长骨

图Ⅰ–2-2 骨的构造

质使骨具有韧性和弹性，无机质使骨具有硬度和脆性。有机质和无机质的结合，使骨既有弹性又有硬度。骨的化学成分和物理性质因年龄不同而变化。小儿的骨无机质含量较少，有机质较多，因此弹性大而硬度小，较易发生变形；老年人的骨则与此相反，有机质比例减少而无机质比例增多，弹性小而脆性大，因此易发生骨折。

（四）骨的发生

骨的发生有两种方式：①膜化骨：幼稚的结缔组织先增殖形成结缔组织膜，然后由膜形成骨。如颅盖骨。②软骨化骨：幼稚的结缔组织先发育成软骨，再由软骨改建成骨。如躯干骨、四肢骨等。

二、躯干骨

躯干骨包括 26 块脊柱骨、1 块胸骨和 12 对肋骨。

（一）椎骨

在幼年时期总数为 32 ～ 33 块，包括颈椎 7 块、胸椎 12 块、腰椎 5 块、骶椎 5 块、尾椎 3 ～ 4 块。成年人骶椎和尾椎分别融合成 1 块骶骨和 1 块尾骨。

1. 椎骨的一般形态　椎骨由前方短圆柱形的椎体和后方板状的椎弓两部分构成。椎体表面的骨密质较薄，内部充满松质。椎体与椎弓共同围成椎孔，各椎骨的椎孔上下叠连起来，构成椎管，容纳脊髓及其被膜等结构。

椎弓呈弓形骨板，和椎体相连接的缩窄部分称为椎弓根，椎弓根向后延伸变宽的部分称为椎弓板，两侧椎弓板在中线处会合。相邻两椎骨的上、下切迹之间围成的孔叫椎间孔，有脊神经和血管通过。从椎弓发出 7 个突起：①棘突 1 个，由椎弓后面正中伸向后方或后下方，尖端可在体表扪及；②横突 1 对，伸向两侧；③关节突 2 对，在椎弓根和椎弓板结合处即分别向上、下方突起，即上关节突和下关节突，参与构成关节突关节。

2. 各部椎骨的主要特征

（1）颈椎　椎体较小，横断面呈椭圆形。横突上有横突孔，有椎动脉和椎静脉通过；第 3 ～ 7 颈椎体上面侧缘向上突起称为椎体钩。椎体钩与上一椎体相接，构成钩椎关节。第 2 ～ 6 颈椎棘突分叉。其中第 1、2、7 颈椎形态特殊，分述如下：

第 1 颈椎又称寰椎（图Ⅰ-2-3），无椎体、关节突和棘突，由前弓、后弓和两侧的侧块构成，呈环形。前弓较短，后面正中有一个关节面为齿突凹，与枢椎的齿突相关节。侧块上下均有关节面，分别与枕髁和枢椎相关节。

第 2 颈椎又称枢椎（图Ⅰ-2-4），它的特点是从椎体向上伸出 1 个齿突，与寰椎前弓后面的齿突凹相关节。

第 7 颈椎又称隆椎（图Ⅰ-2-5），其棘突特长，末端不分叉，当头前屈时明显隆起，活体容易摸认，在第 7 颈椎下方的凹陷处，可取大椎穴。是临床计数椎骨序数和针灸取穴的标志。

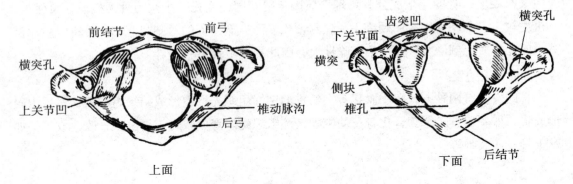

图 I -2-3 寰椎

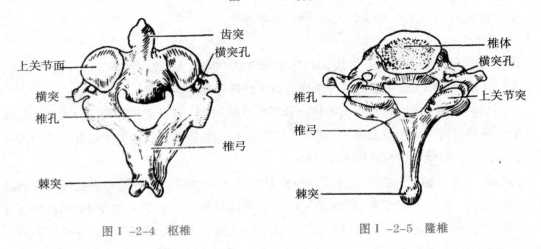

图 I -2-4 枢椎

图 I -2-5 隆椎

（2）胸椎（图 I -2-6） 椎体横断面呈心形，从上向下逐渐增大。椎体两侧和横突末端，有与肋骨相关节的肋凹。胸椎棘突长而斜向后下向，呈叠瓦状排列。

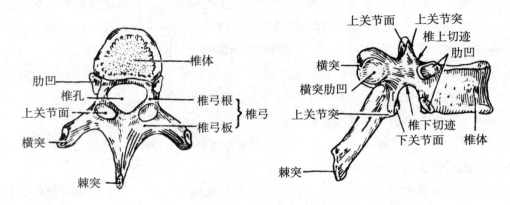

图 I -2-6 胸椎

（3）腰椎（图Ⅰ-2-7）　椎体粗大。棘突为一宽而短的骨板，呈矢状位，直伸向后，各相邻棘突之间的间隙较大，临床上可在此处作腰椎穿刺术。

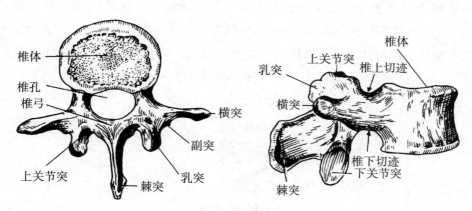

图Ⅰ-2-7　腰椎

（4）骶骨　由5块骶椎融合而成（图Ⅰ-2-8）。呈底朝上、尖朝下的三角形。骶骨的上缘中部向前突出，称为岬。骶骨的两侧有耳状面与髋骨耳状面相关节。骶骨前面稍凹陷，有4对骶前孔；后面粗糙，沿中线的纵行隆起称骶正中嵴。骶正中嵴的两侧各有4个骶后孔。骶前孔、骶后孔都与骶管相通。骶管是椎管的延续，骶管下端向后裂开，叫骶管裂孔。骶管裂孔两侧向下的骨突称骶角，骶管麻醉常以此为骨性标志。

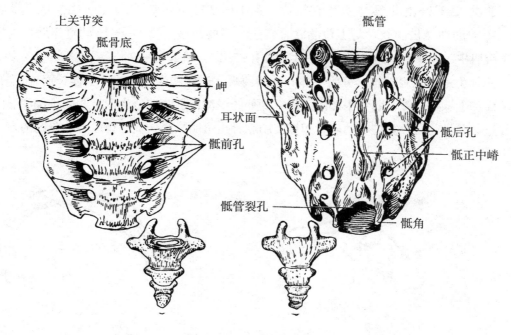

图Ⅰ-2-8　骶骨和尾骨

（5）尾骨 由3～4个退化的尾椎融合而成（图Ⅰ-2-8）。

（二）胸骨

为一块扁骨，位于胸前壁正中，自上而下分为胸骨柄、胸骨体和剑突三部分（图Ⅰ-2-9）。胸骨柄上缘正中为颈静脉切迹。两侧有锁切迹与锁骨相连结。胸骨柄外侧缘与第1肋软骨相接。柄与体连接处微向前突的横行隆起，称胸骨角，可在体表扪及，两侧平对第2肋，是计数肋的重要标志。胸骨体外侧缘接2～7肋软骨。剑突扁而薄，下端游离。

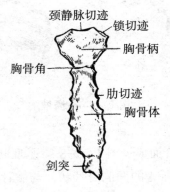

图Ⅰ-2-9 胸骨（前面）

（三）肋

肋共12对，由肋骨与肋软骨组成。第1～7对肋前端与胸骨连接，称真肋。第8～10对肋前端借肋软骨与上位肋软骨相连，形成肋弓。第11～12肋称浮肋，前端游离于腹肌中（图Ⅰ-2-10、图Ⅰ-2-11、图Ⅰ-2-12、图Ⅰ-2-13）。

肋骨为扁骨，扁而长，分为一体和前后两端。后端膨大称肋头，肋体长而扁，分内、外两面和上、下两缘，肋骨中部内面近下缘处的浅沟，称肋沟，沟内有肋间神经和肋间血管经过。肋骨前端较宽处与肋软骨相接。肋软骨由透明软骨构成，位于各肋骨的前端，终生不骨化。

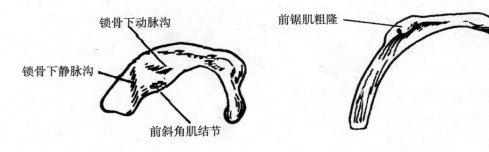

图Ⅰ-2-10 第1肋骨   图Ⅰ-2-11 第2肋骨

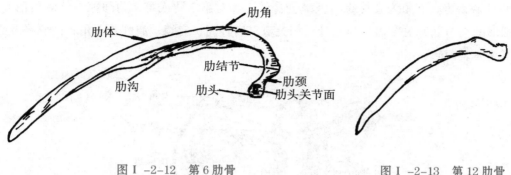

图Ⅰ-2-12　第6肋骨　　　　　　　　　　　图Ⅰ-2-13　第12肋骨

三、四肢骨

（一）上肢骨

两侧共计有64块，包括上肢带骨和自由上肢骨。

1.上肢带骨　包括锁骨和肩胛骨。

（1）锁骨（图Ⅰ-2-14）　锁骨横位于胸廓前上方颈根部，呈"～"形弯曲，全长均可摸到，是重要的骨性标志。其内侧2/3段凸向前，外侧1/3段凸向后。内侧端粗大称胸骨端，外侧端扁平称肩峰端。锁骨内侧2/3段与外侧1/3段交界处较细，易发生骨折。

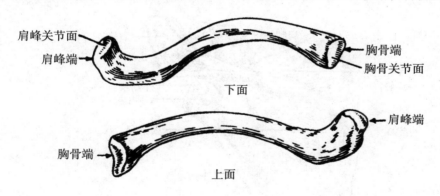

图Ⅰ-2-14　锁骨

（2）肩胛骨　贴于背部的后外上方，介于第2～7肋之间，为三角形的扁骨，分为两面、三缘和三角（图Ⅰ-2-15，图Ⅰ-2-16）。腹侧面或肋面与胸廓相对，为一大浅窝，称肩胛下窝。背侧面有横行的骨性隆起，称为肩胛冈。肩胛冈将肩胛骨背侧面分为上、下两部分，分别称为冈上窝和冈下窝。肩胛冈外侧端扁平突出的部分称为肩峰，与锁骨的肩峰端相关节。

上缘短而薄，外侧缘有肩胛切迹，更外侧有一向前的指状突起称喙突。内侧缘薄而长，邻近脊柱，故又名脊柱缘。外侧缘肥厚邻近腋窝，称腋缘。上角为上缘与脊柱缘会合处，平对第2肋。下角为脊柱缘与腋缘会合处，平对第7肋或第7肋间隙。外侧角粗大，有卵圆形的关节面称关节盂，与肱骨头相关节。肩胛冈、肩峰、肩胛骨下角、内侧缘及喙突都可在体表扪到。

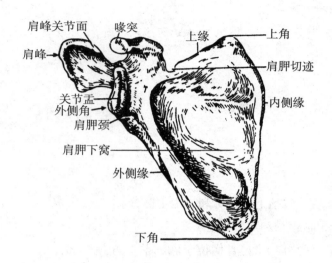

肩峰关节面　喙突　上缘　上角
肩峰
关节盂
外侧角
肩胛颈
肩胛下窝
外侧缘
肩胛切迹
内侧缘
下角

图 I –2–15　肩胛骨前面

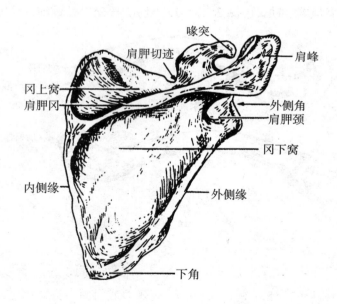

喙突
肩胛切迹　肩峰
冈上窝
肩胛冈
外侧角
肩胛颈
冈下窝
内侧缘
外侧缘
下角

图 I –2–16　肩胛骨后面

　　2. 自由上肢骨　包括肱骨、桡骨、尺骨和手骨，除手骨中的腕骨属短骨外，其他为长骨。

（1）肱骨（图Ⅰ-2-17） 位于臂部，为典型长骨，分为一体和上、下两端。上端有膨大呈半球形的肱骨头，朝向后内上方，与肩胛骨的关节盂相关节。肱骨头周缘的环形浅沟称解剖颈。肱骨头外侧的较大突起称大结节，在前面的一个较小的突起称小结节，两者之间的纵沟称为结节间沟。肱骨上端与体相接处较细，称外科颈，此处较易发生骨折。

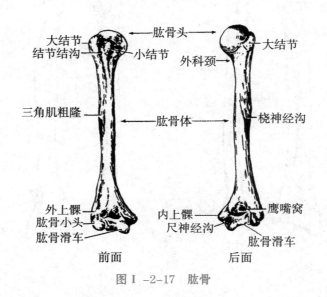

图Ⅰ-2-17 肱骨

肱骨体上半部呈圆柱形，下半部呈三棱柱形。肱骨体中部的外侧有一粗糙隆起，称三角肌粗隆。粗隆的后面有一条由内上斜向外下的螺旋状浅沟，称桡神经沟，沟内有桡神经通过，肱骨中段骨折时易损伤桡神经。

下端前后稍扁而略向前卷曲，有两个关节面，内侧的称肱骨滑车，与尺骨相关节，外侧的称肱骨小头，与桡骨相关节。肱骨滑车后上方有鹰嘴窝。在肱骨滑车内侧和肱骨小头外侧各有一个突起，分别称内上髁和外上髁。内上髁后方有尺神经沟，有尺神经通过。肱骨大结节和内、外上髁都可在体表扪到。

（2）桡骨（图Ⅰ-2-18） 位于前臂外侧部，分一体和两端。上端膨大称桡骨头，头上面有关节凹，与肱骨小头相关节。桡骨头周围有环状关节面，与尺骨桡切迹相关节。桡骨头的下方稍细部分称为桡骨颈，颈下方内侧有粗糙隆起，称桡骨粗隆。桡骨下端内侧有关节面，称尺切迹，与尺骨头相关节。外侧向下的突起称桡骨茎突，体表可扪及。

（3）尺骨（图Ⅰ-2-18） 位于前臂内侧部，分为一体和两端。上端粗大，上端前面有半月形的凹陷，称滑车切迹，与肱骨滑车相关节。滑车切迹后方的突起称鹰嘴，前下方的突起称冠突，冠突外侧面有桡切迹。尺骨下端称尺骨头，头的后内侧有向下的突起，称尺骨茎突。鹰嘴、尺骨茎突可在体表扪及。

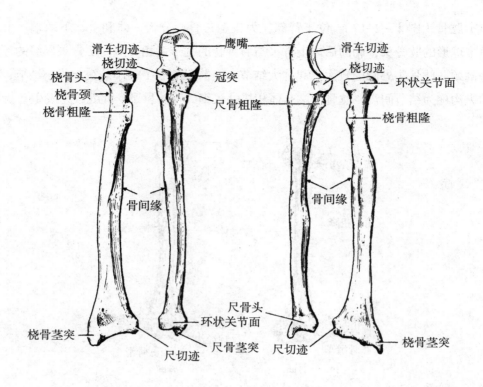

图 I -2-18 桡骨和尺骨

（4）手骨（图 I -2-19） 可分腕骨、掌骨和指骨三部分。

1）腕骨 为 8 块短骨，排成近远侧两列，每列 4 块。近侧列从桡侧向尺侧依次为手舟骨、月骨、三角骨和豌豆骨；远侧列从桡侧向尺侧依次为大多角骨、小多角骨、头状骨和钩骨。

2）掌骨 为 5 块长骨，从桡侧向尺侧依次为第 1、第 2、第 3、第 4 和第 5 掌骨。掌骨的近侧端为底，接腕骨；远侧端为头，接指骨；头底之间的部分为体。

3）指骨 为 14 块长骨。除拇指为 2 节外，其余各指均为 3 节，由近侧向远侧分别称近节指骨、中节指骨和远节指骨。

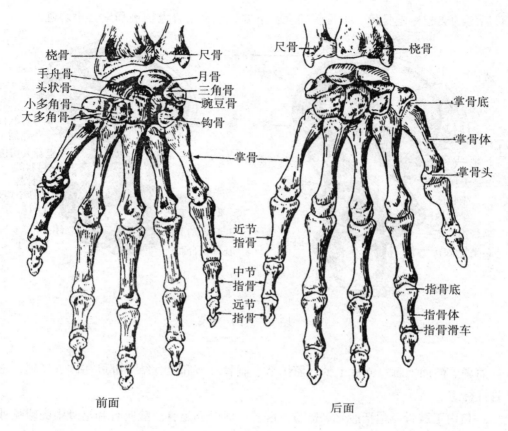

图Ⅰ-2-19　手骨

（二）下肢骨

下肢骨两侧共有62块，包括下肢带骨和自由下肢骨。

1. 下肢带骨　两侧各有1块髋骨（图Ⅰ-2-20），位于盆部，属不规则骨。上部扁阔，中部窄厚，在16岁左右时，由髂骨、耻骨和坐骨融合而成一块髋骨。三骨融合部的外侧面有一深窝，称髋臼。髋臼前下方的卵圆形大孔称闭孔。

（1）髂骨　构成髋骨的上部。髂骨体构成髋臼的上2/5，髂骨上缘肥厚，形成弓形的髂嵴。两侧髂嵴最高点连线平对第4腰椎棘突，是计数椎骨序数的标志，可作为腰椎穿刺的定位标志。髂嵴前、后端的突起，分别称髂前上棘和髂后上棘。髂前上棘的后上方，髂嵴的外唇向外侧突出，形成髂结节。髂骨内面的凹陷称髂窝，窝的后方有耳状面，与骶骨耳状面相关节。

（2）耻骨　构成髋骨的前下部，分为耻骨体和耻骨上、下二支。耻骨向前突出部分的内侧有耻骨联合面。耻骨联合面的上缘稍外侧有骨突，称耻骨结节。

（3）坐骨　构成髋骨的下部，分坐骨体和坐骨支。坐骨后下方肥厚部分称坐骨结节，

43

坐骨后缘的突起称坐骨棘。坐骨棘的上、下方分别有坐骨大切迹和坐骨小切迹。

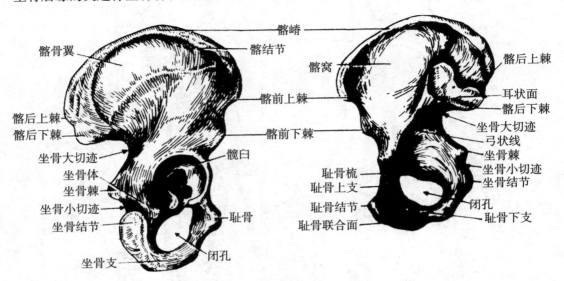

图Ⅰ-2-20　髋骨

髂嵴、髂前上棘、髂后上棘、髂结节、耻骨结节和坐骨结节都可在体表摸到，是重要的骨性标志。

2. 自由下肢骨　包括股骨、髌骨、胫骨、腓骨和足骨。除髌骨和足骨中的跗骨外，其余为长骨。

（1）股骨（图Ⅰ-2-21）　位于股部，是人体最长最粗壮的长骨，长度约为体高的1/4，分一体和上、下两端。上端以球状膨大部弯向内上方，称其为股骨头，与髋臼相关节。股骨头中央稍下有小的股骨头凹。股骨头外下方较细的部分称股骨颈。股骨颈以下为股骨体。股骨颈与股骨体的交接部有两个突起，外上方的较大，称大转子，可在体表摸到；内下方的较小，称小转子。大、小转子之间，前面有转子间线，后面有转子间嵴。

股骨体略弓向前，上段呈圆柱形，中段呈三棱柱形，下段前后略扁。体后面有纵行骨嵴，称为粗线。粗线中点附近，有口朝下的滋养孔。

股骨下端膨大，并向后方突出，形成内侧髁和外侧髁。两髁前方的关节面彼此相连，形成髌面，与髌骨相邻。两髁后面之间的深窝称髁间窝。内、外侧髁向侧方的最突出部，分别称为内上髁和外上髁，都可在体表摸到。

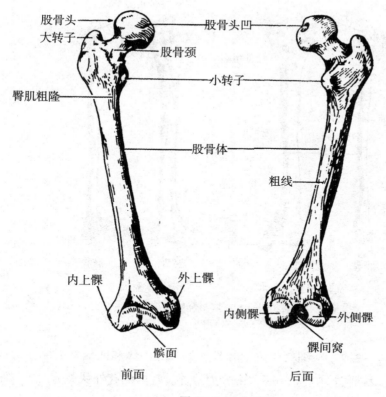

图Ⅰ-2-21　股骨

（2）髌骨　是人体最大的籽骨，位于膝关节前方的股四头肌腱内，上宽下尖，前面粗糙，后面有关节面与股骨的髌面相关节。髌骨可在体表扪到。

（3）胫骨（图Ⅰ-2-22）　位于小腿内侧，是小腿主要承重的骨，分一体和两端。上端膨大，向两侧突出，形成胫骨内侧髁和外侧髁。两髁上面有微凹的关节面与股骨内、外侧髁相接。胫骨上端前面有粗糙的隆起，称胫骨粗隆。

胫骨体呈三棱柱形，沿胫骨粗隆向下为胫骨的前缘，前缘内侧的平面为胫骨内侧面，均位于皮下。胫骨下端的外侧面有腓切迹与腓骨相接。胫骨下端内侧向下的突起称内踝，可在体表扪及。

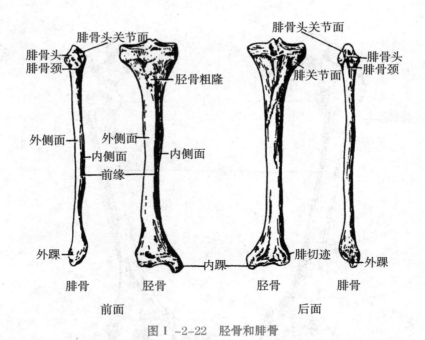

图 I -2-22　胫骨和腓骨

（4）腓骨（图 I -2-22）　细长，位于胫骨外侧，分一体和两端。上端膨大部分为腓骨头，头下方缩细，称腓骨颈。下端膨大部分为外踝。其内侧有外踝关节面，与距骨相关节。腓骨头和外踝都可在体表扪到。

（5）足骨（图 I -2-23）　可分为跗骨、跖骨和趾骨三部分。

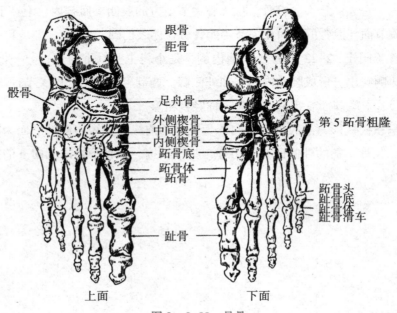

图 I -2-23　足骨

四、颅骨

成人颅由 23 块骨组成（不含中耳内的 6 块听小骨），除下颌骨和舌骨外，各骨之间都通过缝或软骨连接成一个整体。以眶上缘和外耳门上缘的连线为分界线，把颅骨分为脑颅骨和面颅骨两部分。脑颅骨围成颅腔，容纳和保护脑组织；面颅骨形成颜面部基本轮廓，参与构成眼眶、鼻腔和口腔的骨性结构（图Ⅰ–2–24、图Ⅰ–2–25）。

1. **脑颅骨**　共 8 块，位于颅骨的后上部，包括颅盖和颅底两部分。其中颅顶部的颅盖由 2 块顶骨、前方 1 块额骨、后方 1 块枕骨组成。颅腔的底由两侧的颞骨、前部的额骨和筛骨、中部的蝶骨和后方的枕骨构成。

2. **面颅骨**　共 15 块，位于颅骨的前下部，包括成对的上颌骨、鼻骨、泪骨、颧骨、腭骨、下鼻甲骨和不成对的下颌骨、犁骨和舌骨。

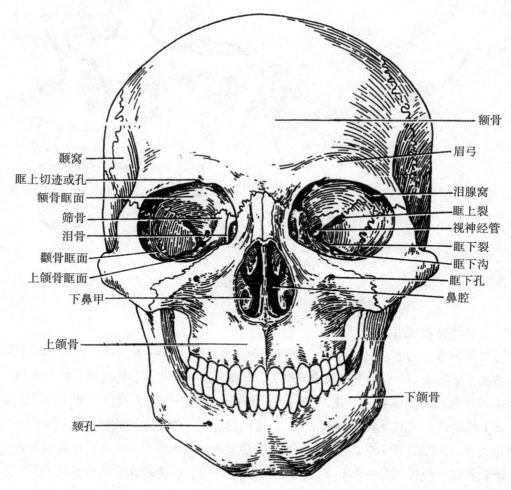

图Ⅰ–2–24　颅骨前面观

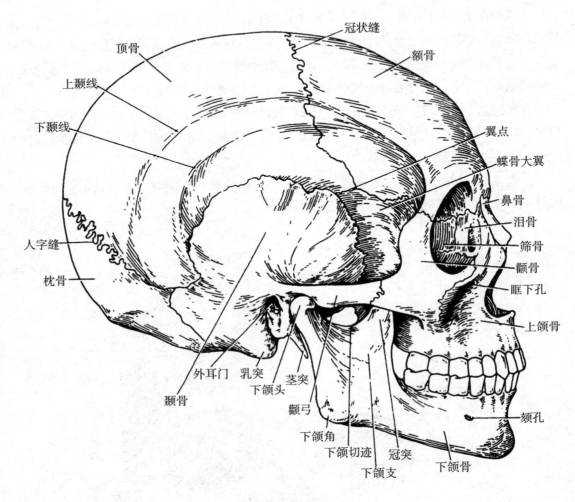

图 I –2-25 颅骨侧面观

3. 部分颅骨的形态

（1）下颌骨　为面颅骨最大者，分一体和两支（图 I –2-26、图 I –2-27）。下颌体位于前部，呈蹄铁形，它的上缘形成牙槽弓，牙槽弓有一列深窝，称牙槽，容纳牙根。下颌体的两外侧面每侧各有一小孔，称颏孔。下颌支为由下颌体后端向上伸出的长方形骨板，其上缘有两个突起，前方的称冠突，后方的称髁突，髁突上端的膨大称下颌头，与下颌窝相关节，下颌头下方较细处是下颌颈。下颌支内面的中部有下颌孔，由此与下颌管相通。下颌管在下颌骨内走向前下方，开口于颏孔。下颌体和下颌支会合处形成下颌角。下颌角可在体表摸到，其外侧的粗糙面称咬肌粗隆。

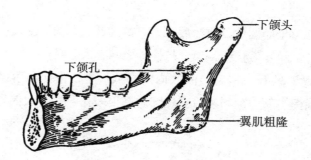

图Ⅰ-2-26　下颌骨内侧面

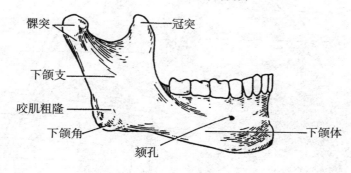

图Ⅰ-2-27　下颌骨外侧面

（2）颞骨　参与构成颅底和颅腔侧壁，形状不规则。颞骨外面的下部有一圆形的孔，称外耳门（图Ⅰ-2-28）。外耳门后方的圆锥状突起，称乳突。颞骨的内面，有三棱形突起伸向前内，称岩部。岩部后面的中间有内耳门。

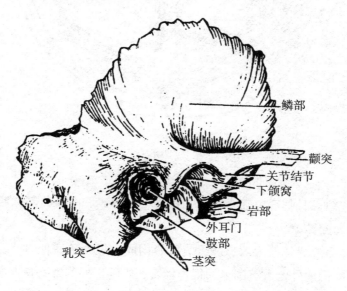

图Ⅰ-2-28　颞骨

4. 颅的整体观

（1）颅的顶面观　呈卵圆形，前窄后宽，光滑隆凸，可见三条缝，即额骨与顶骨之间有冠状缝，左右顶骨之间有矢状缝，顶骨与枕骨之间有人字缝。

（2）颅底内面观（图 I −2−29）　颅底内面高低不平，由前向后可见呈阶梯状排列的三个窝，分别为颅前窝、颅中窝和颅后窝。窝中有很多孔、裂，大都与颅底外面相通。

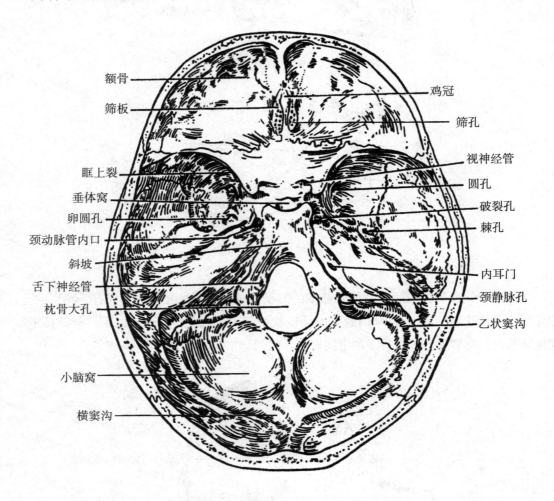

图 I −2−29　颅底内面观

1）颅前窝　由额骨眶部、筛骨筛板和蝶骨小翼构成。中线两侧低凹处有许多小孔称筛孔，有嗅神经通向鼻腔。

2）颅中窝　由蝶骨体及大翼、颞骨岩部等构成。中央是蝶骨体，蝶骨体上面的凹陷为垂体窝。垂体窝的前外侧方有圆形的视神经管，管的下外侧方有长形的眶上裂，均与眶相通。蝶骨体的两侧由前向后外依次可见圆孔、卵圆孔和棘孔。脑膜中动脉沟自棘孔向外上方走行。

3）颅后窝　主要由枕骨和颞骨岩部后面构成。中央有枕骨大孔，该孔的前外缘有舌下神经管内口，该孔的外侧有颈静脉孔。颅后窝的前外侧壁为颞骨岩部的后面，其中央有内耳门，为内耳道的开口。

（3）颅底外面观（图Ⅰ-2-30）　颅底外面高低不平，有较多的孔和裂，内有神经和血管通过。颅外伤时，颅底骨折往往沿这些孔道断裂，引起严重的神经、血管损伤。前部有上颌骨的牙槽，牙槽从前方和两侧包围着骨腭。骨腭的后上方有被犁骨分开的两个鼻后孔。后部中央有枕骨大孔，孔的两侧有枕髁，与寰椎侧块上关节面相关节。枕髁的外侧有颈静脉孔，该孔的前方和外侧分别有颈动脉管外口和茎乳孔。茎乳孔前方的凹陷为下颌窝，与下颌骨的下颌头相关节。下颌窝前方的横行隆起称为关节结节。枕骨大孔的后上方有枕外隆凸。

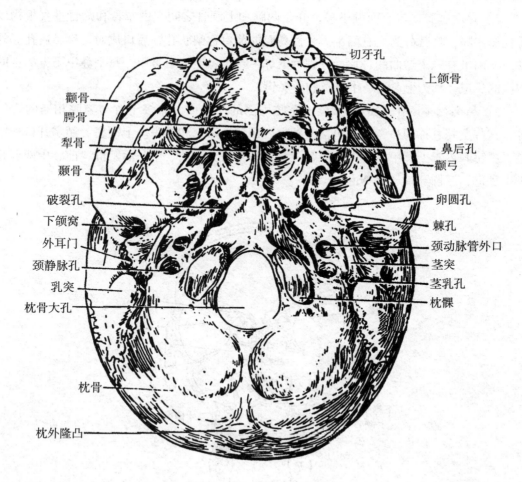

图Ⅰ-2-30　颅底外面观

（4）颅的侧面观（图Ⅰ-2-25） 由额骨、蝶骨、顶骨、颞骨及枕骨构成，还可见到面颅的颧骨和上、下颌骨。侧面中部可见外耳门，由外耳门向内入外耳道。外耳门的后方为乳突。外耳门的前方是颧弓，颧弓将颅侧面分为上方的颞窝和下方的颞下窝。在颞窝区，有额骨、顶骨、蝶骨、颞骨四骨的会合处，此处常构成 H 形的缝，称翼点（太阳穴），骨质最为薄弱，其内面有脑膜中动脉前支通过，所以外伤致骨折时，容易损伤该动脉，引起颅内血肿。

（5）颅的前面观（图Ⅰ-2-24） 由大部分面颅和部分脑颅构成，围成眶、骨性鼻腔和骨性口腔。

1）眶 位于面颅上部，左右各一。呈尖向后内、底向前外的四面锥体形腔隙，容纳眼球及其附属结构。眶借视神经管与颅腔相通。眶上缘中内 1/3 相交处有眶上孔（有的为眶上切迹），眶下缘中点下方约一横指处有眶下孔。

2）骨性鼻腔 位于面颅中央，介于两眶和上颌骨之间，由犁骨和筛骨垂直板构成的骨性鼻中隔，将其分为左右两半。骨性鼻腔的前口称梨状孔，后口成对，称鼻后孔。外侧壁由上而下有三个弯曲的骨片，分别称上鼻甲、中鼻甲和下鼻甲，每个鼻甲下方的空间有相应的鼻道，称为上鼻道、中鼻道和下鼻道。

3）鼻旁窦（图Ⅰ-2-31） 位于鼻腔周围的颅骨内，有多个皆与鼻腔相通的含气空腔，这些空腔总称为鼻旁窦。包括上颌窦、额窦、筛窦和蝶窦。上颌窦、额窦开口于中鼻道；蝶窦开口于上鼻甲后上方的蝶筛隐窝；筛窦可分为前、中、后三群，前、中两群开口于中鼻道，后群开口于上鼻道。

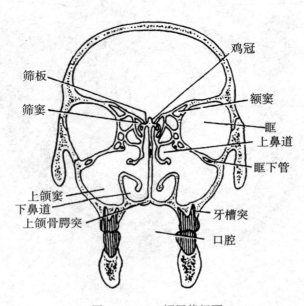

图Ⅰ-2-31 颅冠状切面

5.新生儿颅骨的特征　一是由于胎儿时期脑及感觉器官发育早，而咀嚼和呼吸器官，尤其是鼻旁窦尚不发达，所以，脑颅比面颅大得多。新生儿面颅占全颅的 1/8，而成人为 1/4。二是新生儿颅顶各骨尚未完全骨化，颅盖骨之间留有间隙，由结缔组织膜所封闭，称为颅囟。最大的囟在矢状缝与冠状缝相交处，呈菱形，称为前囟（额囟），出生后 1～2 岁时逐渐骨化闭合。前囟在临床上常作为婴儿发育和颅内压变化的检查部位之一。在矢状缝与人字缝相交处为后囟（枕囟），呈三角形，生后 3 个月左右闭合（图 Ⅰ-2-32）。

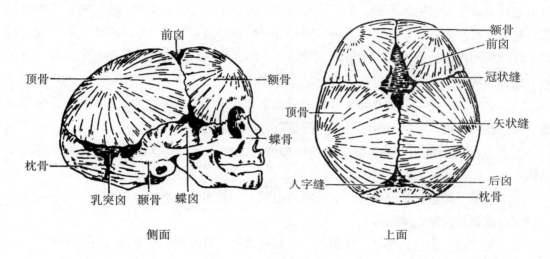

图 Ⅰ-2-32　新生儿颅

项目二　骨连结

一、概述

骨和骨之间以纤维结缔组织、软骨或骨相连的结构称骨连结。骨连结可分为直接连结和间接连结两种。

（一）直接连结

骨和骨之间由结缔组织膜、软骨或骨直接相连，直接连结其间没有腔隙，运动范围很小或不能运动。如椎体之间的椎间盘、颅骨之间的缝，髂骨、耻骨和坐骨之间的骨性结合形成的髋臼。

（二）间接连结

又称关节，骨和骨之间借膜性囊相连，在相对的骨面之间具有充以滑液的腔隙，活动性较大。关节是人体骨连结的主要形式，包括基本结构和辅助结构。

1.关节的基本结构　包括关节面、关节囊、关节腔三部分，这是每个关节必须具有的基本结构。

（1）关节面 是构成关节各骨的接触面，其表面覆盖有一层具有弹性的关节软骨。关节软骨多数由透明软骨构成，少数为纤维软骨，其厚薄因不同的关节和不同的年龄而异。每一关节至少包括两个关节面，一般为一凸一凹，凸者称为关节头，凹者称为关节窝。关节软骨表面光滑，具有减少摩擦和缓冲外力冲击的作用。

（2）关节囊 是由结缔组织所构成的膜性囊，附着在关节软骨的边缘及其附近的骨面上，它包围关节，封闭关节腔。关节囊分内、外两层。外层为纤维膜，由致密结缔组织构成，含有丰富的血管和神经。内层为滑膜，滑膜层由薄而柔润的疏松结缔组织膜构成，衬贴于纤维膜的内面。滑膜富含血管网，能分泌滑液，滑液有减少关节运动时的摩擦和营养关节软骨等功能。

（3）关节腔 是关节软骨和关节囊的滑膜层共同围成的密闭腔隙，其内含有少量的滑液。关节腔内为负压，负压对维持关节的稳定有一定作用。

2. 关节的辅助结构 关节除了基本结构外，还有韧带、关节盘（或半月板）等辅助结构。

（1）韧带：是连接相邻两骨之间的结缔组织束，或为关节囊的增厚部分，有加强关节的稳固或限制其过度运动的作用。

（2）关节盘：多呈圆盘状，中部稍薄，周缘略厚。有的关节盘呈半月形，称关节半月板。关节盘或半月板界于两关节面之间，其周缘附于关节囊的内面，可增加关节的适应性和弹性，减少两骨关节面在运动中的冲击。

（3）关节唇：是附于关节窝周缘的纤维软骨环，它加深关节窝，增大关节面，如髋臼唇等，增加了关节的稳固性。

3. 关节的运动 关节在肌牵引下可做各种运动，其基本运动形式有以下几种：

（1）屈和伸 常指关节沿冠状轴进行的运动。关节运动时，两骨之间角度缩小称为屈，两骨之间角度增大称为伸。一般关节的屈是指向腹侧面成角，而膝关节以下相反，后折为屈。

（2）内收和外展 是关节沿矢状轴进行的运动。关节运动时，骨向正中矢状面靠拢者称为内收，离开正中矢状面者称为外展。

（3）旋转 骨绕本身的纵轴（垂直轴）转动，称旋转。在四肢，骨的前面转向内侧的动作叫旋内，骨的前面转向外侧的动作叫旋外。将手背转向前方的运动称旋前，将手掌恢复到向前而手背转向后方的运动称旋后。

（4）环转 为屈、外展、伸和内收的依次连续运动。运动时，运动骨的近端在原位转动，远端则作圆周运动，运动时全骨描绘出一圆锥形的轨迹。

二、躯干骨的连结

（一）脊柱

成人脊柱由全部椎骨借椎间盘、韧带和关节紧密连结而成。脊柱的功能是支持躯干和保护脊髓。

1. 椎骨间的连结　各椎骨间借椎间盘、韧带和关节相连。

（1）椎间盘（图Ⅰ-2-33）　连结在相邻的两个椎体之间的纤维软骨盘。椎间盘由周围的纤维环和中央的髓核两部分组成。纤维环是由环行排列的纤维软骨层构成，牢固连结各椎体上、下面，富于坚韧性，保护髓核并限制髓核向周围膨出。髓核呈凝胶状，柔软而富有弹性，既能承受压力，又有缓冲作用，同时还有利于脊柱向各个方向运动。纤维环前厚后薄，故髓核容易向薄弱部位后外侧方向脱出，形成椎间盘脱出，临床表现为突入椎管或椎间孔，产生压迫相邻的脊髓或神经的牵涉性痛症状。

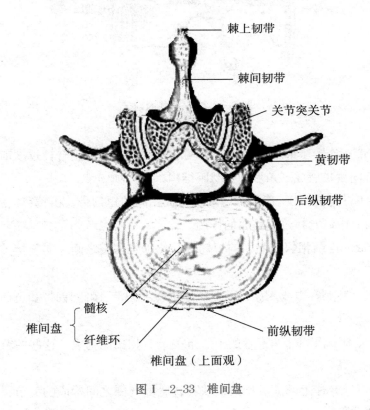

图Ⅰ-2-33　椎间盘

（2）韧带（图Ⅰ-2-34）　连结椎骨的韧带可分为长、短两种。

1）前纵韧带　是人体最长的韧带，上自枕骨大孔前缘，下达第1或第2骶椎椎体，附在椎体和椎间盘的前面，有限制脊柱过度后伸和椎间盘向前脱出的作用。

2）后纵韧带　位于椎体和椎间盘后面的长韧带，参与构成椎管前壁，有限制脊柱过度前屈和椎间盘向后脱出的作用。

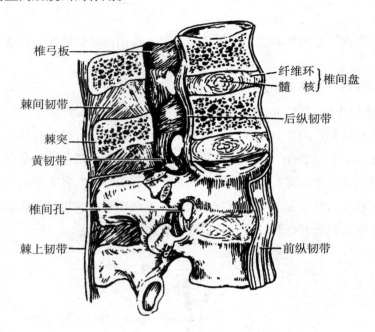

椎弓板

棘间韧带

棘突

黄韧带

椎间孔

棘上韧带

纤维环　}椎间盘
髓　核

后纵韧带

前纵韧带

图Ⅰ-2-34　脊柱的韧带

3）棘上韧带　连于全部椎骨的棘突尖端的长韧带，有限制脊柱过度前屈的作用。在颈部，棘上韧带向后扩展成三角形的板状膜结构，称为项韧带。

4）黄韧带（弓间韧带）　连于相邻两椎弓板之间的短韧带，由黄色的弹性纤维构成，协助围成椎管，有限制脊柱过度前屈的作用。

5）棘间韧带　连结相邻棘突间的短韧带，位于各棘突之间，向前接黄韧带，向后与棘上韧带相连。

腰椎穿刺时，穿刺针由浅入深，需依次经过棘上韧带、棘间韧带和黄韧带。

（3）关节

1）关节突关节　由相邻两椎骨的上、下关节突相接而构成，这些关节成对，可作轻微运动。

2）寰枕关节　脊柱上部的寰椎的侧块与枕骨的枕髁之间构成的关节，可使头部作前俯后仰和侧屈运动。

3）寰枢关节　包括寰椎前弓后面的齿突凹与枢椎齿突和寰椎横韧带之间构成的寰枢正中关节，由寰椎的下关节面与枢椎上关节面构成的寰枢外侧关节，能使头部作左右旋转运动。

2.脊柱的整体观（图 I -2-35）

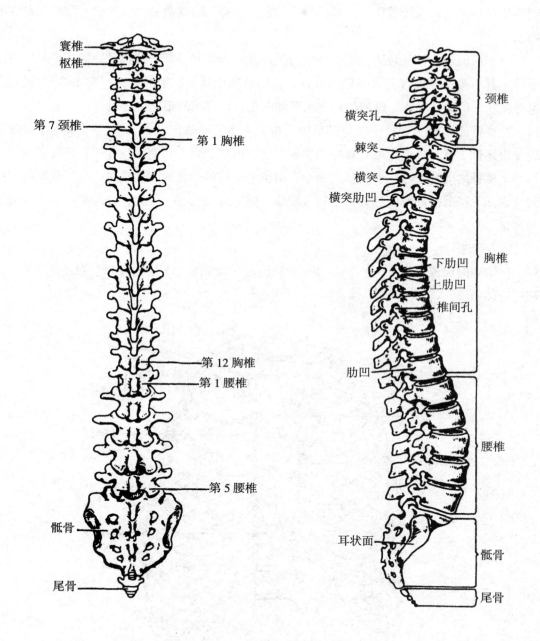

寰椎
枢椎
第 7 颈椎
第 1 胸椎
第 12 胸椎
第 1 腰椎
第 5 腰椎
骶骨
尾骨

横突孔
棘突
横突
横突肋凹
颈椎
下肋凹
上肋凹
椎间孔
胸椎
肋凹
腰椎
耳状面
骶骨
尾骨

图 I -2-35　脊柱的整体观

（1）前面观　可见脊柱的椎体自上而下逐渐增大，到第 2 骶椎为最宽。从骶骨耳状面以下椎体的体积又逐渐缩小。椎体的这种大小变化，与其承受重量变化成正比。

（2）侧面观　可见成人脊柱有四个生理性弯曲，即颈曲、胸曲、腰曲和骶曲。其中颈曲、腰曲凸向前，胸曲、骶曲凸向后。脊柱的弯曲有它的功能意义，颈曲支持头的抬起，腰曲能使身体重心垂线后移，以维持身体的直立姿势，而胸曲和骶曲能扩大胸腔和盆腔的容积。

（3）后面观　可见棘突自上而下纵行排列成一条嵴状隆起。颈椎棘突短而分叉，近水平位，其中第7颈椎棘突水平伸向后方，且明显高出其他颈椎的棘突；胸椎的棘突细长，呈叠瓦状，斜向后下方；腰椎的棘突水平伸向后，棘突间的距离也较大。

3.脊柱的运动　脊柱位于背部正中，构成人体的中轴，由26块椎骨（包括1块骶骨和1块尾骨）及其连结组成。脊柱的主要运动有前屈、后伸、侧屈、旋转和环转运动。相邻两个椎骨之间的脊柱运动的幅度很小，但整个脊柱的椎骨同时运动时，其运动幅度相当大。颈部、腰部活动幅度较大，椎间盘较厚，屈伸运动灵活，因此脊柱的损伤以这两处较为多见。

（二）胸廓

1.胸廓的组成（图Ⅰ-2-36）　由12块胸椎、12对肋、1块胸骨和它们之间的关节和韧带连结而成。

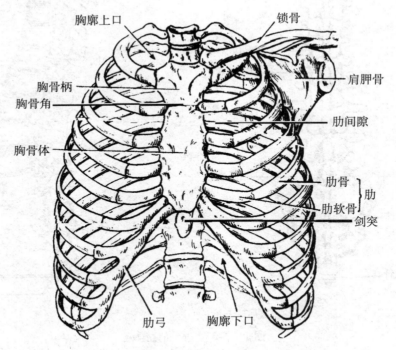

图Ⅰ-2-36　胸廓

2.胸廓的形态　它上窄下宽，前后扁平，由于胸椎椎体前凸，水平切面上呈肾形。胸廓上口较小，由胸骨柄上缘、第1肋和第1胸椎椎体围成，是胸腔与颈部的通道。胸廓下口宽而不整，由第 12 胸椎、第 11 及第 12 对肋前端、肋弓和剑突围成，膈肌封闭胸腔底。胸廓前壁最短，外侧壁最长，后壁较长，由肋骨体构成。

3.胸廓的功能　胸廓具有一定的弹性和活动性，保护着心、肺等重要器官，在肌的作用下，牵引胸廓扩大和缩小，协助完成吸气和呼气，且主要是完成胸式呼吸运动。

三、四肢骨的连结

（一）上肢骨的连结

1.胸锁关节　是上肢骨与躯干骨连结的唯一关节。由锁骨的胸骨端与胸骨的锁切迹及第 1 肋软骨的上面构成。关节囊坚韧，周围有韧带加强，囊内有纤维软骨构成的关节盘，将关节腔分为外上和内下两部分。胸锁关节的活动度较小，但以此为支点扩大了上肢的活动范围。

2.肩锁关节　由锁骨的肩峰端与肩胛骨肩峰的关节面构成，关节活动度小，是肩胛骨活动的支点。

3.肩关节　由肱骨头和肩胛骨的关节盂组成（图 I -2-37）。肩关节的结构特点是：肱骨头大，关节盂浅而小，关节窝仅能容纳关节头的 1/4 ～ 1/3；肩关节囊薄而松弛，关节囊内有肱二头肌长头腱通过；关节囊的前部、后部、上部有肌和肌腱加强，只有下部没有肌和肌腱加强，最为薄弱，故临床上肩关节脱位以肱骨头发生前下方脱位为最常见。

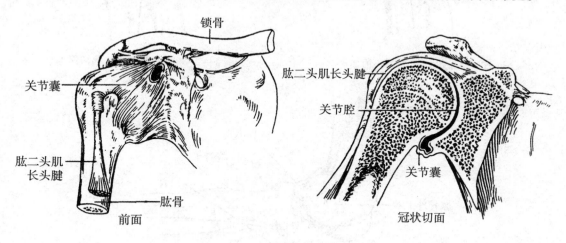

图 I -2-37　肩关节

肩关节是全身最灵活的关节，能作屈、伸、外展、内收、旋内、旋外及环转运动。肩关节虽灵活，但关节易损伤。肩关节损伤的外科修复随着人工替代物的进展，治疗效果不断改善，比如可对患者进行替换肱骨头的半关节成形术或包含关节盂在内的全关节修复术。

4.肘关节（图 I -2-38、图 I -2-39、图 I -2-40）　由肱骨下端和桡骨、尺骨的上端连结而成。它包括三个关节：①肱桡关节，由肱骨小头和桡骨头关节凹组成；②肱尺关节，由肱骨滑车和尺骨的滑车切迹组成；③桡尺近侧关节，由桡骨环状关节面和尺骨的桡切迹组成。

　　肘关节的结构特点是：三个关节包在一个关节囊内，具有一个共同的关节腔。关节囊前、后壁薄而松弛，两侧壁厚而紧张，并有韧带加强。囊的后壁最薄弱，故常见桡、尺两骨向后脱位，移向肱骨的后上方。幼儿4岁以前，桡骨头尚未发育完全，环状韧带松弛，在肘关节伸直位猛力牵拉前臂时，常易发生桡骨头半脱位。

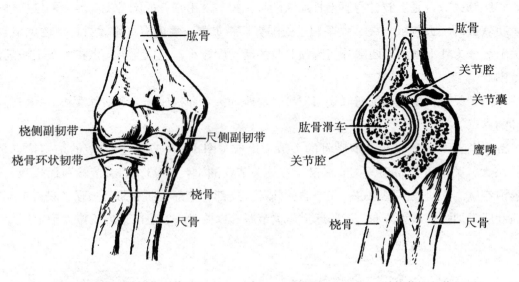

图Ⅰ-2-38　肘关节（前面）　　　　　　图Ⅰ-2-39　肘关节（矢状切面）

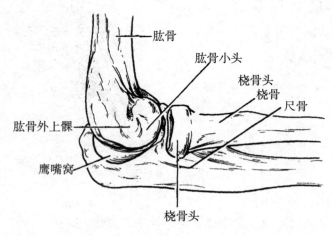

图Ⅰ-2-40　肘关节（侧面）

　　肱骨内、外上髁和尺骨鹰嘴是肘部三个重要的骨性标志，易在体表扪及。正常状态下，当肘关节伸直时，三点成一直线，当肘关节前屈至 90°时，三点连成一等腰三角形，称肘后三角。肘关节发生脱位时，三点位置关系即可发生改变。

5. **前臂骨间的连结（图Ⅰ-2-41）**　包括桡尺近侧关节、前臂骨间膜和桡尺远侧关节。

桡尺近侧关节：见"肘关节"。

前臂骨间膜：为连结于桡骨、尺骨骨干之间的坚韧结缔组织膜。当前臂处于旋前或旋后时，骨间膜呈松弛状态；当前臂处于半旋前位时，骨间膜最紧张，桡骨、尺骨间的距离最宽。

桡尺远侧关节：由桡骨下端的尺切迹与尺骨头的环状关节面连同尺骨头下面的关节盘共同构成。桡尺近侧、远侧关节是同时运动的联合关节，可使前臂完成旋前、旋后运动。

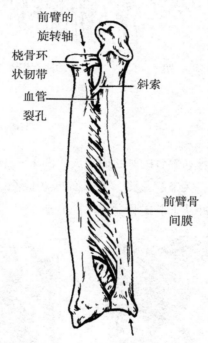

图Ⅰ-2-41　前臂骨连结

6. **手关节**　包括桡腕关节、腕骨间关节、腕掌关节、掌指关节和指骨间关节（图Ⅰ-2-42），各关节的名称均与构成关节各骨的名称相应。

桡腕关节由桡骨下端的腕关节面，尺骨头下方的关节盘作为关节窝，以及手舟骨、月骨、三角骨的近侧关节面组成的关节头共同构成。桡腕关节可作屈、伸、内收、外展和环转运动。

腕骨间关节和腕掌关节的运动幅度很小，只有拇指腕掌关节能作屈、伸、内收、外展和对掌运动。对掌运动，指拇指尖掌面与其他四指掌面接触的运动。掌指关节能作屈、伸、内收、外展及环转运动。指骨间关节只能作屈、伸运动。

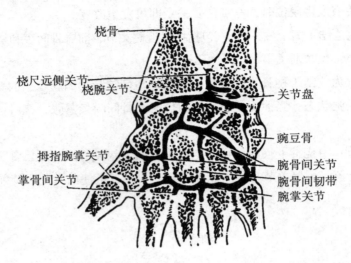

图 I –2–42 手关节的冠状切面

（二）下肢骨的连结

1. 髋骨的连结

（1）骶髂关节 由骶骨和髂骨的耳状面组成（图 I –2–43）。

骶髂关节结构特点是：关节囊紧张，关节面凹凸不平，关节腔极其狭窄，运动范围很小。主要是支持体重和缓冲从下肢或骨盆传来的冲击。

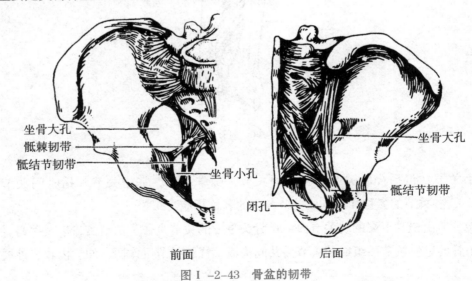

图 I –2–43 骨盆的韧带

骶髂关节有两条强大的韧带：从骶骨、尾骨的侧缘到坐骨结节的韧带称骶结节韧带，从骶骨、尾骨的侧缘到坐骨棘的韧带称骶棘韧带。两条韧带与坐骨大、小切迹，分别围成坐骨大孔和坐骨小孔，两孔内有血管、神经和肌通过。

（2）耻骨联合　由两侧耻骨的耻骨联合面借纤维软骨性的耻骨间盘相连结而成。

（3）骨盆（图Ⅰ-2-44）　由骶骨和尾骨及左右髋骨借关节和韧带相连而成。具有支持体重和保护盆腔内器官的作用，在女性也是胎儿娩出的产道。

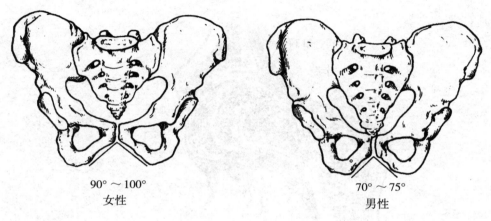

90°～100°　　　　　　　　　　　　　　　　70°～75°
女性　　　　　　　　　　　　　　　　　　　男性

图Ⅰ-2-44　骨盆

骨盆可分上、下两部，它们以骶骨岬向两侧经弓状线、耻骨梳、耻骨结节至耻骨联合上缘构成的环形线为界，划分为上方的大骨盆和下方的小骨盆。两侧的坐骨支和耻骨下支连成耻骨弓，其间的夹角称耻骨下角。大骨盆由界线上方的髂骨翼和骶骨构成，是腹腔的一部分。小骨盆的内腔称骨盆腔，腔内有膀胱、直肠和部分生殖器官。

从青春期开始，骨盆的形态出现性别差。成年女性骨盆的形态特点与妊娠和分娩相适应，所以在形态上与男性骨盆有明显差异（表Ⅰ-2-1）。

表Ⅰ-2-1　骨盆的性别差异

项目	男性	女性
骨盆形状	窄而长	短而宽
骨盆上口	心形	椭圆形
骨盆下口	较狭窄	较宽大
骨盆腔	漏斗形	圆桶形
耻骨下角	70°～75°	90°～100°
骶骨	窄而长、曲度大	宽而短、曲度小

2. 髋关节（图Ⅰ-2-45、图Ⅰ-2-46）　由髋臼和股骨头组成。

髋关节的结构特点是：髋臼的周缘附有纤维软骨构成的髋臼唇，以增加髋臼的深度。股骨头大部分容纳在髋臼内，受韧带限制，具有较大的稳固性。髋关节的关节囊厚而坚韧，股骨颈的大部分都被包入囊内，故股骨颈骨折有囊内和囊外之分。关节囊外有韧带加强，关节囊前壁有最为强健的髂股韧带，此韧带可限制大腿过伸，对维持人体直立有很大作用；关节囊的后下壁较薄弱，髋关节脱位时，股骨头容易向下方脱位。关节腔内有股骨头韧带，连于髋臼横韧带与股骨头凹之间，与关节的稳定性无关，内有营养股骨头的血管通过。

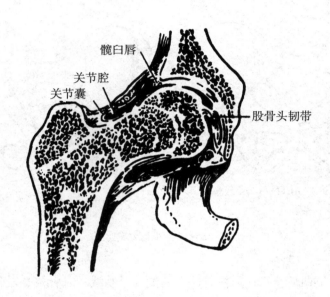

图 I -2-45 右髋关节

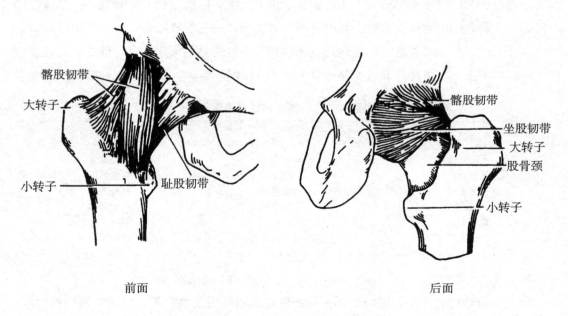

前面　　　　　　　　　　　　　　　　　后面

图 I -2-46 髋关节（冠状切面）

髋关节的运动类似肩关节，能作屈、伸、内收、外展、旋内、旋外和环转运动。运动范围和灵活性较小，但稳固性强。

3.膝关节　是人体最大、最复杂的关节，由股骨下端和胫骨上端及髌骨共同构成（图Ⅰ-2-47、图Ⅰ-2-48、图Ⅰ-2-49）。

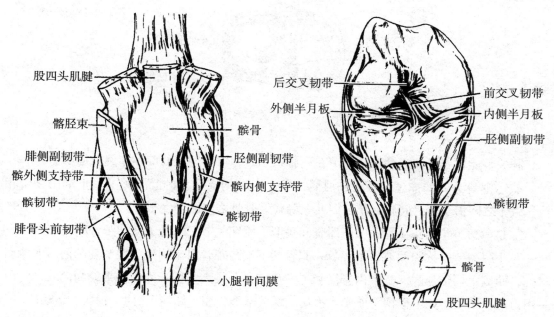

图Ⅰ-2-47　膝关节（前面）

膝关节的结构特点是：膝关节的关节囊薄而松弛，附于各关节面的周缘。关节囊周围有韧带加强，前方有髌韧带，它自髌骨向下至胫骨粗隆。关节囊的外侧有腓侧副韧带，囊的内侧有胫侧副韧带。膝关节腔内有连接股骨和胫骨的前交叉韧带和后交叉韧带，前交叉韧带伸膝时紧张，可防止胫骨前移；后交叉韧带屈膝时紧张，可防止胫骨后移。膝关节囊内有关节半月板，由纤维软骨构成，共有两块，内侧半月板较大，呈"C"形，外侧半月板较小，近似"O"形。半月板可使股骨、胫骨两骨的接触面更为适宜，从而增强关节的灵活性和稳固性。膝关节囊的滑膜层是全身关节中最宽阔最

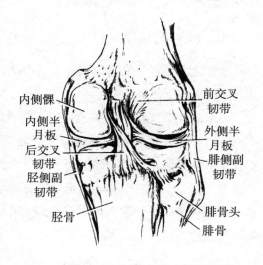

图Ⅰ-2-48　膝关节（后面）

65

复杂的，附着于该关节各骨的关节面周缘，如髌上囊，它位于髌骨的上方，在股骨体下部和股四头肌腱之间，囊内充满滑液，可减少肌腱与骨的摩擦，滑膜囊可因外伤而发生滑膜囊炎或囊肿。

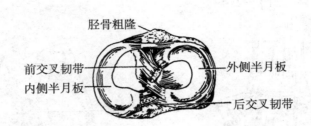

图 I –2–49 膝关节半月板

膝关节能作屈、伸运动；膝关节在屈膝状态时，可作轻度的旋外和旋内运动。

4. 小腿骨之间的连结　胫骨和腓骨之间，上端构成微动的胫腓关节，下端由韧带相连，骨干之间借小腿骨间膜连结。因此，胫骨、腓骨之间活动度很小。

5. 足关节　包括距小腿关节、跗骨间关节、跗跖关节、跖趾关节和趾骨间关节。

距小腿关节又称踝关节，由胫骨、腓骨的下端与距骨滑车构成。关节囊的前后壁薄而松弛，两侧由韧带加强，其中内侧韧带（三角韧带）较为坚韧；外侧韧带较为薄弱，常因足用力过度跖屈（如下楼梯）而发生损伤。踝关节能作屈（跖屈）、伸（背屈）运动。

6. 足弓　跗骨和跖骨借关节和韧带紧密相连，形成凸向上方的弓形，称足弓。足弓具有弹性，在行走时，可缓冲地面对人体的冲击，足弓还能使足底的血管、神经免受压迫。足弓低平或消失，成为扁平足。

四、颅骨的连结

颅骨之间多数是借缝或软骨进行连结，舌骨借韧带和肌与颅底相连，只有下颌骨与颞骨之间构成颞下颌关节。

颞下颌关节又称下颌关节，由下颌骨的下颌头与颞骨的下颌窝和关节结节构成（图 I –2–50、图 I –2–51）。其结构特点是关节囊松弛，囊内有一个纤维软骨构成的关节盘，关节盘呈椭圆形，将关节腔分为上、下两部分。下颌头运动时，两侧关节同时运动，可使下颌骨上提、下降、前移、后退及侧方运动。如张口过大、过猛且关节囊过分松弛，关节囊的前份较薄弱，下颌头可向前滑到关节结节的前面，而不能退回关节窝内，形成颞下颌关节前脱位。

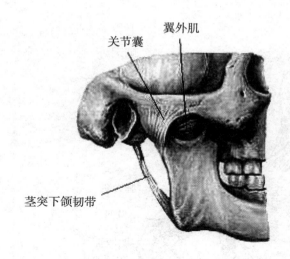

图Ⅰ-2-50　颞下颌关节（外侧面）

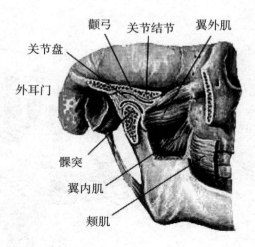

图Ⅰ-2-51　颞下颌关节（矢状切面）

项目三　骨骼肌

一、概述

人体全身的骨骼肌共有600多块（图Ⅰ-2-52、图Ⅰ-2-53），约占人体重量的40%。每块肌都有一定的形态结构、功能和辅助装置，都有丰富的血管和淋巴分布和一定的神经支配，所以每块肌都是一个器官。

（一）肌的形态和构造

肌的形态多样，按外形可分为长肌、短肌、扁肌和轮匝肌四种（图Ⅰ-2-54）。长肌呈长梭形或带状，收缩时可产生较大幅度的运动，多分布于四肢。短肌短小，收缩时运动幅度较小，多分布于躯干深层。扁肌扁薄宽阔呈片状，也称阔肌，多分布于躯干浅层，除运动功能外，还有保护和支持体腔内脏器的作用。轮匝肌呈环行，多分布于孔、裂的周围，收缩时可使孔、裂关闭。

每块骨骼肌都由肌腹和肌腱两部分构成。肌腹位于肌的中部，由大量粉红色的横纹肌纤维构成，具有收缩能力。肌腱位于肌的两端，由致密结缔组织构成，呈银白色，非常强韧，无收缩能力，骨骼肌借肌腱附着于骨骼，只起力的传递作用。长肌的腱多呈索状，扁肌的腱多薄而宽阔，形成腱膜。

（二）肌的起止、配布和作用

肌一般以两端附着于两块或两块以上的骨面上，中间跨过一个或多个关节。当肌收缩时，一般以一骨的位置相对固定，另一骨因受到肌的牵引而发生移动。肌在固定骨上的附

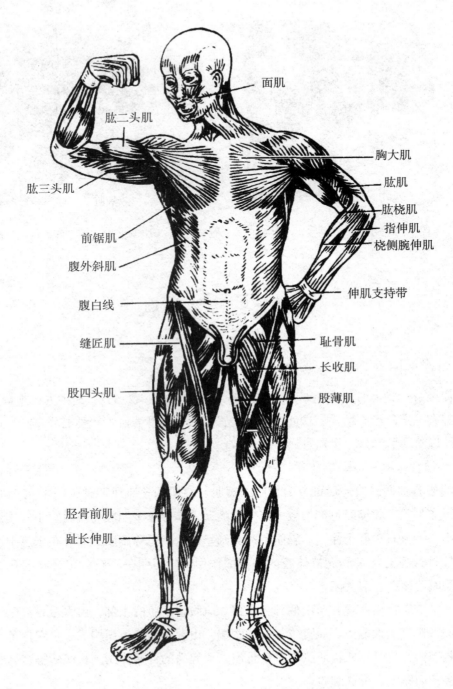

面肌

肱二头肌

胸大肌

肱肌

肱三头肌

肱桡肌

指伸肌

桡侧腕伸肌

前锯肌

腹外斜肌

伸肌支持带

腹白线

缝匠肌

耻骨肌

长收肌

股四头肌

股薄肌

胫骨前肌

趾长伸肌

图 I‑2‑52　全身肌肉（前面观）

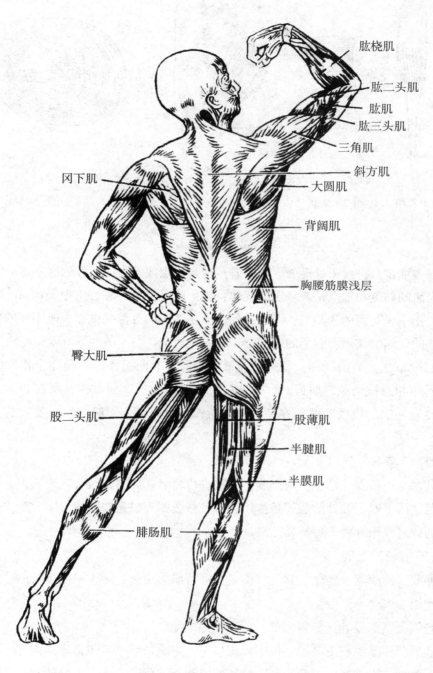

肱桡肌

肱二头肌

肱肌

肱三头肌

三角肌

斜方肌

大圆肌

背阔肌

胸腰筋膜浅层

冈下肌

臀大肌

股二头肌

股薄肌

半腱肌

半膜肌

腓肠肌

图 I -2-53　全身肌肉（后面观）

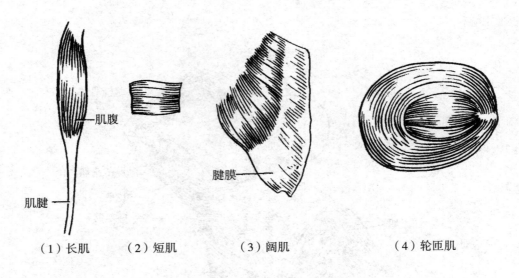

（1）长肌　　（2）短肌　　　（3）阔肌　　　　（4）轮匝肌

图 I -2-54　肌的形态

着点称为起点或定点，位于移动骨上的附着点称为止点或动点。肌收缩时动点向定点方向移动。全身肌的动点和定点是有一定的规律：躯干肌通常以其靠近正中矢状面的附着点为定点，远离正中矢状面的为动点；四肢肌的定点在四肢的近侧端或靠近躯干侧的部位，动点则在四肢的远侧端或远离躯干侧的部位。定点和动点在一定条件下可以相互转换。

骨骼肌配布在关节的周围，每一个关节至少配布有两组作用方向完全相反的肌或肌群，两组作用相对抗的肌或肌群，称为拮抗肌。例如肘关节前方的屈肌群和后方的伸肌群。配布在同一侧的肌或肌群，并具有相同的作用，称为协同肌。如肘关节前方的各块屈肌。

（三）肌的命名方法

肌按其形态、位置、动点、定点和作用等进行命名。如斜方肌、三角肌等是按形状命名；冈上肌、冈下肌、胫骨前肌等是按位置命名；股四头肌是按肌的形态和部位命名。所以了解肌的命名原则有助于理解和记忆。

（四）肌的辅助装置

包括筋膜、滑膜囊及腱鞘。这些结构具有保持肌的位置、减少肌运动时的摩擦和辅助肌运动的作用。

1.**筋膜**　分浅筋膜和深筋膜两种，分布较为广泛。

（1）浅筋膜　又称皮下筋膜，位于真皮层下，由疏松结缔组织构成，内含有脂肪、浅动脉、皮下静脉、皮神经，以及浅淋巴结和淋巴管等。脂肪的多少因身体部位、性别和营养状况而不同。浅筋膜具有保护深部组织和保持体温等作用。

（2）深筋膜　又称固有筋膜，位于浅筋膜深面，由致密结缔组织构成。深筋膜包被体壁、肌或肌群、腺体、大血管和神经等。在四肢的深筋膜还介入肌群之间，并附着于骨，构成肌间隔以分隔肌群。深筋膜除能减少肌群摩擦外，还有利于肌或肌群的独立活动。

2.滑膜囊　为封闭的结缔组织小囊，内含少量滑液。滑膜囊主要位于肌腱和骨之间，可减少运动时肌腱和骨的摩擦。有的滑膜囊在关节附近与关节腔相通。滑膜囊炎症，可致局部疼痛和功能障碍。

3.腱鞘　为套在长腱外面的结缔组织鞘管，多见于手关节和踝关节附近。腱鞘由外层的纤维层和内层的滑膜层组成。滑膜层又分壁层和脏层，壁层紧贴腱鞘纤维层内面，脏层则紧包于肌腱表面。壁、脏两层之间有少许滑液，使运动时肌腱相互之间及肌腱与骨面之间的摩擦大为减少。

二、躯干肌

躯干肌包括背肌、胸肌、膈、腹肌和会阴肌。

（一）背肌（图Ⅰ-2-55）

分布于躯干的后面，可分浅、深两层，浅层主要有斜方肌、背阔肌和肩胛提肌，深层主要有竖脊肌。

1.斜方肌　位于项部和背上部的浅层，为三角形的阔肌，左右两侧相合在一起呈斜方形。起自上项线、枕外隆突、项韧带、第7颈椎及全部胸椎棘突，止于锁骨外侧1/3部分、肩峰和肩胛冈。作用是使肩胛骨向脊柱靠拢。如果肩胛骨固定，一侧肌收缩使颈向同侧屈，面转向对侧，两侧同时收缩可使头向后仰。

2.背阔肌　位于背下半部及胸的后外侧，为全身最大的扁肌，以腱膜起自下6个胸椎棘突、全部腰椎棘突、骶正中嵴及髂嵴后部。肌束向外上方集中，以扁腱止于肱骨小结节嵴。作用是使肱骨内收、旋内和后伸，呈背手姿势。当上肢上举固定时，可引体向上。

3.竖脊肌（骶棘肌）　为背肌中最长、最大的肌，纵列于躯干的背面，脊柱两侧的沟内，起自骶骨背面和髂嵴的后部，向上分出三群肌束，沿途止于椎骨和肋骨，向上可到达成颞骨乳突。作用是使脊柱后伸和仰头，一侧收缩使脊柱侧屈。对维持身体直立姿势有重要作用。

（二）胸肌（图Ⅰ-2-56）

1.胸大肌　位于胸廓前壁的大部，位置表浅，宽而厚，呈扇形。起自锁骨的内侧半、胸骨和第1～6肋软骨，各部肌纤维向外上方集中，以扁腱止于肱骨大结节。胸大肌收缩可使肱骨内收、前屈和旋内；上肢固定可上提躯干；也可提肋助吸气。

2.前锯肌　位于胸廓侧壁。作用是收缩时可牵拉肩胛骨向前，紧贴胸廓，下部肌束可牵拉肩胛骨的下角旋外，协助上肢上举。当肩胛骨固定时，可上提肋骨助深吸气。

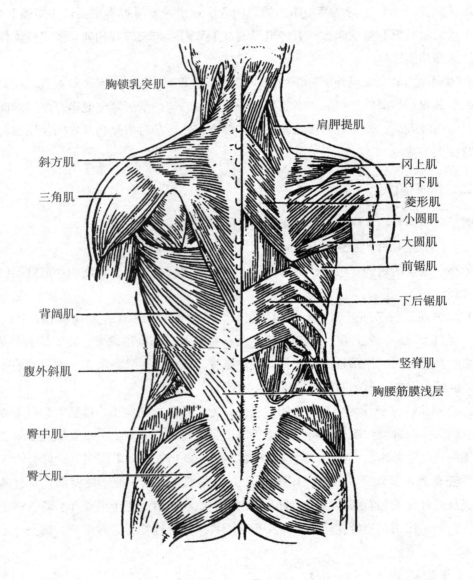

胸锁乳突肌

肩胛提肌

斜方肌

三角肌

冈上肌
冈下肌
菱形肌
小圆肌
大圆肌
前锯肌

下后锯肌

背阔肌

腹外斜肌

竖脊肌

胸腰筋膜浅层

臀中肌

臀大肌

图 I -2-55　背肌

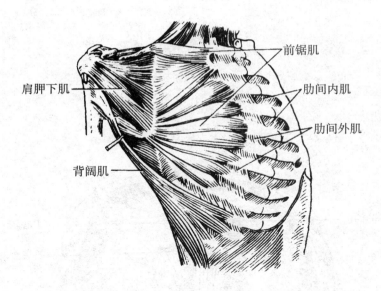

图 I -2-56 前锯肌和肋间肌

3. **肋间外肌** 位于各肋间隙的浅层，起自各肋骨的下缘，肌束向前下方止于各下位肋的上缘。作用是收缩时可提肋，使胸廓扩大，以助吸气。

4. **肋间内肌** 位于肋间外肌的深层，起自各下位肋骨的上缘，肌束向前上方，与肋间外肌的肌束方向相反，止于各上位肋骨的下缘。作用是收缩时可降肋，使胸廓缩小，以助呼气。

（三）膈（图 I -2-57）

位于胸、腹腔之间，呈穹隆形向上膨隆的扁薄阔肌。膈的周围是肌性部，各部肌纤维向中央集中，移行为腱膜，称中心腱。

膈上有三个裂孔，即主动脉裂孔、食管裂孔和腔静脉孔。主动脉裂孔位于第 12 胸椎前方，左右两膈脚与脊柱围成主动脉裂孔，有主动脉和胸导管通过；食管裂孔位于主动脉裂孔的左前上方，约平第 10 胸椎高度，有食管和左右迷走神经通过；腔静脉孔位于食管裂孔右前上方的中心腱内，约平第 8 胸椎高度，有下腔静脉通过。

膈为主要的呼吸肌，作用是收缩时膈顶下降，扩大胸腔容积，助吸气；舒张时膈顶上升到原位，缩小胸腔容积，助呼气。膈与腹肌同时收缩，增加腹压，可协助排便、呕吐及分娩等。

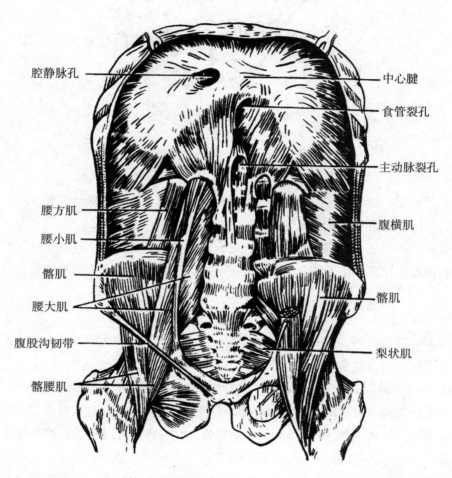

腔静脉孔

中心腱

食管裂孔

主动脉裂孔

腰方肌

腹横肌

腰小肌

髂肌

髂肌

腰大肌

腹股沟韧带

梨状肌

髂腰肌

图 I -2-57 膈和腹后壁肌

（四）腹肌（图Ⅰ-2-58、图Ⅰ-2-59）

位于胸廓下口和骨盆上缘之间，参与组成腹壁。

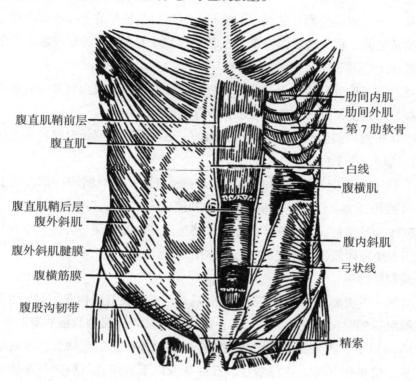

图Ⅰ-2-58　腹前壁肌

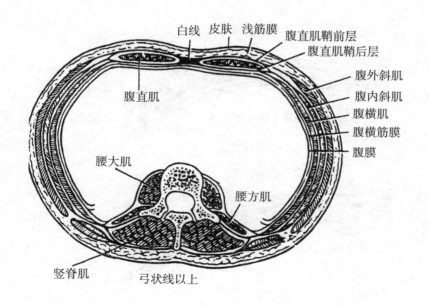

图Ⅰ-2-59　腹前壁水平切面

1. **腹直肌**　位于腹前壁正中线的两侧，呈纵行的上宽下窄带状，肌的全长被3～4条横行的腱划分成4～5个肌腹。

2. **腹外斜肌**　位于腹前外侧壁的浅层的扁肌。腹外斜肌腱膜的下缘卷曲增厚，连于髂前上棘与耻骨结节之间，称为腹股沟韧带。在耻骨结节外上方，腱膜形成近乎三角形的裂孔，为腹股沟管浅（皮下）环。

3. **腹内斜肌**　位于腹外斜肌深层，起自胸腰筋膜、髂嵴和腹股沟韧带的外侧半，近腹直肌外侧缘时移行为腱膜，分为前后两层包裹腹直肌。

4. **腹横肌**　位于腹内斜肌深层，肌束横行向前，近腹直肌外侧缘时移行为腱膜，参与构成腹直肌鞘的后层，止于白线。

5. **腰方肌**　位于腹后壁，脊柱的两侧，后方有竖脊肌，起自髂嵴后部，向上止于第12肋和第1～4腰椎横突。作用是收缩时能下降和固定第12肋，并使脊柱侧屈。

腹肌的主要作用是保护、支持腹腔脏器，维持腹压，协助排便、分娩、呕吐，参与呼吸运动。腹肌还有使脊柱前屈、侧屈和旋转等作用。

6. **腹部的局部结构**

（1）**腹直肌鞘**　由腹部三层扁肌腱膜分前、后两层包裹腹直肌构成。前层由腹外斜肌腱膜与腹内斜肌腱膜的前层会合而成；后层由腹内斜肌腱膜后层与腹横肌腱膜会合而成。但在脐下4～5cm以下，腹直肌鞘后层的腱膜全部移至前壁，后壁缺失，在后壁腱膜中断处形成一凸向上方的游离缘，称弓状线，在弓状线以下的腹直肌后面与腹横筋膜相贴（图Ⅰ-2-60）。

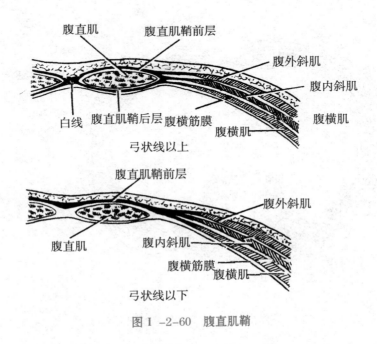

图Ⅰ-2-60　腹直肌鞘

（2）白线　位于腹前壁正中线上，由腹壁两侧三层扁肌腱膜在左右腹直肌鞘之间交织而成（图Ⅰ-2-58）。上起剑突，下止于耻骨联合。白线坚韧而缺少血管。

（3）腹股沟管　位于腹前外侧壁的下部，在腹股沟韧带内侧半的上方，为男性的精索或女性的子宫圆韧带所通过的肌和腱之间的一条裂隙。腹股沟管长 4～5cm，管的内口称腹股沟管深（腹）环，位于腹股沟韧带中点上方约1.5cm处，为腹横筋膜向外的开口；外口即腹股沟管浅（皮下）环。前壁为腹外斜肌腱膜和腹内斜肌，后壁是腹横筋膜和腹股沟镰，上壁为腹内斜肌和腹横肌的弓状下缘，下壁为腹股沟韧带。腹股沟管是腹壁结构的薄弱区，在病理情况下，腹腔内容物可由此突出，形成疝（图Ⅰ-2-61）。

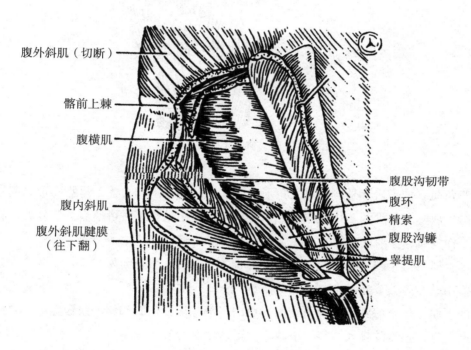

图Ⅰ-2-61　腹前壁下部

（五）会阴肌

是封闭小骨盆下口所有肌的总称，其中主要有肛提肌和会阴深横肌。

三、四肢肌

（一）上肢肌

1.肩肌（图Ⅰ-2-62）　位于肩部，均起于肩胛骨和锁骨，跨越肩关节，止于肱骨，可运动肩关节，并可增强其稳固性。

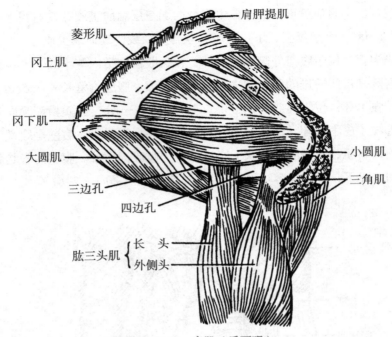

图 I -2-62 肩肌（后面观）

（1）三角肌 位于肩部外侧，呈三角形，因三角肌的包围和覆盖，呈膨隆形。起自锁骨的外侧端、肩峰和肩胛冈，止于肱骨三角肌粗隆。作用是收缩时可使肩关节外展。临床上三角肌可作为肌肉注射的部位。

（2）冈上肌 位于斜方肌深面，起自肩胛骨的冈上窝，肌束向外方，止于肱骨大结节的上部。作用是使肩关节外展。

（3）冈下肌 位于肩胛骨的冈下窝内，肌的一部分被三角肌和斜方肌覆盖。起自冈下窝，肌束向外方，止于肱骨大结节的中部。作用是使肩关节旋外。

2.臂肌（图 I -2-63、图 I -2-64）分布在肱骨周围，可分为前、后两群。前群是屈肌群，后群是伸肌群。

（1）前群 包括浅层的肱二头肌和深层的肱肌和喙肱肌。

1）肱二头肌 位于臂前部，呈梭形。起端有长、短两头，长头起自关节盂的盂上结节，经肩关节囊内下降；短头起自喙突。两头向下合成肌腹，在臂前面的中部形成明显的隆起，以扁腱止于桡骨粗隆。肱二头肌的主要作用是屈肘关节，可协助屈肩关节，并可使处在旋前位的前臂进行旋后。

2）喙肱肌 在肱二头肌短头的后内方，起自肩胛骨喙突，向下止于肱骨中部的内侧。作用是协助内收和屈肩关节。

3）肱肌 位于肱二头肌深面，起自肱骨中段的前面，向下止于尺骨粗隆。作用是屈肘关节。

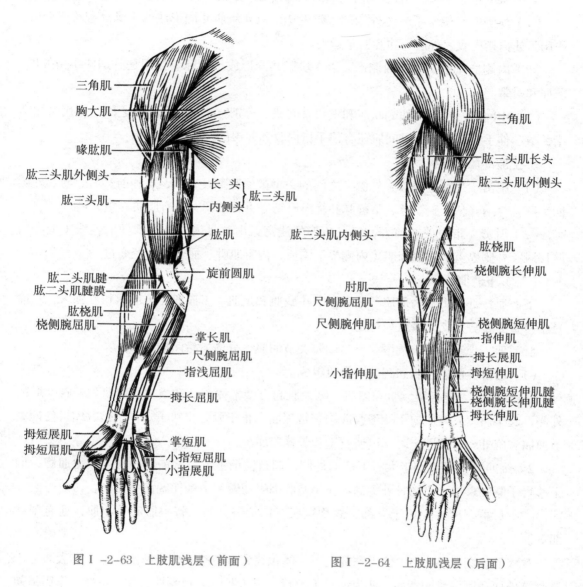

三角肌
胸大肌
喙肱肌
肱三头肌外侧头
肱三头肌
　长　头
　内侧头
肱肌
旋前圆肌
肱二头肌腱
肱二头肌腱膜
肱桡肌
桡侧腕屈肌
掌长肌
尺侧腕屈肌
指浅屈肌
拇长屈肌
拇短展肌
拇短屈肌
掌短肌
小指短屈肌
小指展肌

肱三头肌

图Ⅰ-2-63　上肢肌浅层（前面）

三角肌
肱三头肌长头
肱三头肌外侧头
肱三头肌内侧头
肱桡肌
桡侧腕长伸肌
肘肌
尺侧腕屈肌
尺侧腕伸肌
桡侧腕短伸肌
指伸肌
拇长展肌
拇短伸肌
小指伸肌
桡侧腕短伸肌腱
桡侧腕长伸肌腱
拇长伸肌

图Ⅰ-2-64　上肢肌浅层（后面）

（2）后群　主要有肱三头肌。

肱三头肌位于臂后面，起始端有三个头，长头起自肩胛骨的关节盂下缘，外侧头起自肱骨后面桡神经沟的外上方，内侧头起自肱骨后面桡神经沟的内下方的骨面，三头合成肌腹向下移行为一个扁腱，止于尺骨鹰嘴。作用：伸肘关节，长头还可协助肩关节后伸和内收。

3.前臂肌　位于桡骨、尺骨的周围，可分为前、后两群。前群位于前臂骨的前面，为屈肌群。后群位于前臂骨的后面，为伸肌群。

4. 手肌　位于手掌，由运动指的许多小肌组成，分成外侧、内侧和中间三群。

（1）外侧群　位于手掌的外侧部，较发达，以4块肌共同形成的丰满隆起称大鱼际。作用是使拇指内收、外展、屈和对掌运动。

（2）内侧群　位于手的内侧部，以3块肌共同形成小鱼际。作用是分别使小指外展、前屈和对掌。

（3）中间群　包括4块蚓状肌和7块骨间肌，分别位于掌心和掌骨之间。作用是屈掌指关节、伸手指间关节；骨间肌还有使手指内收和外展的作用。

5. 上肢的局部结构

（1）腋窝　是臂上部和胸外侧壁之间的一个锥形腔隙。有顶、底和前、后、内、外侧四个壁。容纳臂丛、腋动脉、腋静脉和腋淋巴结等重要结构，并有脂肪充填。

（2）肘窝　指肘关节前方，呈三角形的浅窝，由肱骨内、外上髁间的连线（上界），肱桡肌（外侧界）和旋前圆肌（内侧界）围成，内有肌腱、血管、神经通过。

（二）下肢肌

下肢肌按部位可分为髋肌、大腿肌、小腿肌和足肌。下肢肌比上肢肌粗壮强大，功能是维持直立姿势，支持体重和行走。

1. 髋肌　位于髋关节周围，是运动髋关节的肌。分前、后两群。

（1）前群　由髂腰肌和阔筋膜张肌组成。

1）髂腰肌　包括腰大肌和髂肌。腰大肌起自腰椎体侧面和横突，髂肌位于腰大肌的外侧，起于髂窝，两肌向下，经腹股沟韧带深面，止于股骨小转子。作用是收缩可使髋关节前屈和旋外。下肢固定时，可使躯干和骨盆前屈。

2）阔筋膜张肌　位于大腿上部前外侧，起自髂前上棘，阔筋膜两层之间有肌腹，向下移行于髂胫束，止于胫骨外侧髁。作用是收缩可屈髋关节和使阔筋膜紧张。

（2）后群　因主要位于臀部，故称臀肌。包括臀大肌、臀中肌和臀小肌，还有梨状肌等。

臀大肌（图Ⅰ-2-55）位于臀部皮下，体积较大且肥厚，构成臀部膨隆。臀大肌起于髂骨翼外面和骶尾骨的背面，肌束向外下斜行，止于髂胫束和股骨的臀肌粗隆。作用是伸髋关节并旋外。临床上常选臀大肌外上部作为肌肉注射的部位。

2. 大腿肌　位于股骨周围，可分前群、内侧群和后群。

（1）前群　有缝匠肌和股四头肌。

1）缝匠肌（图Ⅰ-2-52）是全身最长的肌肉，呈扁带状，起自髂前上棘，经大腿前面转向膝关节内侧，止于胫骨上端的内侧面。作用是屈髋关节和屈膝关节，可使半屈的膝关节旋内。

2）股四头肌（图Ⅰ-2-52）是全身体积最大的肌，位于股前部，有4个头，即股直肌、股中间肌、股内侧肌和股外侧肌。分别起自髂骨和股骨，4个头向下形成一个腱，包绕髌骨的前面和两侧，向下延为髌韧带，止于胫骨粗隆。作用是伸膝关节，股直肌还能屈髋关节。小腿屈曲时，叩击髌韧带可引起膝跳反射。

（2）内侧群　共有5块肌，位于大腿内侧。有耻骨肌、长收肌、短收肌、大收肌和股薄肌，作用是使髋关节内收。

（3）后群　有3块肌，2块在内侧，即浅层的半腱肌和深层的半膜肌；外侧是股二头肌。后群肌均起自坐骨结节，向下跨经髋关节和膝关节的后面，分别止于胫骨和腓骨上端。作用是伸髋关节和屈膝关节。

3. 小腿肌（图Ⅰ-2-65、图Ⅰ-2-66、图Ⅰ-2-67）　小腿肌从前方、外侧和后方三面包围小腿骨，只有胫骨的内面没有肌被覆，与皮肤相贴。可分为前群、外侧群和后群。

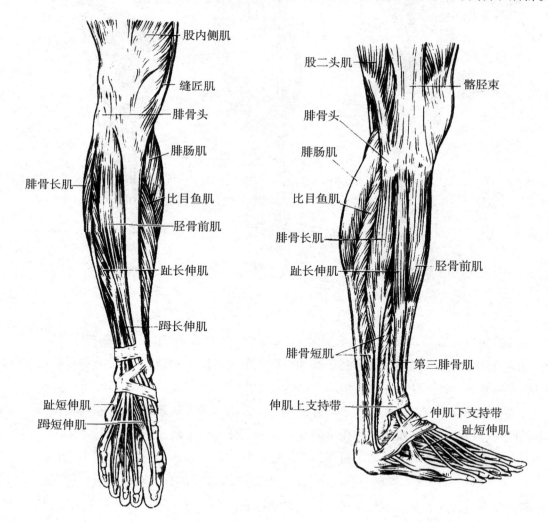

图Ⅰ-2-65　小腿肌前群　　　　　　　图Ⅰ-2-66　小腿肌外侧群

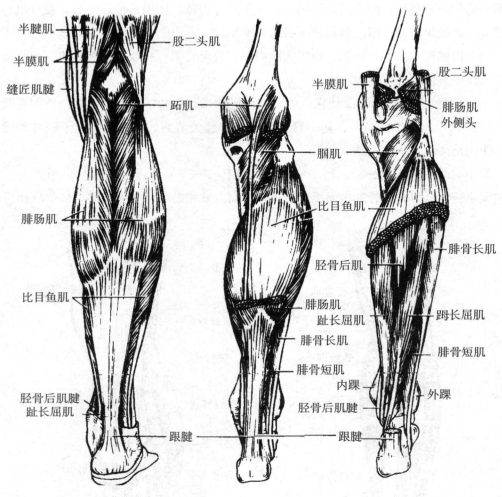

图 I –2–67 小腿肌后群

（1）前群　有三块肌，内侧有胫骨前肌，中间为踇长伸肌，外侧为踇长伸肌。前群肌经踝关节的前面到足背，前群各肌都能伸踝关节（背屈）。另外，胫骨前肌可使足内翻，踇长伸肌能伸踇趾，趾长伸肌能伸第 2～5 趾。

（2）外侧群　有 2 块肌，位于腓骨外侧，浅面的为腓骨长肌，深面的为腓骨短肌。两块肌均经过外踝后方到足底，作用是使足外翻和屈踝关节（跖屈）的作用。

（3）后群　主要有 5 块肌，分浅、深两层。

1）浅层　有小腿三头肌，此肌由浅层的腓肠肌和深层的比目鱼肌合成。腓肠肌以内、外侧头起自股骨内、外侧髁的后面，比目鱼肌起自胫骨、腓骨的后面，三个头会合后，在小腿的上部形成膨隆的小腿肚，向下移行为跟腱，止于跟骨。小腿三头肌的作用是屈踝关节（即上提足跟）和屈膝关节。在站立时，能固定踝关节和膝关节，以防止身体向前倾斜。

2）深层　有4块肌，腘肌在上方，位于腘窝底，作用是屈膝关节和使小腿旋内。下方3块肌由内侧向外侧依次为趾长屈肌、胫骨后肌和蹈长屈肌。3块肌都起自胫骨、腓骨的后面，肌腱都经过内踝后方到足底，所以都可屈踝关节（跖屈）。另外，胫骨后肌还能使足内翻，蹈长屈肌可屈蹈趾，趾长屈肌可屈第2～5趾。

4.足肌　可分足背肌和足底肌

（1）足背肌　比较弱小，为伸蹈趾和伸第2～4趾的小肌。

（2）足底肌（图Ⅰ-2-68、图Ⅰ-2-69）　足底肌的配布情况和作用与手肌相似，也可分内侧群、中间群、外侧群三群，但无对掌肌。另外，足底肌还有维持足弓的作用。

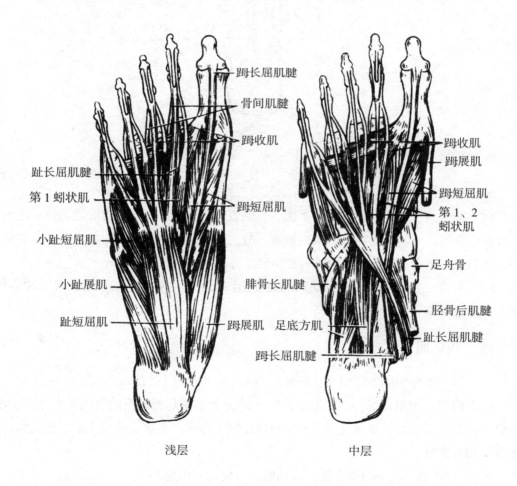

浅层　　　　　　　　　中层

图Ⅰ-2-68　足底肌浅层和中层

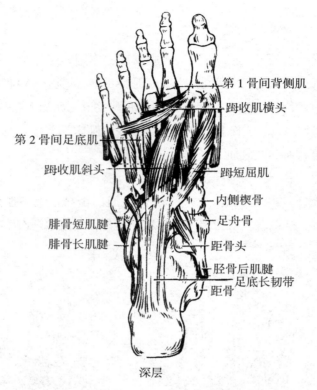

第1骨间背侧肌

踇收肌横头

第2骨间足底肌

踇收肌斜头

踇短屈肌

内侧楔骨

腓骨短肌腱

足舟骨

腓骨长肌腱

距骨头

胫骨后肌腱

足底长韧带

距骨

深层

图Ⅰ-2-69　足底肌深层

5. 下肢的局部结构

（1）股三角　位于大腿前面的上部，呈倒置的三角形。上界为腹股沟韧带，内侧界为长收肌内侧缘，外侧界为缝匠肌的内侧缘。股三角的前壁为阔筋膜，底为髂腰肌、耻骨肌和长收肌，三角内有股血管、股神经和淋巴结等。

（2）腘窝　是膝关节后方由肌围成的菱形凹窝。窝内有腘血管、胫神经、腓总神经、脂肪和淋巴结等。

四、头颈肌

1. 头肌　可分面肌和咀嚼肌两部分（图Ⅰ-2-70、图Ⅰ-2-71）。

（1）面肌　为扁薄的一些皮肌，位置表浅，大多起自颅前面的不同部位，止于皮肤。主要分布在睑裂、口裂和鼻孔周围。面肌收缩时，能牵动面部皮肤显示出各种表情，所以面肌又称表情肌。

1）口轮匝肌　位于口裂周围，收缩时，可使口裂闭合。

2）眼轮匝肌　位于眶和睑裂周围，呈扁椭圆形，收缩时，可使睑裂闭合。

3）枕额肌　位于颅顶部，左右各一块，几乎覆盖颅顶的全部。枕额肌由前面的额腹、

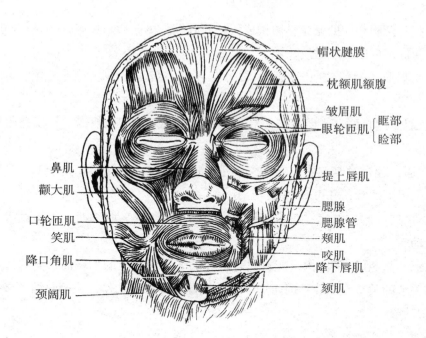

帽状腱膜

枕额肌额腹

皱眉肌

眼轮匝肌 ｛ 眶部 睑部

鼻肌

颧大肌

口轮匝肌

笑肌

降口角肌

颈阔肌

提上唇肌

腮腺

腮腺管

颊肌

咬肌

降下唇肌

颏肌

图 I –2–70　头肌（前面）

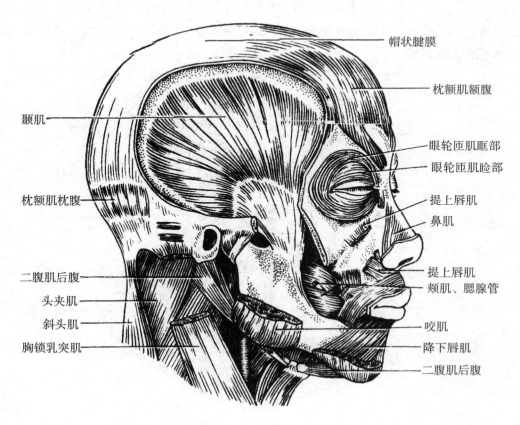

帽状腱膜

枕额肌额腹

颞肌

眼轮匝肌眶部

眼轮匝肌睑部

提上唇肌

鼻肌

枕额肌枕腹

二腹肌后腹

头夹肌

斜头肌

胸锁乳突肌

提上唇肌

颊肌、腮腺管

咬肌

降下唇肌

二腹肌后腹

图 I –2–71　头肌（侧面）

后面的枕腹和两腹中间的帽状腱膜构成。枕腹收缩,可向后牵拉帽状腱膜;额腹收缩,可提眉,并使额部皮肤出现皱纹。

(2)咀嚼肌 包括咬肌、颞肌、翼外肌和翼内肌。支配颞下颌关节运动,参与咀嚼运动。

1)咬肌 起自颧弓,肌束斜向后下,止于下颌角的咬肌粗隆。作用是收缩时上提下颌骨。

2)颞肌 起自颞窝,肌束向下聚集呈扇形,在颧弓的深面,止于下颌骨冠突。作用是收缩时上提下颌骨,并可牵引其向后运动。

3)翼内肌 起自翼窝,止于下颌角内面的翼肌粗隆,收缩时上提下颌骨,并可牵引其向前运动。

4)翼外肌 在颞下窝内,起自蝶骨大翼的下面和翼突的外侧面,向后外止于下颌颈和颞下颌关节的关节盘。收缩时牵引下颌骨向前,作张口动作,一侧收缩可牵引下颌向对侧运动。

2. 颈肌 位于颅和胸廓之间(图Ⅰ-2-72、图Ⅰ-2-73)。

(1)胸锁乳突肌 位于颈部两侧,为一对强有力的长肌,起自胸骨柄前面和锁骨的胸骨端,肌束斜向后上方,止于颞骨乳突。作用是一侧收缩使头偏向同侧而面转向对侧,两侧同时收缩使头向后仰。

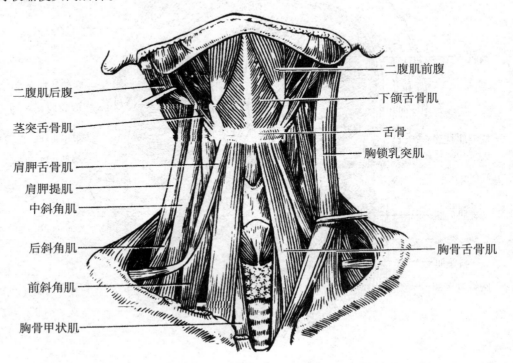

二腹肌后腹
茎突舌骨肌
肩胛舌骨肌
肩胛提肌
中斜角肌
后斜角肌
前斜角肌
胸骨甲状肌

二腹肌前腹
下颌舌骨肌
舌骨
胸锁乳突肌

胸骨舌骨肌

图Ⅰ-2-72 颈肌(前面)

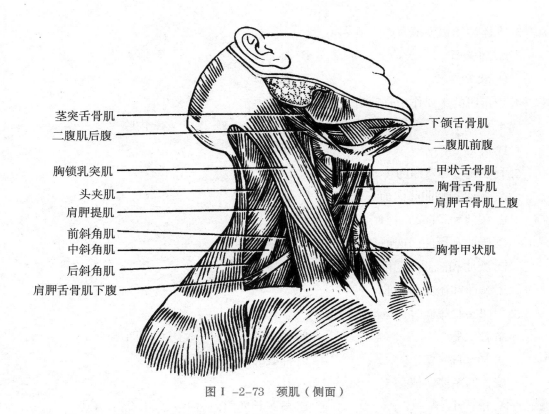

茎突舌骨肌

二腹肌后腹

胸锁乳突肌

头夹肌

肩胛提肌

前斜角肌

中斜角肌

后斜角肌

肩胛舌骨肌下腹

下颌舌骨肌

二腹肌前腹

甲状舌骨肌

胸骨舌骨肌

肩胛舌骨肌上腹

胸骨甲状肌

图 I –2–73　颈肌（侧面）

（2）舌骨上肌群　位于舌骨与下颌骨之间，参与构成口腔的底。其作用是上提舌骨。如果舌骨固定，可协助张口。

（3）舌骨下肌群　位于颈前部，在舌骨下方的正中线两侧，居喉、气管和甲状腺的前方。其作用是下拉舌骨和喉，甲状舌骨肌在吞咽时还可向上提喉。

复习思考

一、单项选择题

1.连于相邻椎弓板之间的韧带是（　　　）

　A.前纵韧带　　　　　　　B.后纵韧带　　　　　　C.黄韧带

　D.棘上韧带　　　　　　　E.棘间韧带

2.与胸骨直接相连的肋骨有（　　　）

　A.六对　　　　　　　　　B.七对　　　　　　　　C.八对

　D.十对　　　　　　　　　E.十二对

3. 人体运动幅度最大的关节是（　　　）

　　A. 肩关节　　　　　　　　　B. 肘关节　　　　　　　C. 髋关节

　　D. 膝关节　　　　　　　　　E. 踝关节

4. 三角肌的主要作用是使肩关节（　　　）

　　A. 前屈　　　　　　　　　　B. 后伸　　　　　　　　C. 内收

　　D. 外展　　　　　　　　　　E. 环转

5. 脊柱的生理弯曲为（　　　）

　　A. 颈曲和胸曲凸向前

　　B. 颈曲和腰曲凸向前

　　C. 胸曲和骶曲凸向前

　　D. 腰曲和骶曲凸向前

　　E. 颈曲和骶曲凸向前

6. 股四头肌瘫痪时，运动障碍为（　　　）

　　A. 屈大腿　　　　　　　　　B. 伸大腿　　　　　　　C. 屈小腿

　　D. 伸小腿　　　　　　　　　E. 伸髋关节

7. 胸椎的主要特征是（　　　）

　　A. 椎体小　　　　　　　　　B. 棘突长而斜向后下　　C. 横突上有孔

　　D. 椎体粗大　　　　　　　　E. 棘突末端分叉

8. 乳突是下列何骨的一部分（　　　）

　　A. 颞骨　　　　　　　　　　B. 蝶骨　　　　　　　　C. 筛骨

　　D. 额骨　　　　　　　　　　E. 颧骨

9. 体表可触及骶骨的（　　　）

　　A. 骶岬　　　　　　　　　　B. 骶角　　　　　　　　C. 骶管

　　D. 耳状面　　　　　　　　　E. 骶前孔

10. 体表不能触摸到肩胛骨的（　　　）

　　A. 肩胛岗　　　　　　　　　B. 肩峰　　　　　　　　C. 关节盂

　　D. 下角　　　　　　　　　　E. 喙突

11. 屈肘关节的肌是（　　　）

　　A. 肱二头肌　　　　　　　　B. 肱三头肌　　　　　　C. 三角肌

　　D. 斜方肌　　　　　　　　　E. 冈上肌

12. 关于胸廓，叙述错误的是（　　　）

　　A. 由胸椎、胸骨、肋连结而成

　　B. 成人胸廓的前后径和横径相等

C. 上口小、下口大

D. 参与呼吸运动

E. 胸廓前壁最短，外侧壁最长

二、思考题

1. 老年人的骨为何易发生骨折？

2. 对病人进行腰椎穿刺，试问：

（1）穿刺常选何处进行？

（2）如何确定穿刺部位？

（3）穿刺针由表及里要经过哪些结构层次能到达椎管？

3. 简述成人椎骨的数量、一般形态及各部的主要特征。

4. 简述颅骨包括哪些。

5. 上、下肢各包括哪些骨？

6. 肩关节、肘关节、髋关节、膝关节的组成和结构特点是什么？

7. 腹股沟管位于何处？内有什么通过？

8. 腹直肌鞘前层和后层由什么构成？

扫一扫，知答案

扫一扫，看课件

模 块 三

消化系统

【学习目标】

1. 掌握：消化系统的组成和功能；上、下消化道的概念；胸部的标志线和腹部分区；咽的位置及分部；食管的位置、分部和三处狭窄及临床意义；胃的形态、分部和位置；小肠的分部和结构；阑尾的位置和麦氏点的概念，直肠的特点；肝、胰的位置、形态结构；胆汁的产生与排除途径。

2. 熟悉：牙的形态、构造及牙周组织；舌的形态；消化管的一般结构；口腔的构造、分部及口腔内结构；大肠的分部；腹膜与脏器关系。

3. 了解：唇、颊、腭、唾液腺；胃壁的结构；大肠的分部、结构特点；肛管的形态特点；腹膜与腹膜腔的概念，腹膜形成的结构。

概 述

一、消化系统的组成和主要功能

消化系统由消化管和消化腺两部分组成（图Ⅰ-3-1）。消化管包括口腔、咽、食管、胃、小肠（十二指肠、空肠和回肠）和大肠（盲肠、阑尾、结肠、直肠和肛管）。临床上通常把从口腔到十二指肠的一段消化管称为上消化道，空肠及以下的部分称为下消化道。消化腺分为大消化腺和小消化腺两种。大消化腺位于消化管壁之外，成为独立的消化器管，如大唾液腺、肝和胰，它们分泌的消化液经导管流入消化管腔内。小消化腺分布于消化管壁的黏膜或黏膜下层内，如食管腺、胃腺和肠腺等，其腺管直接开口于消化管腔。消化系统的主要功能是消化食物，吸收营养物质，将食物残渣形成粪便排出体外。另外，口腔、咽还参与呼吸、发音和语言活动。

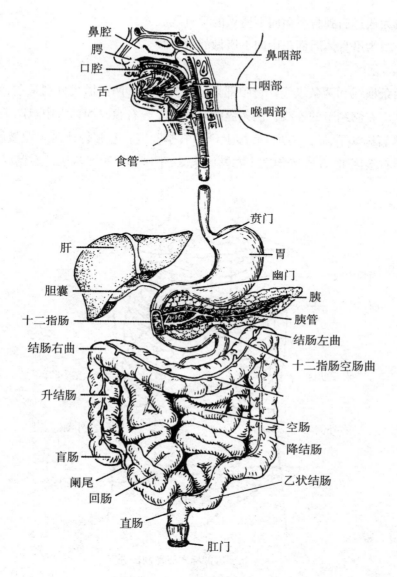

图Ⅰ-3-1　消化系统模式图

二、胸部标志线和腹部分区

为了便于描述各器官的正常位置和体表投影，通常在胸腹部体表画出若干标志线，将腹部分成若干区（图Ⅰ-3-2）。

（一）胸部的标志线

1.前正中线为沿身体前面正中向下所做的垂直线。

2.锁骨中线为通过锁骨中点向下所做的垂直线。

3.腋前线、腋中线和腋后线分别为通过腋前襞、腋窝中点和腋后襞向下所做的垂直线。

4.肩胛线为通过肩胛骨下角向下所做的垂直线。

5.后正中线为沿身体后面正中向下所做的垂直线。

(二)腹部分区

通常作两条横线和两条纵线,将腹部划分为九个区。两条横线分别是左、右肋弓最低点的连线和左、右髂结节的连线;两条纵线是通过左、右腹股沟韧带中点向上所做的垂直线。九个区的名称如下:左季肋区、腹上区和右季肋区;左腹外侧区(左腰区)、脐区和右腹外侧区(右腰区);左腹股沟区(左髂区)、腹下区和右腹股沟区(右髂区)。

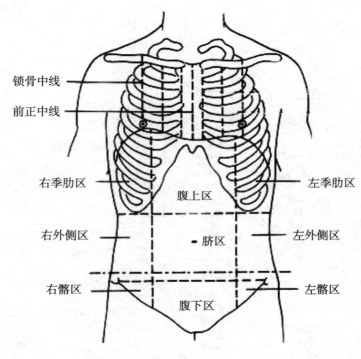

锁骨中线

前正中线

右季肋区　　腹上区　　左季肋区

右外侧区　　脐区　　左外侧区

右髂区　　腹下区　　左髂区

图 I –3–2　胸部标志线和腹部分区

项目一　消化管

一、消化管的一般结构

消化管各部虽然形态和功能不尽相同,但除口腔外,其管壁一般可分为4层,从内向外依次为黏膜、黏膜下层、肌层和外膜(图 I –3–3)。

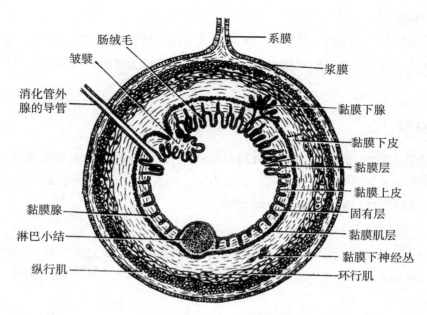

图Ⅰ-3-3　消化管壁一般结构模式图

（一）黏膜

黏膜是消化管壁的最内层，是消化管各段中结构差异最大、功能最重要的部分，由上皮、固有层和黏膜肌层构成。

1.**上皮**　衬于黏膜的表面，其形态构造与功能相一致，如口腔、咽、食管和肛门的黏膜为复层扁平上皮，以保护功能为主；胃、小肠和大肠的黏膜为单层柱状上皮，以消化吸收功能为主。

2.**固有层**　位于上皮深面，由疏松结缔组织构成。其内含有丰富的血管、神经和淋巴管。胃肠固有层内富含腺体和淋巴组织。

3.**黏膜肌层**　为薄层平滑肌，其收缩可以改变黏膜的形态，促进固有层内腺体分泌物的排出和血液及淋巴的运行，有利于物质的吸收和转运。

（二）黏膜下层

黏膜下层为疏松结缔组织，内含小动脉、小静脉、淋巴管和黏膜下神经丛。食管、胃和小肠等部位的黏膜和黏膜下层共同向管腔内突起，形成纵行或环行的皱襞，扩大了黏膜的表面积。

（三）肌层

除口腔、咽、食管上段的肌层和肛门外括约肌为骨骼肌外，其余均为平滑肌。肌层一般分为内环行和外纵行两层。

（四）外膜

分布于食管和大肠末段的外膜称为纤维膜，由薄层结缔组织构成。分布于胃、大部分小肠与大肠的外膜，由薄层结缔组织与间皮共同构成，称为浆膜，其表面光滑，有利于胃肠活动。

二、口腔

口腔是消化管的起始部，向前借口裂与外界相通，向后经咽峡与咽相续（图Ⅰ-3-4）。口腔的上壁为腭，下壁为口腔底，前壁为唇，两侧壁为颊。整个口腔借上、下牙弓和牙龈分为前外侧部的口腔前庭和后内侧部的固有口腔。

（一）口唇和颊

口唇分为上唇和下唇，由皮肤、口轮匝肌和黏膜构成。在上唇外面正中线上有一纵行的浅沟，称为人中，为人类所特有。在上唇两侧与颊交界处各有一弧形浅沟，称为鼻唇沟，左右对称。

颊为口腔的两侧壁，由皮肤、颊肌和颊黏膜构成。颊黏膜在平对上颌第2磨牙的牙冠处，有腮腺导管的开口。

（二）腭

腭是固有口腔的顶，分隔鼻腔和口腔。腭分为两部分，前2/3为硬腭，主要由骨腭覆以黏膜构成；后1/3为软腭。软腭的后缘游离，中央有一向下的乳头状突起，称为腭垂或称悬雍垂。腭垂两侧向下各有一对弓状黏膜皱襞，前方的向下延至舌根，称为腭舌弓；后方的向下延至咽侧壁，称为腭咽弓。两弓间的三角形凹陷区称为扁桃体窝，窝内容纳腭扁桃体。腭垂、两侧的腭舌弓及舌根共同围成咽峡（图Ⅰ-3-4），它是口腔与咽的分界。

（三）牙

牙为人体中最坚硬的器官，嵌于上、下颌骨的牙槽内。有咀嚼食物和协助发音等功能。

1. 牙的形态和构造　每个牙均可分为牙冠、牙根和牙颈三部分（图Ⅰ-3-5）。露出于牙龈以外的部分为牙冠；镶嵌入牙槽内的部分为牙根；位于牙冠与牙根之间稍细的部分为牙颈，被牙龈所包绕。

牙主要由牙质、釉质、牙骨质和牙髓构成。牙质构成牙的主体，呈淡黄色。在牙冠处，牙质表面还覆盖有一层釉质，乳白色，有光泽，是人体内最坚硬的组织。正在牙颈和牙根处，牙质的外面包有牙骨质。牙内部的腔隙称为牙腔或牙髓腔，包括牙冠腔和牙根管。牙的神经、血管通过牙根尖端的牙根尖孔进入牙腔内，并与牙腔内的结缔组织共同构成牙髓。牙虽坚硬，如不注意保护，易形成龋齿，若龋洞不断加深，波及牙髓，可引起牙髓炎和剧烈疼痛。

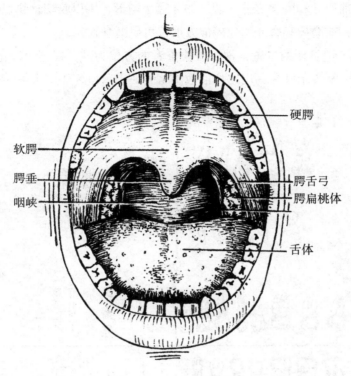

图 I -3-4　口腔与咽峡

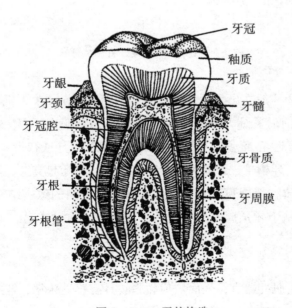

图 I -3-5　牙的构造

2. 牙的种类和排列　按照形态和功能，乳牙和恒牙均可分为切牙、尖牙和磨牙 3 种类型，但恒牙又有前磨牙和磨牙之分。切牙的牙冠呈凿形，用以咬切食物；尖牙的牙冠呈锥形，可撕裂食物；前磨牙和磨牙的牙冠似方形，可研磨食物。

临床上，为了记录牙的位置，常以被检查者的方位为准，以"＋"记号划分成4区，并以罗马数字Ⅰ～Ⅴ表示乳牙，用阿拉伯数字1～8表示恒牙（图Ⅰ-3-6）。

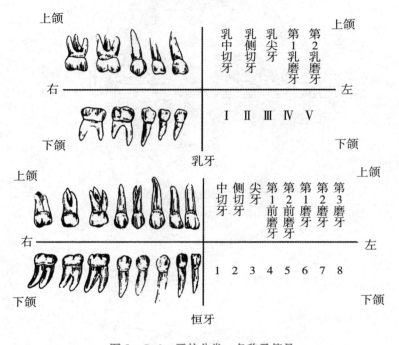

图Ⅰ-3-6　牙的分类、名称及符号

3.牙的萌出　乳牙一般在出生后6个月时开始萌出，至1岁时萌出8个左右，3岁初出全，共20个。6岁前后乳牙开始逐渐脱落，恒牙相继萌出，至13～14岁出全，第3磨牙萌出较晚，有的要迟至28岁或终生不萌出，故又称迟牙或智齿。

4.牙周组织　包括牙槽骨、牙周膜和牙龈三部分，对牙起支持、固定和保护作用。牙槽骨即构成牙槽的骨质。牙周膜是介于牙根与牙槽骨之间的致密结缔组织膜。牙龈是口腔黏膜的一部分，紧贴于牙颈周围及邻近的牙槽骨上，血管丰富，呈淡红色，坚韧而有弹性。

（四）舌

位于口腔底，是一肌性器官，表面被覆黏膜。具有感受味觉、辅助发音、协助咀嚼和吞咽食物等功能。

1.舌的形态　舌分为舌体和舌根两部分（图Ⅰ-3-7），二者在舌背以向前开放的"Ｖ"形界沟为界。舌体占舌的前2/3，为界沟之前可游离活动的部分，其前端称舌尖。舌根占舌的后 1/3。

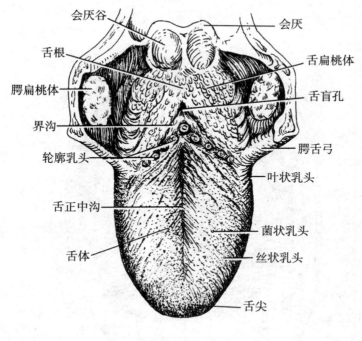

会厌谷　　会厌
舌根　　舌扁桃体
腭扁桃体　　舌盲孔
界沟　　腭舌弓
轮廓乳头　　叶状乳头
舌正中沟　　菌状乳头
　　丝状乳头
舌体
　　舌尖

图Ⅰ-3-7 舌

2. **舌黏膜**　舌背的黏膜呈淡红色，其上可见许多细小突起，称为舌乳头（图Ⅰ-3-7）。舌乳头有 4 种：①丝状乳头，体积最小，数量最多，呈白色丝绒状，遍布于舌背各处，能感受触觉；②菌状乳头，呈红色的圆点状，多见于舌尖和舌侧缘；③叶状乳头，位于舌体侧缘后部，呈皱襞状，小儿较清楚，成人已退化；④轮廓乳头，体积最大，数量少，约 7～11 个，排列于界沟前方。舌的轮廓乳头、菌状乳头和叶状乳头及软腭和会厌等处的黏膜上皮中含有味觉感受器，称为味蕾，能感受酸、甜、苦、咸等味道。由于丝状乳头中无味蕾，故无感觉功能。在舌根背面的黏膜内，有由淋巴组织构成的许多大小不等的突起，称为舌扁桃体。

舌黏膜浅层的上皮细胞不断角化、脱落，并与食物残渣、细菌、唾液等混合在一起，附着于舌黏膜的表面，形成舌苔。正常人舌质红润，舌苔薄白。

舌下面的正中线有一条连于口腔底的纵行黏膜皱襞，称为舌系带。舌系带根部两侧各有一小圆形黏膜隆起，称为舌下阜，是下颌下腺管和舌下腺大导管的共同开口处。舌下阜向后外侧延续的带状黏膜皱襞，称为舌下襞，其深面有舌下腺（图Ⅰ-3-8）。舌下腺小管开口于舌下襞。

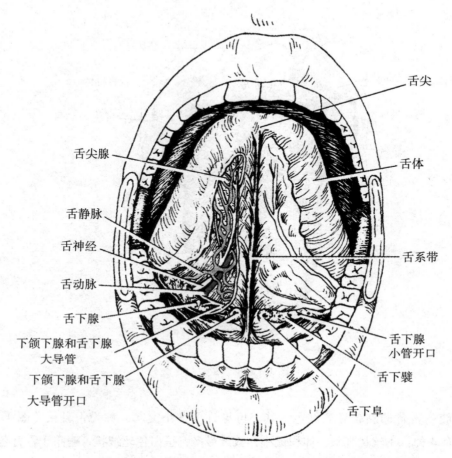

图 I -3-8　舌下面（右侧剥去黏膜，显示舌下腺等结构）

　　3. 舌肌　舌肌为骨骼肌，分为舌内肌和舌外肌两部分。舌内肌构成舌的主体，肌纤维排列成纵、横和垂直三个方向，收缩时可改变舌的形态（图 I -3-9）。舌外肌起自舌外，止于舌内，收缩时可改变舌的位置。其中以颏舌肌在临床上较为重要，颏舌肌起自下颌骨体后面中线的两侧，肌纤维呈扇形向后上方分散，止于舌下面正中线两侧（图 I -3-10）。双侧颏舌肌同时收缩，拉舌向前下方，即伸舌。单侧收缩可使舌尖伸向对侧。如一侧颏舌肌瘫痪，伸舌时舌尖偏向患侧。

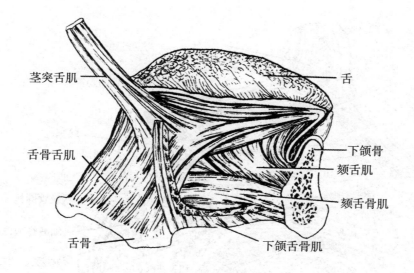

图Ⅰ-3-9 舌的纵切面（示舌内肌）

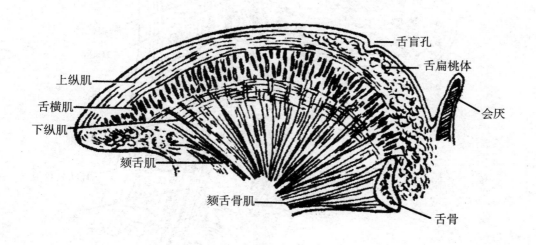

图Ⅰ-3-10 舌外肌

三、咽

（一）咽的位置与形态

咽是一条上宽下窄、前后略扁的漏斗形肌性管道，全长约12cm。位于颈椎之前，鼻腔、口腔、喉腔之后，上起颅底，下至第6颈椎体下缘平面与食管相续。咽是消化管和呼吸道的共同通道。（图Ⅰ-3-11）。

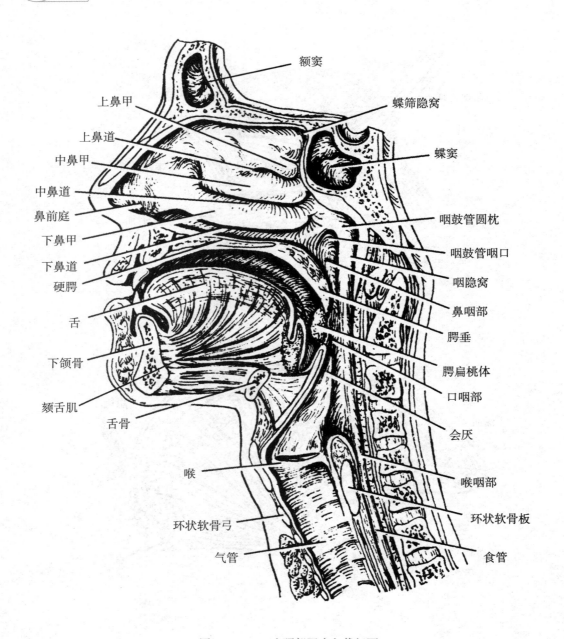

图 I -3-11　头颈部正中矢状切面

（二）咽的分部与结构

咽自上而下分为鼻咽、口咽和喉咽三部分（图 I -3-12）。

1. **鼻咽**　位于鼻腔后方，向前经鼻后孔通向鼻腔。在其两侧壁上，相当于下鼻甲后端约 1cm 处各有一个咽鼓管咽口，咽腔经此口通过咽鼓管通中耳鼓室。咽鼓管咽口于吞咽、张口时开放，空气通过咽鼓管进入鼓室，可维持鼓室两侧的气压平衡。当咽部感染时，细菌亦可经咽鼓管波及中耳，引起中耳炎。咽鼓管咽口的后上方与咽后壁之间有一纵行的深窝，称咽隐窝，是鼻咽癌的好发部位。

鼻咽上后部黏膜内有丰富的淋巴组织，称咽扁桃体。在幼儿时期较发达，6～7岁时开始萎缩，约至10岁后完全退化。

2.口咽　位于口腔后方，向前经咽峡通向口腔。在其两侧壁上，腭舌弓与腭咽弓之间有一陷凹，称扁桃体窝，容纳腭扁桃体。

咽扁桃体、腭扁桃体和舌扁桃体等共同构成咽淋巴环，是消化道和呼吸道起始端的重要防御结构。

3.喉咽　位于喉的后方，向前经喉口通向喉腔，向下与食管相续。在喉口两侧各有一深凹，称梨状隐窝，是异物容易滞留的部位。

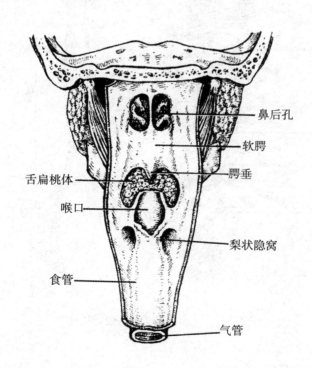

图Ⅰ-3-12　咽（后壁切开）

四、食管

（一）食管的位置和分部

食管是一前后扁平的肌性管道，长约25cm。上端在第6颈椎体下缘平面与咽相接，向下沿脊柱前面下行，经胸廓上口入胸腔，穿膈的食管裂孔进入腹腔，约平第11胸椎体高度向左与胃的贲门相连（图Ⅰ-3-13）。

食管依其行程分为颈部、胸部和腹部三部分。颈部较短，长约 5cm，位于气管与颈椎之间，两侧与颈部的大血管伴行；胸部最长，长 18～20cm，前方自上而下依次与气管、左主支气管和心包相毗邻；腹部最短，长 1～2cm，是从食管裂孔至贲门的一段。

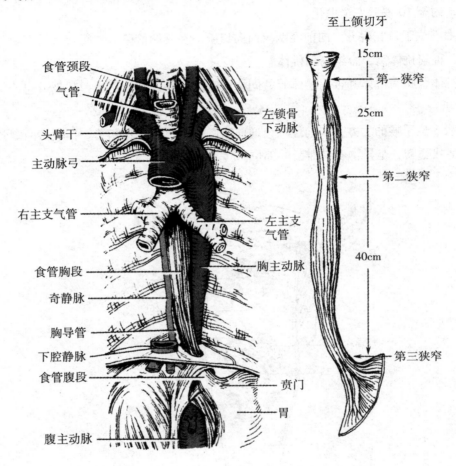

图 I -3-13　食管的位置、毗邻及狭窄

（二）食管的狭窄部位

食管的管径并非上下均匀一致，全长有三处生理性狭窄（图 I -3-13）。第一处狭窄位于食管的起始处，距中切牙约 15cm；第二处狭窄位于食管与左主支气管交叉处，距中切牙约 25cm；第三处狭窄位于食管穿膈的食管裂孔处，距中切牙约 40cm。这些狭窄是异物易嵌顿滞留和食管癌的好发部位。

（三）食管壁的微细结构特点

食管壁的内面有 7～10 条纵行黏膜皱襞，当食物通过时，管腔扩大，皱襞消失。食管壁分为 4 层，从内向外依次为黏膜、黏膜下层、肌层和外膜。

食管壁的黏膜上皮为复层扁平上皮，有保护作用；黏膜下层内含有大量食管腺，分泌黏液润滑食管，有利于食团下行；管壁肌层，上 1/3 段为骨骼肌，中 1/3 段由骨骼肌和平滑肌混合组成，下 1/3 段为平滑肌；外膜为纤维膜（图Ⅰ-3-14）。

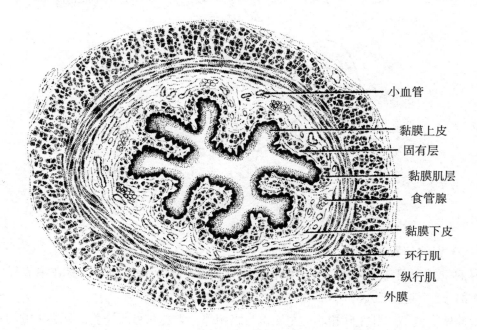

图Ⅰ-3-14　食管（横切面）

小血管
黏膜上皮
固有层
黏膜肌层
食管腺
黏膜下皮
环行肌
纵行肌
外膜

五、胃

胃上接食管，下续十二指肠，是消化管中最膨大的部分，成人胃的容量约 1500mL。其形态、位置和大小因胃充盈程度、体位及体型等状况而不同。胃有受纳食物、分泌胃液和初步消化食物的功能。

（一）胃的形态和分部

胃有两壁、两缘和两口（图Ⅰ-3-15）。两壁即前壁和后壁，胃的前壁朝向前上方，后壁朝向后下方。胃的上缘较短，凹向右上方，称为胃小弯，其最低点的转折处形成一切迹，称为角切迹；胃的下缘较长，大部分凸向左下方，称为胃大弯。胃的入口称贲门，与食管相续；出口称幽门，与十二指肠相连。

胃可分为贲门部、胃底、胃体和幽门部四部分。位于贲门附近的部分，称为贲门部；位于贲门平面以上，向左上方膨出的部分，称为胃底；胃底与角切迹之间的部分，称为胃体；角切迹与幽门之间的部分，称为幽门部。幽门部的大弯侧有一不甚明显的浅沟，将幽门部分为右侧的幽门管和左侧的幽门窦。胃溃疡和胃癌多发生在幽门窦近胃小弯处。

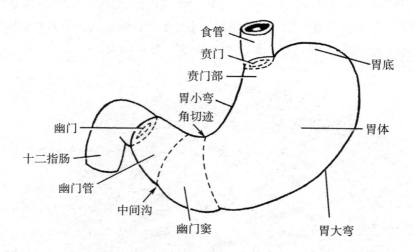

图 I -3-15　胃的形态和分部

（二）胃的位置和毗邻

胃的位置常因体型、体位和充盈程度不同而有较大变化。通常，胃在中等程度充盈时，大部分位于左季肋区，小部分位于腹上区。

胃前壁右侧份与肝左叶相邻；左侧份与膈相邻，为左肋弓所掩盖；剑突下方的胃前壁与腹前壁直接相贴，是临床上触诊胃的部位。胃后壁与胰、左肾和左肾上腺相邻。胃底与膈和脾相贴。

（三）胃壁的微细结构

胃壁由黏膜、黏膜下层、肌层和外膜构成。

1. 黏膜　胃黏膜较厚，肉眼观察为橘红色，有光泽。黏膜表面有许多针孔样小窝，称胃小凹，凹的底部有胃腺开口。胃空虚时，黏膜与黏膜下层隆起成皱襞，充盈时，皱襞变低或展平，而胃小弯处有 4～5 条恒定的纵行皱襞。幽门的黏膜皱襞呈环形，称幽门瓣，此瓣可调节胃内容物进入十二指肠的速度（图 I -3-16）。

（1）上皮　为单层柱状上皮，能分泌黏液，保护胃黏膜。

（2）固有层　由疏松结缔组织构成，内含大量紧密排列的管状腺，根据所在部位和结构的不同，胃腺可分为胃底腺、贲门腺和幽门腺三种。贲门腺、幽门腺分别位于贲门部和幽门部，分泌黏液和溶菌酶等；胃底腺位于胃底和胃体部，主要由三种细胞组成（图 I -3-17）：

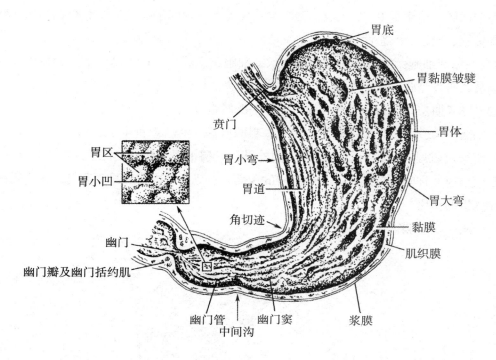

图 I -3-16　胃的黏膜

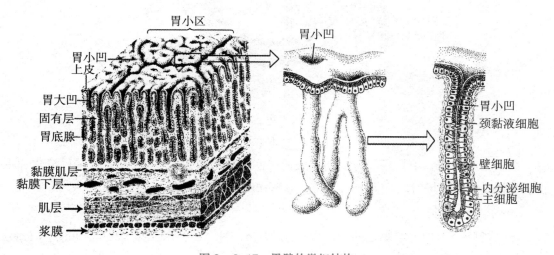

图 I -3-17　胃壁的微细结构

　　1）主细胞：又称胃酶细胞，数量多。主细胞能分泌胃蛋白酶原。胃蛋白酶原经盐酸作用后成为有活性的胃蛋白酶，参与蛋白质的分解。

　　2）壁细胞：又称盐酸细胞，数量较少，细胞较大。壁细胞能合成、分泌盐酸和内因子。盐酸是胃液的重要组成部分，有杀菌作用，还能激活胃蛋白酶原成为胃蛋白酶。内因子能促进回肠对维生素 B_{12} 的吸收。萎缩性胃炎患者，内因子缺乏，维生素 B_{12} 吸收障碍，影响红细胞成熟，导致恶性贫血。

3）颈黏液细胞：数量少，细胞呈柱状，细胞核扁圆形，位于基底部。颈黏液细胞能分泌黏液，对胃黏膜有保护作用。

（3）黏膜肌层　由内环行和外纵行两层平滑肌组成。

2. 黏膜下层　为疏松结缔组织，内含较粗的血管、淋巴管和神经。

3. 肌层　较厚，由内斜行、中环行和外纵行三层平滑肌构成（图Ⅰ-3-18）。环行肌在幽门处增厚，称幽门括约肌，在幽门瓣的深面，有延缓胃内容物排空和可防止小肠内容物逆流入胃的作用。

4. 外膜　为浆膜。

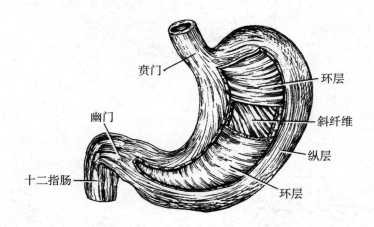

图Ⅰ-3-18　胃壁的肌层

六、小肠

小肠上起幽门，下接盲肠，盘曲于腹腔中、下部，成人长 5～7m，是进行消化和吸收营养物质的主要场所。分为十二指肠、空肠和回肠三部分。

（一）十二指肠

十二指肠介于胃与空肠之间，成人长约25cm，呈"C"字形包绕胰头，可分为上部、降部、水平部和升部四部分（图Ⅰ-3-19）。

1. 上部　长约5cm，在第1腰椎体的右侧，起于幽门，向右后水平走行，至胆囊颈附近急转向下，与降部相续。上部与幽门相连接的一段肠管，肠壁薄而光滑，无环行皱襞，称为十二指肠球，是十二指肠溃疡和穿孔的好发部位。

2. 降部　长7～8cm，沿1～3腰椎体的右侧下降，达第3腰椎下缘弯向左侧，移行为水平部。在降部的后内侧壁上有一纵行皱襞，纵襞下端的突起称为十二指肠大乳头，是胆总管和胰管的共同开口处，距中切牙约 75cm。

　　3. 水平部　长约 10cm，在第 3 腰椎下缘平面横行向左越过脊柱和下腔静脉，至腹主动脉前方移行为升部。

　　4. 升部　最短，长 2～3cm，斜向左上方，达第 2 腰椎左侧弯向下续于空肠。十二指肠与空肠转折处形成的弯曲，称为十二指肠空肠曲。十二指肠空肠曲被十二指肠悬肌（又称 Treitz 韧带）固定于腹后壁，十二指肠悬肌是手术时识别空肠起始部的重要标志。

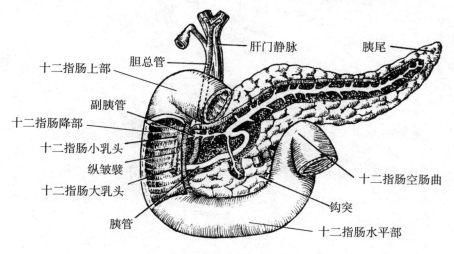

图 I -3-19　十二指肠和胰（前面）

（二）空肠和回肠

　　上端起于十二指肠空肠曲，下端接盲肠，迂回盘曲于腹腔中、下部。空肠和回肠之间无明显的界限，近侧 2/5 为空肠，位居腹腔左上部，管径较粗，管壁较厚，黏膜环行皱襞高而密，血供丰富，活体外观呈粉红色，并可见散在的孤立淋巴滤泡；远侧 3/5 为回肠，位于腹腔右下部，管径较细，管壁较薄，黏膜环行皱襞低而稀疏，血管较少，活体外观呈粉灰色，并可见集合淋巴滤泡，尤以回肠下部多见（图 I -3-20）。

（三）小肠壁微细结构

　　小肠壁由黏膜、黏膜下层、肌层和外膜构成。

　　1. 黏膜　上皮为单层柱状上皮；固有层由富含血管及淋巴管的结缔组织构成；黏膜肌层由内环形和外纵行两层平滑肌组成。小肠黏膜形态和结构的主要特点是肠腔内有许多环形皱襞和绒毛，固有层中有大量的小肠腺和淋巴组织。

　　（1）环行皱襞　小肠的黏膜除十二指肠球和回肠末端外，其余部分都有环形或半环形的黏膜皱襞。空肠的环形皱襞高而密，回肠的环形皱襞低而疏。

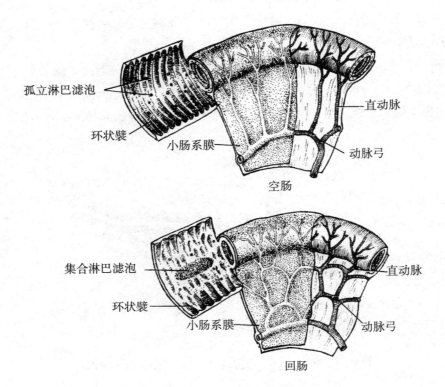

图 I –3–20　空肠与回肠

（2）绒毛　绒毛（图 I –3–21）由黏膜上皮和固有层向肠腔内突出形成。绒毛中央有以盲端起始的毛细淋巴管，称为中央乳糜管，可收集和运送脂肪。绒毛的表面为单层柱状上皮，由吸收细胞、杯状细胞和少量内分泌细胞组成。

（3）小肠腺　小肠腺是绒毛根部的上皮下陷至固有层而形成的管状腺，直接开口于肠腔（图 I –3–21）。构成小肠腺的细胞有吸收细胞、杯状细胞、潘氏细胞、内分泌细胞和未分化细胞。潘氏细胞常三五成群分布在肠腺底部，是小肠的标志性细胞。潘氏细胞能分泌溶菌酶和防御素，有一定的杀菌作用。未分化细胞可不断分裂并分化成吸收细胞和其他肠腺细胞。

（4）淋巴组织　小肠固有层内的淋巴组织丰富，在十二指肠和空肠多为孤立淋巴滤泡，在回肠则为众多淋巴小结聚集而成的集合淋巴滤泡。

2. 黏膜下层　由疏松结缔组织构成，内含较大的血管、淋巴管及神经丛。

3. 肌层　由内环形和外纵行两层平滑肌组成。

4. 外膜　十二指肠后壁为纤维膜，其余小肠均覆以浆膜。

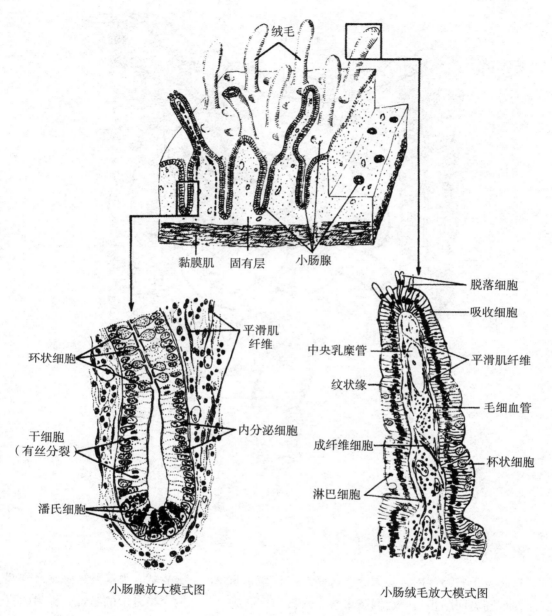

绒毛

脱落细胞

吸收细胞

中央乳糜管

平滑肌纤维

纹状缘

毛细血管

杯状细胞

成纤维细胞

淋巴细胞

平滑肌
纤维

环状细胞

干细胞
（有丝分裂）

内分泌细胞

潘氏细胞

黏膜肌　固有层　小肠腺

小肠腺放大模式图

小肠绒毛放大模式图

图 I -3-21　小肠绒毛与小肠腺模式图

七、大肠

大肠长约 1.5m，在右髂窝与回肠相接，末端终于肛门，围绕在空肠、回肠的周围，分为盲肠、阑尾、结肠、直肠和肛管五部分（图 I -3-22）。

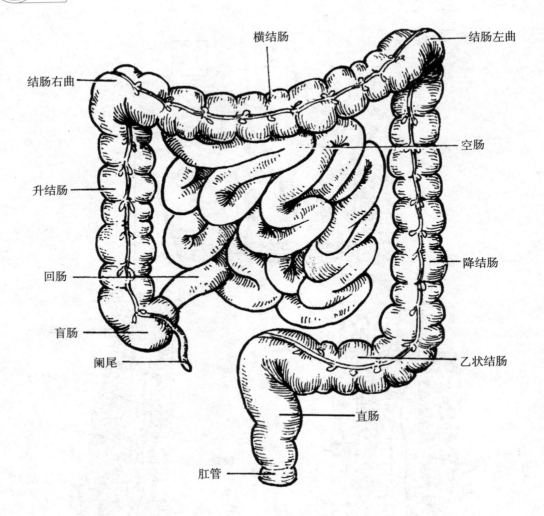

横结肠

结肠左曲

结肠右曲

空肠

升结肠

降结肠

回肠

盲肠

乙状结肠

阑尾

直肠

肛管

图Ⅰ-3-22 小肠和大肠

（一）盲肠

盲肠位于右髂窝内，是大肠的起始段，长6～8cm，呈囊袋状，上续升结肠，左接回肠。在盲肠与回肠相接处，回肠末端突入盲肠，形成上、下两个半月形的皱襞，称为回盲瓣（图Ⅰ-3-23）。回盲瓣的功能是控制小肠内容物进入盲肠的速度，并可防止大肠内容物逆流入小肠。

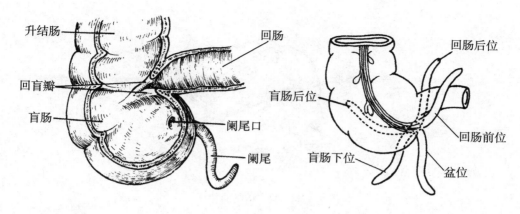

图 I -3-23　盲肠和阑尾

（二）阑尾

阑尾（图 I -3-23）位于右髂窝，是连于盲肠后内侧壁的一条蚯蚓状盲管，长6～8cm。阑尾的末端游离，位置变化较大，但其根部的位置较恒定，其体表投影为脐与右髂前上棘连线的中、外1/3交点处，此点称为麦氏点。急性阑尾炎时，此点有明显压痛。

（三）结肠

结肠呈"M"形，围绕在空肠、回肠周围，始于盲肠，终于直肠，可分为升结肠、横结肠、降结肠和乙状结肠四部分（图 I -3-22）。

1. 升结肠　为盲肠的直接延续，上升至肝右叶下方，转折向左前下方移行为横结肠，转折处弯曲称结肠右曲（又称肝区）。升结肠无系膜，借结缔组织贴附于腹后壁，故活动度小。

2. 横结肠　起自结肠右曲，向左横行形成一略向下垂的弓形弯曲，至左季肋区，在脾的下方折转成结肠左曲（又称脾曲），向下续于降结肠。横结肠通过横结肠系膜连于腹后壁，故活动度较大。

3. 降结肠　起自结肠左曲，下降至左髂嵴处续于乙状结肠。降结肠无系膜，借结缔组织直接贴附于腹后壁，活动度很小。

4. 乙状结肠　在左髂嵴处起自降结肠，呈"乙"字形弯曲下行入盆腔，至第3骶椎平面处续于直肠。乙状结肠被乙状结肠系膜连于盆腔左后壁，故活动度较大。

盲肠和结肠的外形具有三种特征性结构，即结肠带、结肠袋和肠脂垂（图 I -3-24）。①结肠带，有3条，由肠壁的纵行肌局部增厚形成，沿肠管的纵轴平行排列，3条结肠带汇集于阑尾根部；②结肠袋，是由于结肠带较肠管短，使肠管形成许多由横沟隔开的囊状突起；③肠脂垂，是沿结肠带两侧分布的许多大小不等的脂肪突起。

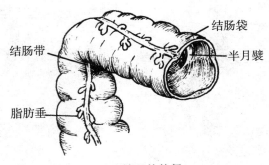

图 I -3-24 结肠的特征

（四）直肠

直肠（图 I -3-25）是消化管的末段，长 10 ～ 14cm。上端在第 3 骶椎前方接乙状结肠，沿骶骨和尾骨前面下行，穿过盆膈移行于肛管。直肠并不直，在矢状面上有两个弯曲。上部弯曲沿着骶骨盆面凸向后，称直肠骶曲；下部弯曲绕过尾骨尖凸向前，称直肠会阴曲。在冠状面上有 3 个不恒定的弯曲，一般中间较大的一个凸向左侧，上、下两个凸向右侧。临床上行直肠镜或乙状结肠镜检查时，应注意上述弯曲，以免损伤直肠壁。

直肠下段肠腔膨大，称为直肠壶腹。其内表面有 2 ～ 3 个由环行肌和黏膜形成的半月形皱襞，称为直肠横襞（图 I -3-25）。其中，最大且位置最恒定的直肠横襞位于直肠壶腹稍上方的前右侧壁上，距肛门约 7cm，可作为直肠镜检的定位标志。

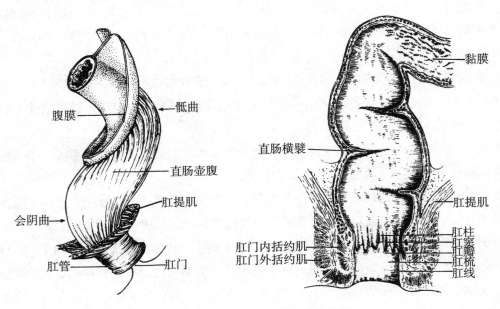

图 I -3-25 直肠和肛管

（五）肛管

肛管上端在盆膈平面接续直肠，下端终于肛门，长 3 ～ 4cm。肛管内面有 6 ～ 10 条纵行的黏膜皱襞，称为肛柱。各肛柱下端之间的半月形黏膜皱襞称为肛瓣，肛瓣与相邻两个肛柱下端之间形成开口向上的小凹窝，称为肛窦。各肛柱的下端和肛瓣的边缘共同连成一条锯齿状的环行线，称为齿状线或肛皮线，它是黏膜和皮肤的分界线。在齿状线下方的肛管内面有一宽约 1cm 略微突起的光滑环行带，称为肛梳或痔环。肛梳下缘有不甚明显的环行线，称为白线。肛门指诊时，此线为一环形浅沟。白线是肛门内括约肌与肛门外括约肌皮下部的分界线。

肛梳的皮下组织和肛柱黏膜的下层内含有丰富的静脉丛，有时可因某种病理因素而形成静脉曲张，突入管腔内，称为痔。发生在齿状线上方的痔，称为内痔；位于齿状线以下者，称为外痔；上、下跨越齿状线者，称为混合痔。

肛管及肛门周围有肛门内、外括约肌围绕。直肠的环形平滑肌在肛管处增厚，形成肛门内括约肌，有协助排便的作用，但无括约肛门的功能。在肛门内括约肌的外下方，有骨骼肌形成的肛门外括约肌，围绕整个肛管，受意识支配，有括约肛门和控制排便的作用。

项目二　消化腺

一、唾液腺

唾液腺位于口腔周围，可分泌唾液，并排入口腔，具有湿润口腔和参与初步消化食物的功能。唾液腺分大、小两种。小唾液腺位于口腔各处黏膜内，如唇腺、舌腺等。大唾液腺有 3 对，包括腮腺、下颌下腺和舌下腺（图Ⅰ-3-26）。

（一）腮腺

是最大的一对唾液腺，略呈三角形，位于外耳道的前下方。腮腺导管从腮腺的前缘发出，在颧弓下方一横指处沿咬肌表面水平前行，至咬肌前缘处弯向内侧，穿过颊肌，开口于平对上颌第 2 磨牙的颊黏膜上。

（二）下颌下腺

呈卵圆形，位于下颌体的内面，下颌下腺管开口于舌下阜。

（三）舌下腺

位于舌下襞黏膜的深面，舌下腺的大导管开口于舌下阜，小导管开口于舌下襞。

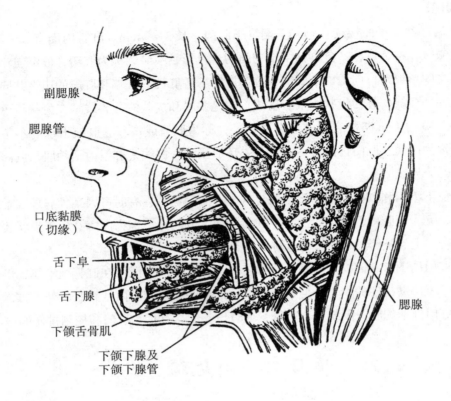

副腮腺

腮腺管

口底黏膜
（切缘）

舌下阜

舌下腺

下颌舌骨肌

下颌下腺及
下颌下腺管

腮腺

图Ⅰ-3-26　唾液腺

二、肝

肝是人体内最大的消化腺。肝的功能极其复杂和重要，具有分泌胆汁、参与物质代谢、储存糖原、解毒和防御等功能，胚胎肝还具有造血功能。

（一）肝的形态

肝呈不规则的楔形，活体呈棕红色，质地柔软而脆弱。肝可分为前、后两缘，上、下两面。肝的前缘薄而锐利，后缘钝圆，朝向脊柱。肝的上面隆凸，紧贴膈的下面，又称为膈面。膈面被矢状位的镰状韧带分为大而厚的右叶和小而薄的左叶。肝下面凹凸不平，与腹腔脏器相邻，故又称脏面。脏面有一近似"H"形的沟，即左、右两条纵沟和一条横沟（图Ⅰ-3-28）。右侧纵沟的前部为一浅窝，称为胆囊窝，容纳胆囊；右侧纵沟的后部为腔静脉沟，有下腔静脉通过。左侧纵沟的前部有肝圆韧带，左侧纵沟的后部容纳静脉韧带。横沟称为肝门，是肝固有动脉、肝门静脉、肝左右管、神经和淋巴管等出入肝的部位。上述结构被结缔组织包绕，共同构成一条索状结构称为肝蒂。肝的脏面被上述诸沟分为四个叶：右纵沟右侧为右叶，左纵沟左侧为左叶，横沟前方为方叶，横沟后方为尾状叶（图Ⅰ-3-27、图Ⅰ-3-28）。

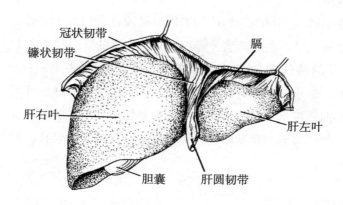

图 I -3-27　肝膈面

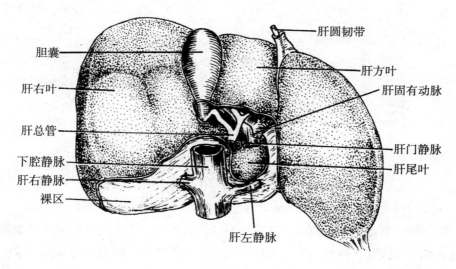

图 I -3-28　肝脏面

（二）肝的位置

肝大部分位于右季肋区和腹上区，小部分位于左季肋区。肝大部分被肋弓所掩盖，仅在腹上区的左、右肋弓之间，有一小部分露出于剑突之下，直接与腹前壁相接触。

肝的上界与膈穹隆一致，在右侧相当于右锁骨中线与第 5 肋的交点，在前正中线位于剑胸结合处，左侧相当于左锁骨中线与第 5 肋间隙的交点。肝的下界，右侧与右肋弓一致，故成人在右肋弓下一般不能触及肝，在腹上区则可达剑突下方约 3cm。幼儿由于腹腔的容积较小，而肝相对较大，肝下缘常低于右肋弓下 1.5 ~ 2.0cm，一般在 7 岁以后，在右肋弓下不能触到肝。

（三）肝的微细结构

肝表面被覆一层由致密结缔组织构成的被膜，被膜在肝门处随肝管、肝门静脉、肝固有动脉的分支和神经等入肝，将肝实质分隔成许多棱柱状的肝小叶（图Ⅰ-3-29）。

1. **肝小叶** 是肝的结构和功能的基本单位，呈不规则多面棱柱体，成人约有50万～100万个肝小叶。肝小叶中央有一条沿其长轴走行的中央静脉，肝索、肝血窦和窦周隙以中央静脉为中心向周围呈放射状排列。肝细胞是构成肝小叶的主要成分，肝细胞以中央静脉为中心形成放射状排列的板状结构，称为肝板，其断面呈索状，称为肝索。肝板之间有相互连通的肝血窦。

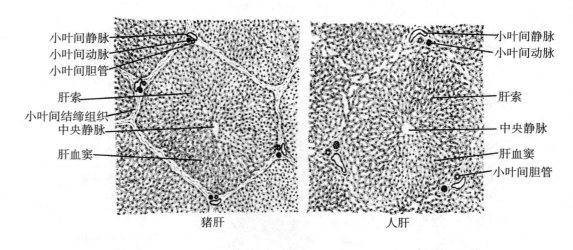

小叶间静脉
小叶间动脉
小叶间胆管
肝索
小叶间结缔组织
中央静脉
肝血窦

小叶间静脉
小叶间动脉
肝索
中央静脉
肝血窦
小叶间胆管

猪肝　　　　　　人肝

图Ⅰ-3-29　肝小叶

（1）**肝细胞** 肝细胞体积较大，呈多边形，核大而圆，位于细胞中央。肝细胞质内富含各种细胞器和内容物。线粒体多，为肝细胞代谢提供能量；粗面内质网能合成各种血浆蛋白；滑面内质网与胆汁的合成，糖原、固醇类物质的代谢及解毒等功能有关；高尔基复合体参与肝细胞的分泌活动；溶酶体参与细胞内消化、胆红素代谢和铁的储存。

（2）**肝血窦** 肝血窦是位于相邻肝板之间形态不规则的腔隙，通过肝板上的孔互相连成网状管道。窦壁由一层扁平的有孔内皮细胞围成，细胞之间有间隙，窦壁不完整，故有较大的通透性，有利于肝细胞与血液之间进行物质交换。肝血窦内散在有多突起的肝巨噬细胞（库普弗细胞）（图Ⅰ-3-30、图Ⅰ-3-31），能吞噬清除从胃肠道进入肝门静脉的细菌、病毒、异物和衰老的红细胞等。

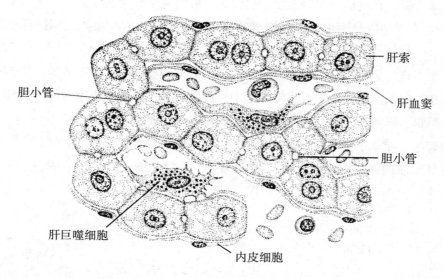

图 I –3–30　肝索与肝血窦

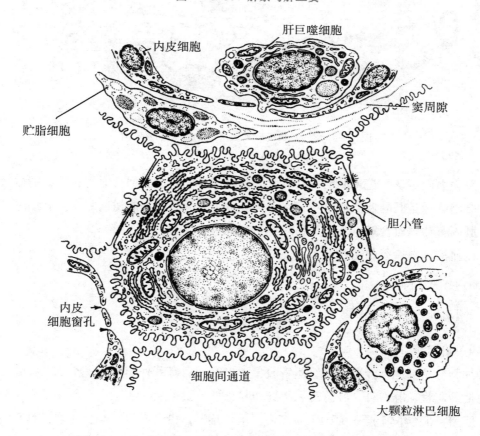

图 I –3–31　肝细胞、肝血窦、窦周隙和胆小管超微结构模式图

（3）窦周隙　在电镜下，肝血窦内皮细胞与肝细胞之间的狭窄间隙，称为窦周隙（图Ⅰ-3-31）。窦周隙内充满由肝血窦渗出的血浆，它是肝细胞与血液之间进行物质交换的场所。

（4）胆小管　胆小管是相邻肝细胞之间，两侧细胞膜局部凹陷形成的微细管道，在肝板内穿行并吻合成网。胆小管以盲端起于中央静脉附近，向小叶周边延伸，出肝小叶后汇成小叶间胆管。肝细胞分泌的胆汁，经胆小管输入小叶间胆管。

2.门管区　在几个相邻的肝小叶之间，由结缔组织围绕着小叶间胆管、小叶间动脉和小叶间静脉形成的区域称为门管区（图Ⅰ-3-32）。每个肝小叶周围一般有3～5个肝门管区。

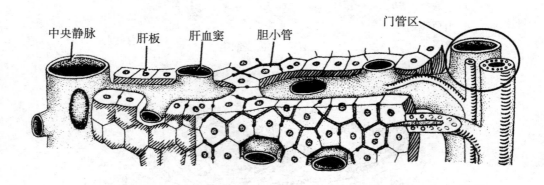

图Ⅰ-3-32　肝板、肝血窦与胆小管关系模式图

3.肝内血液循环　进入肝的血管有肝门静脉和肝固有动脉两套血管，故肝的血液供应丰富。肝门静脉是肝的功能性血管，它将胃肠道吸收的营养物质送入肝内供肝细胞代谢和转化。肝固有动脉血含氧丰富，是肝的营养性血管。

肝内血液循环途径归纳如下：

肝门静脉→小叶间静脉
肝固有动脉→小叶间动脉$\Big\}$→肝血窦→中央静脉→小叶下静脉→肝静脉→下腔静脉

（四）肝外胆道

肝细胞分泌的胆汁经肝内各级胆管收集，出肝门后经肝外胆道输送至十二指肠。肝外胆道包括肝左管、肝右管、肝总管、胆囊和胆总管（图Ⅰ-3-33）。

1.胆囊　胆囊位于肝脏面的胆囊窝内。呈长梨形，借结缔组织与肝相连，具有储存和浓缩胆汁的功能，其容量约40～60mL。胆囊可分为胆囊底、胆囊体、胆囊颈和胆囊管四部分。胆囊底钝圆，常露出于肝前缘，与腹前壁相贴。胆囊底的体表投影在右锁骨中线与右肋弓下缘相交点。胆囊炎时，此处常有明显压痛。胆囊颈和胆囊管内的黏膜呈螺旋状突入腔内，可控制胆汁的流入和排出。

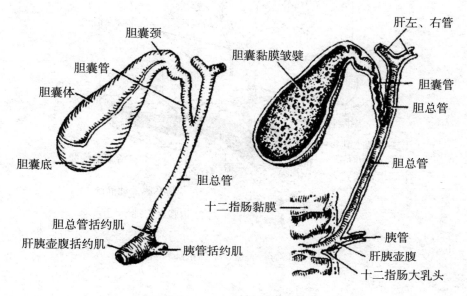

图Ⅰ-3-33　胆囊与输胆管道

2. **肝管与肝总管**　肝左管和肝右管分别由左、右半肝内的毛细胆管逐渐汇合而成，出肝门后汇合成肝总管。肝总管下行于肝十二指肠韧带内，并在韧带内与胆囊管汇合成胆总管。

3. **胆总管**　是由肝总管和胆囊管汇合而成，长4～8cm。胆总管在肝十二指肠韧带内下行，经十二指肠上部的后方下降到胰头与十二指肠降部之间，斜穿十二指肠降部的后内侧壁与胰管汇合，此处略膨大，称肝胰壶腹，开口于十二指肠大乳头。在肝胰壶腹周围有平滑肌形成的肝胰壶腹括约肌（Oddi括约肌）包绕，该括约肌具有控制胆汁和胰液排出的作用。

（五）胆汁的产生和排出途径

肝细胞分泌的胆汁直接进入胆小管，经胆道系统入胆囊储存，或直接排入十二指肠（图Ⅰ-3-34）。胆汁的产生和排出途径如下所示：

肝细胞分泌胆汁→胆小管→小叶间胆管→ {肝左管 肝右管} →肝总管→胆总管→肝胰壶腹→十二指肠
↓↑
胆囊管
↓↑
胆囊

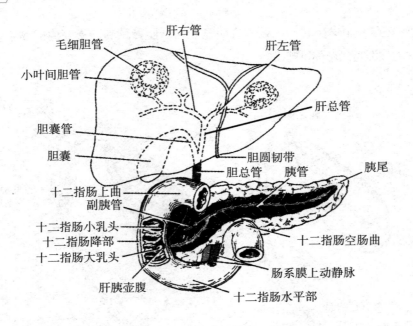

图 I-3-34 胆道、十二指肠和胰

三、胰

胰是人体内的第二大消化腺，由外分泌部和内分泌部两部分组成。外分泌部分泌胰液，内含多种消化酶，有分解消化蛋白质、糖和脂肪的作用；内分泌部分泌胰岛素和胰高血糖素，调节血糖浓度。

（一）胰的位置和形态

胰紧贴腹后壁，横置于胃的后方，相当于第 1、2 腰椎高度。质地柔软，颜色灰红，呈长条形，长 17～20cm，宽 3～5cm，厚 1.5～2.5cm。可分为胰头、胰体和胰尾三部分，各部之间无明显界限。胰头位于第 2 腰椎体右前方，为胰右侧膨大的部分，被十二指肠呈 "C" 字形包绕（图 I-3-34）。胰体位于胰头和胰尾之间，占胰的大部分，略呈三棱柱形。胰尾较细，向左上方抵达脾门。在腺实质内有贯穿胰全长，走行与胰的长轴一致的排泄管，称为胰管，从胰尾经胰体至胰头沿途有许多小排泄管汇入，最后与胆总管汇合成肝胰壶腹，开口于十二指肠大乳头（图 I-3-34）。

（二）胰的微细结构

胰的实质由外分泌部和内分泌部（胰岛）两部分组成（图 I-3-35）。

1. **外分泌部**　由腺泡和导管组成。腺泡由浆液性细胞构成，细胞呈锥体形，核圆形，位于细胞基底部。导管起于腺泡腔，逐渐汇合成一条胰管。外分泌部分泌胰液，内含多种消化酶，经胰管排入十二指肠，参与消化。

2. **内分泌部**　是散在于外分泌部之间的大小不等的内分泌细胞团，称为胰岛，岛内有丰富的毛细血管，细胞分泌的激素直接进入血流。

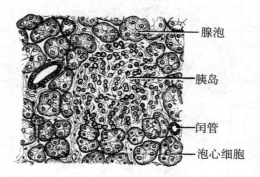

图Ⅰ-3-35　胰腺微细结构模式图

项目三　腹　膜

腹膜为覆盖在腹、盆壁内面及腹、盆腔脏器表面的一层浆膜，薄而光滑，呈半透明状。衬于腹壁和盆壁内表面的腹膜称壁腹膜，覆盖在腹腔和盆腔外表面的称脏腹膜。脏、壁腹膜相互延续移行，共同围成不规则的潜在性腔隙，称腹膜腔。男性的腹膜腔是密闭的，女性的腹膜腔借输卵管腹腔口、子宫、阴道与外界相通（图Ⅰ-3-36）。

腹膜具有分泌、吸收、保护、支持、修复和防御等功能。腹膜腔内含少量浆液（约100～200mL），以润滑和保护脏器，减少摩擦。

一、腹膜与腹、盆腔脏器的关系

根据脏器被腹膜覆盖的范围大小，可将腹、盆腔脏器分为三类，即腹膜内位器官、腹膜间位器官和腹膜外位器官（图Ⅰ-3-37）。

（一）腹膜内位器官

指脏器表面几乎全部被腹膜覆盖的器官，这类器官活动度较大，如胃、十二指肠上部、空肠、回肠、盲肠、阑尾、横结肠、乙状结肠、脾、输卵管和卵巢等。

（二）腹膜间位器官

指脏器表面大部分被腹膜覆盖的器官，这类器官活动度较小，如肝、胆囊、升结肠、降结肠、直肠上段、子宫和充盈的膀胱等。

（三）腹膜外位器官

指脏器表面仅一面被腹膜覆盖的器官，这类器官位置较固定，几乎不能活动，如十二指肠的降部、水平部和升部、直肠中下段、胰，肾、肾上腺、输尿管和空虚的膀胱等。

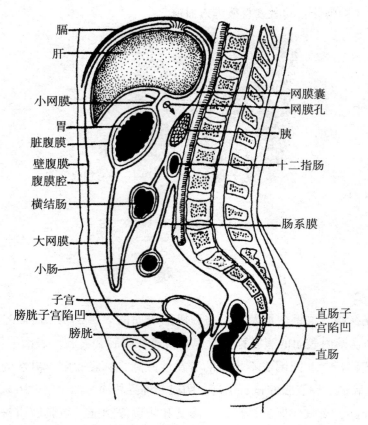

膈

肝

小网膜

胃

脏腹膜

壁腹膜

腹膜腔

横结肠

大网膜

小肠

子宫

膀胱子宫陷凹

膀胱

网膜囊

网膜孔

胰

十二指肠

肠系膜

直肠子
宫陷凹

直肠

图 I -3-36　腹膜腔矢状切面（女性）

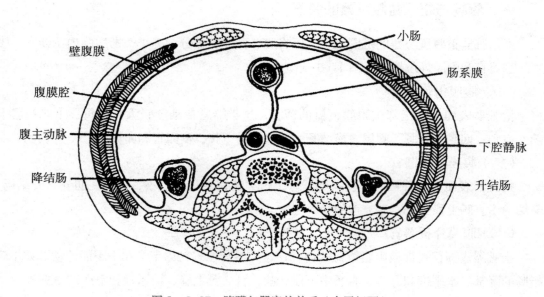

壁腹膜

腹膜腔

腹主动脉

降结肠

小肠

肠系膜

下腔静脉

升结肠

图 I -3-37　腹膜与器官的关系（水平切面）

二、腹膜形成的结构

壁腹膜与脏腹膜之间，或脏腹膜与脏腹膜与之间互相返折移行，形成系膜、网膜、韧带和陷凹等结构。这些结构不仅对器官起连接和固定作用，也是血管、神经出入脏器的途径（图 I -3-38）。

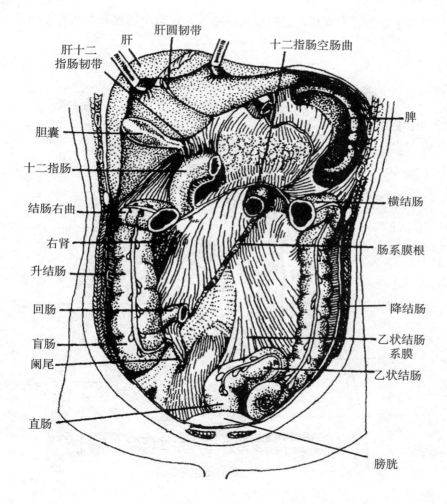

图 I -3-38　腹膜形成的结构

（一）系膜

系膜主要是指壁、脏两层腹膜互相移行而形成的双层腹膜结构，连于肠管与腹后壁之间，其中含有出入该器官的血管、神经、淋巴管和淋巴结等。主要的系膜有肠系膜、阑尾系膜、横结肠系膜和乙状结肠系膜等。凡有系膜的肠管活动范围都较大，由于肠系膜和乙状结肠系膜较长，故空肠、回肠和乙状结肠的活动性大，容易发生肠扭转等急腹症。

（二）韧带

韧带是指连接于腹、盆壁与脏器之间或连接于相邻脏器之间的腹膜结构。多数韧带由双层腹膜形成，有固定脏器的作用。如肝的上方有肝镰状韧带，肝的下面有肝胃韧带和肝十二指肠韧带。

（三）网膜

网膜是与胃小弯和胃大弯相连的双层腹膜结构，包括小网膜和大网膜（图Ⅰ-3-39）。

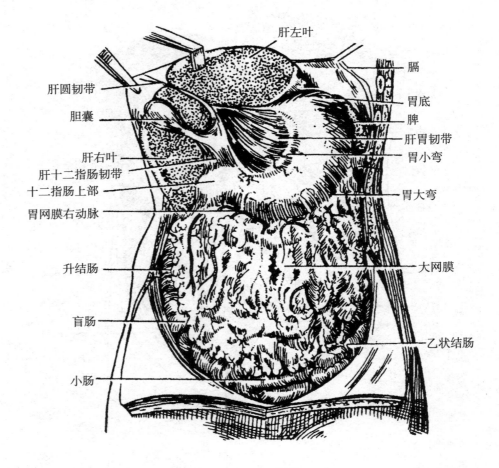

图Ⅰ-3-39 网膜

1. 小网膜 是肝门与胃小弯和十二指肠上部之间的双层腹膜结构。连于肝门和胃小弯之间的部分，称肝胃韧带；连于肝门和十二指肠上部之间的部分，称肝十二指肠韧带，其内有肝门静脉、肝固有动脉和胆总管通过。肝十二指肠韧带右缘游离，后方为网膜孔，经此孔通网膜囊。网膜囊又称小腹膜腔，网膜囊以外的腹膜腔称大腹膜腔。网膜囊为小网膜和胃后面的腹膜间隙，借网膜孔通大腹膜腔（图Ⅰ-3-40）。

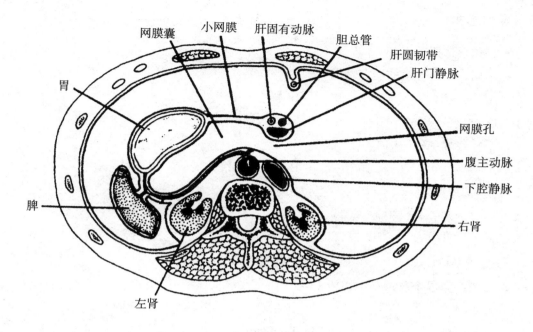

图 I -3-40 网膜囊与网膜孔

2. 大网膜 是连于胃大弯和横结肠之间的四层腹膜结构，形似围裙，悬覆于小肠和横结肠的前面。前两层来自胃前、后壁的腹膜，自胃大弯和十二指肠起始部下垂而成；下降至脐平面又反折向后上，形成大网膜的后两层。连于胃大弯和横结肠之间的大网膜前两层愈合形成胃结肠韧带。随年龄的增长，大网膜的前两层和后两层逐渐愈合粘连，不存在间隙。大网膜内含血管、脂肪和巨噬细胞，具有重要的防御功能。当腹腔脏器发生炎症时，大网膜可向病灶部位移动，将病灶包裹，防止炎症的蔓延。小儿的大网膜较短，当下腹部器官病变如阑尾炎穿孔时，不易被大网膜包裹，常引起弥漫性腹膜炎。

（四）腹膜陷凹

主要的腹膜陷凹位于盆腔内，是盆腔器官表面的腹膜互相移行返折而形成的凹陷。男性在直肠与膀胱之间有直肠膀胱陷凹。女性在膀胱与子宫之间有膀胱子宫陷凹，直肠与子宫之间有直肠子宫陷凹，也称 Douglas 腔。站立或半卧位时，男性直肠膀胱陷凹和女性直肠子宫陷凹都是腹膜腔的最低部位，当腹膜腔内积液时，多聚积于此。

复习思考

一、单项选择题

1. 不属于上消化道的器官是（　　）
   A. 十二指肠　　　　　　B. 胃　　　　　　　　C. 空肠
   D. 食管　　　　　　　　E. 咽

2. 消化管的一般结构不包括（　　）
   A. 黏膜　　　　　　　　B. 黏膜下层　　　　　C. 纤维膜
   D. 肌层　　　　　　　　E. 外膜

3. 下颌下腺管开口于（　　）
   A. 舌系带　　　　　　　B. 舌下阜　　　　　　C. 舌下襞
   D. 舌扁桃体　　　　　　E. 舌根

4. 食管的第3个狭窄距中切牙（　　）
   A. 15cm　　　　　　　　B. 25cm　　　　　　　C. 30cm
   D. 40cm　　　　　　　　E. 50cm

6. V 表示（　　）
   A. 右上颌第二磨牙　　　B. 右上颌第二乳磨牙　C. 左上颌第二磨牙
   D. 左上颌第二乳磨牙　　E. 左上颌第二前磨牙

5. 盐酸由下列哪种细胞分泌（　　）
   A. 主细胞　　　　　　　B. 壁细胞　　　　　　C. 杯状细胞
   D. 潘氏细胞　　　　　　E. 颈黏液细胞

7. 胃分为四部分，不包括（　　）
   A. 贲门部　　　　　　　B. 胃小弯　　　　　　C. 幽门部
   D. 胃底　　　　　　　　E. 胃体

8. 十二指肠大乳头（　　）
   A. 位于十二指肠水平部后壁
   B. 是肝总管的开口
   C. 距中切牙 65cm
   D. 位于十二指肠降部的后内侧壁
   E. 位于十二指肠纵襞的上方

9. 下列器官中，不具有结肠袋、结肠带和肠脂垂的是（　　）
   A. 盲肠　　　　　　　　B. 升结肠　　　　　　C. 乙状结肠
   D. 阑尾　　　　　　　　E. 横结肠

10. 肛管腔面黏膜与皮肤的分界标志是（　　　）

    A. 白线　　　　　　　　B. 肛梳　　　　　　　　C. 齿状线

    D. 直肠横襞　　　　　　E. 以上均不是

11. 下列有关十二指肠的说法错误的是（　　　）

    A. 上部为腹膜内位器官

    B. 是小肠的起始部分

    C. 上部起始处为十二指肠球部

    D. 降部有十二指肠大乳头

    E. 降部与水平部间转折成十二指肠空肠曲

12. 不是消化腺的器官为（　　　）

    A. 腮腺　　　　　　　　B. 肝　　　　　　　　C. 舌下腺

    D. 胰　　　　　　　　　E. 脾

13. 下列关于肝脏说法错误的是（　　　）

    A. 肝是人体最大的消化腺

    B. 肝能够分泌胆汁

    C. 肝小叶是肝的结构和功能单位

    D. 肝门是肝管、肝门静脉、肝固有动脉出入肝的部位

    E. 肝脏大部分位于左季肋区，小部分位于右季肋区和腹上区

14. 出入肝门的结构不包括（　　　）

    A. 肝固有动脉　　　　　B. 肝门静脉　　　　　C. 肝静脉

    D. 肝管　　　　　　　　E. 以上均不是

15. 肝胰壶腹开口于（　　　）

    A. 十二指肠上部　　　　B. 十二指肠降部　　　　C. 十二指肠水平部

    D. 十二指肠升部　　　　E. 十二指肠空肠区

17. 关于胆囊说法正确的是（　　　）

    A. 胆囊是腹膜内位器官

    B. 胆囊分为头、颈、体三部分

    C. 胆囊有产生胆汁的作用

    D. 胆囊底的体表投影在左锁骨中线与左肋弓下缘焦点处

    E. 以上说法都不正确

18. 下列不属于腹膜外位器官的是（　　　）

    A. 充盈的膀胱　　　　　B. 胰脏　　　　　　　C. 肾脏

    D. 空虚的膀胱　　　　　E. 肾脏

二、思考题

1. 大唾液腺有哪几对？其导管各开口于何处？

2. 一幼儿误食一分硬币后，两天后在粪便中出现，请按顺序写出该硬币需经过哪些器官和狭窄处才能排出体外（5个狭窄）？

3. 简述肝脏面的结构。

4. 简述胆囊的位置、形态和胆囊底的体表投影。

扫一扫，知答案

扫一扫，看课件

模 块 四

呼吸系统

【学习目标】

　　1.掌握：呼吸系统的组成；鼻旁窦及开口部位；喉软骨及喉腔分部；气管、主支气管的位置、形态特点；肺的位置、形态及主要结构。

　　2.熟悉：喉软骨的连结；胸膜、胸膜腔、纵隔的概念；胸膜和纵隔的分部。

　　3.了解：鼻的形态、构造；肺和胸膜的体表投影；纵隔各部的内容。

　　4.运用所学知识写一份与呼吸系统常见疾病的科普宣传稿（300～500字左右）。

　　呼吸系统是完成人体与外界之间气体交换功能的系统，一些器官尚具有嗅觉、发音等特殊功能。呼吸系统的器官按照结构和功能的不同可分为呼吸道和肺两部分（图Ⅰ-4-1）。呼吸道是气体进出人体的通道，包括鼻、咽、喉、气管及各级支气管；肺是完成气体交换的器官。

项目一　呼吸道

一、鼻

　　鼻是气体进出人体的门户，同时也是人体的嗅觉器官。根据结构和功能的不同，可分为外鼻、鼻腔和鼻旁窦3部分。

（一）外鼻

　　外鼻位于面部中央，呈三棱锥体型，以骨和软骨为支架外覆皮肤和少量皮下组织构成（图Ⅰ-4-2），自上而下分为鼻根、鼻背、鼻尖。鼻根位于两眶之间，向下延伸为鼻背，下端向前突起称鼻尖。鼻尖两侧形成的隆起称鼻翼，鼻翼下方的开口称鼻孔。

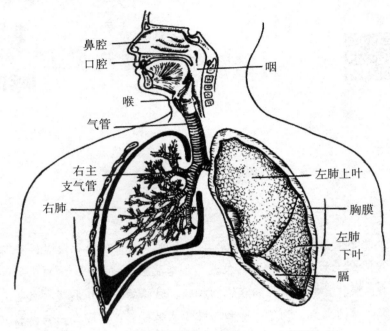

图 I-4-1　呼吸系统模式图

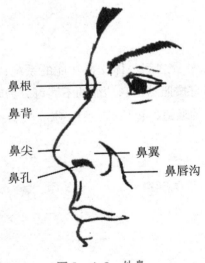

图 I-4-2　外鼻

（二）鼻腔

以骨和软骨为支架内衬黏膜或皮肤构成，以鼻中隔为界分为左右两腔。前方开口于鼻孔，向后借鼻后孔与鼻咽相通。鼻中隔前下份黏膜内血管吻合丰富容易出血，称易出血区。每侧鼻腔分为鼻前庭和固有鼻腔。

1. 鼻前庭　位于鼻翼内面，内衬皮肤，长有鼻毛，具有过滤净化空气和阻挡异物作用。鼻前庭是疖肿的好发部位，该处缺乏皮下组织，发生疖肿时，疼痛较为剧烈。

2. 固有鼻腔　位于鼻腔后上部，内衬黏膜。外侧壁自上而下有突入鼻腔的上、中、下鼻甲，鼻甲下方有相应的上、中、下 3 个鼻道。上鼻甲后方与鼻腔顶壁之间有一凹陷称蝶筛隐窝（图Ⅰ-4-3）。

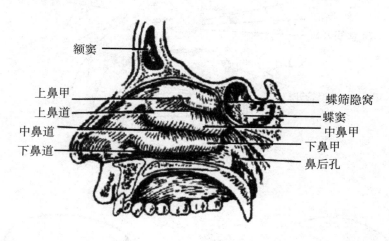

额窦

上鼻甲
上鼻道
中鼻道
下鼻道

蝶筛隐窝
蝶窦
中鼻甲
下鼻甲
鼻后孔

图Ⅰ-4-3　鼻腔外侧壁（右侧）

固有鼻腔内的黏膜按功能不同分为嗅区和呼吸区两部分。

（1）**嗅区**　位于上鼻甲内侧及其相对的鼻中隔以上，黏膜内含有嗅细胞，能感受气味刺激，有嗅觉功能。

（2）**呼吸区**　为除嗅区以外的鼻黏膜，活体呈粉红色，无嗅细胞但毛细血管和黏液腺丰富，具有温暖、湿润、净化空气的作用。

（三）鼻旁窦

又称鼻窦或副鼻窦，是分布于鼻腔周围不同颅骨内部的含气空腔，共 4 对，分别为上颌窦、额窦、筛窦和蝶窦。鼻旁窦内衬黏膜，并与鼻腔黏膜相延续，所以鼻腔炎症常可沿黏膜蔓延至鼻旁窦。

上颌窦、额窦、筛窦的前、中群开口于中鼻道；筛窦的后群开口于上鼻道；蝶窦开口于蝶筛隐窝。其中，上颌窦为体积最大的鼻旁窦，开口位置较高，当出现炎症时，分泌物不易排出，故慢性炎症多见于上颌窦。

鼻旁窦可调节吸入空气的温度和湿度，并对发音起到共鸣作用（图Ⅰ-4-4、图Ⅰ-4-5）。

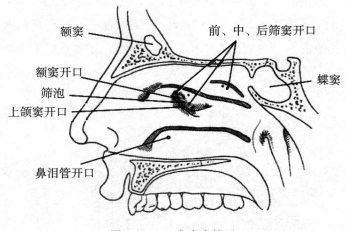

图Ⅰ-4-4 鼻旁窦的开口

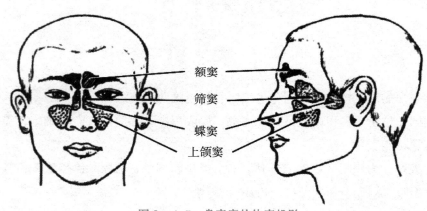

图Ⅰ-4-5 鼻旁窦的体表投影

二、咽

详见模块三消化系统。

三、喉

位于颈前部的中央，上接喉咽，下续气管。喉既是呼吸道的一部分又是发音器官。喉以软骨为支架，借关节、韧带和纤维膜连接，外覆肌肉，内衬黏膜构成。

（一）喉软骨及其连结

喉软骨包括甲状软骨、环状软骨、会厌软骨和杓状软骨，借软骨间连接构成喉的支架（图Ⅰ-4-6）。

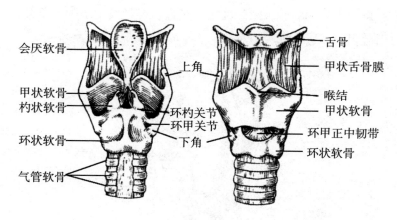

图 I -4-6　喉软骨及其连结

1. **甲状软骨**　位于舌骨下方，是最大的喉软骨，由左、右两块甲状软骨板构成。喉结，是颈部重要的体表标志，上缘借甲状舌骨膜与舌骨相连。

2. **环状软骨**　位于甲状软骨下方，相似指环，平对第6颈椎，是颈部重要的体表标志。环状软骨是呼吸道中唯一一块呈完整环形的软骨，对维持呼吸道的畅通有重要作用，损伤后易引起喉狭窄。前部上缘借环甲正中韧带与甲状软骨相连，当发生急性喉阻塞时，可在此处进行穿刺或切开。

3. **会厌软骨**　位于甲状软骨后上方，形似树叶，是唯一一块有弹性的喉软骨。会厌软骨表面覆盖黏膜形成会厌，吞咽时可关闭喉口，以防止食物、唾液等误入喉腔。

4. **杓状软骨**　位于环状软骨板的上方，左、右各一，是唯一成对的喉软骨，呈三棱锥体形，可分为1尖、1底和2突。尖向上，底朝下，与环状软骨形成环杓关节；底向前发出声带突，有声韧带附着；向外侧发出较钝的突起，称肌突，有喉肌附着。

（二）喉肌

附于喉软骨表面，属骨骼肌，均细小。可分为两组：一组主要作用于环甲关节，用于调节声韧带紧张或松弛，与音调的调节有关，主要为环甲肌；另一组主要作用于环杓关节，可使声门裂开大或关小，与音量调节有关，主要为环杓后肌。

（三）喉腔及喉黏膜

喉腔是自喉口向下至环状软骨下缘的腔隙，以喉软骨为支架内衬黏膜构成（图 I -4-7）。喉腔上方的开口，称喉口，与喉咽相通；下方在环状软骨下缘与气管相连；喉腔中部两侧黏膜形成上、下两对呈矢状位的黏膜皱襞，分别称前庭襞、声襞，两襞之间的裂隙分别称前庭裂、声门裂。声门裂是喉腔中最为狭窄部分。由声襞连同其深面的声韧带、声带肌共同构成声带。

喉腔借前庭襞、声襞自上而下分为喉前庭、喉中间腔和声门下腔 3 部分。喉中间腔的两侧又称喉室；声门下腔的黏膜下组织疏松，炎症时容易发生水肿，尤其婴幼儿因喉腔狭小，水肿时可引起阻塞，造成呼吸困难。

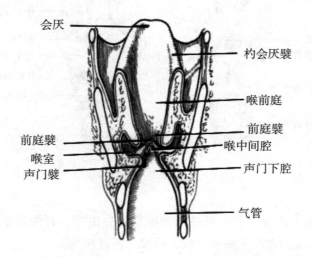

会厌　杓会厌襞　喉前庭　前庭襞　喉中间腔　声门下腔　气管　前庭襞　喉室　声门襞

图 I -4-7　喉冠状切面

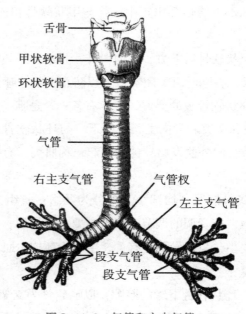

舌骨　甲状软骨　环状软骨　气管　右主支气管　气管杈　左主支气管　段支气管　段支气管

图 I -4-8　气管和主支气管

四、气管和主支气管

气管和主支气管是连于喉与肺之间的气体通道，由外形呈"C"形的气管软骨借韧带相连构成支架内衬黏膜形成。气管软骨缺口朝向后方，由结缔组织和平滑肌构成的膜壁所封闭，较平坦（图Ⅰ-4-6）。

气管上接环状软骨下缘，向下至胸骨角平面，全长 11～13cm，由 14～17 个气管软骨连接而成，分为颈部和胸部 2 部分（图Ⅰ-4-8）。颈部位于颈前部中央，自环状软骨下缘，沿食管前面下行，至胸廓上口进入胸腔。颈部的位置较浅，可以摸到。临床气管切开术，常选择在第 3～4 或第 4～5 气管软骨处进行。胸部自在胸廓上口起，至胸骨角平面分为左、右主支气管，分叉处又称气管杈，其内面有凸向上的半月形隆嵴，称气管隆嵴，常偏向左侧，是临床气管镜检查的重要标志（图Ⅰ-4-9）。

左主支气管较细长，走形接近水平；右主支气管较粗短，走形较陡直，加之气管隆嵴偏向左侧，故气管内异物常易坠入右主支气管。

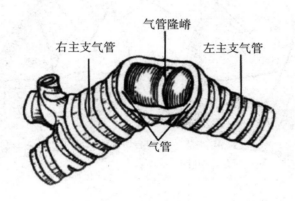

图Ⅰ-4-9　气管和主支气管

项目二　肺

肺是进行气体交换的器官，质地柔软，富有弹性，结构类似海绵状。幼儿的肺呈淡红色；成人由于吸入空气中的灰尘逐渐沉积，色泽暗红或呈蓝黑色。

肺的位置和形态

（一）肺的位置

肺位于胸腔内，膈的上方、纵隔的两侧，左、右各一。

（二）肺的形态

肺的形态呈半圆锥体形（图Ⅰ-4-10），包括 1 尖、1 底、2 面、3 缘及 3 条裂隙。左右两肺并不对称，受心偏向左侧的影响，左肺狭长，右肺宽短。肺的上端圆钝，称肺尖，可经胸廓上口突入颈根部，达锁骨内侧 1/3 段上方 2～3cm。肺的下面与膈顶相邻，向上凹陷，称肺底，又称膈面。肺的外侧与肋及肋间隙相邻，光滑隆起，称肋面，左肺肋面有自后上至前下的 1 条斜行裂隙，称斜裂，将左肺分为上、下 2 叶；右肺除斜裂外，另有 1 条近似水平的裂隙，称水平裂，两条裂隙将右肺分为上、中、下 3 叶。肺的内侧面朝向胸腔中央的纵隔，又称纵隔面，其中部向肺内略凹陷，有出入肺的主支气管、肺动脉、肺静脉、神经以及淋巴管等结构，称肺门（图 I -4-11）。出入肺门的结构被结缔组织所包绕，称肺根。肺的前缘薄而锐利，左肺前缘的下方尚有心切迹，切迹下方的突出部分称左肺小舌；下缘薄锐，环绕于肺底周围，呈半环形；肺的后缘较圆钝，紧邻脊柱两侧。

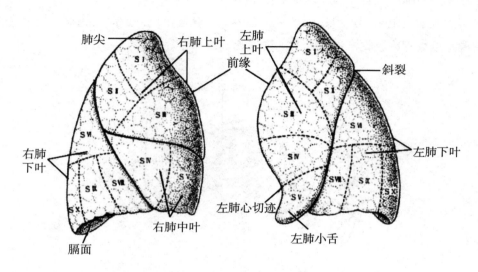

图 I -4-10　肺（前面观）

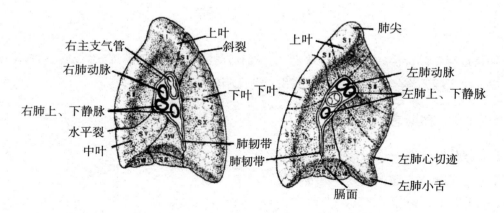

图 I -4-11　肺（内侧面观）

项目三　胸膜和纵隔

一、胸膜

胸膜是被覆于胸腔内面以及肺表面的一层薄而光滑的浆膜。

（一）胸膜的分部

胸膜可分为脏、壁两层（图Ⅰ-4-12）。脏层只被覆于肺的表面，又称肺胸膜或脏胸膜，与肺的实质紧密结合，并深入斜裂、水平裂内。壁层被覆于胸壁内面、膈上面及纵隔的两侧，又称壁胸膜，按其具体位置不同，又可分为4部分，即胸膜顶、肋胸膜、膈胸膜和纵隔胸膜。胸膜顶包在肺尖上方，突入颈根部，超出锁骨内侧1/3段上方2～3cm；被覆于胸壁内面的部分称肋胸膜；被覆于膈顶的部分称膈胸膜；被覆于纵隔两侧的部分称纵隔胸膜。

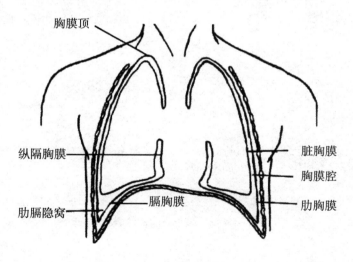

图Ⅰ-4-12　胸膜和胸膜腔

（二）胸膜腔和肋膈隐窝

脏胸膜和壁胸膜在肺根处相互移行，围成一个密闭的、潜在的腔隙，称胸膜腔。胸膜腔左、右各一，互不相通。胸膜腔呈负压，内有少量浆液，可减少呼吸时脏、壁胸膜的摩擦。胸膜腔在肋胸膜和膈胸膜转折处，形成一个半环形较深的间隙，即使肺深呼吸时，肺的下缘也不能深入，称肋膈隐窝。肋膈隐窝是胸膜腔最低部位，胸膜腔积液常积聚于此，是临床胸膜腔穿刺或引流的部位。

（三）肺和胸膜的体表投影

1.肺的体表投影

（1）肺尖的体表投影　锁骨内侧1/3部的上方2～3cm处。

（2）肺前缘的体表投影　均起自肺尖，向内下方斜行，经胸锁关节的后方，在第2胸肋关节水平两侧互相靠近。右肺前缘垂直下行至第6胸肋关节处移行肺下缘；左肺前缘行至第4胸肋关节处，沿第4肋软骨向外下方，至第6肋软骨中点移行于左肺下缘。

（3）肺下界的体表投影　在锁骨中线处与第6肋相交；腋中线处与第8肋相交；肩胛线处与第10肋相交；后正中线处与第10胸椎棘突平对（图Ⅰ-4-13）。

2.胸膜的体表投影　胸膜的体表投影是指壁胸膜各部互相移行形成的反折线在体表的投影位置（图Ⅰ-4-13）。

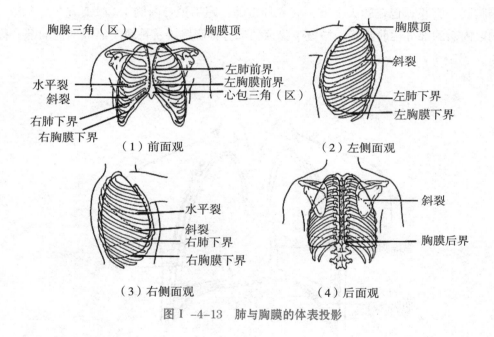

图Ⅰ-4-13　肺与胸膜的体表投影

胸膜顶和胸膜前界的体表投影，基本与肺尖和肺的前缘体表投影一致。两侧胸膜下界的体表投影，比两肺下缘的体表投影约低两肋。肺下缘与胸膜下界的体表投影对比见表Ⅰ-4-1。

表Ⅰ-4-1　肺与胸膜的体表投影

	锁骨中线	腋中线	肩胛线	脊柱外侧
肺	第6肋	第8肋	第10肋	第10胸椎棘突
胸膜	第8肋	第10肋	第11肋	第12胸椎棘突

二、纵隔

纵隔是左、右纵隔胸膜之间全部器官、结构和结缔组织的总称。前界为胸骨，后界为脊柱胸段，两侧界为纵隔胸膜，上界为胸廓上口，下界为膈。

纵隔以胸骨角至第 4 胸椎下缘的平面为界分为上纵隔和下纵隔 2 部分。下纵隔又以心包为界分为前、中、后纵隔。其中，胸骨与心包前面之间为前纵隔，心包后面至脊柱为后纵隔。

复习思考

一、单项选择题

1. 呼吸道不包括（　　　）
   A. 鼻　　　　　　　　B. 咽　　　　　　　C. 气管
   D. 喉　　　　　　　　E. 肺

2. 喉软骨成对的是（　　　）
   A. 甲状软骨　　　　　B. 环状软骨　　　　C. 会厌软骨
   D. 杓状软骨　　　　　E. 以上都不是

3. 关于肺，错误的描述是（　　　　）
   A. 肺左、右各一，位于胸腔内
   B. 右肺狭长，左肺粗大
   C. 上端钝圆称肺尖，突入颈根部
   D. 内侧面邻纵隔，又称纵隔面
   E. 左肺前缘有一明显的弧形陷凹，称心切迹

4. 右主支气管的特点是（　　　　）
   A. 细而短直　　　　　B. 粗、短、直　　　C. 细、长、横平
   D. 粗、长、直　　　　E. 长、直

二、思考题

1. 气管异物多坠入哪侧主支气管，为什么？
2. 鼻旁窦有哪些，为什么临床上上颌窦炎多见？
3. 什么叫胸膜腔，壁胸膜分哪几部分？
4. 试述肺和胸膜下界的体表投影。

扫一扫，知答案

扫一扫，看课件

模 块 五

泌尿系统

【学习目标】

1. 掌握：肾的形态结构和位置；输尿管3个狭窄及其临床意义；膀胱三角的概念及临床意义；女性尿道的结构特点及其临床意义；肾单位与集合管超微结构特点。

2. 熟悉：膀胱的形态和位置；肾的组织学一般结构。

3. 了解：肾的被膜；膀胱和输尿管的结构特点。

泌尿系统由肾、输尿管、膀胱及尿道组成（图Ⅰ-5-1）。其主要功能是形成尿液。通过尿液排泄机体代谢过程中所产生的各种代谢废物和人体多余的水和无机盐。对调节机体内水盐代谢、酸碱平衡和维持机体内外环境的相对稳定起着重要作用。

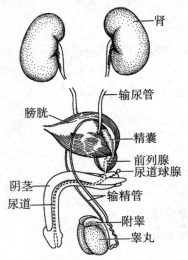

图Ⅰ-5-1 男性泌尿系统、生殖系统概观

项目一　肾

一、肾的形态和位置

（一）肾的形态

肾是成对的实质性器官，形如蚕豆，前后略扁。新鲜肾呈红褐色，质柔软，表面光滑。

肾可分为上、下两端，前、后两面，内侧、外侧两缘。肾的上、下端钝圆。肾的前面较凸，朝向前外侧；后面较扁平，紧贴腹后壁。肾的外侧缘隆凸；内侧缘中部凹陷，称肾门，是肾盂、肾动脉、肾静脉、淋巴管和神经等出入肾的部位。出入肾门的结构被结缔组织包裹合称肾蒂。肾蒂主要结构的排列关系，由前向后依次为肾静脉、肾动脉和肾盂；由上向下依次为肾动脉、肾静脉和肾盂。右侧肾蒂较左侧短，故右肾手术难度较大。肾门向肾内凹陷扩大的腔称肾窦，窦内含有肾动脉的分支、肾静脉的属支、肾小盏、肾大盏、肾盂、淋巴管、神经和脂肪组织等（图Ⅰ-5-2）。

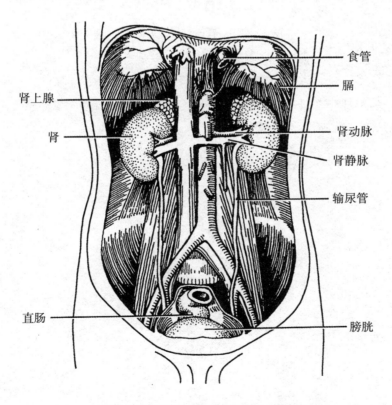

图Ⅰ-5-2　肾和输尿管的位置（前面）

（二）肾的位置

肾位于腹腔内腹后壁，脊柱的两旁，前面覆盖腹膜，是腹膜外位器官。一般左肾上端平第 12 胸椎体上缘，下端平第 3 腰椎体上缘；右肾受肝的影响，位置比左肾约低半个椎体。左侧第 12 肋斜过左肾后方的中部，右侧第 12 肋斜过右肾后方的上部（图 I –5–3）。肾门约平第 1 腰椎平面，距正中线外侧约 5cm。肾的位置存在着个体差异，一般女性低于男性，儿童低于成人，新生儿肾的位置更低。

在躯干背面，竖脊肌外侧缘与第 12 肋之间的部位，称肾区（肋脊角）。当肾患某些疾病时，叩击或触压肾区，常可引起疼痛。

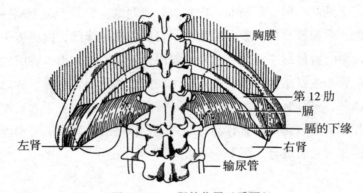

图 I –5–3　肾的位置（后面）

二、肾的被膜

肾的表面有三层被膜（图 I –5–4、图 I –5–5），由内向外依次为纤维囊、脂肪囊和肾筋膜。

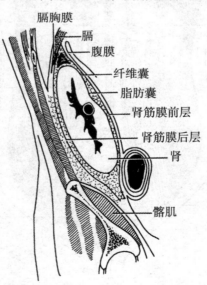

图 I –5–4　肾的被膜（矢状切面）

（一）纤维囊

纤维囊是薄而坚韧的致密结缔组织膜，包于肾表面。正常状态下，纤维囊容易与肾实质剥离，但在肾病变时，则可与肾实质发生粘连，不易剥离。在修复肾破裂或行肾部分切除术时，需缝合纤维囊。

（二）脂肪囊

脂肪囊是位于纤维囊外面的囊状脂肪层。脂肪囊对肾起弹性垫样的保护作用。临床上作肾囊封闭，就是将药物注入肾脂肪囊内。

（三）肾筋膜

肾筋膜位于脂肪囊的外面，是致密结缔组织膜。肾筋膜分前、后两层包被肾和肾上腺。在肾的外侧及上方，两层肾筋膜互相融合；在肾的下方，前、后两层肾筋膜分离，其间有输尿管通过；在肾的内侧，两侧肾筋膜前层互相连续，后层与腰大肌筋膜融合。

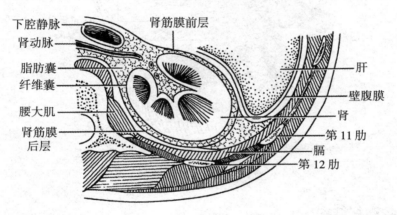

图 I –5–5　肾的被膜（横切面）

肾的正常位置依赖于肾的被膜、肾的血管、肾的邻近器官、腹膜及腹内压等多种因素维持。肾的固定装置不健全时，即可发生肾移位造成肾下垂或游走肾。

三、肾的内部结构

在肾的冠状切面上，可见肾实质分为肾皮质和肾髓质两部分（图 I –5–6）。

（一）肾皮质

主要位于肾的浅层，富含血管，新鲜标本呈红褐色。肾皮质深入肾髓质内的部分称肾柱。

（二）肾髓质

位于肾皮质的深层，血管较少，颜色较浅，约占肾实质厚度的2/3。肾髓质由15～20个肾锥体组成。肾锥体呈圆锥形，其底朝向皮质；尖端钝圆，稍伸入肾小盏，称肾乳头。

肾乳头上有许多乳头孔，为乳头管向肾小盏的开口。肾产生的尿液经乳头孔流入肾小盏内。肾小盏是漏斗状的膜性短管，包绕肾乳头。每侧肾有 7～8 个肾小盏，每 2～3 个肾小盏汇合成一个肾大盏。每侧肾有 2～3 个肾大盏。肾大盏再汇合成肾盂。肾盂呈前后略扁的漏斗状，出肾门后逐渐变细，向下弯行，移行为输尿管。

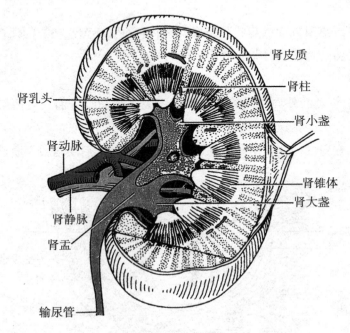

图 I -5-6　肾的内部结构

四、肾的微细结构

肾实质主要由大量泌尿小管构成，其间的血管、淋巴管、神经和少量结缔组织构成肾间质。泌尿小管是形成尿的结构，可分为肾单位和集合小管两部分，其组成见表 I -5-1。

表 I -5-1　泌尿小管的组成

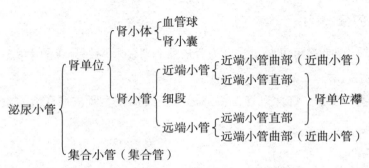

（一）肾单位

是肾结构和功能的基本单位。每个肾约有100~150万个肾单位，肾单位由肾小体和肾小管两部分构成。

1. **肾小体**　肾小体呈球形，主要位于肾皮质内。每个肾小体有两个极。血管出入端为血管极，此处有两条小血管，一条为入球微动脉，另一条为出球微动脉；与血管极相对的另一端为尿极，与肾小管相连。

肾小体由血管球和肾小囊两部分组成（图 I-5-7）。

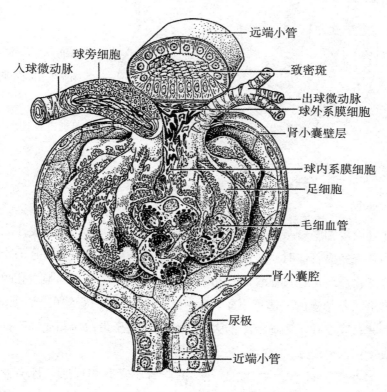

图 I-5-7　肾小体结构模式图

（1）**血管球**　又称肾小球，是包在肾小囊内入球微动脉与出球微动脉之间一团盘曲成球状的毛细血管。入球微动脉进入肾小囊内反复分支，形成网状毛细血管襻，构成血管球。最后毛细血管汇成一条出球微动脉离开肾小囊。入球微动脉的管径较出球微动脉粗，所以血管球内的压力较高。当血液流经血管球时，大量水分和小分子物质滤出血管壁而进入肾小囊。在电镜下观察，血管球的毛细血管壁仅由一层有孔的内皮细胞及其外面的基膜组成。

（2）**肾小囊**　肾小囊是肾小管的起始部膨大并凹陷形成的双层囊。肾小囊的外层称肾小囊壁层，是单层扁平上皮，与近端小管相续；肾小囊的内层称肾小囊脏层，紧包在血管球毛细血管的外面，其上皮是由单层有突起的足细胞构成。两层囊壁之间的腔隙称肾小囊腔。在电镜下观察，足细胞的胞体较大，从胞体上伸出几个较大的初级突起，每个初级突起又发出许多次级突起。相邻足细胞的次级突起互相交错，突起之间有约 25nm 的裂隙，称裂孔（图 I –5-8）。裂孔上覆盖薄膜，称裂孔膜。

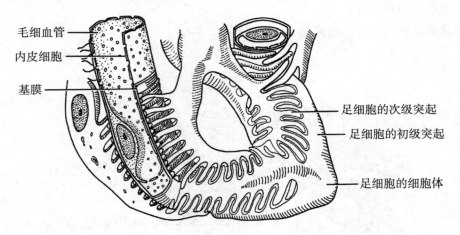

图 I –5-8　足细胞与毛细血管超微结构模式图

血管球有孔的内皮细胞、基膜及足细胞裂孔膜这三层结构称滤过膜或称滤过屏障。当血液从入球微动脉流经血管球时，血液中除了血细胞、蛋白质和一些大分子物质外，血浆内的水分和小分子物质均可透过血管球有孔的内皮细胞、基膜及足细胞裂孔膜而滤入肾小囊腔。经滤过膜进入肾小囊的液体称原尿。成年人每 24 小时两肾约可产生原尿 180L。在病理情况下，若滤过膜受损，则血液中的大分子物质，甚至蛋白质和血细胞都可滤出到肾小囊腔内，形成蛋白尿或血尿。

2. **肾小管**　肾小管与肾小囊外层相连续，并与肾小囊腔相连通。肾小管分为近端小管、细段和远端小管三部分（图 I –5-9）。近端小管与肾小囊相连；远端小管连接集合小管。肾小管具有重吸收、分泌和排泄功能。

（1）**近端小管**　近端小管是肾小管的起始部分，是肾小管中最粗最长的一段。近端小管起始部盘曲在肾小体附近，称近端小管曲部（近曲小管），然后直行入髓质，为近端小管直部。近端小管管壁的上皮细胞呈锥体形，细胞界限不清，细胞质嗜酸性，细胞核圆形，靠近细胞基底部，细胞游离面有刷状缘。电镜下观察，刷状缘是排列整齐的微绒毛，它使细胞表面积扩大，有利于近端小管的重吸收功能。

近端小管是原尿中有用成分重吸收的重要场所，原尿中大部分的钠离子和水分、全部的葡萄糖、氨基酸和小分子的蛋白质以及维生素等均在此重吸收。

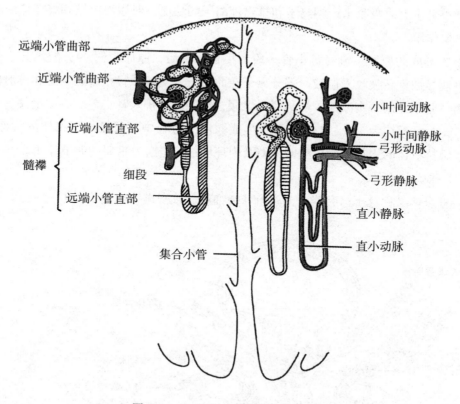

图 I −5−9　泌尿小管和肾血管模式图

（2）细段　细段为肾小管中最细的一段，一端与近端小管直部相连，另一端与远端小管直部相连，三者共同形成肾单位襻（髓襻）。细段管壁薄，为单层扁平上皮。

肾单位襻的主要功能是减缓原尿在肾小管中的流速，有利于吸收原尿中的水分和无机盐。

（3）远端小管　远端小管连接在细段和集合小管之间。远端小管直行向皮质的部分，称远端小管直部，至肾小体附近呈盘曲状的部分称远端小管曲部（远曲小管）。远端小管的管壁上皮为单层立方上皮，游离面无刷状缘。

远端小管是离子交换的重要部位，细胞有重吸收水、钠离子和排出钾离子、氢离子等的功能，对调节机体的水盐代谢和维持体液的酸碱平衡起重要作用。

（二）集合小管

集合小管续接远端小管曲部（图 I −5−9），自肾皮质行向肾髓质，沿途有多条远端小管曲部汇入。至肾锥体的肾乳头时，几条集合小管再汇合成乳头管，开口于肾乳头。随着管径的增粗，管壁上皮由单层立方上皮逐渐移行为单层柱状上皮，至乳头管开口处与肾小盏的变移上皮相连续。

集合小管也有重吸收水、钠离子和排出钾离子的功能，对尿液浓缩和维持体液的酸碱平衡起重要作用。

肾小体形成的原尿，流经肾小管各段和集合小管后，原尿中约99%的水分、营养物质和无机盐等被重新吸收入血液，部分离子在此进行了交换，肾小管还分泌和排泄出部分代谢产物。原尿经进一步浓缩，最终形成终尿，经乳头管排入肾小盏。终尿量仅为原尿量的1%，成人每天约为1.0～2.0L。肾在生成尿液的过程中不仅排出了机体的代谢废物，并且对于维持机体的水盐代谢、酸碱平衡及内环境的稳定起着重要的调节作用。

（三）球旁复合体

球旁复合体又称肾小球旁器，主要由球旁细胞和致密斑等组成（图Ⅰ-5-10）。

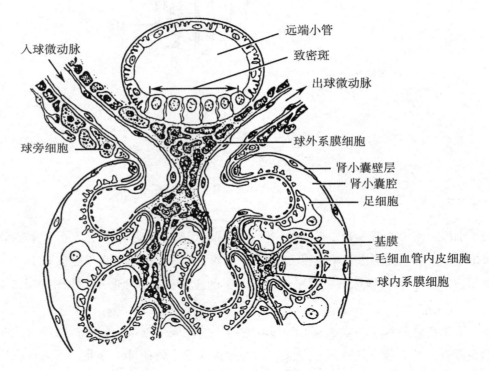

图Ⅰ-5-10　球旁复合体模式图

1.球旁细胞　位于入球微动脉近肾小体血管极处，管壁中的平滑肌细胞特化而成的上皮样细胞。球旁细胞呈立方形或多边形，细胞核呈圆形。球旁细胞的主要功能是合成和分泌肾素。肾素能引起小动脉收缩，使血压升高；肾素还促使肾上腺皮质分泌醛固酮，使远端小管和集合小管重吸收钠离子和排出钾离子，同时重吸收水分，致血容量增大，血压升高。另外，球旁细胞及肾小管周围的血管内皮细胞还能合成和分泌促红细胞生成素，刺激骨髓红细胞的生成。

某些肾病伴有高血压，与肾素分泌有关。肾病晚期常伴有贫血，这与促红细胞生成素的合成障碍有关。

2. 致密斑　致密斑是远端小管曲部近肾小体血管极一侧的管壁上皮细胞变形所形成的椭圆形结构。致密斑的细胞增高、变窄，呈柱状，排列紧密，细胞核椭圆形，多位于细胞的顶部。

一般认为致密斑是化学感受器，有调节球旁细胞分泌肾素的作用。致密斑可感受远端小管内尿液中钠离子浓度的变化，将信息传递给球旁细胞，调节球旁细胞分泌肾素，从而调节肾小管钠离子、钾离子交换，维持电解质的平衡。

五、肾的血液循环特点

（一）肾的血管

肾动脉直接由腹主动脉发出，经肾门入肾后分为数支叶间动脉，叶间动脉在肾柱内上行至肾皮质和肾髓质交界处，分支为弓形动脉，弓形动脉分出若干小叶间动脉，行向肾皮质，小叶间动脉沿途分出许多入球微动脉进入肾小体，形成血管球，血管球汇合成出球微动脉出肾小体，出球微动脉离开肾小体后在肾小管周围再次形成毛细血管网，称球后毛细血管网，球后毛细血管网依次汇合成小叶间静脉、弓形静脉、叶间静脉，最后形成肾静脉出肾（图Ⅰ-5-11）。肾的血液循环通路可见（表Ⅰ-5-2）。

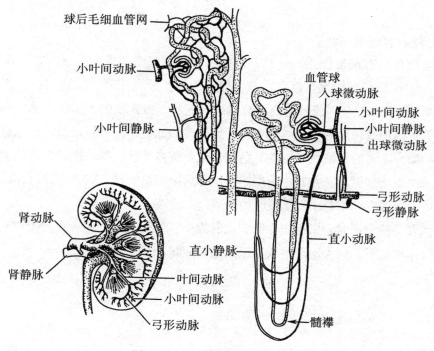

图Ⅰ-5-11　肾的血液循环通路

表 I –5–2 肾的血液循环通路

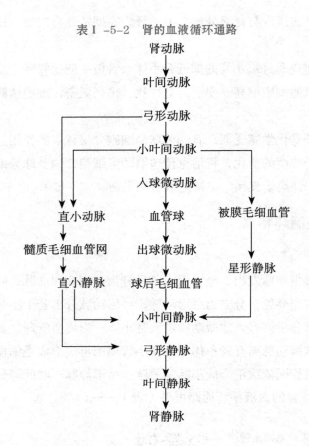

（二）肾的血液循环特点

肾的血液循环有两种作用，一是营养肾组织，二是参与尿的生成。肾的血液循环有如下特点：①肾动脉直接发自腹主动脉，血管粗短，故血压高，流速快，血流量大，每4～5分钟人体内血液全部流经肾内而被滤过一遍。②血管球的入球微动脉较出球微动脉粗，使血管球内形成较高的压力。这有利于血管球的滤过作用，可以及时清除血液中的废物和有害物质。③肾的血液循环中动脉两次形成毛细血管网，第一次是入球微动脉形成血管球，第二次是出球微动脉在肾小管周围形成球后毛细血管网。前者起滤过作用，有利于原尿的形成，后者有利于肾小管重吸收的物质进入血液。

当急性肾功能衰竭时，常由于小叶间动脉发生痉挛性收缩，使肾皮质供血不足，导致血管球滤过作用低下，病人出现少尿甚至无尿等症状。

项目二　输尿管、膀胱和尿道

一、输尿管

输尿管是一对细长的肌性管道，起于肾盂，终于膀胱，全长 25～30cm。

（一）输尿管的位置

输尿管上端起于肾盂，在腹膜后方沿腰大肌前面下行，至小骨盆上口处，左输尿管越过左髂总动脉末端的前方，右输尿管越过右髂外动脉起始部的前方，进入盆腔。入盆腔后，男性输尿管沿盆腔侧壁弯曲向前，在输精管后方并与之交叉后转向前内，而后达膀胱底；女性输尿管行于子宫颈的外侧，在子宫颈外侧约 2cm 处，从子宫动脉的后下方经过，而后至膀胱底。在膀胱底的外上角处，输尿管向内下斜穿膀胱壁，开口于膀胱（图Ⅰ-5-12）。

（二）输尿管的分段和狭窄

根据输尿管的位置和行程，可将输尿管分为腹段、盆段和壁内段三段。腹段为输尿管起始部至越过髂血管处的一段；盆段为越过髂血管处与膀胱壁之间的一段；壁内段为位于膀胱壁内的一段（图Ⅰ-5-12）。

输尿管全长有三处生理性狭窄：第一处狭窄位于输尿管的起始处；第二处狭窄位于小骨盆的上口处，即越过髂血管处；第三处狭窄在穿膀胱壁处。这些狭窄是尿路结石易滞留的部位，当结石在输尿管下降通过狭窄处或输尿管阻塞时，可引起剧烈疼痛及尿路梗阻等病症。

二、膀胱

膀胱是一个肌性囊状的贮尿器官，有较大的伸缩性。成人膀胱的容量约为 300～500mL，最大容量为 800mL。新生儿膀胱的容量约为 50mL（图Ⅰ-5-12、图Ⅰ-5-13）。膀胱的形态、位置及壁的厚度随尿液的充盈程度而异。

（一）膀胱的形态

膀胱充盈时略呈卵圆形。膀胱空虚时呈锥体形。膀胱可分为膀胱尖、膀胱底、膀胱体和膀胱颈四部分。膀胱尖细小，朝向前上方；膀胱底略呈三角形，朝向后下方；膀胱尖与膀胱底之间的大部分称膀胱体；膀胱的最下部，称膀胱颈。膀胱颈的下端有尿道内口通尿道。膀胱各部之间无明显界限。

（二）膀胱的位置和毗邻

成年人的膀胱位于盆腔的前部，居耻骨联合的后方。膀胱空虚时，全部位于盆腔内，膀胱尖一般不超过耻骨联合的上缘；膀胱充盈时，其上部可膨入腹腔，膀胱的前下壁直接与腹前壁相贴。新生儿的膀胱位于腹腔内，随着年龄的长大，逐渐下降，至青春期达成年人位置。

膀胱底的后方，在男性与精囊、输精管末端和直肠相邻；在女性则与子宫和阴道相邻。膀胱的下方，男性邻接前列腺（图Ⅰ-5-14）；女性相邻尿生殖膈（图Ⅰ-5-15）。

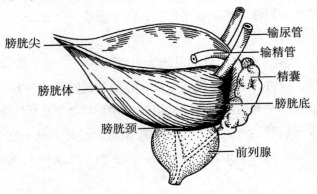

图Ⅰ-5-12 膀胱的侧面观

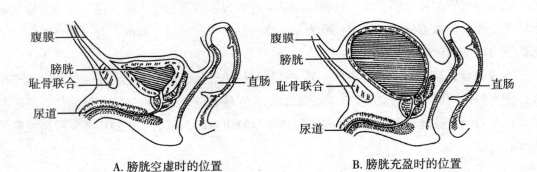

A. 膀胱空虚时的位置　　　　　　B. 膀胱充盈时的位置

图Ⅰ-5-13 膀胱的位置

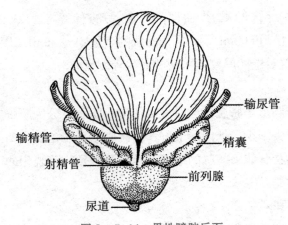

图Ⅰ-5-14 男性膀胱后面

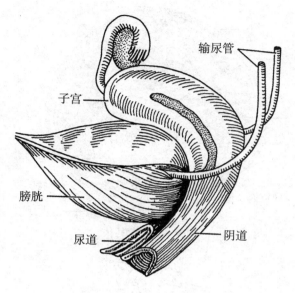

图 I -5-15　女性膀胱后面

膀胱空虚时只有上面盖有腹膜。膀胱充盈时，膀胱尖上升至耻骨联合上缘以上，膀胱大部分覆有腹膜。由于腹前壁返折向膀胱的腹膜也随膀胱的充盈上移，膀胱的前下壁与腹前壁直接相贴（图 I -5-13）。此时，在耻骨联合上方进行膀胱穿刺或行膀胱手术，可不经腹膜腔直接进入膀胱，以避免损伤腹膜和污染腹膜腔。

（三）膀胱壁的构造

膀胱壁分三层，由内向外依次是黏膜、肌层和外膜（图 I -5-16）。

1. 黏膜　黏膜由上皮和固有层构成。黏膜的上皮是变移上皮，膀胱空虚时，有 8～10 层细胞；膀胱充盈时，上皮变薄，仅 3～4 层细胞。固有层内含较多胶原纤维和弹性纤维。

膀胱空虚时，黏膜形成许多皱襞，充盈时则消失。膀胱底的内面，两输尿管口和尿道内口之间的三角形区域，称膀胱三角。此区黏膜光滑无皱襞。膀胱三角是肿瘤和结核的好发部位。

2. 肌层　膀胱的肌层由平滑肌构成，大致分为内纵、中环、外纵三层，这三层肌束相互交错，共同构成逼尿肌。在尿道内口处，环行肌层增厚形成膀胱括约肌。

3. 外膜　膀胱上面的外膜为浆膜（腹膜），其他部分为纤维膜。

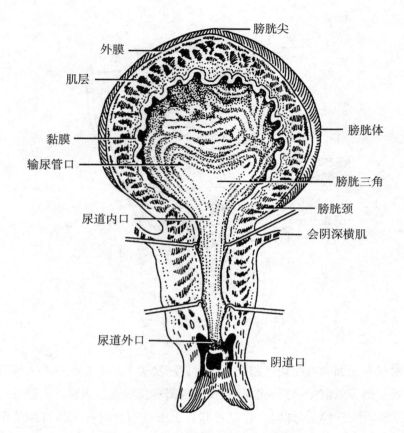

图 I -5-16 女性膀胱和尿道的额状切面

三、尿道

尿道是膀胱通往体外的排尿管道。尿道起于膀胱尿道内口，终于尿道外口。

女性尿道宽、短，行程较直，长约 5cm，仅有排尿功能。它始于膀胱尿道内口，穿过尿生殖膈，终于尿道外口。尿道外口开口于阴道前庭，位于阴道口的前方，距离阴道和肛门较近，故易引起逆行性泌尿系统感染。

男性尿道与生殖系统关系密切，故在男性生殖系统叙述。

复习思考

一、名词解释

肾门　膀胱三角

二、单项选择题

1. 女性尿道的描述，正确的是（　　　）

　　A. 长 8 ～ 10cm

　　B. 向前下穿盆膈

　　C. 终于膀胱的尿道内口起始于阴道前庭的尿道外口

　　D. 膀胱充盈时可高出耻骨联合上缘

　　E. 较男性尿道短、宽、直，易患逆行性尿路感染

2. 肾实质不包括（　　　）

　　A. 肾窦　　　　　　　　B. 肾皮质　　　　　　　　C. 肾锥体

　　D. 肾柱　　　　　　　　E. 肾髓质

3. 关于输尿管，描述错误的是（　　　）

　　A. 第 1 处狭窄在肾门处

　　B. 第 2 处狭窄在越过小骨盆入口处

　　C. 第 3 处狭窄在壁内部

　　D. 约平第 2 腰椎上缘平面起自肾盂末端

　　E. 男性输尿管在输精管后外方与之交叉

三、思考题

1. 简述肾的结构。

2. 简述尿液的产生和排出途径。

扫一扫，知答案

扫一扫，看课件

模 块 六

生殖系统

【学习目标】

　　1. 掌握：生殖系统的组成；睾丸的位置与形态；输精管的分部；男性尿道的分部、狭窄、扩大、弯曲及其临床意义；输卵管的分部及意义；子宫的形态、位置及固定装置。

　　2. 熟悉：前列腺的位置、形态与分叶；卵巢的位置、韧带名称；阴道的形态和位置。

　　3. 了解：外生殖器的组成和结构特点。

　　生殖系统包括男性生殖系统和女性生殖系统（图Ⅰ-6-1、图Ⅰ-6-2）。男、女性生殖系统都包括内生殖器和外生殖器。生殖系统的主要功能是产生生殖细胞，繁衍后代；分泌性激素，促进生殖器官的发育，维持两性的性功能、激发和维持第二性征。

项目一　男性生殖系统

　　男性内生殖器包括睾丸、附睾、输精管、射精管、精囊、前列腺、尿道球腺，外生殖器包括阴囊和阴茎。

一、男性内生殖器

（一）睾丸

具有产生男性生殖细胞精子和分泌男性激素的功能。

1. 睾丸的位置和形态　　睾丸左、右各一，位于阴囊内。呈扁椭圆形，表面光滑。睾丸分上、下两端，前、后两缘和内侧、外侧两面。睾丸的上端和后缘有附睾贴附，血管、神经和淋巴管经后缘进出睾丸（图Ⅰ-6-1、图Ⅰ-6-3）。睾丸的前缘游离。性成熟期以前睾丸发育较慢，随性成熟而迅速生长发育，至老年随性功能的衰退而萎缩变小。

睾丸除后缘外均被有腹膜，称睾丸鞘膜。睾丸鞘膜分脏、壁两层，脏层紧贴睾丸的表面；壁层贴附于阴囊的内面。睾丸鞘膜的脏、壁两层在睾丸后缘处相互移行，构成一个封闭的腔，称鞘膜腔。鞘膜腔内含有少量液体，起润滑作用。如鞘膜腔内因炎症液体增多，临床上称为睾丸鞘膜积液。

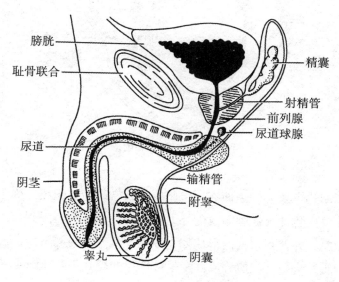

图Ⅰ-6-1　男性泌尿系统概观

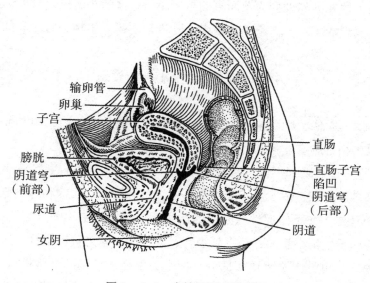

图Ⅰ-6-2　女性泌尿系统概观

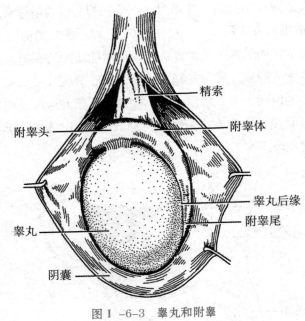

精索

附睾头

附睾体

睾丸后缘

附睾尾

睾丸

阴囊

图Ⅰ-6-3 睾丸和附睾

2. **睾丸的微细结构** 睾丸的表面有一层坚厚的致密结缔组织膜，称白膜。白膜坚韧而缺乏弹性，当睾丸发生急性炎症肿胀或受外力打击时，由于白膜限制而产生剧痛。睾丸白膜在睾丸后缘处增厚，并伸入睾丸内形成睾丸纵隔。从睾丸纵隔又发出许多睾丸小隔，呈放射状伸入睾丸实质，将睾丸实质分成许多呈锥体形的睾丸小叶（图Ⅰ-6-4）。

睾丸实质约分成250个睾丸小叶。每个睾丸小叶内含有1～4条细长盘曲的生精小管。生精小管在近睾丸纵隔处变为短而直的直精小管。直精小管进入睾丸纵隔相互吻合成睾丸网，由睾丸网形成12～15条睾丸输出小管进入附睾。生精小管之间的结缔组织，称睾丸间质。

（1）**生精小管** 是产生精子的部位。生精小管的管壁上皮由支持细胞和生精细胞构成。

1）**支持细胞** 细胞较大，略呈长锥体形，细胞基部贴于基膜，顶端伸向生精小管管腔。支持细胞对生精细胞有支持和营养作用。

2）**生精细胞** 是一系列不同发育阶段的男性生殖细胞的总称。细胞多呈圆形，由基膜到管腔面，呈多层排列，依次为精原细胞、初级精母细胞、次级精母细胞、精子细胞和精子。从青春期开始，在垂体促性腺激素的作用下，精原细胞不断分裂增殖发育成精子。精子生成后，游动于生精小管内，经直精小管、睾丸网、睾丸输出小管，入附睾储存。

精子形似蝌蚪，可分为头、尾两部分。精子头由精子细胞的细胞核浓缩而成，前2/3有顶体覆盖。顶体为一扁平囊，囊内含有透明质酸酶和蛋白分解酶等。在受精时，精子释放顶体内的酶，分解卵细胞的表面结构，使精子进入卵子。精子的尾细长，能摆动，使精子向前游动（图Ⅰ-6-5）。

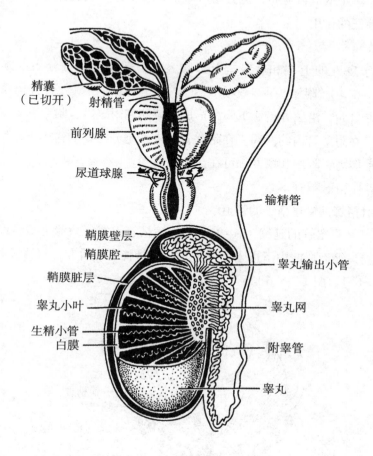

精囊（已切开）
射精管
前列腺
尿道球腺
输精管
鞘膜壁层
鞘膜腔
鞘膜脏层
睾丸输出小管
睾丸小叶
睾丸网
生精小管
白膜
附睾管
睾丸

图Ⅰ-6-4　男性内生殖器

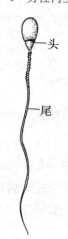

头
尾

图Ⅰ-6-5　精子的形态

（2）睾丸间质 为富含血管和淋巴管的疏松结缔组织，其内有间质细胞；这种细胞呈圆形或多边形，单个或成群分布，能分泌雄激素，有促进生殖器官发育，精子形成以及激发和维持第二性征的作用。

（二）附睾

附睾贴附于睾丸的上端和后缘，上部膨大，下部狭细，可分头、体、尾三部（图Ⅰ-6-3、图Ⅰ-6-4），附睾头由十多条睾丸输出小管盘曲而成。后者相互汇合形成附睾管。附睾管极度盘曲，沿睾丸后缘下降，形成附睾体和附睾尾，附睾管末端折而上升与输精管相续。精子在附睾管内约两周，在附睾管上皮细胞分泌物的作用下，精子进一步成熟获得较强的运动能力。附睾和睾丸都可在活体触摸到。

（三）输精管和射精管

输精管和射精管是输送精子的管道。

1.输精管 是附睾管的延续，长约50cm。输精管沿睾丸后缘上行，经阴囊根部和腹股沟管进入腹腔，继而弯向内下进入小骨盆腔，至膀胱底的后方，与精囊的排泄管汇合成射精管（图Ⅰ-6-1、图Ⅰ-6-6）。

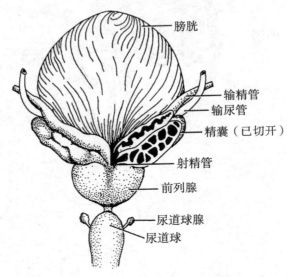

图Ⅰ-6-6 精囊、前列腺和尿道球腺

输精管的管壁较厚，管腔细小，活体触摸时呈较硬的细圆索状。输精管在阴囊根部、睾丸的后上方位置表浅，是临床输精管结扎术男性绝育术常选取的部位。

2.射精管 是输精管末端与精囊的排泄管汇合而成的管道，长约2cm，向前下穿入前列腺实质，开口于尿道的前列腺部。

3.精索 为柔软的圆索状结构，从腹股沟管深环经腹股沟管延至睾丸上端。精索的主要结构有输精管、睾丸动脉、蔓状静脉丛、淋巴管和神经等。精索外面包有三层被膜，从外向内依次为精索外筋膜、提睾肌和精索内筋膜。

（四）精囊

精囊又称精囊腺，位于膀胱底的后方、输精管末端的外侧（图Ⅰ-6-6）。精囊是一对长椭圆形的囊状器官，表面有许多囊状膨出，下端缩细为排泄管，与输精管末端汇合成射精管。精囊分泌淡黄色液体，参与精液的组成。

（五）前列腺

前列腺位于膀胱与尿生殖膈之间，包绕尿道的起始部。前列腺的后面与直肠相邻，所以经直肠指诊可以触及前列腺（图Ⅰ-6-7）。

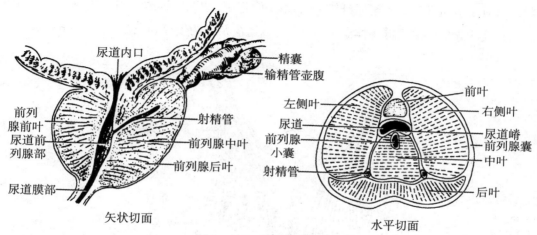

图Ⅰ-6-7　前列腺分叶

前列腺形似前后稍扁的栗子，底向上，尖向下，后面正中有一浅的前列腺沟（图Ⅰ-6-6）。

前列腺为不成对的实质性器官，主要由腺组织、平滑肌和结缔组织构成，其内有尿道和射精管穿过。前列腺的排泄管开口于尿道前列腺部。小儿的前列腺较小，腺组织不发育，主要由平滑肌和结缔组织构成。至青春期，腺组织迅速生长。老年人，腺组织逐渐退化，前列腺体积逐渐缩小。中年以后，如果前列腺内结缔组织增生，则形成前列腺肥大，可压迫尿道，引起排尿困难。前列腺分泌乳白色液体，参与精液的组成。

（六）尿道球腺

尿道球腺位于尿生殖膈内，为一对豌豆大的球形腺体（图Ⅰ-6-6）。尿道球腺的排泄管开口于尿道球部。尿道球腺的分泌物也参与精液的组成。

精液为乳白色的液体，呈弱碱性。精液由生殖管道和附属腺体的分泌物和精子共同构成。正常成年男性，一次射精排出的精液约2～5mL，含精子约3亿～5亿个。每毫升精液含精子约 1 亿～2 亿个，若每毫升精液含精子的数量低于 400 万个，常可导致不育症。

输精管结扎后，阻断了精子的排出途径，但输精管道和附属腺体分泌物的排出不受影响，因此，射精时仍有精液排出，但其内无精子。

二、男性外生殖器

（一）阴囊

阴囊位于阴茎的后下方，为一皮肤囊袋。它由阴囊中隔分为左、右两部，容纳睾丸、附睾和精索下部。

阴囊壁主要由皮肤和肉膜构成。阴囊皮肤薄而柔软，颜色深暗。肉膜是阴囊的浅筋膜，含有平滑肌纤维。平滑肌纤维的舒缩，可使阴囊皮肤松弛或皱缩，从而调节阴囊内的温度，使阴囊内的温度低于体温 1～2℃，以适应精子的生存和发育（图Ⅰ-6-8）。

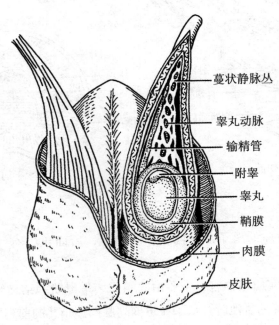

蔓状静脉丛
睾丸动脉
输精管
附睾
睾丸
鞘膜
肉膜
皮肤

图Ⅰ-6-8 阴囊和精索

（二）阴茎

阴茎悬垂于耻骨联合的前下方。

阴茎呈圆柱状，可分为阴茎根、阴茎体和阴茎头三部分。阴茎后端为阴茎根，附于耻骨弓和尿生殖膈；阴茎前端膨大，称阴茎头，其尖端有尿道外口；阴茎根和阴茎头之间的部分为阴茎体（图Ⅰ-6-9）。

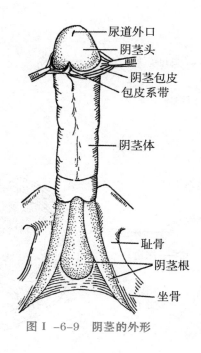

尿道外口
阴茎头
阴茎包皮
包皮系带

阴茎体

耻骨
阴茎根
坐骨

图Ⅰ-6-9　阴茎的外形

阴茎主要由两条阴茎海绵体和一条尿道海绵体构成，外面包有筋膜和皮肤。阴茎海绵体左、右各一，位于阴茎的背侧。尿道海绵体位于阴茎海绵体的腹侧，有尿道贯穿其全长。尿道海绵体中部呈圆柱形，其前、后端均膨大，前端膨大为阴茎头，后端膨大为尿道球。海绵体主要由勃起组织构成，外包以致密结缔组织组成的坚韧白膜。勃起组织是以具有大量不规则的血窦为特征的海绵状组织，血窦彼此通连，当大量血液流入血窦时，血窦充血而胀大，海绵体变硬，阴茎勃起。阴茎的皮肤薄而柔软，富有伸展性。阴茎的皮肤在阴茎体的前端，向前形成双层游离的环形皱襞，包绕阴茎头，称阴茎包皮。阴茎包皮与阴茎头的腹侧中线处连有一条皮肤皱襞，称包皮系带（图Ⅰ-6-9）。

幼儿阴茎的包皮较长，包着整个阴茎头。随着年龄的增长，由于阴茎的不断增大而包皮逐渐向后退缩。若成年男子阴茎头仍被包皮包覆，能够上翻者称包皮过长；不能上翻者称包茎。包茎易藏包皮垢，长期刺激易患阴茎癌，故包茎患者应进行包皮环切术。作包皮环切手术时，注意勿伤及包皮系带，以免影响阴茎的正常勃起。

（三）男性尿道

男性尿道是尿液和精液排出体外所经过的管道，它起始膀胱的尿道内口，终于阴茎头的尿道外口，长16～22cm（图Ⅰ-6-10、图Ⅰ-6-11）。

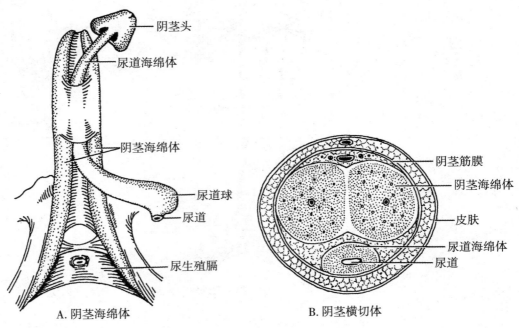

A. 阴茎海绵体　　　　　B. 阴茎横切体

图 I -6-10　阴茎的构造

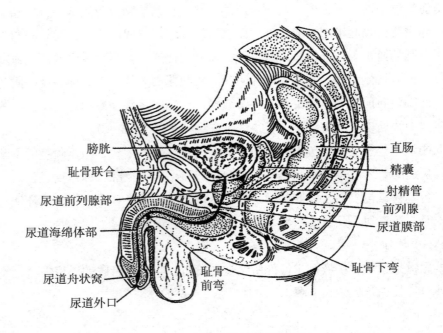

图 I -6-11　男性盆腔正中矢状切面

1.**男性尿道的分部**：男性尿道全长可分为前列腺部、膜部和海绵体部三部分。临床上将尿道海绵体部称为前尿道，将尿道膜部和前列腺部合称为后尿道。

（1）前列腺部　前列腺部为尿道穿经前列腺的部分，长约2.5cm，其后壁上有射精管及前列腺排泄管的开口。

（2）膜部　膜部为尿道穿经尿生殖膈的部分，长约1.2cm，其周围有尿道括约肌环绕。尿道括约肌舒缩，可控制排尿。

（3）海绵体部　海绵体部为尿道穿经尿道海绵体的部分，长约15cm。此部的起始段位于尿道球内，管腔稍扩大，称尿道球部，有尿道球腺的开口。尿道海绵体部在阴茎头内扩大成尿道舟状窝。

2.**男性尿道的形态特点**：男性尿道全长有三处狭窄、三处扩大和两个弯曲（图Ⅰ-6-11）。

（1）三处狭窄　分别位于尿道内口、尿道膜部和尿道外口，以尿道外口最为狭窄。尿道结石常易嵌顿在这些狭窄部位。

（2）三处扩大　分别位于尿道前列腺部、尿道球部和尿道舟状窝。

（3）两个弯曲　阴茎自然悬垂时，尿道呈现两个弯曲，一个是耻骨下弯，在耻骨联合的下方，凹向前上方，位于尿道前列腺部、膜部和海绵体部的起始段，此弯曲恒定不变；另一个是耻骨前弯，在耻骨联合的前下方，凹向后下方，位于尿道海绵体部，如将阴茎向上提起，此弯曲即消失。

临床上在使用尿道器械或插入导尿管时，应注意尿道的狭窄和弯曲，以免损伤尿道壁。在向男性尿道插入尿道器械或导尿管时，应将阴茎向上提起。

项目二　女性生殖系统

女性生殖器包括卵巢、输卵管、子宫、阴道、前庭大腺，外生殖器包括阴阜、大阴唇、小阴唇、阴道前庭、阴蒂和前庭球（图Ⅰ-6-12）。

一、女性内生殖器

（一）卵巢

1.**卵巢的位置和形态**　卵巢左、右各一，位于盆腔内，子宫的两侧，紧贴小骨盆侧壁的卵巢窝相当于髂内动脉和髂外动脉的夹角处（图Ⅰ-6-12）。卵巢呈扁椭圆形，灰红色。卵巢分上、下两端，前、后两缘和内侧、外侧两面。卵巢前缘借卵巢系膜连于子宫阔韧带，有卵巢血管、神经和淋巴管经系膜出入卵巢。

卵巢的大小和形态因年龄而异，幼女的卵巢较小，表面光滑；性成熟期卵巢体积最大，由于多次排卵，卵巢表面形成许多瘢痕；35～40岁卵巢开始缩小，50岁以后逐渐萎缩，月经随之停止。

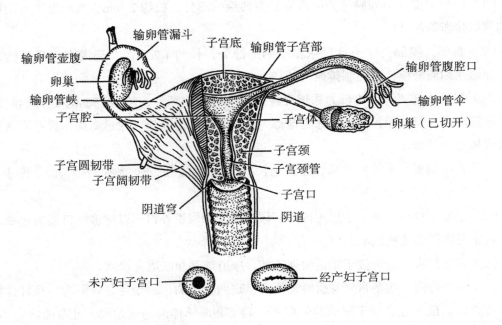

图Ⅰ-6-12 女性内生殖器

2. **卵巢的微细结构**　卵巢的表面被有单层扁平上皮。上皮的深面有一层致密结缔组织，称白膜。

卵巢实质分为皮质和髓质两部分。卵巢实质的周围部，含有不同阶段的卵泡，称卵巢皮质；卵巢实质的中央部，由疏松结缔组织、血管、淋巴管和神经等构成，称卵巢髓质。新生儿两侧的卵巢约有70万～200万个原始卵泡，7～9岁时约有30万个，青春期开始时约有4万个，至50岁左右时仅剩几百个。从青春期至更年期约30～40年的生育期内，卵巢在垂体促性腺激素的影响下，每月约有15～20个卵泡生长发育，但通常只有1个卵泡发育成熟并排出1个卵细胞。女子一生中共排卵约400～500个，其余卵泡均在发育的不同阶段退化为闭锁卵泡。绝经期以后，卵巢一般不再排卵。

（1）卵泡的发育　卵泡由中央的一个卵母细胞和包绕在其周围的多个卵泡细胞组成。卵泡的生长发育是一个连续不断的过程，大致可分为原始卵泡、生长卵泡和成熟卵泡三个阶段。

1）原始卵泡　原始卵泡位于卵巢皮质的浅层，体积小，数量多。原始卵泡的中央是一个较大的初级卵母细胞，周围是一层小而扁平的卵泡细胞，卵泡细胞外面有薄层基膜。初级卵母细胞是卵细胞的幼稚阶段。卵泡细胞对卵母细胞起支持和营养作用。

2）生长卵泡　自青春期开始，在垂体促性腺激素的作用下，部分原始卵泡开始生长发育。初级卵母细胞逐渐增大，并在其周围出现一层嗜酸性膜，称透明带。卵泡细胞分裂增殖，由一层变为多层，并在卵泡细胞之间出现一些小腔隙，继而融合成卵泡腔，腔内液体称卵泡液。在卵泡腔的形成过程中，靠近卵母细胞的卵泡细胞逐渐变为柱状，围绕透明带呈放射状排列，称放射冠；其他的卵泡细胞构成了卵泡壁。随着生长卵泡的发育，卵泡周围的结缔组织形成富含细胞和血管的卵泡膜。

3）成熟卵泡　成熟卵泡是卵泡发育的最后阶段，卵泡体积显著增大，直径可达 2cm 左右，并向卵巢表面隆起。在排卵前，初级卵母细胞完成第一次成熟分裂，产生一个次级卵母细胞和一个小的细胞，小的细胞称第一极体。次级卵母细胞迅速进入第二次成熟分裂，停止于分裂中期。

（2）排卵　卵泡发育成熟，向卵巢表面隆起，由于卵泡液剧增，卵泡最终破裂。成熟卵泡破裂，次级卵母细胞连同透明带、放射冠和卵泡液一起，从卵巢排出，进入腹膜腔，这一过程称排卵。

在生育年龄，一般每隔 28 天排卵一次，通常发生在月经周期的第 14 天左右。每次排卵，排出一个次级卵母细胞，偶尔有排出 2 个或 2 个以上的现象。

卵泡细胞和卵泡膜的细胞分泌雌激素。雌激素有促进女性生殖器官发育、促进子宫内膜增生、激发和维持女性性功能和第二性征的作用。

（3）黄体的形成与退化　成熟卵泡排卵后，残留的卵泡壁塌陷，卵泡膜和血管随之陷入，在黄体生成素的作用下，逐渐发育成一个富含血管的细胞团，新鲜时呈黄色，称黄体。黄体发育、维持的时间取决于排出的卵是否受精。若排出的卵未受精，黄体在排卵后两周便退化，这种黄体称月经黄体；若排出的卵受精，黄体继续发育，大约维持到妊娠 6 个月时开始退化，这种黄体称妊娠黄体。黄体退化后逐渐被结缔组织代替，称白体。黄体分泌孕激素黄体酮和少量雌激素。孕激素有抑制子宫平滑肌收缩和促进子宫内膜增生、子宫腺分泌以及促进乳腺发育等作用。

（二）输卵管

输卵管是一对输送卵细胞的肌性管道，长 10 ～ 12cm。

1. 输卵管的位置　输卵管连于子宫底的两侧，包裹在子宫阔韧带的上缘内（图Ⅰ-6-12）。输卵管内侧端以输卵管子宫口与子宫腔相通；外侧端以输卵管腹腔口开口于腹膜腔。故女性腹膜腔经输卵管、子宫、阴道与外界相通。

2. 输卵管的形态和分部　输卵管呈长而弯曲的喇叭形，由内侧向外侧可分为四部分：

（1）输卵管子宫部　为输卵管穿子宫壁的部分，以输卵管子宫口通子宫腔。

（2）输卵管峡　紧接子宫底外侧，短而狭细，水平向外移行为输卵管壶腹。输卵管峡是临床输卵管结扎术女性绝育术的常选部位。

（3）输卵管壶腹　约占输卵管全长的2/3，管径粗而弯曲。卵细胞通常在此部受精。受精卵经输卵管子宫口入子宫，植入子宫内膜中发育成胎儿。若受精卵未能移入子宫，而在输卵管或腹膜腔内发育，即为宫外孕。

（4）输卵管漏斗　为输卵管外侧端的膨大部分，呈漏斗状。漏斗末端的中央有输卵管腹腔口，开口于腹膜腔；漏斗末端的周缘有许多细长突起，称输卵管伞，盖于卵巢表面。临床手术时，常以输卵管伞作为识别输卵管的标志。

（三）子宫

子宫是产生月经和受精卵发育成长为胎儿的场所。

1. 子宫的形态　成年未孕的子宫呈前后略扁、倒置的梨形，长7～8cm，最宽径约4cm，厚约2～3cm。子宫可分为子宫底、子宫体和子宫颈三部分（图Ⅰ-6-12）：子宫底，是两侧输卵管子宫口上方的圆凸部分；子宫颈是子宫下部缩细呈圆柱状的部分；子宫体，是子宫底与子宫颈之间的大部分。子宫颈可分为两部分：子宫颈伸入阴道内的部分称子宫颈阴道部，子宫颈在阴道以上的部分称子宫颈阴道上部。子宫颈是癌肿的好发部位。子宫颈与子宫体相接的部位稍狭细，称子宫峡。在非妊娠期，子宫峡不明显；在妊娠期，子宫峡逐渐伸展延长，形成子宫的下段，妊娠末期可长达7～11cm。产科常在子宫峡处进行剖宫取胎术，可避免进入腹膜腔，减少感染的机会。

子宫的内腔较为狭窄，可分为上、下两部。上部位于子宫体内，称子宫腔。子宫腔呈前后略扁的三角形，两侧角通输卵管；尖向下通子宫颈管。子宫内腔的下部在子宫颈内，称子宫颈管。子宫颈管呈梭形，上口通子宫腔；下口通阴道，称为子宫口。未产妇的子宫口为圆形，经产妇的子宫口呈横裂状（图Ⅰ-6-12）。

2. 子宫的位置　子宫位于骨盆腔的中央，在膀胱和直肠之间，下端伸入阴道。成年女性子宫的正常位置呈前倾前屈位。前倾是指子宫整体向前倾斜，子宫的长轴与阴道的长轴形成向前开放的钝角；前屈是指子宫颈与子宫体构成凹向前的弯曲，也呈钝角（图Ⅰ-6-2、图Ⅰ-6-13）。子宫位置的异常，是女性不孕的原因之一，常见为后倾后屈。膀胱和直肠的充盈程度可影响子宫的位置。

子宫的后方邻直肠，临床上可经直肠检查子宫的位置和大小。

子宫的两侧有输卵管和卵巢。临床上将输卵管和卵巢统称为子宫附件，附件炎即指输卵管炎和卵巢炎。

3. 子宫的固定装置　子宫的正常位置依赖于盆底肌的承托和子宫的韧带的牵拉与固定。维持子宫正常位置的韧带有（图Ⅰ-6-14）：

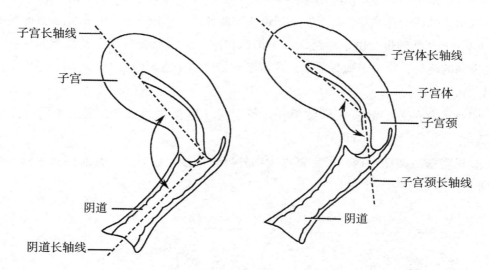

图Ⅰ-6-13　子宫前倾、前屈位示意图

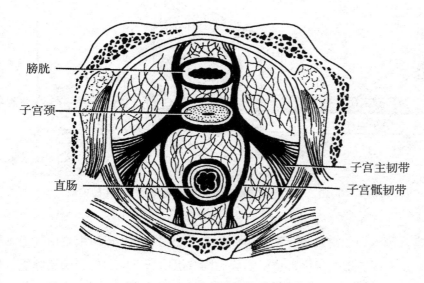

图Ⅰ-6-14　女性盆底的韧带模式图

（1）子宫阔韧带　是双层腹膜皱襞。子宫阔韧带由子宫前、后面的腹膜自子宫两侧缘延伸至骨盆侧壁而成，其上缘游离，包裹输卵管。在子宫阔韧带内还有卵巢、子宫圆韧带、血管、淋巴管和神经等。子宫阔韧带可限制子宫向两侧移动。

（2）子宫圆韧带　是由结缔组织和平滑肌构成的圆索。子宫圆韧带起于子宫外侧缘、输卵管子宫口的前下方，在子宫阔韧带两层之间行向前外方，达骨盆腔侧壁，继而经过腹股沟管，止于阴阜和大阴唇皮下。子宫圆韧带是维持子宫前倾位的主要结构。

（3）子宫主韧带 由结缔组织和平滑肌构成。子宫主韧带位于子宫阔韧带的下方，自子宫颈两侧缘连于骨盆侧壁。子宫主韧带的主要作用是固定子宫颈，防止子宫向下脱垂。

（4）子宫骶韧带 由结缔组织和平滑肌构成。子宫骶韧带起于子宫颈的后面，向后绕过直肠的两侧，附着于骶骨前面。子宫骶韧带牵引子宫颈向后上，有维持子宫前屈位的作用。

如果子宫的固定装置薄弱或损伤，可引起子宫位置的异常，形成不同程度的子宫脱垂。

4. 子宫壁的微细结构 子宫壁由内向外可分为子宫内膜、子宫肌层和子宫外膜三层（图Ⅰ-6-15）。

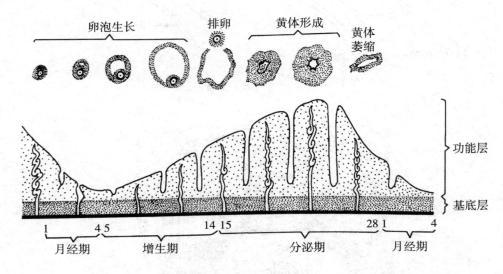

图Ⅰ-6-15 子宫内膜周期性变化和卵巢周期性变化的关系

（1）子宫内膜 即子宫黏膜，由单层柱状上皮和固有层构成。上皮由纤毛细胞和分泌细胞构成。上皮向固有层内下陷形成子宫腺。固有层由增殖能力较强的结缔组织构成，内含子宫腺和丰富的血管，其小动脉呈螺旋状走行，称螺旋动脉。子宫内膜按其功能特点可分为浅、深两层。浅层称功能层，深层称基底层。功能层较厚，自青春期开始，在卵巢激素的作用下，可发生周期性脱落。每次月经来潮时功能层发生脱落，约28天为一个周期，脱落的子宫内膜与血液一起经阴道排出，即为月经。受精卵也在功能层植入并在其中生长发育为胎儿。基底层较薄，不发生脱落，有增生、修复功能层的能力。

（2）子宫肌层 主要由分层排列的平滑肌构成，为全身平滑肌最厚的器官。妊娠时，平滑肌纤维增生肥大，数量增多。平滑肌的收缩，有助于经血排出和胎儿的娩出。

（3）子宫外膜 大部分为浆膜，只有子宫颈以下部分为纤维膜。

5. 子宫内膜的周期性变化及其与卵巢周期性变化的关系

自青春期开始，在卵巢分泌的激素的作用下，子宫底部和子宫体部的子宫内膜发生周期性变化，即每 28 天左右发生一次内膜剥脱出血、修复和增生，称为月经周期。每个月经周期是从月经的第 1 天起至下次月经来潮前的前一天止。每一月经周期中，子宫内膜的变化可分为月经期、增生期、分泌期（图Ⅰ-6-15）。

（1）月经期　月经期为月经周期的第 1～4 天。由于排出的卵细胞未受精，黄体退化，雌激素和孕激素水平下降，子宫内膜中的螺旋动脉持续收缩，导致子宫内膜的功能层缺血坏死。而后，螺旋动脉又突然短暂的扩张，毛细血管破裂出血，血液涌入内膜功能层，内膜功能层崩溃，功能层脱落与血液一起进入子宫腔，从阴道排出，即为月经。在月经期末，子宫内膜基底层残留的子宫腺细胞开始分裂增生，修复内膜上皮，进入增生期。

（2）增生期　增生期为月经周期的第 5～14 天。此期正值卵巢内的部分卵泡处于生长发育阶段，故又称卵泡期。在卵泡分泌的雌激素的作用下，脱落的子宫内膜的功能层由基底层修复，并逐渐增厚；子宫腺增多、增长；螺旋动脉也增长、弯曲。至增生期末，卵巢内的卵泡已趋于成熟、排卵。

（3）分泌期　分泌期为月经周期的第 15～28 天。此期内卵泡已排卵，卵巢内黄体形成，故又称黄体期。在黄体分泌的雌激素和孕激素的作用下，子宫内膜继续增厚，可达 5～7mm；子宫腺继续增长、弯曲，腺腔内充满腺细胞的分泌物，内有大量糖原；螺旋动脉增长，更加弯曲。固有层内组织液增多呈水肿状态。子宫内膜的这些变化，适于胚泡的植入和发育。如果妊娠成立，子宫内膜在孕激素的作用下继续发育增厚。如果卵细胞未受精，黄体退化，雌激素和孕激素水平下降，子宫内膜脱落，转入月经期。

（四）阴道

阴道是连接子宫和外生殖器的肌性管道，是排出月经和娩出胎儿的通道。

1. 阴道的位置：阴道位于盆腔的中央，前邻膀胱和尿道，后邻直肠。

2. 阴道的形态：阴道为前后略扁的肌性管道，富于伸展性。阴道前壁较短，后壁较长，前、后壁经常处于相贴状态。

阴道上部较宽，环抱子宫颈阴道部，两者之间形成环状间隙，称阴道穹。阴道穹分前部、后部和两侧部。阴道穹后部较深，与直肠子宫陷凹紧邻，两者之间仅隔以阴道壁和腹膜。当直肠子宫陷凹内有积液时，可经阴道穹后部穿刺，以帮助诊断和引流。阴道的下端以阴道口开口于阴道前庭。未婚女子的阴道口周围有处女膜。处女膜破裂后，阴道口周围留有处女膜痕。

（五）前庭大腺

前庭大腺为女性附属腺。前庭大腺成对，形如豌豆，位于阴道口后外侧的深部，其导管向内侧开口于阴道前庭（图Ⅰ-6-16）。前庭大腺分泌黏液，经导管至阴道前庭，有润滑阴道口的作用。如果炎症导致前庭大腺导管阻塞，可形成前庭大腺囊肿。

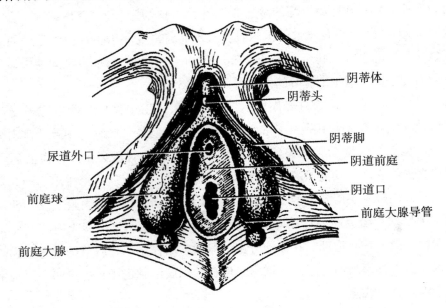

阴蒂体
阴蒂头
阴蒂脚
尿道外口
阴道前庭
前庭球
阴道口
前庭大腺导管
前庭大腺

图 I –6–16　阴蒂、前庭球和前庭大腺

二、女性外生殖器

女性外生殖器又称女阴，由阴阜、大阴唇、小阴唇、阴道前庭、阴蒂和前庭球等组成（图 I –6–17）。

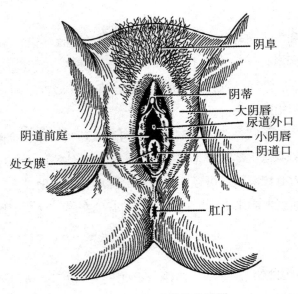

阴阜
阴蒂
大阴唇
尿道外口
小阴唇
阴道口
阴道前庭
处女膜
肛门

图 I –6–17　女性外生殖器

（一）阴阜

阴阜是位于耻骨联合前面的皮肤隆起区，深面有较多的脂肪组织。青春期后皮肤生有阴毛。

（二）大阴唇

大阴唇位于阴阜的后下方，是一对纵行的皮肤皱襞，皮肤富有色素，生有阴毛，其内部是富含弹性纤维的疏松结缔组织。大阴唇构成女阴的外侧界，其前端和后端左右互相连合，形成唇前连合和唇后连合。

（三）小阴唇

小阴唇是位于大阴唇内侧的一对较薄的皮肤皱襞，表面光滑无阴毛。

（四）阴道前庭

阴道前庭是位于两侧小阴唇之间的裂隙，其前部有尿道外口，后部有阴道口。

（五）阴蒂

阴蒂位于尿道外口的前方，由两条阴蒂海绵体构成，相当于男性的阴茎海绵体。阴蒂后端以两个阴蒂脚附于耻骨下支和坐骨支，两脚在前方结合成阴蒂体，表面覆以阴蒂包皮。阴蒂露于表面的部分为阴蒂头，富有感觉神经末梢，感觉灵敏（图Ⅰ-6-16）。

项目三　乳房和会阴

一、乳房

乳房为人类和哺乳类动物特有的结构。人的乳房为成对器官。女性乳房于青春期后开始发育生长，妊娠和哺乳期有分泌活动。男性乳房不发达。

（一）乳房的位置

乳房位于胸前部，在胸大肌及其胸筋膜的表面，上起自第 2～3 肋，下至第 6～7 肋，内侧至胸骨旁线，外侧可达腋中线。乳头的位置通常在第 4 肋间隙或第 5 肋与锁骨中线相交处。

（二）乳房的形态

成年未哺乳女子的乳房呈半球形，紧张而富有弹性。乳房中央有乳头，其顶端有输乳管的开口。乳头周围的环形色素沉着区，称乳晕。乳头和乳晕的皮肤薄弱，易于损伤，哺乳期尤应注意卫生，以防感染（图Ⅰ-6-18）。

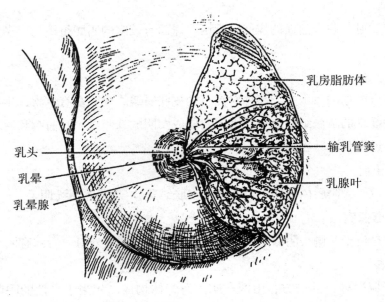

图 I -6-18　女性乳房

（三）乳房的结构

乳房由皮肤、乳腺、致密结缔组织和脂肪组织构成（图 I -6-19），乳房被脂肪组织和致密结缔组织分隔成 15 ～ 20 个乳腺叶，乳腺叶以乳头为中心呈放射状排列。每个乳腺叶有一条排出乳汁的输乳管开口于乳头。由于乳腺叶和输乳管以乳头为中心呈放射状排列，乳房手术时，应尽量采取放射状切口，以减少对乳腺叶和输乳管的损伤。

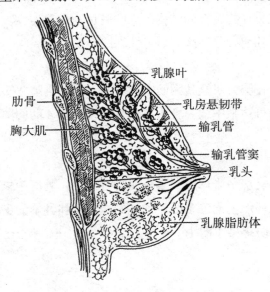

图 I -6-19　女性乳房的结构（模式图）

乳房表面的皮肤、胸肌筋膜和乳腺之间连有许多结缔组织小束，称乳房悬韧带，对乳房起支持和固定作用。乳腺癌患者，由于癌组织浸润，乳房悬韧带可受侵犯而缩短，牵拉皮肤向内凹陷，使皮肤表面形成许多小凹，类似橘皮，临床上称为橘皮样变，是乳腺癌常有的体征之一。

二、会阴

会阴有广义和狭义之分（图Ⅰ-6-20）。广义会阴是指封闭小骨盆下口的全部软组织，其境界呈菱形。临床上，常将肛门与外生殖器之间的狭小区域称为会阴，即所谓的狭义会阴，也称为产科会阴。产科会阴在产妇分娩时伸展扩张较大，结构变薄，应注意保护，以免造成会阴撕裂。

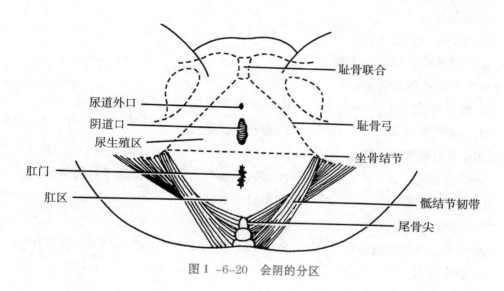

图Ⅰ-6-20　会阴的分区

会阴的结构，除了男、女性外生殖器以外，主要是肌肉和筋膜。

复习思考

一、名词解释

前列腺　子宫颈

二、单项选择题

1.男性生殖腺是（　　　）

　　A. 前列腺　　　　　　　　　B. 精囊腺　　　　　　　C. 睾丸

D. 尿道球腺　　　　　　　　　E. 附睾

2. 输精管结扎的部位是（　　　）

　　A. 盆部　　　　　　　　B. 精索部　　　　　　　C. 睾丸部

　　D. 尿道前列腺部　　　　E. 尿道膜部

3. 精子排出不经过的结构是（　　　）

　　A. 输精管　　　　　　　B. 射精管　　　　　　　C. 腹股沟部

　　D. 尿道球腺　　　　　　E. 附睾尾部

4. 男性尿道描述错误的是（　　　）

　　A. 分前列腺部、膜部和海绵体部

　　B. 膜部最短

　　C. 膜部最狭窄

　　D. 耻骨下弯固定不变

　　E. 阴茎头内有尿道舟状窝

5. 输卵管结扎的部位是（　　　）

　　A. 输卵管子宫部　　　　B. 输卵管壶腹部　　　　C. 输卵管峡

　　D. 输卵管漏斗部　　　　E. 输卵管根部

6. 防止子宫脱垂的韧带是（　　　）

　　A. 子宫圆韧带　　　　　B. 子宫阔韧带　　　　　C. 骶子宫韧带

　　D. 子宫主韧带　　　　　E. 耻骨子宫韧带

7. 卵巢描述错误的是（　　　）

　　A. 卵巢为腹膜内位器官　　B. 绝经后逐渐变小　　　C. 外侧面与盆壁相贴

　　D. 前缘游离　　　　　　　E. 为女性生殖腺

8. 子宫描述错误的是

　　A. 位于盆腔内

　　B. 分子宫底、体和颈 3 部分

　　C. 为腹膜内位器官

　　D. 子宫腔下通子宫颈管

　　E. 子宫峡为剖宫产取胎儿的部位

二、思考题

1. 简述精子的产生和排出途径。

2. 输卵管由内侧向外侧分为哪几部分？各部有何意义？

3. 简述子宫的形态、位置及固定子宫的结构。

扫一扫，知答案

扫一扫，看课件

模 块 七

脉管系统

【学习目标】

1. 掌握：脉管系统组成；心的位置及外形，心腔的形态结构，心的体表投影；主动脉的主要分支，常用压迫止血点，肱、桡动脉的临床意义；体循环的静脉分部和各部的主干；临床输液常用的上、下肢浅静脉。

2. 熟悉：血液循环的概念；大、小循环途径；心的传导系统；淋巴器官和脾的位置及微细结构。

3. 了解：血管壁的微细结构，心壁的微细结构；心的血管，心包；肺循环的血管，淋巴管道。

脉管系统是体内的一套密闭的管道系统，血液和淋巴液在管道内不断地循环流动，其主要功能是物质运输，把消化道吸收的营养物质、肺吸进的氧以及内分泌腺分泌的激素输送到身体各器官、组织和细胞；同时将各器官、组织和细胞的代谢产物如二氧化碳、尿素等运送到肺、肾和皮肤等器官，排出体外。脉管系统对保证人体内环境平衡和各种生理活动的正常进行起着重要作用。脉管系统包括心血管系统和淋巴系统。心血管系统由心和血管组成，其中有血液持续不断的循环流动。淋巴系统由淋巴管、淋巴器官和淋巴组织组成，管道内流动的液体是淋巴液，简称为淋巴。淋巴最终注入心血管系统。

项目一 心血管系统

一、概述

（一）心血管系统的组成

心血管系统由心和血管组成（图Ⅰ-7-1）。

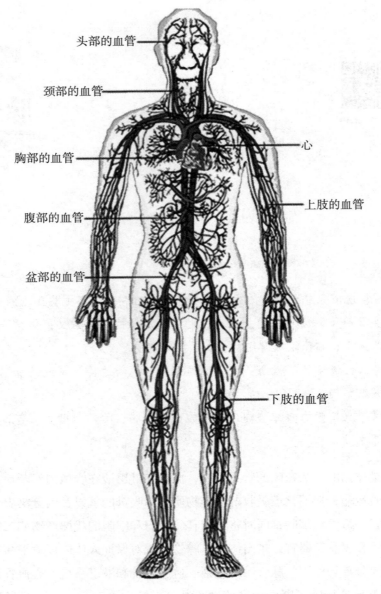

头部的血管

颈部的血管

胸部的血管

腹部的血管

盆部的血管

心

上肢的血管

下肢的血管

图 I –7–1 心血管系统的概况

1. 心 心是血液循环的动力器官，能推动血液在心血管系统内周而复始的循环流动。

2. 血管 分为动脉、毛细血管和静脉。

（1）动脉 由心室发出，是引导血液出心、并输送血液到全身各部的血管。可分为大动脉、中动脉、小动脉和微动脉，随着动脉的逐渐分支，其管径逐渐变细，最终移行为毛细血管。

（2）毛细血管 是连于动脉和静脉之间的微细血管。管壁很薄，互相吻合成网，分布范围广，是血液与组织之间进行物质交换的场所。

（3）静脉　起于毛细血管，在回心的过程中逐渐汇合，管径由小逐渐变大，分为小静脉、中静脉和大静脉，最后注入心房。

3. 血管壁的微细结构

（1）动脉　管壁较厚，由内膜、中膜和外膜组成（图Ⅰ-7-2）。

1）内膜：位于动脉管壁最内面，由内皮、内皮下层和内弹性膜组成；内皮表面光滑，可减少血流阻力，内皮下层由少量结缔组织构成，在内膜邻接中膜处有弹性纤维构成的内弹性膜。

2）中膜：最厚，由平滑肌、胶原纤维和弹性纤维构成；大动脉管壁的中膜以弹性纤维为主，管壁富有弹性故又称弹性动脉；中动脉和小动脉以平滑肌为主，又称肌性动脉。

3）外膜：较中膜薄，由结缔组织构成。

（2）静脉　管壁也分为内膜、中膜和外膜，但三层分界不明显。静脉管壁较薄、管腔较大，收缩性和弹性较小（图Ⅰ-7-3）。

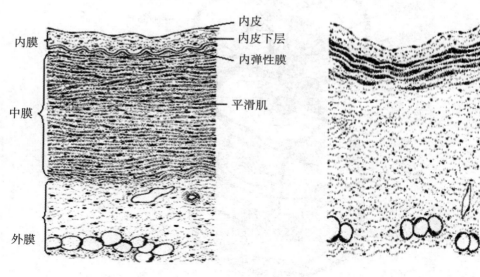

图Ⅰ-7-2　中动脉的微细结构　　　　图Ⅰ-7-3　中静脉的微细结构

（3）毛细血管　是管径最细、管壁最薄、数量最多、分布最广的血管，其分支彼此互相吻合成网。毛细血管的结构简单，主要由内皮和基膜构成。根据管壁的结构特点，毛细血管可分为三类：

1）连续毛细血管　其特点为内皮细胞薄，相互连续，基膜完整。

2）有孔毛细血管　其特点是内皮细胞不含核的部分较薄，并且有许多贯穿细胞的小孔，有的小孔有隔膜封闭，内皮细胞基底面有连续的基膜。

3）血窦　又称窦状毛细血管，管腔大，管壁薄，形状不规则。内皮细胞有孔，相邻内皮细胞之间有较宽间隙，有的血窦有连续的基膜，有的基膜不连续或不存在。主要分布于代谢旺盛的器官，如肝、脾、骨髓和一些内分泌腺中。

4. **微循环**　是指微动脉与微静脉之间的微细血管中的血液循环。它是血液循环的基本结构和功能单位，可调节局部血流，对组织细胞的代谢和物质交换有很大的影响。微循环包括以下七个组成部分，即微动脉、后微动脉、毛细血管前括约肌、真毛细血管、直捷通路、动静脉吻合和微静脉。

（二）**血液循环途径**

血液循环　是指血液由心流经动脉、毛细血管和静脉，最后返回心房，这种周而复始的血液循环流动。根据血液在心血管内循环路径不同，分为体循环和肺循环（图Ⅰ-7-4），两者互相连续，并同时进行。

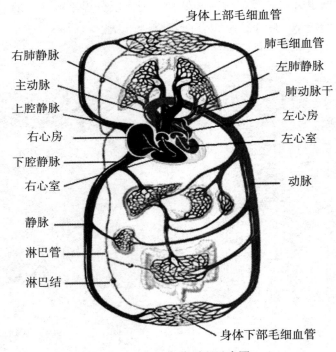

图Ⅰ-7-4　血液循环示意图

1. **体循环**　又称大循环，当心室收缩时，富有氧气和营养物质的动脉血，从左心室射入主动脉，再经主动脉各级分支到达全身毛细血管。血液在毛细血管与周围组织、细胞之间进行物质和气体交换，氧气和营养物质进入组织和细胞，而组织和细胞代谢所产生的二氧化碳和代谢产物则进入血液。这样，鲜红的动脉血就变成了呈暗红色的静脉血，经各级静脉回流，分别汇入上、下腔静脉和冠状窦返回右心房。

2.肺循环　又称小循环，从体循环回心的静脉血，由右心房进入右心室，当心室收缩时，血液由右心室射入肺动脉干，经其各级分支到达肺泡周围的毛细血管网。血液中的二氧化碳进入肺泡内，而肺泡内的氧进入血液。这样，含二氧化碳较多的静脉血又变成了含氧丰富的动脉血，再经肺静脉的各级属支汇入肺静脉，返回左心房。然后动脉血从左心房流入左心室，又进入体循环。

二、心

（一）心的位置和外形

1.心的位置　心位于胸腔的中纵隔内，约2/3在身体正中线左侧，1/3在正中线右侧。

2.心的外形　心呈倒置的圆锥形，前后略扁。心有一尖、一底、两面、三缘、三沟（图Ⅰ-7-5、图Ⅰ-7-6）。

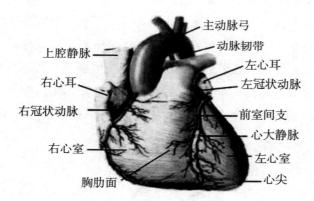

图Ⅰ-7-5　心的外形与血管（胸肋面）

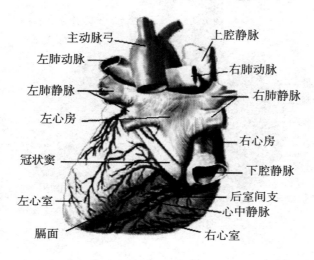

图Ⅰ-7-6　心的外形与血管（膈面）

心尖朝向左前下方，于左侧第五肋间隙、左锁骨中线内侧 1～2cm 处可摸到心尖搏动；心底朝向右后上方，与出入心脏的大血管相连；两面为胸肋面（前面）和膈面（下面），胸肋面朝向胸骨体和肋软骨，膈面与膈相邻；三缘，心的右缘主要由右心房构成，左缘主要由左心室构成，下缘主要由右心室和心尖构成；三沟，冠状沟为心表面一环形的沟，是心表面心房与心室分界的标志；心的胸肋面和膈面上分别有前室间沟和后室间沟，两沟是左、右心室在心表面的分界线。

（二）心腔结构

心腔被中隔分为互不相通的左、右两半，即左半心和右半心，左半心内容纳动脉血，右半心内容纳静脉血。每半心又分为上、下两部，即右侧的右心房和右心室；左侧的左心房和左心室。位于左、右心房之间的中隔称房间隔，位于左、右心室之间的中隔称室间隔。同一侧的心房和心室之间借房室口相通。

1. 右心房　构成心的右上部，它向左前方的突出部分称右心耳。右心房有三个入口：上壁有上腔静脉口，将人体上半身静脉血导入右心房；下壁有下腔静脉口，将人体下半身的静脉血导入右心房；在下腔静脉口与右房室口之间有一较小口，称冠状窦口，心本身的静脉血经此口回流到右心房。右心房有一个出口：即右房室口，通向右心室。在房间隔的下部有一浅窝，称卵圆窝，是胎儿卵圆孔闭锁后的遗迹。如出生后卵圆孔未闭，左、右心房相通，则为先天性心脏病的一种，称卵圆孔未闭（图Ⅰ-7-7）。

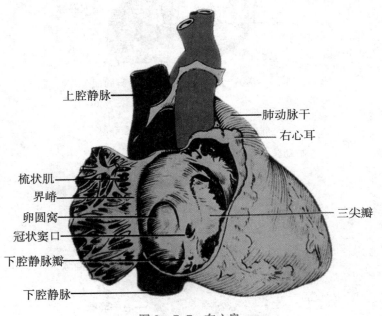

图Ⅰ-7-7　右心房

2. 右心室　有一个入口和一个出口。入口即右房室口，在右房室口的周缘附有三片瓣膜，称三尖瓣，游离缘借腱索连于从心室壁突入心室腔的乳头肌。当右心室收缩时，三尖瓣互相对合，封闭右房室口，因腱索的牵拉作用，使瓣膜不致翻转入右心房，从而阻止血液返流右心房。出口即肺动脉口，口周缘附有三个呈袋状的半月形瓣膜称肺动脉瓣。当右心室舒张时，瓣膜关闭，可阻止血液从肺动脉干返回右心室（图Ⅰ-7-8）。

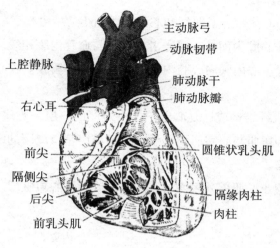

主动脉弓
动脉韧带
上腔静脉
肺动脉干
肺动脉瓣
右心耳
前尖　　　　　　圆锥状乳头肌
隔侧尖
后尖　　　　　　隔缘肉柱
　　　　　　　　肉柱
前乳头肌

图Ⅰ-7-8　右心室

3. **左心房**　构成心底的大部分。左心房向右前方突出的一小部分称左心耳。左心房的入口：即肺静脉口，在左心房后部的左、右两侧壁上各有两肺静脉口（图Ⅰ-7-9），它导入由肺回流到心的动脉血。左心房的出口：即左房室口，通往左心室。

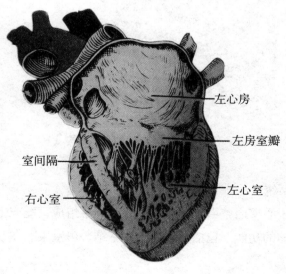

左心房
左房室瓣
室间隔
左心室
右心室

图Ⅰ-7-9　左心房与左心室

4. **左心室** 构成心尖及心的左缘。入口即左房室口,在左房室口的周边附有二尖瓣,游离缘借腱索连于左心室壁的乳突肌上。当左心室收缩时,二尖瓣对合,封闭左房室口,阻止血液返流入左心房。出口:即主动脉口,口的周缘也附有三个半月形的瓣膜,称主动脉瓣,其形态与功能与肺动脉瓣相同。左心室壁特别厚,约为右心室的三倍。

(三)心壁的微细结构

心壁由内向外分为心内膜、心肌层和心外膜(图Ⅰ-7-10)。

1. **心内膜** 衬贴在心腔内面的一层光滑薄膜,与血管内膜相续。心内膜由内皮、内皮下层和心内膜下层构成。心内膜向心腔内突入折叠形成心瓣膜。在心内膜下层内有心的传导系统分支。

2. **心肌层** 由心肌纤维构成,是心壁三层中最厚的一层,心房肌较薄,心室肌较厚,左心室肌尤为发达。心房肌与心室肌不连续,它们被房室口周围的纤维环隔开,因此心房肌和心室肌不同时收缩。

3. **心外膜** 是被覆于心肌层外表面的浆膜,即浆膜性心包脏层。

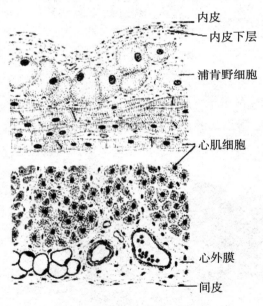

内皮
内皮下层
浦肯野细胞
心肌细胞
心外膜
间皮

图Ⅰ-7-10 心壁的微细结构

(四)心的传导系统

心的传导系统位于心壁内,由特殊分化的心肌纤维组成,能产生兴奋、传导冲动和维持心正常的节律性舒缩的功能。包括窦房结、房室结、房室束、左、右束支及其分支(图Ⅰ-7-11)。

1. **窦房结** 位于上腔静脉与右心耳交界处的心外膜深面,是心的正常起搏点。

2. **房室结**　位于房间隔下部右侧心内膜深面，在冠状窦口的前上方，房室结发出房室束。房室结的主要功能是将窦房结传来的冲动进行短暂延搁后传向心室，保证心房、心室不在同一时刻收缩。

3. **房室束**　又称希氏束。由房室结发出，下行入室间隔内，分为左、右束支。它是兴奋由心房传导到心室的唯一通路。

4. **左束支、右束支**　沿室间隔两侧，在心内膜深面下行，反复分出许多小支，形成浦肯野纤维网，深入到心室肌内。将心房传来的兴奋迅速传播到整个心室，引起心室肌收缩。

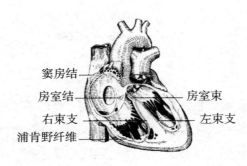

窦房结
房室结
房室束
右束支
左束支
浦肯野纤维

图 I –7–11　心的传导系统

（五）**心的血管**

1. **动脉**　营养心的动脉是左、右冠状动脉（图 I –7–5）。

（1）**左冠状动脉**　由升主动脉起始部左侧发出，分为前室间支和旋支。前室间支分布于左心室前壁、右心室前壁的一小部分和室间隔的前 2/3。旋支主要分布于左心房、左心室的侧壁、后壁和前壁的一小部分等处。

（2）**右冠状动脉**　由升主动脉起始部右侧发出，分布于右心房、右心室、部分左心室后壁、室间隔的后 1/3、窦房结和房室结等处。

2. **静脉**　心的静脉包括心大、中、小静脉，多与动脉相伴行，汇入冠状窦，再经过冠状窦口注入右心房（图 I –7–7）。

（六）**心的体表投影**

心在胸前壁的体表投影用下列四点及其连线来确定（图 I –7–12）。

1. **左上点**　左侧第 2 肋软骨下缘，距胸骨左缘约 1.2cm 处。

2. **右上点**　右侧第 3 肋软骨上缘，距胸骨右缘约 1.0cm 处。

3. **左下点**　左侧第 5 肋间隙，左锁骨中线内侧 1.0～2.0cm 处（距前正中线 7.0～9.0cm）。

4. **右下点**　右侧第 6 胸肋关节处。

用弧线连接上述四点，即为心的体表投影。

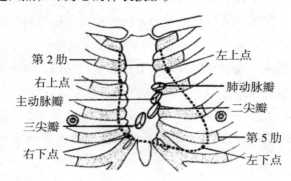

图Ⅰ-7-12　心的体表投影

（七）心包

心包为包在心外面及大血管根部的膜性囊，分内、外两层，外层为纤维心包，内层为浆膜心包。纤维心包是纤维结缔组织囊。浆膜心包贴于纤维心包的内面，分脏、壁两层，脏层位于心的表面，称心外膜；壁层位于纤维心包的内面。脏、壁两层之间有潜在性腔隙称心包腔（图Ⅰ-7-13）。腔内含少量浆液，起润滑作用，可减少心脏跳动时的摩擦。

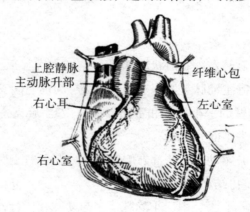

图Ⅰ-7-13　心包

三、血管

（一）肺循环的血管

1.肺动脉干　粗而短的动脉干。起自右心室，在升主动脉前方，行向左后上方，于主动脉弓下方分为左、右肺动脉，分别经左、右肺门进入左、右肺。在肺内反复分支，在肺泡周围形成毛细血管网。位于肺动脉干分叉处稍左侧与主动脉弓下缘之间的结缔组织索，称动脉韧带（图Ⅰ-7-5）。是胚胎时期动脉导管出生后闭锁后遗迹，如出生后6个月不闭锁，则称为动脉导管未闭，是最常见的先天性心脏病之一。

2.**肺静脉**　起自肺毛细血管网，左、右各两支，分别经左、右肺门出肺，注入左心房。

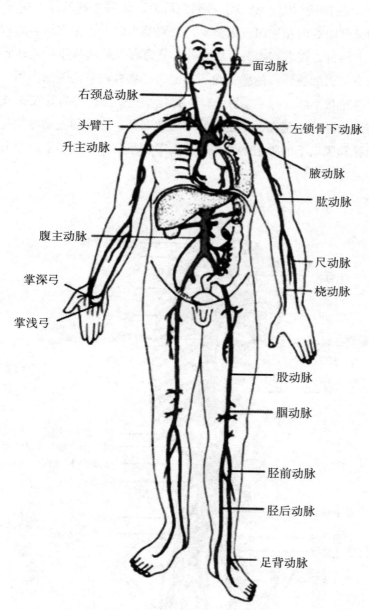

图Ⅰ-7-14　全身动脉分布示意图

（二）体循环的动脉图（图Ⅰ-7-14）

主动脉是体循环的动脉主干，粗而长，由左心室发出，依据行程分为升主动脉、主动脉弓和降主动脉三部分（图Ⅰ-7-15）。

升主动脉：从左心室发出，行于上腔静脉和肺动脉干之间，先向右前上方斜行，继而至右侧第2胸肋关节高度处移行为主动脉弓。其起始处发出左、右冠状动脉。

主动脉弓：位于胸骨柄后方，呈弓形弯向左后方，至第4胸椎体下缘处移行为降主动脉。主动脉弓的凸侧由右向左发出三大分支，分别是头臂干、左颈总动脉和左锁骨下动脉。头臂干向右上方斜行，在右胸锁关节后方处，分为右颈总动脉和右锁骨下动脉。

主动脉弓壁内有压力感受器，能感受血压的变化，具有调节血压的作用。主动脉弓的稍下方有2～3个粟粒状小体，称主动脉小球，是化学感受器，参与呼吸调节。

降主动脉：与主动脉弓相延续，是主动脉下降的部分，穿膈的主动脉裂孔到腹腔，分为膈以上的胸主动脉和膈以下的腹主动脉两部分，下行至第4腰椎体下缘处分为左、右髂总动脉。

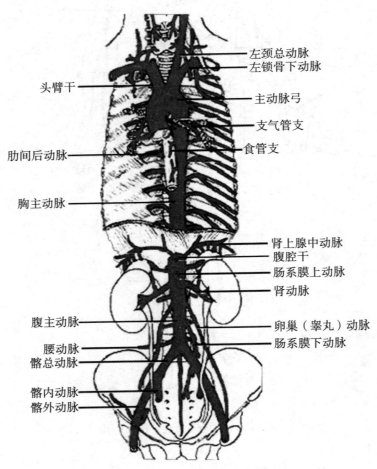

图Ⅰ-7-15　主动脉行程及分布概况

1.头颈部的动脉

（1）颈总动脉　是头颈部的动脉主干。左侧由主动脉弓发出，右侧起于头臂干。两侧颈总动脉都经同侧胸锁关节后方，均沿食管、气管和喉的外侧上行，到甲状软骨上缘分为颈外动脉和颈内动脉（图Ⅰ-7-16）。在颈总动脉分叉处有两个重要结构，即颈动脉窦和颈动脉小球。

颈动脉窦是颈总动脉末端和颈内动脉起始处膨大的部分（图Ⅰ-7-16）。其管壁内有压力感受器，能感受血压变化，当血压升高时，可反射性地引起心跳减慢，血压下降。

颈动脉小球是一个卵圆形小体，在颈内、外动脉分叉处的后方，是化学感受器，当血液中二氧化碳浓度增高或氧分压降低时，可反射性地促使呼吸加深、加快。

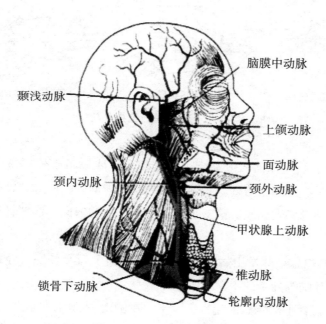

颞浅动脉

脑膜中动脉

上颌动脉

面动脉

颈内动脉

颈外动脉

甲状腺上动脉

椎动脉

锁骨下动脉

轮廓内动脉

图Ⅰ-7-16　颈外动脉及其分支

1）颈外动脉　由颈总动脉发出后先在颈内动脉内侧上行，后在胸锁乳突肌的深面上行，穿腮腺随即分为上颌动脉和颞浅动脉两终支（图Ⅰ-7-16）。主要分支有：

①甲状腺上动脉：由颈外动脉起始部发出后，行向前下方，分支分布于甲状腺上部及喉。

②面动脉：在下颌角高度从颈外动脉发出。经下颌下腺深面至咬肌前缘处，绕过下颌体下缘至面部，经口角和鼻翼外侧上行达眼的内眦，终于内眦动脉。面动脉分支分布于面部、下颌下腺和腭扁桃体。面动脉在咬肌前缘绕过下颌骨体下缘处位置表浅，在活体上可摸到面动脉搏动。当面部出血时，可在该部将面动脉压迫在下颌骨上进行止血（图Ⅰ-7-

17)。

③颞浅动脉：经外耳门前方和颧弓根部浅面上行，至颞部皮下，分支分布于颅顶部软组织和腮腺。在活体外耳门前上方颧弓根部可摸到颞浅动脉搏动，当颅顶出血时，可在耳屏前方进行压迫止血（图Ⅰ-7-17）。

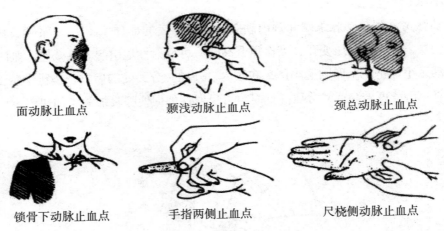

面动脉止血点　　　　颞浅动脉止血点　　　　颈总动脉止血点

锁骨下动脉止血点　　　手指两侧止血点　　　尺桡侧动脉止血点

图Ⅰ-7-17　部分动脉压迫止血点

④上颌动脉：经下颌支深面入颞下窝，分支较多主要分布于外耳道、中耳、牙及牙龈、鼻腔、咀嚼肌、腭、硬脑膜等处。主要分支为脑膜中动脉，向上穿棘孔进入颅腔，分前、后两支，分布于颅骨和硬脑膜。前支走行于颅骨翼点的内面，颞部骨折时易损伤该动脉，引起硬膜外血肿。

2）颈内动脉　由颈总动脉发出后，沿咽的外侧垂直上行至颅底，经颈动脉管进入颅腔，分支分布于视器和脑等处（图Ⅰ-7-16）。

2. 锁骨下动脉　锁骨下动脉右侧起自头臂干，左侧由主动脉弓发出，但均斜向外上行至颈根部，越过胸膜顶前方，穿过斜角肌间隙，至第1肋外缘与腋动脉相延续。分支主要分布于胸壁、脑、颈和肩等处。主要分支有：

（1）椎动脉　从锁骨下动脉上壁发出，向上穿经上6个颈椎横突孔，在枕骨大孔处进入颅腔，分支分布于脊髓和脑。

（2）胸廓内动脉　起于锁骨下动脉下壁，在椎动脉起点的对侧发出，下行进入胸腔后，沿1～6肋软骨后面下降，于第6肋间隙处发出终支即腹壁上动脉。分支主要分布于胸前壁、乳房、膈和心包等处。

（3）甲状颈干　为一短干，主要分支有甲状腺下动脉，分布于甲状腺下部、喉和气管等。

3. 上肢的动脉　上肢动脉主干主要有腋动脉、肱动脉、桡动脉和尺动脉等（图Ⅰ-7-

18）。

（1）腋动脉　位于腋窝内，是锁骨下动脉的直接延续，至背阔肌下缘移行为肱动脉。其分支分布于肩部、胸前外侧壁和乳房等处。

（2）肱动脉　与腋动脉相续，沿肱二头肌内侧下行至肘窝深部，分为桡动脉和尺动脉。分支主要分布于臂部和肘关节。肱动脉在肱二头肌内侧，肘窝上方位置比较表浅，可触到其搏动，是测量血压的听诊部位。当前臂和手部出血时，可在臂中部向后外方把肱动脉压于肱骨上，进行压迫止血。

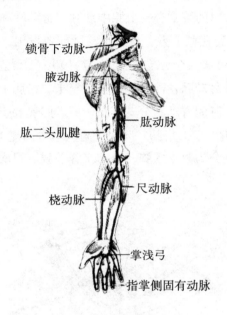

锁骨下动脉

腋动脉

肱二头肌腱

肱动脉

桡动脉

尺动脉

掌浅弓

指掌侧固有动脉

图 Ⅰ -7-18　上肢的动脉

（3）桡动脉和尺动脉　在前臂前群肌的桡侧和尺侧下行至腕部，在手掌处分支吻合成掌深弓和掌浅弓。分支主要分布在前臂和手。桡动脉下段位置表浅，可触及其搏动，是临床计数脉搏和中医诊脉的部位。

（4）掌深弓和掌浅弓　均由尺动脉与桡动脉在手掌处的终支和分支相互吻合而成，掌深弓位于指屈肌腱的深面，位置较深。掌浅弓位于指屈肌腱的浅面，位置较浅。二者均发出分支到手指和手掌，当手指出血时，可在指根处压迫血管止血。

4. 胸部的动脉　胸主动脉是胸部的动脉主干，位于脊柱的左前方。其分支有壁支和脏支。

（1）壁支　为成对的肋间后动脉和肋下动脉，肋间后动脉位于肋间隙内，在相应肋沟内走行，共 11 对。肋下动脉位于第 12 肋下缘，共 1 对。二者主要分布于胸壁、背部、腹壁上部和脊髓等处。

（2）脏支　细小，包括食管支、支气管支和心包支，分布于食管、气管、支气管和心包等处。

5.腹部的动脉　腹主动脉是腹部的动脉主干，在膈的主动脉裂孔处续胸主动脉，位于脊柱的前方，分支有壁支和脏支。

（1）壁支　血管较细，主要是腰动脉，共4对，分布于腹前外侧壁、腰部和脊髓及其被膜等处。

（2）脏支　血管粗大，分为成对和不成对脏支两种。不成对的脏支有腹腔干、肠系膜上动脉和肠系膜下动脉；成对的脏支有肾上腺中动脉、肾动脉和睾丸动脉（卵巢动脉）。

1）腹腔干　在主动脉裂孔稍下方，自腹主动脉前壁发出，为一短粗的动脉干，分为胃左动脉、肝总动脉和脾动脉三个分支（图Ⅰ–7-19）。①胃左动脉：分布于食管腹段、贲门和胃小弯侧胃壁。②肝总动脉：向右方走行，至十二指肠上部的上方发出肝固有动脉和胃十二指肠动脉两分支。肝固有动脉分支分布于肝、胆囊和十二指肠上部和胃小弯侧的胃壁。胃十二指肠动脉分布于十二指肠、胰头、胃大弯处胃壁和大网膜等处。③脾动脉：沿胰的上缘左行，至脾门处分为数支入脾，分布于脾、胰、胃底及胃大弯侧胃壁和大网膜等处。

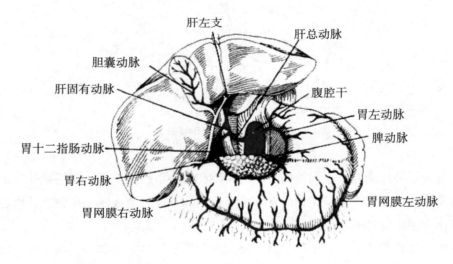

图Ⅰ–7-19　腹腔干及其分支（胃前面）

2）肠系膜上动脉　位于腹腔干稍下方，约平第1腰椎高度由腹主动脉前壁发出，下行于胰头与十二指肠之间入小肠系膜根，行向右下方至右髂窝，其沿途的分支如下（图Ⅰ–7-20）。①空肠动脉和回肠动脉：自肠系膜上动脉左侧发出后，在小肠系膜内走行，反复分支，分布于空肠和回肠；②回结肠动脉：向右下斜行至盲肠附近，分支分布于回肠末端、阑尾、盲肠和升结肠，其分支阑尾动脉进入阑尾系膜，营养阑尾；③右结肠动脉：

自肠系膜上动脉上方发出，主要分布于升结肠；④中结肠动脉：分布于横结肠。

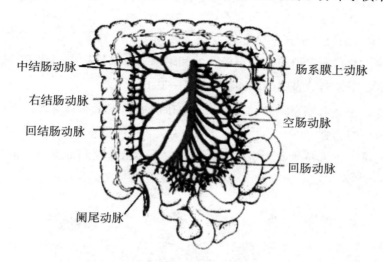

图Ⅰ-7-20　肠系膜上动脉及其分支

3）肠系膜下动脉　起于腹主动脉前壁，约在第3腰椎平面高度处，向左下走行，发出分支（图Ⅰ-7-21）。①左结肠动脉：分布于降结肠；②乙状结肠动脉：有2～4支，分布于乙状结肠，与直肠上动脉和左结肠动脉均有吻合；③直肠上动脉：分布于直肠上部，与直肠下动脉的分支吻合。

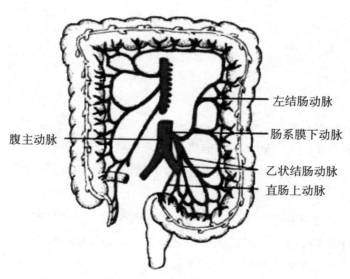

图Ⅰ-7-21　肠系膜下动脉及其分支

4）肾上腺中动脉　约在第1腰椎高度起自腹主动脉，分布于肾上腺。

5）肾动脉　约在第1～2腰椎椎间盘高度发自腹主动脉，横行向外侧，经肾门入肾（图Ⅰ-7-15）。

6）睾丸动脉　细长，于肾动脉起始处稍下方发出，向外下方走行于腰大肌前面，穿腹股沟管入阴囊，参与精索组成，分布于睾丸和附睾，故又称精索内动脉。在女性该动脉为卵巢动脉，分布于输卵管壶腹部和卵巢（图Ⅰ-7-15）。

6. 髂总动脉　左、右髂总动脉，约在第4腰椎高度由腹主动脉发出，下行至骶髂关节前方，分为髂内、外动脉。

（1）髂内动脉　进入小骨盆，是盆部的动脉主干，沿盆腔侧壁下行，也分为壁支和脏支（图Ⅰ-7-22）。

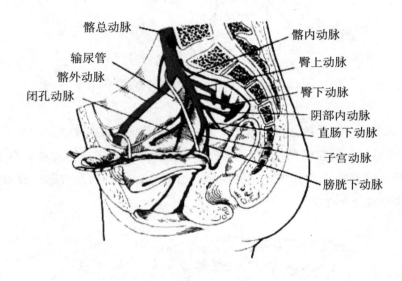

图Ⅰ-7-22　盆部的动脉

1）壁支

①闭孔动脉　分布于髋关节和大腿内侧群肌等。

②臀下动脉　分布于臀中肌和臀小肌等处。

2）脏支

①膀胱下动脉　男性分布于膀胱底、前列腺和精囊等处。女性分布于膀胱底和阴道。

②子宫动脉　分布于子宫、卵巢、阴道和输卵管，与卵巢动脉吻合。

③阴部内动脉　分布于外生殖器、会阴部和肛门。

④直肠下动脉　分布于直肠下部、阴道（女）或前列腺（男）等处。

（2）髂外动脉　由髂总动脉发出，沿腰大肌内侧缘行向下，经腹股沟韧带中点内侧后方深面至大腿前部，延续为股动脉。髂外动脉发出腹壁下动脉进入腹直肌鞘，分布于腹直肌并与腹壁上动脉相吻合。

（3）股动脉　在股三角内下行，转向后方至腘窝，移行为腘动脉。股动脉分支分布于髋关节和股部（图Ⅰ-7-23）。股动脉在腹股沟韧带中点稍下方位置表浅，活体上可摸到其搏动。临床常在此做动脉穿刺。当下肢有大出血时，也可在此处压迫股动脉止血。

（4）腘动脉　与股动脉相续，在腘窝深部下行，分为胫前动脉和胫后动脉两支。分支主要分布于膝关节及附近诸肌（图Ⅰ-7-24）。

（5）胫前动脉　穿小腿骨间膜下行至小腿肌前群之间，至足背移行为足背动脉。胫前动脉分支分布于小腿肌前群，足背动脉分布于足背和足趾等处。

（6）胫后动脉　下行于小腿后面浅、深肌群之间，经内踝后方转至足底，分为两支足底内侧动脉和足底外侧动脉。胫后动脉分支分布于小腿肌外侧群和后群。足底内、外侧动脉分布于足底（图Ⅰ-7-24）。

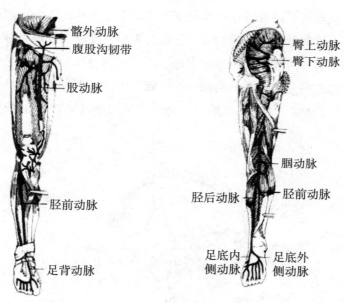

图Ⅰ-7-23　股动脉　　　　图Ⅰ-7-24　小腿的动脉（后面）

（三）体循环的静脉

静脉在数量上比动脉多，管径较粗大。与伴行的动脉相比，静脉管壁薄而柔软，弹性小，属支庞大。因此在结构和分布方面，静脉有下列特点：静脉管壁内面成对的半月形的结构为静脉瓣，作用是保证血液向心流动、防止血液逆流。四肢的浅静脉内静脉瓣数量多，全身的大静脉和肝门静脉及头部的静脉等，一般无静脉瓣。

体循环静脉分浅、深两种。浅静脉位于皮下组织内，最终注入深静脉，是进行输液、输血、取血和插入导管的适宜部位。深静脉位于深筋膜深面或体腔内，多与同名动脉伴行，收纳静脉血的范围与伴行动脉的分布范围大体一致。静脉的吻合比较丰富。

体循环的静脉包括上腔静脉系、下腔静脉系和心静脉系（见心的静脉）。

1. 上腔静脉系　上腔静脉系由上腔静脉及其属支组成。收纳范围是：头颈部、胸部和上肢的静脉血（心除外）。上腔静脉系主干是上腔静脉，由左、右头臂静脉在右侧第一肋软骨与胸骨结合处的后方汇合而成。沿升主动脉右侧下行，注入右心房。上腔静脉注入右心房之前，有奇静脉注入。

头臂静脉左、右各一，分别由同侧颈内静脉和锁骨下静脉在胸锁关节后方汇合而成。汇合处所形成的夹角称静脉角，是淋巴导管注入静脉的部位。

（1）头颈部的静脉　主要属支有颈内静脉和锁骨下静脉。

1）颈内静脉　是头颈部静脉血回流的主干，上端在颈静脉孔处续乙状窦（硬脑膜窦），颈内静脉的属支较多，按部位分为颅内支和颅外支。颅内支收集有来自脑膜、脑、颅骨、视器和前庭蜗器等处的静脉血。颅外支收集除上述器官以外的头颈部静脉血，其主要属支有面静脉等。面静脉起自内眦静脉，至舌骨大角高度注入颈内静脉。经内眦静脉可通过眼上静脉和眼下静脉与颅内的海绵窦交通，并借面深静脉与翼静脉丛吻合，而与海绵窦交通。加之面静脉在口角以上的一段缺少静脉瓣，因此面部发生化脓性感染时，若处理不当（如挤压等），可导致颅内感染。所以，将鼻根至两侧口角的三角区称为"危险三角"（图Ⅰ-7-25）。

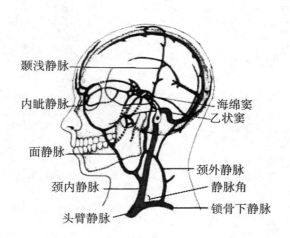

图Ⅰ-7-25　面静脉及交通

2）锁骨下静脉　在第一肋外缘处接腋静脉，向内行至胸锁关节后方与颈内静脉汇合成头臂静脉。主要收集上肢和颈浅部的静脉血。属支有腋静脉和颈外静脉。

颈外静脉是颈部最粗大的浅静脉。位置表浅而恒定，故在儿科，此静脉可作静脉穿刺。

3）上肢的静脉　上肢的静脉分浅、深静脉，浅、深静脉之间有很多交通支，最终汇入腋静脉。

①上肢浅静脉：手背静脉网起于手指两侧的浅静脉，在手背中部互相吻合成网，向心回流中汇成三条主要静脉，即头静脉、贵要静脉、肘正中静脉（图Ⅰ–7–26）。

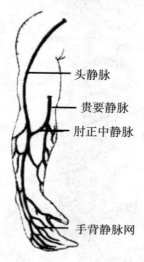

头静脉
贵要静脉
肘正中静脉

手背静脉网

图Ⅰ –7–26　上肢浅静脉及手背静脉网

头静脉起自手背静脉网的桡侧，沿前臂的桡侧和臂的外侧面上行，最后注入腋静脉；贵要静脉起自手背静脉网的尺侧，沿前臂尺侧上行，最后注入肱静脉；肘正中静脉短粗且变异甚多，通常于肘窝处连接头静脉和贵要静脉之间。临床上常在此进行取血和静脉注射。

②上肢深静脉：与同名动脉伴行，最后汇入锁骨下静脉。

（2）胸部的静脉　主要为奇静脉。它沿胸椎体右侧上行，到第四胸椎高度稍向前经由肺根上方注入上腔静脉。奇静脉主要收集胸壁、食管、气管和支气管等处静脉血。

2. 下腔静脉系　下腔静脉系主干为下腔静脉，下腔静脉是人体最大的静脉干，由左、右髂总静脉在第5腰椎体高度汇合而成，穿膈静脉孔到达胸腔，注入右心房。它的收纳范围是：腹部、盆部和下肢的静脉血（图Ⅰ–7–27）。髂总静脉在骶髂关节前方由同侧的髂内静脉和髂外静脉汇合而成。

（1）下肢的静脉　也分浅、深静脉，但静脉瓣膜多，浅静脉与深静脉之间的吻合丰富。

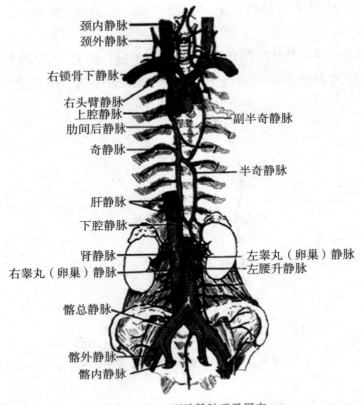

颈内静脉

颈外静脉

右锁骨下静脉

右头臂静脉
上腔静脉
肋间后静脉

奇静脉

肝静脉

下腔静脉

肾静脉

右睾丸（卵巢）静脉

髂总静脉

髂外静脉
髂内静脉

副半奇静脉

半奇静脉

左睾丸（卵巢）静脉
左腰升静脉

图 I –7–27　下腔静脉系及属支

1）下肢的浅静脉　主要包括足背静脉弓、大隐静脉和小隐静脉（图 I –7–28、图 I –7–29）。

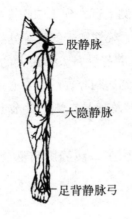

股静脉

大隐静脉

足背静脉弓

图 I –7–28　大隐静脉

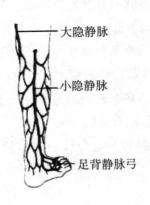

大隐静脉

小隐静脉

足背静脉弓

图 I –7–29　小隐静脉

足背静脉弓由趾背静脉吻合形成；小隐静脉起自足背静脉弓外侧，经外踝后方，沿小腿后面上行至腘窝，穿腘深筋膜注入腘静脉；大隐静脉是人体最长的静脉，于足内侧缘起自足背静脉弓的内侧，经内踝前方，沿小腿内侧面、膝关节内后方、至大腿内侧上行，至耻骨结节外下方 3～4cm 处穿过深筋膜的隐静脉裂孔注入股静脉。临床上因为大隐静脉在内踝前方的位置表浅而恒定，通常是输液和注射的常用部位。大隐静脉是下肢静脉曲张的好发血管。

2）下肢深静脉 与同名动脉伴行。最后汇入髂外静脉。如股静脉与股动脉伴行，临床上常在此处作静脉穿刺插管。

（2）盆部的静脉 盆部的静脉主要有髂外静脉、髂内静脉及其属支。

1）髂外静脉 是股静脉的直接延续，与同名动脉伴行，收集下肢和一部分腹壁静脉的静脉血。

2）髂内静脉 由盆部静脉汇合而成，髂内静脉收集盆部、臀部和会阴部的静脉血。髂内静脉的属支有：壁支与同名动脉伴行，收集同名动脉分布区域的静脉血；脏支在盆腔器官多形成静脉丛，如直肠静脉丛、膀胱静脉丛和子宫静脉丛等。

（3）腹部的静脉 腹部的静脉都直接或间接注入下腔静脉。属支分壁支和脏支。

1）壁支 主要是 4 对腰静脉，与同名动脉伴行，直接注入下腔静脉。

2）脏支 主要有肾静脉、睾丸静脉、肝静脉等。

①肾静脉：左、右各一，经肾动脉前面向内行，注入下腔静脉。左肾静脉接受左睾丸静脉和左肾上腺静脉。

②睾丸静脉：起自睾丸和附睾，左侧以直角汇入左肾静脉，右侧以锐角注入下腔静脉。由于左睾丸静脉以直角注入左肾静脉，血流缓慢，故左侧睾丸静脉曲张多见。在女性此静脉称卵巢静脉。

③肝静脉：一般 2～3 条，收集肝内的血液，注入下腔静脉。

（4）肝门静脉系 肝门静脉通常由肠系膜上静脉和脾静脉在胰后面汇合而成。它收集腹腔内不成对脏器（除肝外）的静脉血。

1）肝门静脉的属支 多与同名动脉伴行。包括肠系膜上静脉、脾静脉、肠系膜下静脉、胃左静脉和附脐静脉等。

2）肝门静脉与上、下腔静脉系之间有丰富的吻合，主要有：食管静脉丛、直肠静脉丛、脐周静脉网（门脉高压时会出现呕血、便血和"海蛇头"）（图 I –7–30）。

3）肝门静脉的侧支循环 在正常情况下，肝门静脉系与上、下腔静脉系之间的吻合支都较细小，血流量也较少。如果肝门静脉回流受阻（如肝硬化所引起的门脉高压），肝门静脉内缺少功能性瓣膜，血液便可经上述吻合支逆流，经上、下腔静脉回流入心，此途径称肝门静脉侧支循环。如此可致吻合支逐渐扩大，引起食管静脉丛、直肠静脉丛和脐周静脉网的静脉曲张，甚至破裂出血。如食管静脉丛曲张、破裂，出现呕血；直肠静脉丛曲张、破裂，可引起便血；由于血液逆流，可引起脐周静脉网和腹壁静脉明显曲张。引起脾和肠胃淤血等，出现脾肿大和腹水等一系列体征。

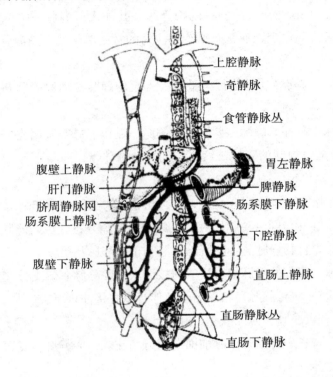

图Ⅰ-7-30 肝门静脉与上下腔静脉系统吻合

项目二 淋巴系统

一、淋巴系统的组成和主要功能

淋巴系统由淋巴管道、淋巴器官和淋巴组织组成（图Ⅰ-7-31）。淋巴系统内流动着无色透明的液体称淋巴。当血液经动脉运行至毛细血管时，其中部分成分经毛细血管壁渗入组织间隙，形成组织液。组织液与组织进行物质交换后，大部分组织液经毛细血管静脉端吸收入静脉，小部分（主要是水和从血管逸出的大分子物质，如蛋白质等）进入毛细淋巴管成为淋巴。淋巴沿各级淋巴管向心流动，最终汇入静脉。因此，淋巴系统可视为静脉的辅助管道（表Ⅰ-7-1）。

淋巴器官主要由淋巴组织构成，包括淋巴结、脾和胸腺等。淋巴系统的主要功能是产生淋巴细胞、滤过淋巴、参与身体的免疫功能，是人体的重要防护系统。

表 I –7–1　淋巴生成及回流示意

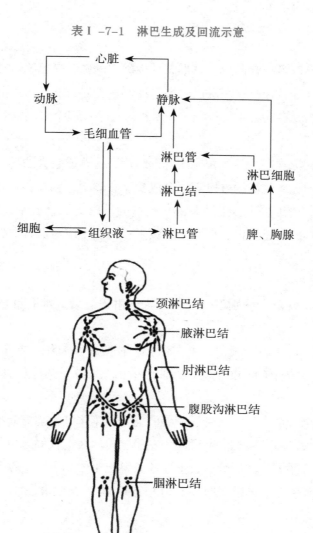

图 I –7–31　全身淋巴系统分布图

二、淋巴管道

淋巴管道包括毛细淋巴管、淋巴管、淋巴干和淋巴导管四种。

（一）毛细淋巴管

毛细淋巴管是淋巴管道的起始部分，位于组织间隙内，以盲端起始，并彼此吻合成网，管径粗细不匀，毛细淋巴管内无瓣膜，管壁由内皮构成，毛细淋巴管比毛细血管的通透性大，一些不易透过毛细血管的大分子物质（如蛋白质、细菌和癌细胞等）较易进入毛细淋巴管。

（二）淋巴管

淋巴管由毛细淋巴管汇合而成。其形态结构类似静脉。淋巴管可分为浅、深淋巴管两种：浅淋巴管常与浅静脉伴行；深淋巴管多与深部血管伴行。浅、深淋巴管之间存在广泛的交通吻合支。淋巴管在向心走行过程中，要经过一个或多个淋巴结。

（三）淋巴干

全身各部的浅、深淋巴管经过相应的淋巴结后，汇合成较大的淋巴管称为淋巴干。全身淋巴干共有9条：头、颈部的淋巴管汇合成左、右颈干；胸腔器官和部分胸、腹壁淋巴管汇合成左、右支气管纵隔干；上肢和部分胸壁的淋巴管汇合成左、右锁骨下干；下肢、盆部和腹腔成对器官的淋巴管汇合成左、右腰干；腹腔不成对器官淋巴管汇合成一条肠干（图Ⅰ-7-32）。

（四）淋巴导管

淋巴导管由9条淋巴干分别汇合成两条大的淋巴导管，即右淋巴导管和胸导管（图Ⅰ-7-32）。

1. **右淋巴导管**　位于右颈根部，由右颈干、右锁骨下干和右支气管纵隔干汇合而成，主要收纳右半头颈部、右上肢和右侧半胸部的淋巴，即约全身右上1/4部位的淋巴，注入右静脉角。

2. **胸导管**　是全身最大的淋巴管。胸导管通常在第1腰椎前方起始于由左、右腰干和肠干汇合形成的膨大，即乳糜池。上行注入左静脉角。在汇入静脉角前收纳左支气管纵隔干、左颈干和左锁骨下干。胸导管通过上述6条淋巴干收集下肢、盆部、腹部、左侧半胸部、左上肢和左半头颈部的淋巴，即收纳约占全身3/4部位的淋巴。

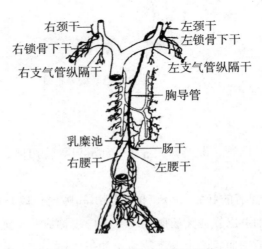

图Ⅰ-7-32　淋巴干及淋巴导管

表Ⅰ-7-2　全身淋巴的流注

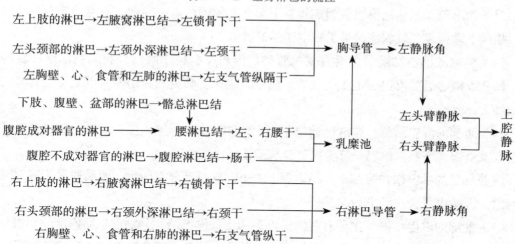

三、淋巴器官

（一）淋巴结

淋巴结一般为灰红色、质软的椭圆形小体，一侧隆凸，与淋巴结凸侧面相连的淋巴管为输入淋巴管；另一侧凹陷称淋巴结门，与淋巴结门相连的淋巴管为输出淋巴管，此外还有神经和血管出入（图Ⅰ-7-33）。淋巴结多成群存在，分为浅、深淋巴结群，多沿血管周围配布，位于身体较安全、隐蔽的地方。浅淋巴结活体常可触及，对疾病的诊断和治疗有一定的临床意义。

1. 淋巴结的微细结构　淋巴结表面覆有由结缔组织构成的被膜，被膜向实质内伸出形成许多索条状的结构称小梁，小梁互相连接成网，构成淋巴结支架。淋巴结实质可分为皮质、髓质两部分。

（1）皮质　位于浅层，由淋巴小结、副皮质区和皮质淋巴窦构成。

（2）髓质　位于中央部分，由髓索和髓质淋巴窦构成。髓索：淋巴组织呈索条状并交织成网，主要含B淋巴细胞、浆细胞和巨噬细胞等；髓质淋巴窦：窦壁由内皮细胞构成，窦内有许多网状细胞和巨噬细胞等。

淋巴结具有产生淋巴细胞、过滤淋巴和参与机体的免疫功能。

2. 人体各部的淋巴结群

（1）头颈部淋巴结群　头颈部的淋巴结多位于头颈交界处，由后向前依次有枕淋巴结、乳突淋巴结、腮腺淋巴结、下颌下淋巴结和颏下淋巴结等，收纳头面部浅层的淋巴，注入沿颈外静脉和颈内静脉纵行排列的颈外侧浅淋巴结和颈外侧深淋巴结。食管癌和胃癌晚期，癌细胞常经胸导管或左颈干逆流至左锁骨上淋巴结，引起淋巴结肿大。

（2）上肢的淋巴结群　主要为腋淋巴结群，位于腋腔内，收纳上肢、乳房、胸壁和肩背部等处的淋巴，其输出淋巴管组成锁骨下干，左侧的注入胸导管，右侧的注入右淋巴导管。临床上乳腺炎、乳腺癌时可见腋淋巴结群肿大。

（3）胸部的淋巴结群　主要有支气管肺门淋巴结，位于肺门，收集胸前壁、乳房内侧、肺和纵隔等处的淋巴，汇入支气管纵隔干。临床上肺炎和肺结核时可见支气管肺门淋巴结肿大。

（4）腹部的淋巴结群　腰淋巴结位于腹主动脉和下腔静脉周围，收纳腹腔成对脏器的淋巴以及盆部、下肢的淋巴。其输出管合成腰干。

腹腔脏器的淋巴结在腹腔干、肠系膜上、下动脉及其分支附近，收纳腹腔不成对脏器的淋巴，其输出管合成肠干。

（5）盆部的淋巴结群　主要有髂内淋巴结和髂外淋巴结，分别位于髂内动脉和髂外动脉周围，收纳盆部、盆腔脏器和下肢的淋巴。其输出管汇入髂总淋巴结，最后汇入腰干。

（6）下肢的淋巴结群　主要为腹股沟淋巴结，位于腹股沟韧带下方，大腿根部前面，分为浅、深两组，即腹股沟浅淋巴结和腹股沟深淋巴结。收纳腹前壁下部、臀部、会阴、外生殖器和下肢的淋巴。其输出管汇入盆部的淋巴结，最后汇入腰淋巴结，注入腰干。

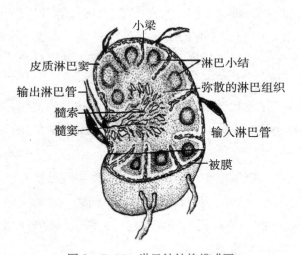

图 I −7−33　淋巴结结构模式图

（二）脾

1. 脾的位置和形态　脾位于左季肋区，与左侧第 9 ～ 11 肋相对，其长轴与第 10 肋基本一致。正常人在肋弓下不能触及脾（图 I −7−34）。脾的位置可因体位、呼吸等而改变。脾质软而脆，受暴力打击时可致脾破裂。脾为扁椭圆形或扁三角形的实质性器官，分为脏面、膈面和上、下两缘。脾的脏面凹陷，近中央的凹陷称脾门，有神经、血管等出入脾。

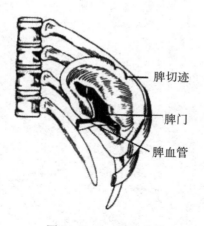

图Ⅰ-7-34　脾的位置

2. 脾的微细结构　脾表面光滑，由结缔组织构成的被膜，被膜向实质内伸入形成脾小梁，脾小梁互相连接成网，构成脾支架。脾的实质可为分白髓和红髓两部分（图Ⅰ-7-35）。

（1）白髓　散布于红髓内，由脾小结（淋巴小结）和动脉周围淋巴鞘构成。脾小结主要由B淋巴细胞密集形成。动脉周围淋巴鞘主要由T淋巴细胞围绕中央动脉而成。

（2）红髓　由脾索和脾窦构成。脾索呈索条状相互交织成网，内含B淋巴细胞、网状细胞、巨噬细胞和红细胞等；脾窦位于脾索之间，为不规则的网状间隙，内含大量巨噬细胞。

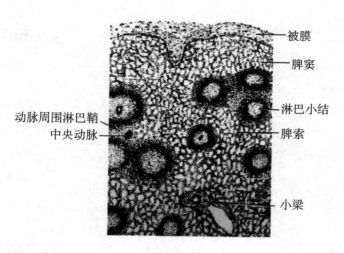

图Ⅰ-7-35　脾的微细结构

3. 脾的功能　主要有造血功能、血液滤过功能、免疫功能和储血功能。

复习思考

一、名词解释

心包腔　颈动脉窦　静脉角

二、单项选择题

1. 体循环起于（　　　　）
   A. 主动脉　　　　　　　　B. 左心房　　　　　　　C. 左心室
   D. 右心房　　　　　　　　E. 右心室

2. 左心室内有（　　　　）
   A. 卵圆窝　　　　　　　　B. 二尖瓣　　　　　　　C. 三尖瓣
   D. 梳状肌　　　　　　　　E. 肺动脉瓣

3. 心位于胸腔的（　　　　）
   A. 前纵隔内　　　　　　　B. 后纵隔内　　　　　　C. 中纵隔内
   D. 上纵隔内　　　　　　　E. 下纵隔内

4. 右心室的出口是（　　　　）
   A. 主动脉口　　　　　　　B. 上腔静脉口　　　　　C. 下腔静脉口
   D. 肺静脉口　　　　　　　E. 肺动脉口

5. 心的正常起搏点是（　　　　）
   A. 卵圆窝　　　　　　　　B. 房室结　　　　　　　C. 窦房结
   D. 房室束　　　　　　　　E. 浦肯野纤维

6. 主动脉弓发出（　　　　）
   A. 面动脉　　　　　　　　B. 右颈总动脉　　　　　C. 右锁骨下动脉
   D. 头臂干　　　　　　　　E. 颈外动脉

7. 肺动脉干起于（　　　　）
   A. 主动脉　　　　　　　　B. 左心房　　　　　　　C. 右心房
   D. 左心室　　　　　　　　E. 右心室

8. 能感受血压变化的结构是（　　　　）
   A. 主动脉小球　　　　　　B. 颈动脉小球　　　　　C. 动脉韧带
   D. 颈动脉窦　　　　　　　E. 冠状窦

9. 椎动脉起于（　　　　）
   A. 颈总动脉　　　　　　　B. 头臂干　　　　　　　C. 甲状颈干
   D. 颈外动脉　　　　　　　E. 锁骨下动脉

10. 翼点骨折时，可损伤的动脉是（　　　）

　　A. 上颌动脉　　　　　　　B. 脑膜中动脉　　　　C. 颞浅动脉

　　D. 面动脉　　　　　　　　E. 髂内动脉眼动脉

11. 睾丸动脉起自（　　　）

　　A. 腹主动脉　　　　　　　B. 髂内动脉　　　　　C. 髂外动脉

　　D. 髂总动脉　　　　　　　E. 腹腔干

12. 上腔静脉（　　　）

　　A. 由左、右头臂静脉汇合而成

　　B. 由左、右颈外静脉汇合而成

　　C. 颈外静脉和颈内静脉汇合而成

　　D. 由颈内静脉和锁骨下静脉汇合而成

　　E. 注入左心房

13. 肘正中静脉（　　　）

　　A. 为上肢的深静脉　　　　B. 注入肱静脉　　　　C. 起自手背静脉网

　　D. 位于肘窝　　　　　　　E. 注入尺静脉

14. 大隐静脉（　　　）

　　A. 为下肢的深静脉

　　B. 起自足背静脉弓外侧

　　C. 经内踝后方上行

　　D. 注入股静脉

　　E. 注入腘静脉

15. 肝门静脉（　　　）

　　A. 注入下腔静脉

　　B. 有静脉瓣

　　C. 收集腹腔内所有器官的静脉血

　　D. 注入上腔静脉

　　E. 由肠系膜上静脉和脾静脉汇合而成

16. 右淋巴导管（　　　）

　　A. 注入左静脉角

　　B. 收集右上半身淋巴

　　C. 收集右下半身淋巴

　　D. 收集上半身淋巴

　　E. 注入胸导管

17. 胸导管不收集（　　　）

A. 肠干　　　　　　　　　B. 左颈干　　　　　　　　　C. 腰干

D. 右颈干　　　　　　　　E. 左支气管纵隔干

三、思考题

1. 请你说出体循环和肺循环途径（用箭头连接写出）。

2. 简述心四个腔的入口、出口及各口的瓣膜。

3. 临床上测量血压、计数脉搏和中医切脉常选用哪条动脉？

4. 临床护士上肢静脉采血时选择的是哪条静脉？静脉输液时常选用的是哪些浅静脉？

5. 说出肝门静脉组成、属支及收集范围。

6. 简述胸导管收集淋巴范围及注入部位。

扫一扫，知答案

扫一扫，看课件

模 块 八
感觉器官

【学习目标】

1. 掌握：眼球壁各部的形态结构与功能；房水的循环途径；屈光系统的组成；眼外肌的名称和功能；前庭蜗器的组成；皮肤的组成。

2. 熟悉：泪器的组成及泪道的位置和开口；鼓膜的位置、形态；骨迷路的形态和分部；表皮的分层；真皮的分层；皮肤的附属结构。

3. 了解：感觉器的概念；鼓室的位置和交通、听骨链的组成；膜迷路的组成及功能；声波的传导途径；皮肤的一般功能；膜迷路的组成及功能；皮肤的微细结构。

感觉器是指能够感受特定刺激的器官，由特殊感受器及其附属器构成。感受器的功能是接受内、外环境各种刺激，并把刺激转化为神经冲动，由感觉神经传入中枢，最后至大脑皮质，产生相应感觉。感受器分两种：一般感受器和特殊感受器。一般感受器由感觉神经末梢及其周围的组织共同构成，如皮肤、肌腱、关节、内脏和心血管等器官内的痛觉、温度觉、触觉、压觉和本体觉等感受器。特殊感受器由感觉细胞构成，如眼、耳、舌和鼻等器官内的视觉、听觉、味觉和嗅觉等感受器。

项目一　视　器

视器即眼，由眼球和眼副器共同构成。眼球的功能是接受光线的刺激，将感受的光线刺激转变为神经冲动，经视觉传导通路至大脑视觉中枢，产生视觉。眼副器位于眼球周围，包括眼睑、结膜、泪器、眼球外肌等，对眼球起支持、保护和运动作用。

一、眼球

眼球由眼球壁及眼球内容物组成。眼球位于眶内，近似球形（图Ⅰ-8-1），后面借视神经连于间脑的视交叉。

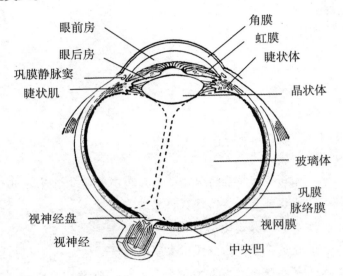

图Ⅰ-8-1　眼球的结构

（一）眼球壁

眼球壁从外向内依次分为纤维膜、血管膜和视网膜三层。

1. 纤维膜　纤维膜又称外膜，由致密结缔组织构成，分为角膜和巩膜两部分。

（1）角膜　占眼球外膜的前 1/6，略向前凸，无色透明，其内无血管，但含有丰富的感觉神经末梢，故感觉十分灵敏。角膜具有屈光作用，若各经线的曲率半径不一致时，则屈光度不等，即可引起散光。

（2）巩膜　占外膜的后 5/6，厚而坚韧，呈乳白色，不透明，有保护眼球内容物和维持眼球形态的作用。在巩膜与角膜交界处的深面有一环形小管，称巩膜静脉窦，是房水流出的通道（图Ⅰ-8-1）。

2. 血管膜　也称中膜或色素膜，由疏松结缔组织构成，富含血管和色素细胞，呈棕黑色。具有营养眼球内组织及遮光作用。血管膜从前向后分为虹膜、睫状体和脉络膜三部分。

（1）虹膜　位于角膜后方，呈冠状位，是血管膜最前部的圆盘状薄膜。虹膜中央有一圆形的孔，称瞳孔。虹膜内含两种排列方向不同的平滑肌，围绕瞳孔呈环形排列的平滑肌，称瞳孔括约肌，收缩时可缩小瞳孔；围绕瞳孔呈辐射状排列的平滑肌，称瞳孔开大肌，收缩时可开大瞳孔。

（2）睫状体　是位于虹膜与脉络膜之间的肥厚部分，其前部有向内突出呈辐射状排列的皱襞，称睫状突；睫状突借睫状小带与晶状体相连。睫状体内含放射状排列的平滑肌，称睫状肌，该肌收缩与舒张可使睫状小带紧张与松弛，从而改变晶状体曲度，调节屈光能力。睫状体还可产生房水。

（3）脉络膜　位于中膜的后部，贴于巩膜内面，占血管膜的后 2/3。此膜富含黑色素细胞和血管，呈棕黑色。脉络膜的作用是供应眼球内组织的营养和吸收眼内分散光线。

3. 视网膜　视网膜又称内膜，在血管膜的内面，分为两部分：盲部和视部。贴在虹膜和睫状体内面的部分无感光作用，称视网膜盲部；贴在脉络膜内面的部分具有感光作用，称视网膜视部。在视网膜后部偏鼻侧，可见一圆盘状隆起，称视神经盘，又称视神经乳头。此处有视神经和视网膜中央动、静脉通过，无感光作用，故称生理性盲点。在视神经盘颞侧稍下方约 3.5mm 处有一黄色小区，称黄斑。其中央凹陷，称中央凹，此处只含视锥细胞，并且排列密集，是感光和辨色最敏锐的部位（图Ⅰ-8-2）。

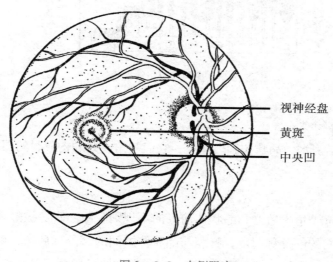

视神经盘
黄斑
中央凹

图Ⅰ-8-2　右侧眼底

视网膜视部由外向内分为两层：色素上皮层和神经细胞层。色素上皮层由单层色素上皮构成，内含较多色素颗粒，有吸收光线、保护视细胞的作用；神经细胞层由三层细胞构成，自外向内依次是感光细胞、双极细胞和节细胞。

（1）感光细胞　是视觉感受器，包括两种细胞，视杆细胞和视锥细胞（图Ⅰ-8-3）。视杆细胞能感受弱光，无辨色能力；视锥细胞能感受强光并且有辨色的能力。

（2）双极细胞　是连接感光细胞和节细胞的中间神经元。

（3）节细胞　位于视网膜的最内层，为多极神经元，其树突与一个或多个双极细胞的轴突形成突触，其轴突向视神经盘集中，形成视神经，向后方穿视神经管入颅，连于间脑的视交叉。

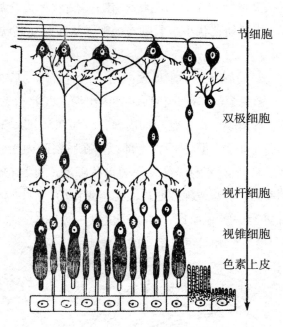

节细胞

双极细胞

视杆细胞

视锥细胞

色素上皮

图Ⅰ-8-3 视网膜组织结构模式图

（二）眼球内容物

眼球内容物包括房水、晶状体和玻璃体。它们与角膜共同构成眼的屈光系统，具有屈光作用。

1. 眼房和房水

（1）眼房 是位于角膜后方和晶状体前方的不规则腔隙。眼房被虹膜分隔为两部分：位于角膜与虹膜之间的部分称前房，虹膜与晶状体之间的部分称后房，两者借瞳孔相通。在眼球前房的周边，虹膜与角膜交界处的环形区域称虹膜角膜角，又称前房角，此角与巩膜静脉窦相邻。

（2）房水 为无色透明的液体，充满于眼房中。房水由睫状体产生，经后房、瞳孔到前房，再经虹膜角膜角渗入巩膜静脉窦，最后汇入眼静脉。

2. 晶状体 晶状体位于虹膜与玻璃体之间，呈双凸透镜状，晶状体内不含血管和神经，无色透明而富有弹性。晶状体周缘借睫状小带连于睫状体。晶状体若因代谢或创伤等原因而变浑浊称白内障。

晶状体是眼球重要的屈光装置，富有弹性，其曲度可随睫状肌的舒缩而改变。当视近物时，睫状肌收缩，使睫状体向前内移位，睫状小带松弛，晶状体由于本身的弹性而变凸，折光作用增强；看远物时，则反之。通过晶状体曲度的变化，从不同距离的物体反射出来的光线进入眼球后，均聚焦于视网膜，在视网膜上形成清晰的物像。

3. **玻璃体** 玻璃体位于晶状体与视网膜之间，为无色透明的胶状物质构成，表面被覆着玻璃体囊，具有折光和支持视网膜的作用。若支持作用减弱，可导致视网膜剥离；若玻璃体混浊，可出现飞蚊症。

二、眼副器

眼副器包括眼睑、结膜、泪器、眼球外肌等。

（一）眼睑

眼睑位于眼球的前方，有保护眼球的作用。眼睑的游离缘称睑缘。眼睑分为上睑和下睑，上、下睑之间的裂隙称睑裂，睑裂的内侧角称内眦，外侧角称外眦。近内眦处，上、下缘各有一小孔称泪点，是上、下泪小管的开口。

眼睑由浅入深依次是皮肤、皮下组织、肌层、睑板和睑结膜。

眼睑皮肤薄而柔软，睑缘处生有睫毛，睫毛的皮脂腺称睑缘腺，开口于睫毛毛囊，发炎时肿胀形成麦粒肿。睑板内有皮脂腺，称睑板腺，导管开口于睑缘，分泌物有润滑睑缘和保护角膜的作用。若睑板腺导管阻塞，分泌物在睑板腺内潴留，可形成睑板腺囊肿，又称霰粒肿。

（二）结膜

结膜为一层富含血管的透明薄膜，分为两部分：衬于眼睑内面的部分叫睑结膜；覆盖在巩膜前面的部分叫球结膜。上、下睑结膜与球结膜互相移行，其反折处分别形成结膜上穹和结膜下穹。闭眼时全部结膜围成一个囊状腔隙，称结膜囊，此囊通过睑裂与外界相通，临床上滴眼药即滴入此囊内。

（三）泪器

泪器由泪腺和泪道组成（图Ⅰ-8-4、图Ⅰ-8-5）。

1. **泪腺** 位于眶的泪腺窝内，不断分泌泪液，借眨眼动作涂于眼球表面。泪液有防止角膜干燥和冲洗微尘作用；此外泪液因含溶菌酶，具有灭菌作用。多余的泪液流向内眦，经泪点、泪小管进入泪囊，再经鼻泪管至下鼻道。

2. **泪道** 包括泪点、泪小管、泪囊和鼻泪管。泪小管起于上、下睑缘的泪点，两管汇合开口于泪囊，泪囊位于泪囊窝内，其上部为盲端，下端延续为鼻泪管。鼻泪管下端开口于下鼻道。

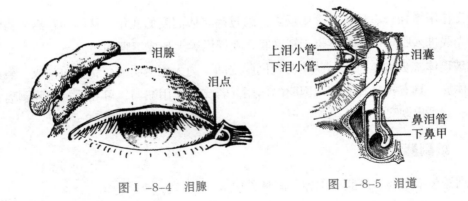

图 I -8-4　泪腺

图 I -8-5　泪道

（四）眼球外肌

眼球外肌共有 7 块，分布于眼球的周围。其中上睑提肌有提上睑的作用；其余 6 块是运动眼球的肌，它们分别称上直肌、下直肌、内直肌、外直肌、上斜肌和下斜肌（图 I -8-6）。

内直肌和外直肌分别使眼球转向内侧和外侧；上直肌使眼球转向上内；下直肌使眼球转向下内；上斜肌使眼球转向下外；下斜肌使眼球转向上外。两眼球的正常运动，是以上六对肌协同作用的结果。

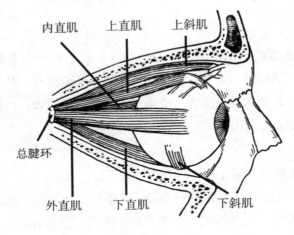

图 I -8-6　眼球外肌

三、眼的血管

（一）眼的动脉

分布于视器的动脉主要为眼动脉。眼动脉起于颈内动脉，与视神经一起经视神经管入眶，分支营养眼球壁、眼球外肌、泪腺和眼睑等。临床常用眼底镜观察眼底小动脉及视神经盘和黄斑等，以协助诊断某些疾病。当视神经炎和视神经盘水肿时压迫视网膜中央动脉导致血液受阻，严重影响视网膜的血供，引发视力受损。

（二）眼的静脉

眼的静脉与同名动脉伴行收集视网膜的血液。眼各处的静脉汇合后形成眼静脉。眼静脉无静脉瓣，向前与内眦静脉及面静脉吻合，向后汇入海绵窦，向下经眶下裂与翼静脉丛交通。因此面部的感染可经眼静脉侵入颅内，引起颅内感染。

项目二　前庭蜗器

前庭蜗器俗称耳，又称位听器，按部位分为外耳、中耳和内耳三部分。外耳和中耳是收集和传导声波的结构，内耳有位置觉感受器和听觉感受器。位置觉感受器感受头部的位置变化，听觉感受器感受声波刺激，二者功能虽然不同，但结构上关系密切（图Ⅰ-8-7）。

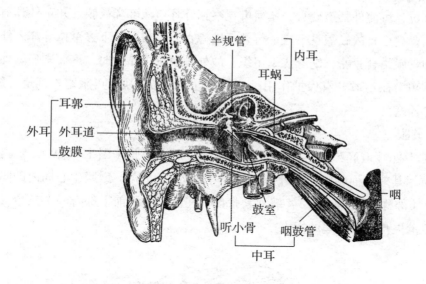

图Ⅰ-8-7　前庭蜗器全貌模式图

一、外耳

外耳包括耳郭、外耳道和鼓膜。

（一）耳郭

耳郭位于头部两侧，主要由皮肤和弹性软骨构成，血管和神经丰富，有收集声波的作用。耳郭下部无软骨的部分称耳垂，是临床采血的常用部位。耳郭中部的深窝内有外耳门，外耳门前外方的突起称耳屏（图Ⅰ-8-8）。

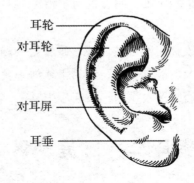

耳轮
对耳轮
对耳屏
耳垂

图Ⅰ-8-8 耳郭

（二）外耳道

外耳道是从外耳门到鼓膜的弯曲管道，其外侧 1/3 为软骨部；内侧 2/3 为骨部，将耳郭向后上牵拉，可使外耳道变直，从而可观察到外耳道深部和鼓膜。儿童外耳道的软骨部和骨部未发育完全，故较短且平直，行外耳道检查时，需向后下方牵拉耳郭。外耳道皮肤与软骨膜和骨膜结合紧密，缺乏皮下组织，故外耳道发生疖肿时，疼痛剧烈。外耳道皮肤内有耵聍腺可分泌耵聍，有保护作用。若积存过多凝结成块，可阻塞外耳道，影响听力，则称为耵聍栓塞。

（三）鼓膜

鼓膜位于外耳道底与中耳鼓室之间的椭圆形透明薄膜（图Ⅰ-8-9），鼓膜在外耳道底呈倾斜位，其外侧面朝向前下外方，与外耳道略成 45°角。鼓膜中心向内凹陷部称鼓膜脐，其上 1/4 部称松弛部，下 3/4 部为紧张部。在活体鼓膜前下部有一个三角形反光区称光锥，光锥消失是鼓膜内陷的标志。

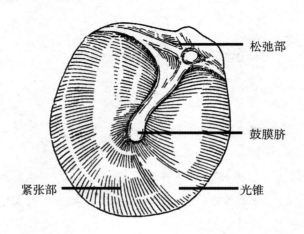

松弛部

鼓膜脐

紧张部

光锥

图Ⅰ-8-9 鼓膜

二、中耳

中耳位于外耳和内耳之间，是传导声波的主要部分。中耳大部分位于颞骨岩部内，包括鼓室、咽鼓管、乳突窦和乳突小房等。

（一）鼓室

鼓室是颞骨岩部内一个不规则的含气小腔，位于鼓膜与内耳外侧壁之间，向前经咽鼓管通咽，向后经乳突窦通乳突小房，鼓室内有听小骨等。

鼓室内有三块听小骨，由外向内依次为锤骨、砧骨和镫骨，它们以关节相连成听骨链（图Ⅰ-8-10）。锤骨下部附于鼓膜，镫骨底封闭前庭窗，当声波冲击鼓膜时，借听骨链的运动使镫骨底做内外运动，将声波传至内耳。

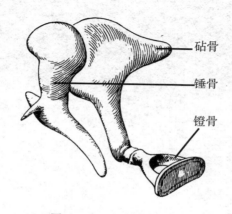

砧骨

锤骨

镫骨

图Ⅰ-8-10　听小骨

（二）咽鼓管

咽鼓管为连通咽与鼓室之间的管道，分为外侧的骨部和内侧的软骨部，咽鼓管咽口开口于咽腔鼻部，鼓室口开口于鼓室的前壁。此管的作用是使鼓室的气压与外界的大气压相等，以维持鼓膜内外气压的平衡，保证鼓膜的正常振动。小儿咽鼓管较成人的短粗，且接近水平位，所以，咽部的感染易沿此管侵入鼓室，引起中耳炎。

（三）乳突窦和乳突小房

乳突窦是连于鼓室和乳突小房之间的腔隙。乳突小房为颞骨乳突内的许多含气小腔，内衬黏膜，其前部借乳突窦开口于鼓室后壁，因此中耳炎可向后蔓延，形成乳突炎。

三、内耳

内耳又称迷路，位于颞骨岩部的骨质内，介于鼓室内侧壁和内耳道底之间，形状不规则，构造复杂，由骨迷路和膜迷路两套管道组成，两者间充满外淋巴，膜迷路内充满内淋巴，内、外淋巴互不相同。

（一）骨迷路

骨迷路是一套骨性管道系统，由后外向前内分为骨半规管、前庭和耳蜗三部分（图Ⅰ-8-11）。

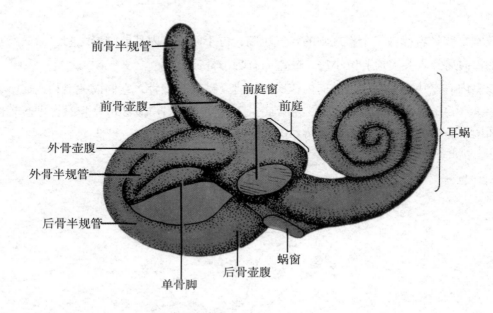

前骨半规管

前骨壶腹

外骨壶腹

外骨半规管

后骨半规管

单骨脚

后骨壶腹

前庭窗

前庭

耳蜗

蜗窗

图Ⅰ-8-11　骨迷路

1. **骨半规管**　为三个相互垂直的半环形小管，按其位置分为前骨半规管、后骨半规管和外骨半规管，每个管都有一个膨大的壶腹脚（骨壶腹）和一个较小的单脚。前、后骨半规管的单脚合成一个总脚，因此三个骨半规管以五个孔开口于前庭。

2. **前庭**　位于骨迷路中部，呈椭圆形腔隙，外侧壁有前庭窗和蜗窗。前庭向前与耳蜗相通，向后与三个骨半规管相通。

3. **耳蜗**　位于前庭的前方，形似蜗牛壳，底部称蜗底，朝向后内侧对着内耳道底；顶部称蜗顶。耳蜗由蜗轴和环绕蜗轴约两圈半蜗螺旋管构成。蜗轴为圆锥形，构成耳蜗的中轴，从蜗轴发出骨螺旋板伸入蜗螺旋管内，与蜗管基底膜相连，从而将蜗螺旋管分成上、下两半，上半称前庭阶，下半称鼓阶。前庭阶与鼓阶内充满外淋巴，两者在蜗顶处借蜗孔相通（图Ⅰ-8-12）。

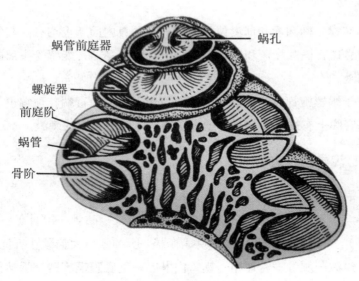

图 I –8–12　耳蜗纵切示意图

（二）膜迷路

膜迷路是套在骨迷路内的膜性管道或囊，膜迷路为封闭的管道系统，分为膜半规管、椭圆囊和球囊、蜗管（图 I –8–13）。

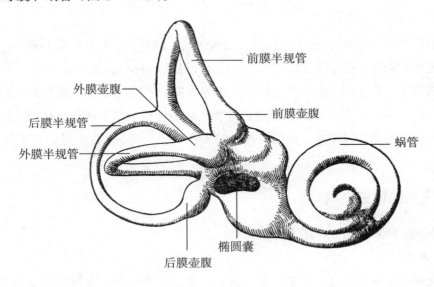

图 I –8–13　膜迷路

1.膜半规管　位于骨半规管内，形态与骨半规管相似，膜半规管的一端膨大为膜壶腹，壶腹壁上有隆起的壶腹嵴，壶腹嵴是位置觉感受器，能感受头部旋转变速运动的刺激。

2. 椭圆囊和球囊　椭圆囊和球囊位于前庭内。两囊内面壁上均有隆起的小斑，分别称为椭圆囊斑和球囊斑，椭圆囊斑和球囊斑均为位置觉感受器，能感受头部静止的位置和直线变速运动的刺激。

3. 蜗管　位于蜗螺旋管内，也盘绕蜗轴两圈半，起端为盲端，顶端也是盲端，终于蜗顶。在蜗管的基底膜上有螺旋器，是听觉感受器，能感受声波的刺激。

四、声波的传导途径

声波传入耳蜗有两种途径，即空气传导和骨传导。

1. 空气传导　声波→外耳道→鼓膜→听小骨（锤骨→砧骨→镫骨）→前庭窗→内耳外淋巴（前庭阶）→蜗管内淋巴→基底膜螺旋器→听神经→大脑颞叶听觉中枢。

2. 骨传导　声波→颅骨→骨迷路→蜗管内淋巴→基底膜螺旋器→听神经→大脑颞叶听觉中枢。

鼓膜、听小骨链损伤或功能障碍引起的听力下降，称传导性耳聋；内耳螺旋器、蜗神经和中枢神经病变引起的听力下降，称神经性耳聋。聋哑人多属神经性耳聋。

项目三　皮　肤

皮肤覆盖体表，占体重的 16% 左右，是人体最大的器官。各处皮肤厚薄不一，手掌、足底等处较厚，阴囊、眼睑等处较薄。皮肤借皮下组织与深部的组织相连。

皮肤内有毛、指（趾）甲、皮脂腺和汗腺等表皮衍生的附属器。皮肤直接与外界环境接触，对人体有重要的保护作用，能阻挡异物和病原体侵入，并能防止体内组织液丢失。皮肤内有丰富的感觉神经末梢，能感受外界的多种刺激。此外，皮肤对调节体温也起重要作用。

一、皮肤的微细结构

皮肤由表皮和真皮组成（图Ⅰ-8-14）。

（一）表皮

为角化的复层扁平上皮，一般可分 5 层，随细胞形态变化，由深至浅依次为基底层、棘层、颗粒层、透明层和角质层。

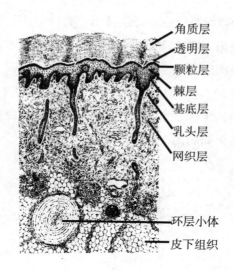

角质层
透明层
颗粒层
棘层
基底层
乳头层
网织层

环层小体
皮下组织

图Ⅰ–8–14　手掌皮肤结构

（二）真皮

由致密结缔组织构成，富有韧性和弹性。真皮分为与表皮相连的乳头层和深部的网织层。真皮内含有许多小血管、淋巴管和多种感受器（如感受触觉的触觉小体、感受痛觉的游离神经末梢、感受压觉的环层小体），以及皮脂腺、汗腺等。

皮下组织常称为浅筋膜，是皮肤以下的疏松结缔组织和脂肪组织，连接皮肤与肌。皮下组织对体温的维持和机械的压力具有一定的调节和缓冲作用。

二、皮肤的附属器

皮肤的附属器包括毛、皮脂腺、汗腺和指（趾）甲等。

（一）毛

人体皮肤除手掌和足底等处外，都有毛分布，毛露在皮肤外面的部分称毛干；埋入皮肤内的部分称毛根，毛根周围包有毛囊。毛囊和毛根下端都膨大，称毛球，是毛和毛囊的生长点。毛球基部有一深凹，结缔组织伸入其内形成毛乳头。毛乳头对体毛的生长有重要作用。毛囊的一侧附有斜行的平滑肌束，称竖毛肌，收缩时可使毛竖立。

（二）皮脂腺

皮脂腺位于毛与竖毛肌之间，其导管开口于毛囊。皮脂腺的分泌物称皮脂，对皮肤和毛有保护作用。

（三）汗腺

汗腺分布广泛，全身的皮肤，除乳头和阴茎头等处外，都分布有汗腺。汗腺由分泌部和导管两部分组成。汗腺的分泌物称汗液。汗液经导管排到皮肤表面，有湿润皮肤的作用。同时，一部分离子和含氯化合物也随汗液排出，有助于调节体温和水盐平衡等。

腋窝、会阴等处的皮肤内含有大汗腺，它直接开口于毛囊上段，其分泌物较浓稠，经细菌作用后，可产生一种特殊的气味。

（四）指（趾）甲

指甲的前部露出于体表称甲体。后部埋入皮内，称甲根。甲体两侧和甲根浅面的皮肤皱襞，称甲襞。甲襞与甲体之间的沟，称甲沟。

复习思考

一、名词解释

视神经盘　黄斑　螺旋器

二、单项选择题

1. 上直肌收缩，瞳孔转向（　　　）

　　A. 上外　　　　　　　　B. 上内　　　　　　　C. 下外

　　D. 下内　　　　　　　　E. 上方

2. 下列结构中无屈光作用的是（　　　）

　　A. 玻璃体　　　　　　　B. 角膜　　　　　　　C. 房水

　　D. 虹膜　　　　　　　　E. 晶状体

3. 晶状体位于（　　　）

　　A. 虹膜与睫状体之间　　　　B. 虹膜与玻璃体之间

　　C. 虹膜与睫状小带之间　　　D. 角膜与虹膜之间

　　E. 膜与脉络膜之间

4. 鼻泪管开口于（　　　）

　　A. 上鼻道　　　　　　　B. 中鼻道　　　　　　C. 下鼻道前份

　　D. 蝶筛隐窝　　　　　　E. 中鼻道后份

5. 临床上检查成人鼓膜时，须将耳郭拉向（　　　）

　　A. 下　　　　　　　　　B. 后上　　　　　　　C. 上

　　D. 后下　　　　　　　　E. 后

三、思考题

1. 试述房水的产生部位及循环途径。

2. 外界光线经过眼的哪些结构才能投射到视网膜上？

3. 说出咽鼓管的功能，小儿咽鼓管有何特点及临床意义？

扫一扫，知答案

扫一扫，看课件

模块九

神经系统

【学习目标】

1. 掌握：神经系统的组成；神经系统的常用术语；脊髓、脑干、小脑、间脑的位置和分布；大脑半球的位置、外形和内部结构。

2. 熟悉：脊髓、脑干、小脑、间脑的内部结构；脊神经、脑神经数目、纤维成分、分支、分布概况；内脏运动神经的组成及分布范围。

3. 了解：脑和脊髓的主要传导通路。

神经系统由中枢部和周围部构成，是机体内起主导作用的调节系统，调控人体其他系统的活动，维持人体内、外环境的平衡。

概　述

一、神经系统的组成

神经系统在形态和功能上是一个不可分割的整体。神经系统由中枢神经系统和周围神经系统两部分组成（图Ⅰ-9-1）。

中枢神经系统包括脑和脊髓。周围神经系统按其与中枢神经系统的连接关系分为脑神经和脊神经。周围神经系统按其分布范围不同，分为躯体神经和内脏神经。躯体神经分布于皮肤、骨、关节和骨骼肌；内脏神经分布于内脏、心血管和腺体。躯体神经和内脏神经所含纤维成分包括感觉纤维和运动纤维。内脏运动神经依其功能不同，分为交感神经和副交感神经两部分。

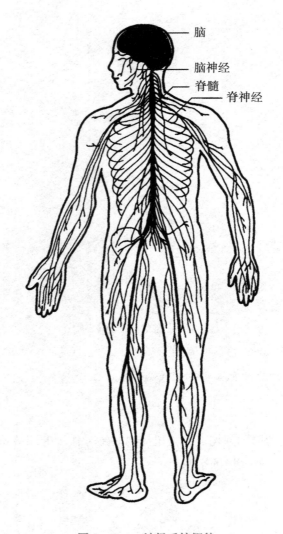

图Ⅰ-9-1 神经系统概貌

二、神经系统的活动方式

神经系统活动表现极为复杂，但其基本活动方式是反射。反射是指机体在受到内、外环境的刺激时所做出的反应。反射的结构基础是反射弧，由感受器、感觉（传入）神经、中枢、运动（传出）神经和效应器5个部分组成（图Ⅰ-9-2）。

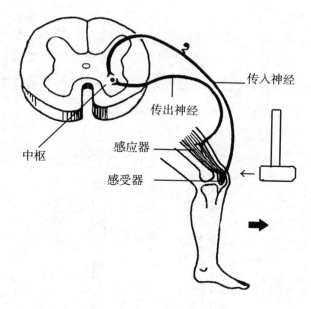

图Ⅰ-9-2　反射弧示意图

三、神经系统的常用术语

在神经系统中，神经元胞体和突起所在部位的不同，常有不同的名称。

1. 灰质与白质　在中枢神经系统内，神经元胞体和树突集聚的地方，色泽灰暗，称为灰质；神经元轴突聚集的部位，色泽亮白，称为白质。位于大脑和小脑表层的灰质，称为皮质；位于大脑和小脑深部的白质，称为髓质。

2. 神经核与神经节　在中枢神经系统内，由功能相同的神经元胞体聚集而成的结构，称为神经核；在周围神经系统内，功能相同的神经元胞体聚集形成的结构，称为神经节。

3. 纤维束与神经　在中枢神经系统内，起止和功能基本相同的神经纤维集聚成束，称纤维束；在周围神经系统中，神经纤维集聚而成的条索状结构，称为神经。

4. 网状结构　在中枢神经系统内，神经纤维交织成网状，灰质团块散在其中的部位，称为网状结构。

项目一　中枢神经系统

一、脊髓

（一）脊髓的位置和外形

脊髓位于椎管内，上端在枕骨大孔处与延髓相接，下端在成人平第1腰椎体的下缘，新生儿平对第 3 腰椎。

脊髓为前后略扁的圆柱状，长约 45cm。全长有两处膨大，位于上部的膨大，称为颈膨大，发出支配上肢的神经；位于下部的膨大，称为腰骶膨大，发出支配下肢的神经。脊髓末端变细，呈圆锥状，称为脊髓圆锥（图 I –9–3）。脊髓圆锥的下端续以无神经组织的细丝，称终丝，向下止于尾骨的背面。

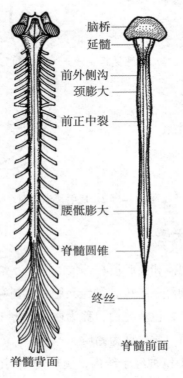

脑桥
延髓
前外侧沟
颈膨大
前正中裂
腰骶膨大
脊髓圆锥
终丝
脊髓前面
脊髓背面

图 I –9–3　脊髓全貌

脊髓表面有 6 条纵行的沟裂，在脊髓前、后面分别有较深的前正中裂和较浅的后正中沟；前正中裂和后正中沟的两侧，分别各有 1 条浅沟，分别称为前外侧沟和后外侧沟。前外侧沟中连有脊神经前根，后外侧沟中连有脊神经后根。在后根上有一膨大结构，称为脊神经节。

每对脊神经前、后根相连的一段脊髓，称为一个脊髓节段。脊神经 31 对，因此脊髓分为 31 个节段，即颈髓 8 节，胸髓 12 节，腰髓 5 节，骶髓 5 节，尾髓 1 节。

由于成人脊髓长度短于脊柱，故除第 1 ~ 4 颈髓与同序数的椎骨高度相对应外，其余脊髓节段位置均高于同序数的椎骨，其对应关系详见表 I –9–1。了解脊髓节段与椎骨的对应关系，对于脊髓和椎骨损伤的定位诊断具有很重要的临床意义。

表Ⅰ-9-1 脊髓节段与椎骨的对应关系

脊髓节段	对应的椎骨	举例
上颈髓（$C_{1\sim4}$）	与同序数椎骨等高	如第2颈髓节平对第2颈椎
下颈髓（$C_{5\sim8}$）和上胸髓（$T_{1\sim4}$）	比同序数椎骨高1个椎体	如第6颈髓节平对第5颈椎
中胸髓（$T_{5\sim8}$）	比同序数椎骨高2个椎体	如第7胸髓节平对第5胸椎
下胸髓（$T_{9\sim12}$）	比同序数椎骨高3个椎体	如第10胸髓节平对第7胸椎
腰髓（$L_{1\sim5}$）	约平对第10～12胸椎体	
骶、尾髓（$S_{1\sim5}$，C_0）	约平对第1腰椎体	

（二）脊髓的内部结构

脊髓由灰质和白质构成。脊髓中央的纵行小管，称为中央管，中央管的周围是灰质，灰质的周围是白质（图Ⅰ-9-4）。

1. 灰质 在横切面上呈H形，纵贯脊髓全长，左右对称，每侧灰质前部的扩大，称为前角（柱）；灰质后部狭细，称为后角（柱）；在脊髓的胸1～腰3节段，前、后角之间有向外突出的侧角（柱）。

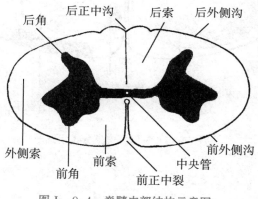

图Ⅰ-9-4 脊髓内部结构示意图

（1）前角 内含躯体运动神经元胞体，其轴突出脊髓，构成脊神经的躯体运动纤维，交配躯干和四肢骨骼肌的随意运动。

（2）后角 内含联络神经元胞体，接受脊神经后根感觉纤维传来的神经冲动，其轴突进入白质形成上行纤维束，将脊神经后根传入的神经冲动传入脑。

（3）侧角 内含交感神经元胞体，其轴突构成脊神经前根中的交感神经纤维；骶髓无侧角，在骶髓2～4节段，相当于侧角的部位，由副交感神经元胞体组成的核团，称骶副交感核，其轴突也加入前根，构成脊神经前根中的副交感神经纤维。交感神经和副交感神经均支配平滑肌、心肌和腺体的运动。

2.**白质** 位于灰质的周围，每侧白质借脊髓表面的沟、裂分为3个索：前外侧沟与前正中裂之间的白质称为前索；前、后外侧沟之间的白质称为外侧索；后正中沟与后外侧沟之间的白质称为后索。白质由上行和下行神经纤维束组成。

（1）上行纤维束 主要有脊髓丘脑束、薄束和楔束（图Ⅰ-9-5）。①脊髓丘脑束上行于外侧索前部和前索，将来自对侧躯干和四肢的浅感觉冲动上传至脑干；②薄束和楔束上行于后索，将来自同侧躯干和四肢的深感觉冲动上传至脑干。

（2）下行纤维束 主要有皮质脊髓束，下行于外侧索后部和前索，将来自大脑皮质的神经冲动传至脊髓前角运动神经元，支配躯干和四肢骨骼肌的随意运动。

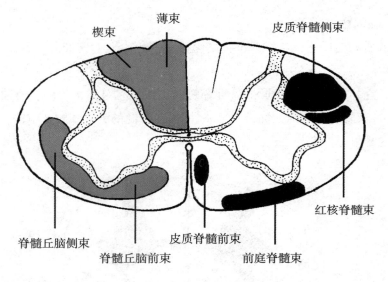

图Ⅰ-9-5 脊髓纤维束分布示意图

（三）脊髓的功能

1.**传导功能** 脊髓通过其上下行纤维束及固有束，将内外环境变化产生的各种感觉冲动上传入中枢，产生特定的感觉；同时将中枢产生的运动冲动下传至效应器，产生相应的功能活动，以适应内外环境的变化。当脊髓损伤累及其纤维束时，就会出现因冲动传导障碍而产生的感觉或运动障碍。

2.**反射功能** 脊髓可执行一些简单的反射活动，如腱反射、排尿反射、排便反射和性功能反射等，但这些反射正常情况下始终要受到脑的调控。

二、脑

脑位于颅腔内，包括脑干、小脑、间脑和端脑四部分。

（一）脑干

1.脑干的位置和外形　脑干位于颅后窝枕骨大孔前方的骨面，自下而上由延髓、脑桥和中脑三部分组成。延髓在枕骨大孔处下续脊髓，中脑向上接间脑，延髓和脑桥的背侧与小脑相连。

（1）腹面观　延髓腹面的下半部与脊髓外形相似，沿中线两侧，有一对纵行隆起，称为锥体，内有锥体束通过。锥体束中大部分纤维左右交叉，称为锥体交叉。脑桥下缘与延髓之间有一分界横沟，称为脑桥延髓沟。脑桥上缘与中脑相连，脑桥的腹面膨隆，膨隆部的正中有一纵行浅沟，称基底沟。其向两侧逐渐缩细，并与背侧的小脑相连。在中脑腹面有一对柱状结构，称大脑脚。两脚之间的凹窝，称脚间窝（图Ⅰ-9-6）。

（2）背面观　延髓背面下部后正中沟的两侧，各有一对纵行隆起，内侧的称薄束结节，外侧的称楔束结节，两者深面分别有薄束核和楔束核。延髓上部与脑桥背侧共同形成第四脑室底。中脑背侧面有两对圆形隆起，上方一对称上丘，是视觉反射中枢；下方一对称下丘，是听觉反射中枢（图Ⅰ-9-7）。

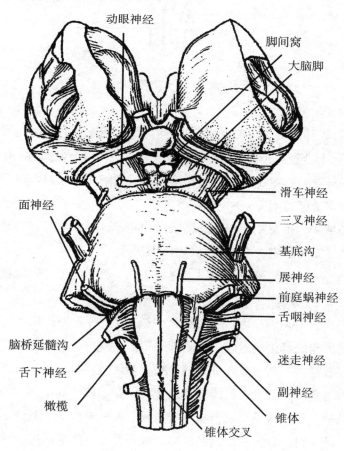

图Ⅰ-9-6　脑干腹侧面结构

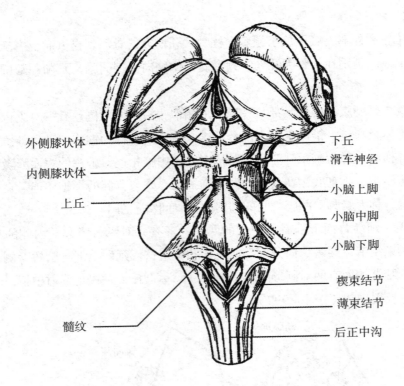

外侧膝状体

内侧膝状体

上丘

髓纹

下丘

滑车神经

小脑上脚

小脑中脚

小脑下脚

楔束结节

薄束结节

后正中沟

图 Ⅰ -9-7　脑干背侧面结构

　　脑神经有 12 对，其中第 3 ～ 12 对脑神经均与脑干相连。即与延髓相连的是第 9 对舌咽神经、第 10 对迷走神经、第 11 对副神经和第 12 对舌下神经；与脑桥相连的是第 5 对三叉神经、第 6 对展神经、第 7 对面神经和第 8 对前庭蜗神经；与中脑相连的是第 3 对动眼神经和第 4 对滑车神经（图 Ⅰ -9-6）。

　　2. 脑干的内部结构　　由灰质、白质和网状结构构成。脊髓中央管到延髓、脑桥背面与小脑之间扩展，形成第 4 脑室，在中脑内则为中脑水管。

　　（1）灰质　　脑干中的灰质分散成团块，称神经核。脑干的神经核包括脑神经核和非脑神经核两类。

　　1）脑神经核　　名称多与其相连的脑神经名称一致。各脑神经核在脑干内的位置，也多与其相连脑神经的连脑部位相对应。按脑神经核的功能可分为四类，它们在脑干中有规律地排列成纵行的灰质柱。从中线向外侧依次有：躯体运动核，发出纤维支配头面部骨骼肌的随意运动；内脏运动核，发出纤维最终支配头、颈、胸、腹部器官的平滑肌、心肌和腺体的活动；内脏感觉核，接受内脏器官、心血管以及味觉的感觉纤维的传入；躯体感觉核，接受头面部皮肤与口、鼻腔黏膜以及内耳听觉和平衡觉感受器感觉纤维的传入。

　　2）非脑神经核　　主要有薄束核和楔束核、红核和黑质。薄束核和楔束核位于延髓，是深感觉传导通路的中继核。红核和黑质位于中脑，对调节骨骼肌张力有重要作用。

（2）白质　主要由上行纤维束和下行纤维束组成。

1）上行纤维束　主要有内侧丘系、脊髓丘系、三叉丘系。

脊髓后索中的薄束和楔束上行至延髓，止于薄束核和楔束核，发出的纤维交叉后组成内侧丘系，上行终于背侧丘脑；脊髓丘脑束由脊髓至脑干构成脊髓丘系，上行终于背侧丘脑；三叉丘系上行终于背侧丘脑，传导头面部的浅感觉冲动。

2）下行传导束　主要有锥体束。锥体束是大脑皮质躯体运动中枢发出的支配骨骼肌随意运动的纤维束。

（3）网状结构　在脑干的中央区域，神经纤维交织成网，其间散布着大量的大小不一的灰质块，它们共同构成脑干网状结构。

3. 脑干的功能

（1）传导功能　通过其上、下行纤维束各种神经冲动的传导，沟通大脑皮质及皮质下其他部位与脊髓之间的联系，发挥其信息传导枢纽的功能。

（2）反射功能　脑干存在很多反射的低级中枢，如延髓内有心血管运动中枢和呼吸调节中枢，常把它们合称为"生命中枢"；脑桥内有角膜反射中枢；中脑内有瞳孔对光反射中枢等。

（3）网状结构的功能　主要与大脑皮质觉醒状态的维持、躯体及内脏运动的调节、睡眠的引起和抑制等诸多方面有密切关系。

（二）小脑

1. 小脑的位置和外形　小脑位于颅后窝内，在延髓与脑桥的背侧。小脑的两侧部膨大，称小脑半球；中间部缩细，称小脑蚓。小脑上面较平坦，下面靠近小脑蚓的半球形成椭圆形隆起，称小脑扁桃体（图Ⅰ-9-8、图Ⅰ-9-9）。

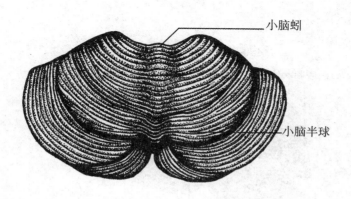

图Ⅰ-9-8　小脑外形（上面）

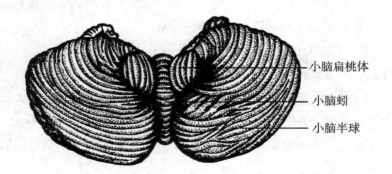

图 I -9-9　小脑外形（下面）

2. 小脑的内部结构　小脑表层的灰质称小脑皮质；深部为白质，称小脑髓质；髓质内有数对灰质团块，称小脑核。

3. 小脑的功能　小脑的主要功能是维持身体平衡、调节肌张力和协调随意运动。小脑损伤时，患者出现身体平衡失调、肌张力降低、运动不协调（临床上称"共济失调"，如患者不能准确用手指指鼻等）。

（三）间脑

间脑位于中脑的前上方，两大脑半球之间，大部分被大脑半球所掩盖，并与两半球紧密连接。两侧间脑之间的狭小腔隙，称第三脑室，向下通中脑水管，其前上方两侧借室间孔与左右半球的侧脑室相通。间脑主要由背侧丘脑、下丘脑和后丘脑三部分组成。

1. 背侧丘脑　背侧丘脑又称丘脑，为一对卵圆形的灰质块，构成间脑的背侧份。背侧丘脑内部被 Y 形白质纤维板分隔为 3 个核群，即前核群、内侧核群和外侧核群。

背侧丘脑是感觉传导通路的中继站，全身躯体浅、深感觉均要经过背侧丘脑传至大脑皮质（图 I -9-10）。

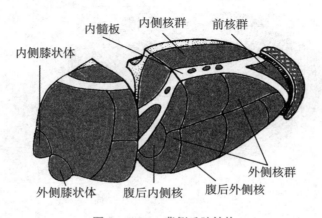

图 I -9-10　背侧丘脑结构

2.下丘脑　下丘脑位于背侧丘脑的前下方，在脑底面，主要由视交叉、灰结节、漏斗、垂体、乳头体等组成（图Ⅰ–9–11）。

下丘脑中含有多个核群，重要的有视上核和室旁核，两者均属于神经内分泌性核团。视上核分泌加压素；室旁核分泌缩宫素。

3.后丘脑　后丘脑是位于背侧丘脑后端外下方的一对隆起，位于内侧的称内侧膝状体，是听觉传导通路的中继站；位于外侧的称外侧膝状体，是视觉传导通路的中继站。

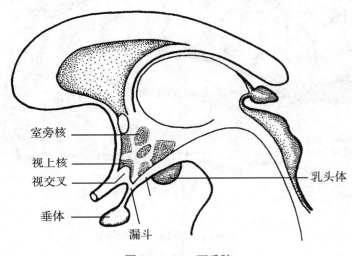

图Ⅰ–9–11　下丘脑

（四）端脑

端脑又称大脑，由左、右大脑半球组成，覆盖于间脑、中脑和小脑的上面。左、右半球之间的裂隙称为大脑纵裂，裂底有连接两侧大脑半球的横行纤维，称胼胝体。两大脑半球和小脑之间的横行裂隙，称为大脑横裂。

1.**大脑半球的外形**　大脑半球表面凹凸不平，布满深浅不等的沟称大脑沟。沟与沟之间的隆起称大脑回。每侧大脑半球可分为上外侧面、内侧面和下面。

（1）大脑半球的分叶　每侧大脑半球借3条沟分为5个叶。

3条沟：①外侧沟，在半球的上外侧面，自前下斜向后上方；②中央沟，在半球的上外侧面，起于半球上缘中点的稍后方斜向前下方；③顶枕沟，位于半球内侧面后部，在胼胝体后端的稍后方，由前下斜向后上并略转至半球上外侧面。

5个叶：①额叶，在外侧沟上方，中央沟前方的部分；②顶叶，在外侧沟上方，中央沟和顶枕沟之间部分；③枕叶，在顶枕沟后方的部分；④颞叶，在外侧沟下方的部分；⑤岛叶，为埋藏于外侧沟深面的部分（图Ⅰ–9–12、图Ⅰ–9–13）。

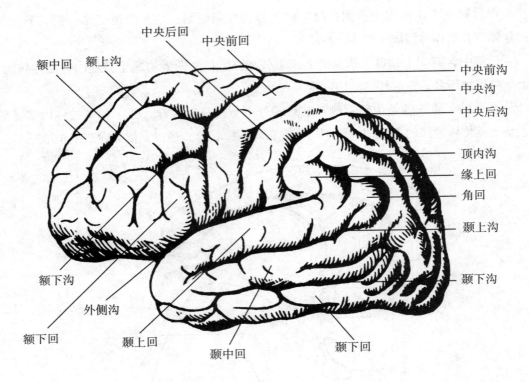

图 I -9-12　大脑半球上外侧面

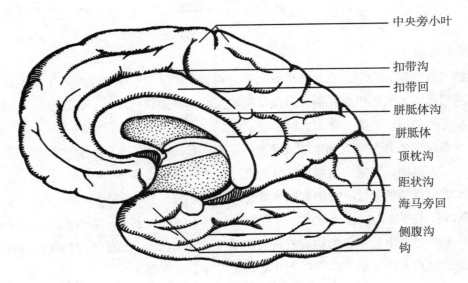

图 I -9-13　大脑半球内侧面

（2）大脑半球的主要沟和回

1）上外侧面　在大脑半球上外侧面，中央沟前方有中央前回；中央沟后方有中央后回；中央前回之前的部分，有额上回、额中回和额下回；外侧沟下壁中部内有两个短而横行的颞横回；外侧沟的下方有一条与之平行的颞上沟，两沟之间的脑回是颞上回；围绕颞上沟末端的隆起称为角回。

2）内侧面　在大脑半球内侧面，胼胝体上方有与之平行的扣带回，其后端变窄并弯曲向前方连接海马旁回。海马旁回的前端弯曲，称为钩。钩附近的皮质，是嗅觉的主要区域。扣带回、海马旁回和钩合称为边缘叶。扣带回中部的上方，有中央前回和中央后回延续到半球内侧面的中央旁小叶，分别称中央旁小叶前部和中央旁小叶后部。胼胝体的后方，有一条自前下向后上走行的距状沟。

3）下面　在大脑半球额叶的下面有一椭圆形结构称嗅球，向后延续为嗅束。嗅球、嗅束与嗅觉冲动的传导有关（图Ⅰ–9–14）。

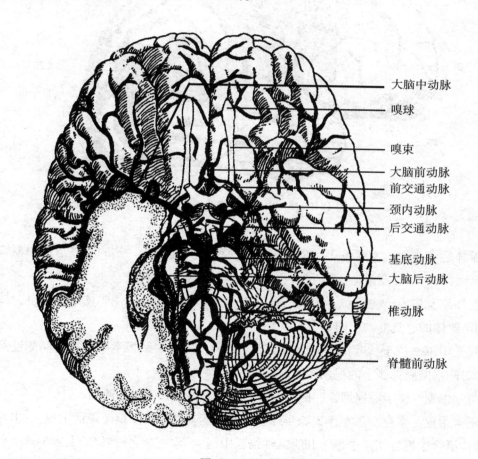

大脑中动脉
嗅球
嗅束
大脑前动脉
前交通动脉
颈内动脉
后交通动脉
基底动脉
大脑后动脉
椎动脉
脊髓前动脉

图Ⅰ–9–14　脑下面

2. 大脑半球的内部结构　大脑半球表面是大脑皮质，深面为大脑髓质，在大脑半球的基底部，髓质内藏有的灰质团块，称基底核。

（1）大脑皮质及其功能定位　大脑皮质由大量的神经元及神经胶质细胞构成，据估计人类大脑皮质约有 140 亿个神经元。

大脑皮质是神经系统的高级中枢，不同的皮质区具有不同的功能，将这些具有一定功能的皮质区称为大脑皮质的功能定位，又称中枢。大脑皮质重要的中枢主要如下（图 I –9–15）：

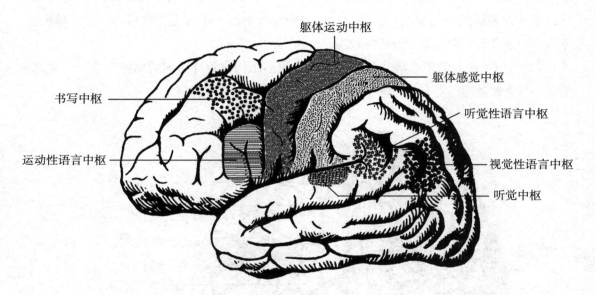

图 I –9–15　大脑皮质中重要中枢

1）躯体运动中枢　主要位于中央前回及中央旁小叶前部，一侧的躯体运动中枢管理对侧半躯体骨骼肌的随意运动（图 I –9–16）。

2）躯体感觉中枢　主要位于中央后回及中央旁小叶后部，一侧躯体感觉中枢，接受来自对侧半躯体的感觉冲动（图 I –9–17）。

3）视觉中枢　位于枕叶内侧面距状沟上、下的皮质，一侧视觉中枢接受同侧视网膜颞侧半和对侧视网膜鼻侧半的视觉冲动。

4）听觉中枢　位于颞横回，一侧听觉中枢接受来自两耳的听觉冲动。

5）语言中枢　多存在于左侧大脑半球，主要有运动性语言中枢（说话中枢）、书写中枢、视觉性语言中枢（阅读中枢）和听觉性语言中枢 4 个。它们分别位于大脑半球上外侧面的额下回后部、额中回后部、角回和颞上回后部。

6）嗅觉中枢　位于海马旁回的钩附近。

（2）基底核　是埋藏在大脑半球基底部髓质的灰质团块，包括尾状核、豆状核和杏仁体等。尾状核弯曲如弓状，围绕于豆状核和背侧丘脑的上方，分头、体、尾三部分，尾端连接杏仁体。豆状核位于背侧丘脑的外侧，包括内侧的苍白球和外侧的壳两部分（图Ⅰ-9-18）。豆状核和尾状核合称为纹状体，其中苍白球称旧纹状体；尾状核和壳合称新纹状体。纹状体的主要功能是调节肌张力和协调肌群的运动。

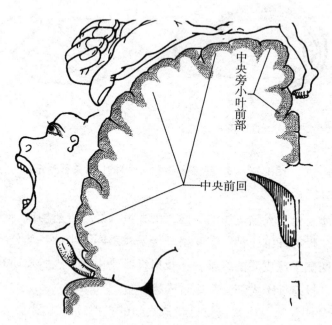

图Ⅰ-9-16　人体各部在躯体运动中枢的定位

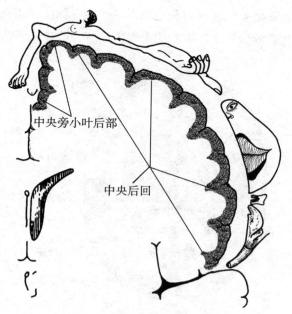

图Ⅰ-9-17　人体各部在躯体感觉中枢的定位

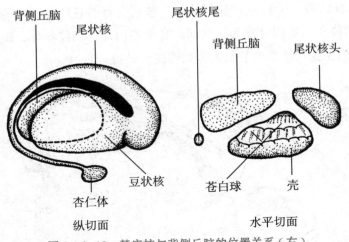

图 I -9-18 基底核与背侧丘脑的位置关系（右）

（3）大脑髓质　位于大脑皮质的深面，由大量神经纤维所构成。这些纤维可分为联络纤维、连合纤维和投射纤维3种：①联络纤维是联系同侧半球各部分之间的纤维；②连合纤维是连接左右两侧半球皮质的纤维；③投射纤维是由联系大脑皮质和皮质下结构的上行和下行纤维构成。投射纤维大部分都经过内囊。

内囊是位于背侧丘脑、尾状核与豆状核之间的投射纤维（图 I -9-19、图 I -9-20）。在大脑两半球的水平切面上，双侧内囊略呈"〉〈"形，可分为内囊前肢、内囊后肢和内囊膝三部分。内囊是上行感觉纤维和下行运动纤维密集而成的白质区，主要含有皮质核束、皮质脊髓束、丘脑皮质束、视辐射和听辐射等。当一侧内囊损伤，可导致对侧半身随意运动障碍、对侧半身感觉障碍、双眼对侧半视野偏盲，即临床所谓的"三偏"综合征。

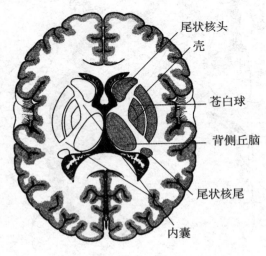

图 I -9-19　大脑水平切面

238

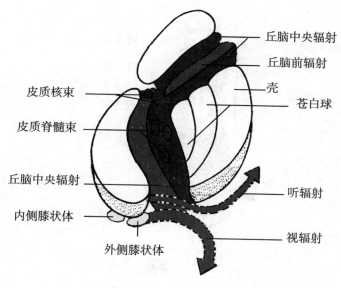

皮质核束

皮质脊髓束

丘脑中央辐射

内侧膝状体

外侧膝状体

丘脑中央辐射

丘脑前辐射

壳

苍白球

听辐射

视辐射

图Ⅰ-9-20　内囊水平切面

3. 边缘系统　由边缘叶及其与之密切联系的皮质和皮质下结构（如杏仁体、下丘脑、丘脑前核群等）共同组成。边缘系统的主要功能与内脏活动、情绪和记忆等有关，故又称"内脏脑"。

三、脑和脊髓的被膜

脑和脊髓的外面包有 3 层膜，由外向内依次为硬膜、蛛网膜和软膜。它们有保护、支持脑和脊髓的作用。

（一）硬膜

硬膜是一层坚韧的致密结缔组织膜，包被于脊髓的部分称硬脊膜；包被于脑的部分称硬脑膜。

1. 硬脊膜　硬脊膜上端附着于枕骨大孔周缘，并与硬脑膜相续，下端附于尾骨的背面（图Ⅰ-9-21）。

硬脊膜与椎管内面的骨膜之间的狭窄腔隙称硬膜外隙。硬膜外隙内为负压，内有脊神经根、疏松结缔组织、脂肪、淋巴管和静脉丛等。临床上将麻醉药物注入此腔隙内，阻滞脊神经根的传导，称硬膜外麻醉。

2. 硬脑膜　硬脑膜由内外两层构成。硬脑膜的内层伸入大脑纵裂内形成大脑镰，伸入大脑横裂内形成小脑幕。硬脑膜在某些部位分成两层，形成含静脉血的腔隙，称为硬脑膜窦，汇集脑的静脉血，最后汇入颈内静脉。主要的硬脑膜窦有上矢状窦、下矢状窦、直窦、窦汇、海绵窦等（图Ⅰ-9-22）。

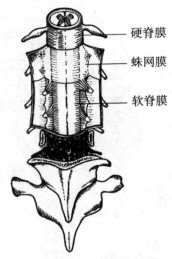

图Ⅰ-9-21 脊髓的被膜

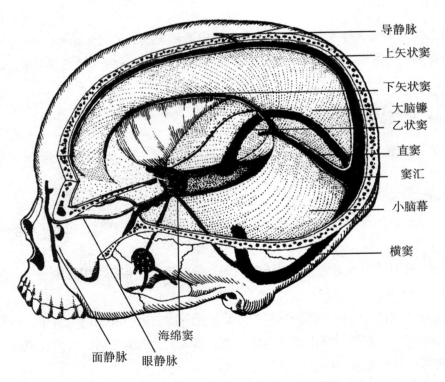

图Ⅰ-9-22 硬脑膜及其形成的结构

（二）蛛网膜

蛛网膜位于硬膜的深面，跨越脊髓和脑的沟裂，包括脊髓蛛网膜和脑蛛网膜两部分。

蛛网膜由纤细的结缔组织构成，薄而透明，无血管和神经。

蛛网膜与软膜之间的间隙称蛛网膜下隙。蛛网膜下隙内含有脑脊液。脊髓蛛网膜下隙和脑蛛网膜下隙相通连。脑蛛网膜在上矢状窦附近形成许多细小的突起，突入上矢状窦内，称蛛网膜粒。蛛网膜下隙内的脑脊液经蛛网膜粒渗入上矢状窦，进入血液。

（三）软膜

软膜紧贴于脊髓和脑的表面，为薄层结缔组织，富含血管，分为软脊膜和软脑膜。在脑室附近，软脑膜上的毛细血管形成毛细血管丛，与软脑膜和脑室壁上的室管膜上皮一起突入脑室内，形成脉络丛，是产生脑脊液的主要结构。

四、脑室和脑脊液循环

（一）脑室

脑室是脑内的腔隙，包括位于左、右大脑半球内的侧脑室，位于间脑内的第三脑室，位于延髓与脑桥背面和小脑之间的第四脑室。各脑室内均有脉络丛并充满脑脊液。

（二）脑脊液及其循环

脑脊液是无色透明的液体，内含葡萄糖、无机盐、少量蛋白质、维生素、酶、神经递质和少量淋巴细胞等。脑脊液主要由各脑室的脉络丛产生，充满于脑室和蛛网膜下隙。成年人脑脊液的总量约150mL。

脑脊液可以缓冲震动，对脑和脊髓有保护作用；脑脊液具有运送营养物质，并带走脑和脊髓的代谢产物的作用；脑脊液尚有维持正常颅内压的作用。

脑脊液处于不断产生、循环和回流的相对平衡状态，其循环途径是：侧脑室脉络丛产生的脑脊液，经左、右室间孔流经第三脑室，经中脑水管流向第四脑室，经第四脑室正中孔和两个外侧孔流向蛛网膜下隙，最后经蛛网膜颗粒渗入上矢状窦，汇入颈内静脉（图Ⅰ-9-23）。

（三）血-脑屏障

在中枢神经系统内，毛细血管内的血液与脑组织之间具有一层选择通透性作用的结构，称血-脑屏障。脑和脊髓的毛细血管内皮、毛细血管的基膜以及神经胶质细胞突起形成的胶质膜等是构成血-脑屏障的结构基础。血-脑屏障能选择性地允许某些物质的通过，阻止另一些物质通过；可以阻止有害物质进入脑组织，但营养物质和代谢产物可顺利通过，以维持脑细胞内环境的相对稳定。

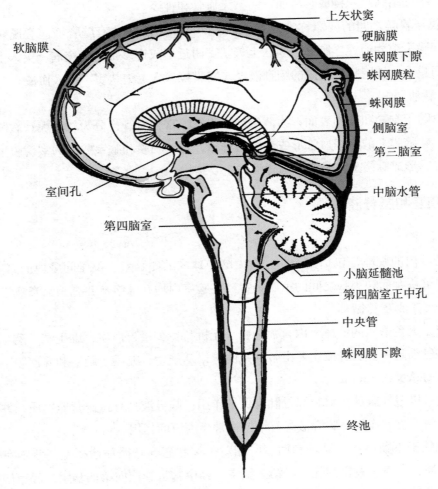

软脑膜

上矢状窦
硬脑膜
蛛网膜下隙
蛛网膜粒
蛛网膜
侧脑室
第三脑室
室间孔
中脑水管
第四脑室
小脑延髓池
第四脑室正中孔
中央管
蛛网膜下隙
终池

图 I -9-23 脑脊液循环模式图

五、脑和脊髓的血管

（一）脑的血管

脑的动脉主要来源于颈内动脉和椎动脉，其分支可分为皮质支和中央支。皮质支供应大脑皮质和大脑髓质浅层；中央支供应间脑、基底核和内囊等。

1. 颈内动脉　起自颈总动脉，经颈动脉管入颅后分出大脑前动脉和大脑中动脉。分支分布于大脑半球前 2/3 和部分间脑（图 I -9-24、图 I -9-25、图 I -9-26）。

临床上患有高血压、动脉硬化症的病人，分布于内囊的中央动脉容易破裂出血，导致严重的脑出血，因此有"易出血动脉"之称。

2. 椎动脉　起自锁骨下动脉，经枕骨大孔入颅腔，在脑桥下缘左、右椎动脉合成一条基底动脉。基底动脉在脑桥基底沟上行，至脑桥上缘发出左、右大脑后动脉（图 I -9-

27、图Ⅰ-9-14）。椎动脉的分支分布于大脑半球后 1/3 区、脊髓、脑干、间脑和小脑等。

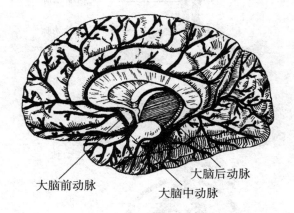

图Ⅰ-9-24　大脑半球内侧面的动脉

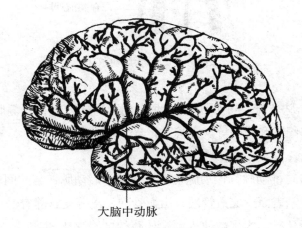

图Ⅰ-9-25　大脑半球上外侧面的动脉

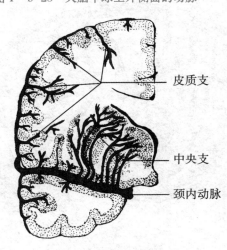

图Ⅰ-9-26　大脑动脉的分支

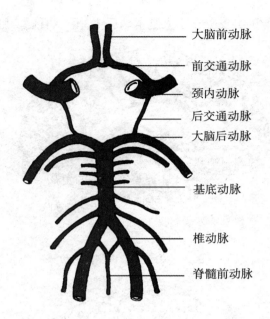

图 I -9-27 大脑动脉环

大脑前动脉
前交通动脉
颈内动脉
后交通动脉
大脑后动脉
基底动脉
椎动脉
脊髓前动脉

脑的静脉不与动脉伴行，可分浅、深两组（图 I -9-28），浅静脉汇入邻近的硬脑膜窦，如上矢状窦、海绵窦和横窦等。深静脉汇入直窦。

（二）脊髓的血管

1. 动脉   主要来自椎动脉，该动脉发出脊髓前、后动脉，与肋间后动脉、腰动脉发出的分支吻合，并在脊髓表面形成血管网，由血管网发出分支营养脊髓（图 I -9-29）。

2. 静脉   与动脉伴行，大多数注入硬膜外隙的椎静脉丛。

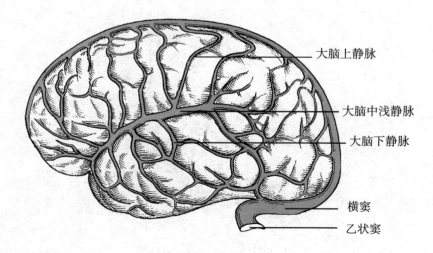

大脑上静脉
大脑中浅静脉
大脑下静脉
横窦
乙状窦

图 I -9-28 大脑的浅静脉

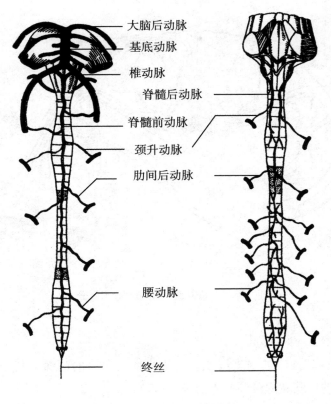

大脑后动脉

基底动脉

椎动脉

脊髓后动脉

脊髓前动脉

颈升动脉

肋间后动脉

腰动脉

终丝

图 I -9-29　脊髓的动脉

项目二　周围神经系统

一、脊神经

脊神经共 31 对，包括颈神经 8 对、胸神经 12 对、腰神经 5 对、骶神经 5 对、尾神经 1 对。

脊神经均由脊神经前根和后根在椎间孔处合并而成。脊神经前根含有躯体运动神经和内脏运动神经的纤维；后根含有躯体感觉和内脏感觉的神经纤维（图 I -9-30）。因此，脊神经是混合性神经。

脊神经出椎间孔后，立即分为细小的后支和较粗大的前支。后支主要分布于项、背、腰、骶部的深层肌和皮肤。前支主要分布于颈、胸、腹、四肢的肌和皮肤。除胸神经前支单独走行外，其余的脊神经前支均相互交织形成神经丛，由丛发出分支分布于相应的区域。神经丛左右对称，分为颈丛、臂丛、腰丛和骶丛。

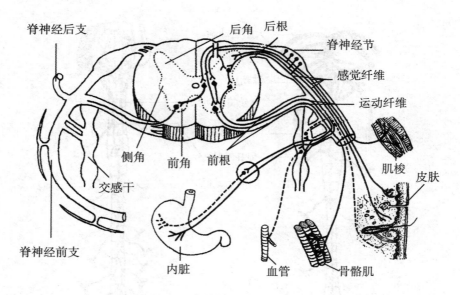

图Ⅰ-9-30 脊神经的组成、分支及分布

（一）颈丛（图Ⅰ-9-31）

颈丛由第1～4颈神经的前支组成。位于胸锁乳突肌的深面。其分支布于枕部、耳郭、颈前部及肩部的皮肤和部分颈肌（图Ⅰ-9-32）。

颈丛的主要分支是膈神经（图Ⅰ-9-33），为混合性神经，其运动纤维支配膈肌，感觉纤维分布于胸膜、心包和膈下面中央部的腹膜。

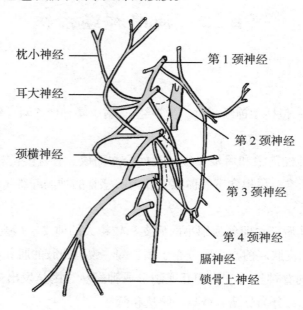

图Ⅰ-9-31 颈丛的组成及分支

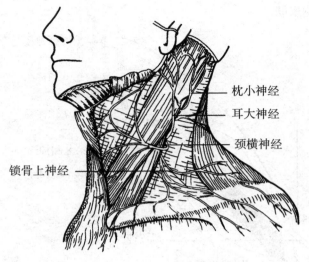

图Ⅰ-9-32　颈丛皮支

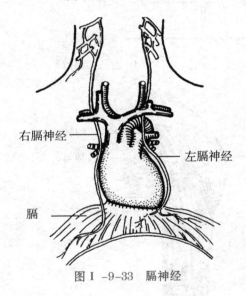

图Ⅰ-9-33　膈神经

（二）臂丛

臂丛由第5～8颈神经的前支和第1胸神经前支的大部分纤维组成（图Ⅰ-9-34），经锁骨后方进入腋窝。主要分支有肌皮神经、正中神经、尺神经、桡神经、腋神经等（图Ⅰ-9-35）。分布于上肢的皮肤、肌及胸、背部的浅肌群。

1. 腋神经　自臂丛后束发出后绕肱骨外科颈至三角肌深面，发支分布于三角肌、小圆肌及肩部、臂外上部的皮肤，肱骨外科颈骨折时，易伤及此神经。表现为三角肌瘫痪，上肢不能外展，肩部失去圆隆状态而形成"方形肩"。

2. 肌皮神经　发自外侧束，肌支分布于臂前群肌，终支至前臂外侧易名为前臂外侧皮

247

神经，分布于前臂外侧皮肤。

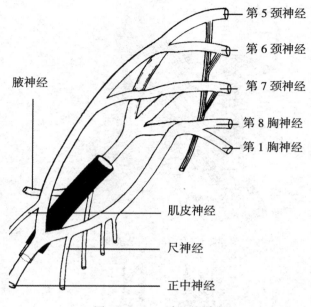

図 I -9-34 臂丛的组成

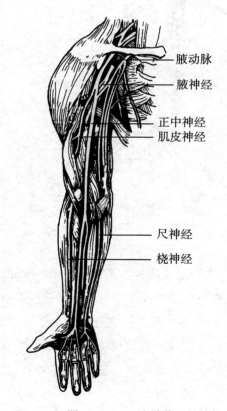

図 I -9-35 上肢前面的神经

3. **正中神经**　自臂丛发出后沿肱二头肌内侧缘下行至肘窝，继而经前臂正中达腕部，最后到达手掌。正中神经的肌支支配除肱桡肌、尺侧腕屈肌和指深屈肌尺侧半以外的所有前臂前群肌、第1～2蚓状肌和鱼际肌（拇收肌除外）；皮支分布于手掌桡侧2/3、桡侧3个半手指掌面及其中节和远节背面的皮肤（图Ⅰ-9-36、图Ⅰ-9-37）。前臂及腕部外伤时易累及正中神经，出现相应范围内的运动及感觉障碍，如果鱼际肌萎缩则形成"猿手"畸形。

4. **尺神经**　自臂丛内侧束发出后沿肱动脉内侧至臂中份，经尺神经沟入前臂，伴尺动脉内侧于尺侧腕屈肌和指深屈肌之间下行到达手掌。尺神经肌支支配尺侧腕屈肌、指深屈肌尺侧半、鱼际肌、拇收肌、手掌骨间肌及第3、4蚓状肌；皮支分布于手背尺侧半和尺侧两个半手指背面、手掌尺侧1/3（小鱼际掌面）、尺侧1个半手指掌面的皮肤。肱骨下端骨折时易伤及尺神经，其所分布范围内的运动和感觉将发生障碍，肌萎缩时可出现"爪形手"畸形。

5. **桡神经**　发自臂丛后束，下行经桡神经沟向下外，经前臂后面至手背。桡神经的皮支分布于臂和前臂的背面、手背桡侧半及桡侧二个半手指近节背面的皮肤；肌支支配臂肌后群、前臂肌后群和肱桡肌（图Ⅰ-9-37、图Ⅰ-9-38）。肱骨中段骨折易伤及桡神经，导致其所分布范围内的运动和感觉障碍，出现"垂腕"征象。

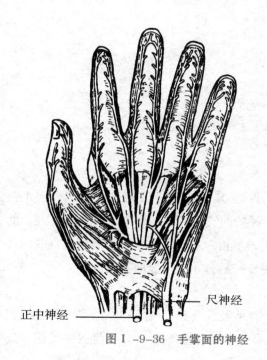

正中神经

尺神经

图Ⅰ-9-36　手掌面的神经

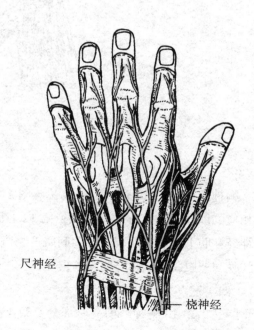

尺神经

桡神经

图Ⅰ-9-37　手背面的神经

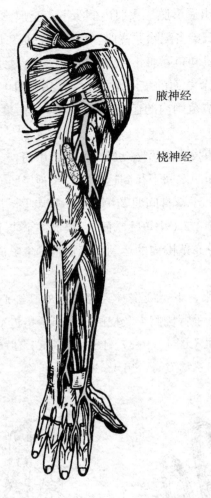

腋神经

桡神经

图Ⅰ-9-38 上肢后面的神经

（三）胸神经前支

胸神经前支共 12 对，不形成丛（图Ⅰ-9-39）。其中胸 1 ~ 11 对胸神经的前支走行于相应的肋间隙内，称肋间神经；第 12 对胸神经的前支走行于肋下方，称肋下神经。肋间神经和肋下神经的肌支支配肋间肌、腹肌的前外侧群；皮支分布于胸、腹壁的皮肤以及壁胸膜和壁腹膜。胸神经前支的皮支在胸、腹壁皮肤的分布有明显的节段性。

（四）腰丛

腰丛由第 12 胸神经前支一部分及第 1 ~ 3 腰神经前支和第 4 腰神经前支一部分组成（图Ⅰ-9-40）。位于腰大肌的深面。其分支主要分布到腹壁下部，大腿前内侧的肌、皮肤。主要分支是股神经，支配大腿前肌群及大腿前面、小腿内侧和足内侧缘的皮肤。

1. 股神经 为腰丛最大的分支，行于腰大肌与髂肌之间，至腹股沟韧带中点稍外侧的深面、股动脉外侧进入股三角，分支布于大腿前部的肌和皮肤。隐神经为股神经的分支，其伴大隐静脉经小腿内侧面至足内侧缘，分布于小腿内侧面和足内侧缘的皮肤（图Ⅰ-9-41、图Ⅰ-9-42）。

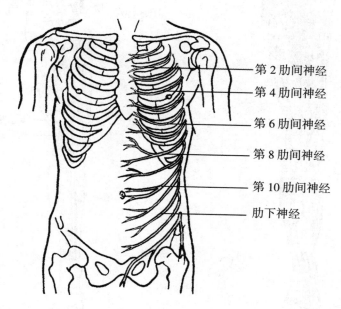

第 2 肋间神经
第 4 肋间神经
第 6 肋间神经
第 8 肋间神经
第 10 肋间神经
肋下神经

图Ⅰ-9-39　胸神经前支的分布规律

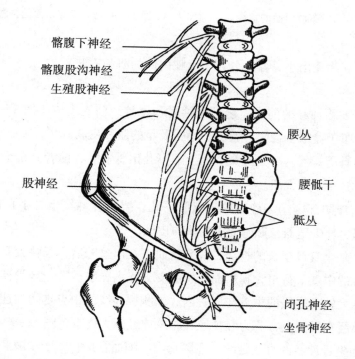

髂腹下神经
髂腹股沟神经
生殖股神经
股神经
腰丛
腰骶干
骶丛
闭孔神经
坐骨神经

图Ⅰ-9-40　腰丛和骶丛的组成

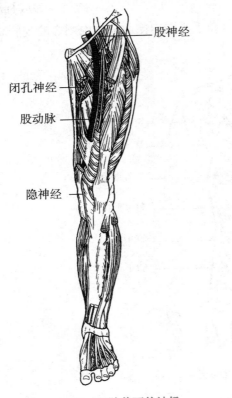
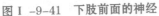

图 Ⅰ -9-41 下肢前面的神经

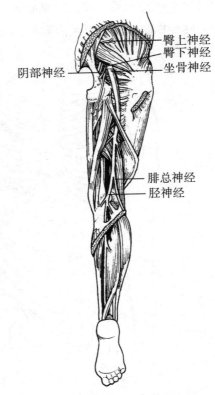

图 Ⅰ -9-42 下肢后面的神经

2. **闭孔神经** 穿闭孔出小骨盆，分布于大腿内侧的肌和皮肤。

（五）骶丛

骶丛由第 4～5 腰神经的前支，全部骶神经和尾神经前支组成（图 Ⅰ -9-40）。位于盆腔侧壁。分支分布于盆壁、会阴、臀部、小腿及足的肌和皮肤。

1. **臀上神经和臀下神经** 分别经梨状肌上、下孔出骨盆腔，前者分布于臀中、小肌和阔筋膜张肌，后者分布于臀大肌。

2. **阴部神经** 伴阴部内动、静脉出梨状肌下孔，绕坐骨棘经坐骨小孔进入坐骨肛门窝，分布于会阴部、外生殖器及肛门周围的肌与皮肤。

3. **坐骨神经** 是全身最粗长的神经，经梨状肌下孔出盆腔后，于臀大肌深面、经大转子和坐骨结节连线的中点下行至大腿后面，发肌支支配大腿肌后群。坐骨神经的体表投影以坐骨结节与股骨大转子连线的中点与股骨内、外侧髁连线的中点之间的连线表示。大多数情况下，坐骨神经在腘窝上方分为胫神经和腓总神经两大终支（图 Ⅰ -9-42）。

4. **胫神经** 为坐骨神经的直接延续，在腘窝内与腘血管伴行，于小腿肌后群浅、深两层下行至内踝后方达足底，分为足底内侧神经和足底外侧神经，布于足底肌和皮肤。胫神经在行程中发出肌支支配小腿肌后群，发出皮支分布于小腿后面及足背外侧缘的皮肤。胫神经损伤后由于小腿肌后群功能障碍，足跖屈不能和内翻障碍，可出现"钩状足"畸形，并出现相应区域皮肤感觉障碍。

5.腓总神经 自坐骨神经发出后行向下外，绕腓骨颈穿腓骨长肌向前，分为腓浅神经和腓深神经两条终支。腓浅神经肌支支配腓骨长肌和腓骨短肌，皮支分布于小腿外侧面、足背和第2～5趾背面的皮肤。腓深神经分布于小腿肌前群、足背肌和第1～2趾相对缘的皮肤。腓总神经于腓骨颈处位置表浅，易于损伤，出现足下垂内翻，不能伸趾和足不能背屈，即"马蹄内翻足"，行走时呈"跨阈步态"，并出现相应区域皮肤感觉障碍。

二、脑神经

脑神经共12对，以罗马数字标序，即脑神经有Ⅰ～Ⅻ对。12对脑神经中除第Ⅰ对和第Ⅱ对分别与端脑、间脑相接外，剩下的第Ⅲ～Ⅻ对均与脑干相连，其中第Ⅲ～Ⅳ对与中脑相接，第Ⅴ～Ⅷ对与脑桥相接，第Ⅸ～Ⅻ对与延髓相接（图Ⅰ-9-43）。

按脑神经的纤维成分可分为3类。①感觉性神经：Ⅰ、Ⅱ、Ⅷ；②运动性神经：Ⅲ、Ⅳ、Ⅵ、Ⅺ、Ⅻ；③混合性神经：Ⅴ、Ⅶ、Ⅸ、Ⅹ。脑神经主要分布于头颈部，其中第Ⅹ对迷走神经还分布于胸腔、腹腔脏器等。

（一）嗅神经

嗅神经为内脏感觉神经，起于鼻腔黏膜的嗅区，由嗅细胞中枢突聚集而成，上行穿筛孔入颅前窝，与嗅球相连，传导嗅觉。

（二）视神经

视神经为躯体感觉神经，由视网膜节细胞的轴突聚集而成，其穿视神经管入颅形成视交叉，再经视束止于外侧膝状体，传导视觉冲动。

（三）动眼神经

动眼神经为运动性神经（图Ⅰ-9-44），含躯体运动纤维和内脏运动纤维。其躯体运动纤维起于动眼神经核，支配除上斜肌和外直肌以外的眼球外肌；内脏运动纤维为副交感神经，起于动眼神经副核，支配瞳孔括约肌和睫状肌，参与瞳孔对光反射与晶状体调节。

（四）滑车神经

滑车神经为躯体运动神经（图Ⅰ-9-44），起于滑车神经核，自中脑背侧下丘下方向外绕过大脑脚前行，穿海绵经眶上裂入眶，支配上斜肌。

（五）三叉神经

三叉神经为混合性神经，含躯体感觉纤维和躯体运动纤维（图Ⅰ-9-45）。躯体感觉纤维由三叉神经节内假单极神经元的突起构成：假单极神经元的中枢突构成三叉神经的感觉根，在脑桥腹侧面与小脑中脚交界不连于脑桥，止于三叉神经感觉核群；周围突组成三叉神经的 3 条粗大分支，由上而下依次为眼神经、上颌神经及下颌神经，传导头面部的躯体感觉。躯体运动纤维起于三叉神经运动核，纤维组成三叉神经运动根，参与下颌神经的组成，支配咀嚼肌等。

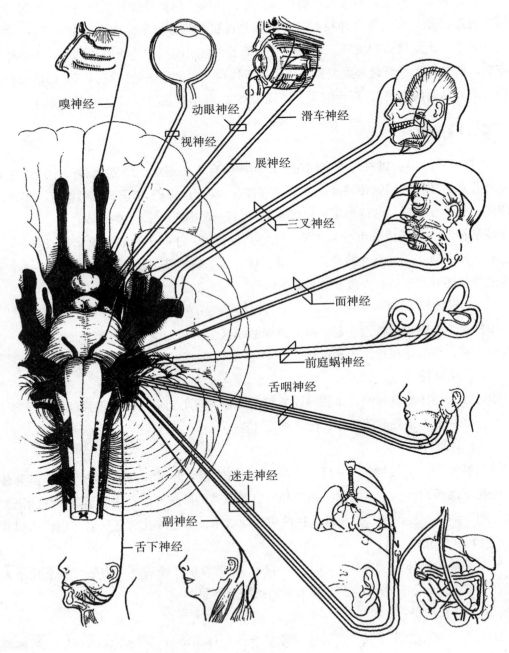

嗅神经

动眼神经

视神经

滑车神经

展神经

三叉神经

面神经

前庭蜗神经

舌咽神经

迷走神经

副神经

舌下神经

图 I -9-43　脑神经概况

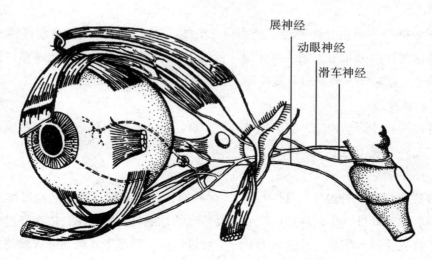

图Ⅰ-9-44　动眼神经、滑车神经和展神经

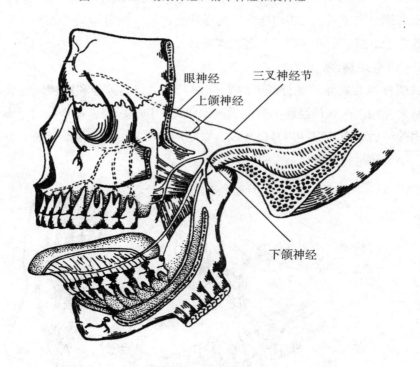

图Ⅰ-9-45　三叉神经

1. 眼神经　为躯体感觉性神经，向前穿海绵窦经眶上裂入眶，分布于额部、上睑和鼻背皮肤及眼球、泪腺、结膜和部分鼻黏膜等处。

2. 上颌神经　为躯体感觉神经，向前穿海绵窦经圆孔出颅，由眶下裂入眶，经眶下孔续为眶下神经。上颌神经分布于睑裂与口裂之间的皮肤、上颌牙及鼻腔、口腔和上颌窦等处的黏膜。

3.下颌神经 为混合性神经，经卵圆孔出颅入颞下窝。其躯体运动纤维支配咀嚼肌等；躯体感觉纤维分布于下颌牙及牙龈、舌前 2/3 及口腔底黏膜、耳颞区和口裂以下的面部皮肤等。下颌神经主要发出耳颞神经、舌神经、下牙槽神经等分支。

（六）展神经

展神经为躯体运动神经，起于展神经核，自延髓脑桥沟出脑，向前穿海绵窦经眶上裂入眶，支配外直肌（图Ⅰ-9-44）。

（七）面神经

面神经为混合性神经（图Ⅰ-9-46），含有躯体感觉纤维、躯体运动纤维、内脏感觉纤维及内脏运动纤维，在延髓脑桥沟处、展神经的外侧与脑桥相连，依次经过内耳门、面神经管、茎乳孔出入颅腔。其躯体感觉纤维数量最少，分布于耳部部分区域的皮肤和表情肌，分别传导浅感觉和本体觉冲动；躯体运动纤维起于面神经核，支配面部表情肌等；内脏感觉纤维分布于舌前 2/3 的味蕾，传导味觉冲动；内脏运动纤维起于上泌涎核，支配下颌下腺、舌下腺、泪腺、腭及鼻腔黏膜腺体的分泌。

（八）前庭蜗神经

前庭蜗神经为躯体感觉神经（图Ⅰ-9-47），由前庭神经和蜗神经组成，分别传导平衡觉和听觉冲动。前庭神经起于椭圆囊斑、球囊斑和壶腹嵴，蜗神经起于螺旋器，两者合成前庭蜗神经后经内耳道穿内耳门入颅，在延髓脑桥沟的外侧连于脑桥，分别止于前庭神经核群、小脑和蜗神经核。

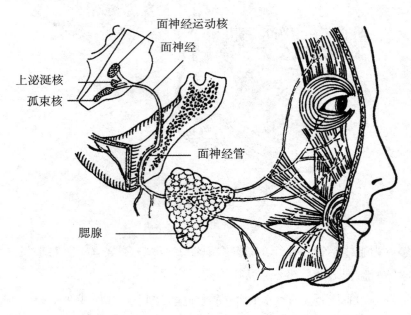

图Ⅰ-9-46 面神经

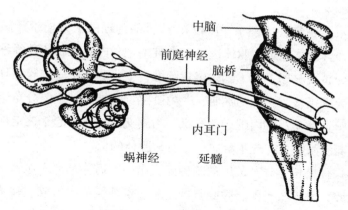

图 I -9-47 前庭蜗神经

（九）舌咽神经

舌咽神经为混合性神经（图 I -9-48），连于延髓后外侧沟的上部，经颈静脉孔出颅腔，含躯体感觉、躯体运动、内脏感觉和内脏运动 4 种纤维成分。躯体感觉纤维数量少，分布于耳后皮肤，纤维入脑后止于三叉神经脊束核；躯体运动纤维起于疑核，支配咽肌；内脏感觉纤维布于舌后 1/3 味蕾及黏膜、咽、咽鼓管、鼓室的黏膜、颈动脉窦和颈动脉小球，纤维入脑后止于孤束核；内脏运动纤维为副交感神经，起于下泌涎核，支配腮腺的分泌。舌咽神经的主要分支有舌支、鼓室神经及颈动脉窦支等，后者分布于颈动脉窦和颈动脉小球，传导动脉血压和血中 CO_2 浓度等变化刺激产生的神经冲动，参与心血管活动和呼吸运动的调节。

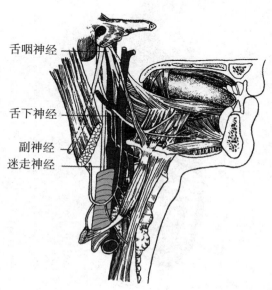

图 I -9-48 舌咽神经、副神经及舌下神经

（十）迷走神经

迷走神经为混合性神经（图Ⅰ-9-49），在舌咽神经的下方连于延髓的后外侧沟，经颈静脉孔出颅腔，含躯体感觉、躯体运动、内脏感觉和内脏运动4种纤维成分。迷走神经各种纤维成分的分布概况如下：①躯体感觉纤维，主要分布于硬脑膜、耳郭和外耳道；②躯体运动纤维，起于疑核，支配咽喉肌；③内脏感觉纤维，其主要分布于颈、胸和腹部的脏器，传导内脏感觉冲动；④内脏运动纤维，为副交感神经，起于迷走神经背核，主要分布于颈、胸和腹部的脏器，支配平滑肌、心肌和腺体的活动。

迷走神经为行程最长、分布最广的脑神经，出颅腔后伴颈部大血管下行入胸腔，穿膈的食管裂孔至腹腔，分支布于胸、腹腔脏器。左迷走神经依次形成左肺丛、食管前丛和迷走神经前干，前干继续下行进入腹腔，分支布于胃前壁、肝、胆囊等处；右迷走神经依次形成右肺丛、食管后丛和迷走神经后干，后干继续下行进入腹腔，分支布于胃后壁，其终支称为腹腔支，参与腹腔丛的形成，该神经丛分支布于肝、脾、胰、肾、胃及腹腔内结肠左曲以上的消化管。迷走神经主要分支有颈心支、喉上神经和喉返神经等。

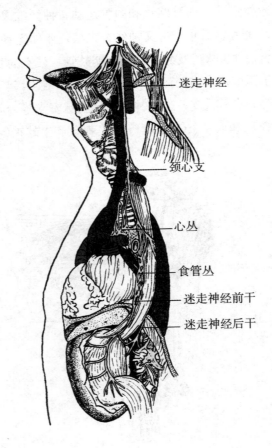

图Ⅰ-9-49 迷走神经

（十一）副神经

副神经为运动性神经，连于延髓后外侧沟舌咽神经的下方，经颈静脉孔出颅，支配胸锁乳突肌和斜方肌。

（十二）舌下神经

舌下神经为运动性脑神经，起于舌下神经核，连于延髓的前外侧沟，经舌下神经管出颅。出颅后舌下神经行于颈内动、静脉之间，至舌骨水平弓形行向前上，支配舌肌。

三、内脏神经系统

内脏神经系统是主要分布于内脏、心血管和腺体的神经。

内脏神经系统分内脏运动神经和内脏感觉神经两种。内脏运动神经支配平滑肌、心肌和腺体的分泌活动，其功能在一定程度上不受意识支配，故又称自主神经系统；又因为它主要控制和调节动、植物共有的物质代谢活动，而不支配动物所特有的骨骼肌运动，所以也称植物神经系统。

（一）内脏运动神经

内脏运动神经和躯体运动神经相比有以下特点：①躯体运动神经支配骨骼肌，受意识控制；内脏运动神经支配平滑肌、心肌和腺体，在一定程度上不受意识控制。②躯体运动神经自低级中枢到其支配的骨骼肌只有 1 个神经元；内脏运动神经自低级中枢到其支配的器官，需要 2 个神经元才能到其支配器官。第一级神经元称节前神经元，胞体位于脑干或脊髓内，其轴突称节前纤维；第二级神经元称节后神经元，胞体位于内脏神经节内，其轴突称节后纤维。③躯体运动神经只有一种纤维成分，以神经干的形式分布；内脏运动神经有交感和副交感两种纤维成分，节后纤维多沿血管或攀附于内脏器官形成神经丛，再由丛分支到所支配的器官。

内脏运动神经根据其形态结构和生理功能分为交感和副交感神经。

1. 交感神经　交感神经包括中枢部和周围部。

（1）中枢部　低级中枢位于脊髓胸 1 至腰 3 节段的灰质侧角内。

（2）周围部　包括交感神经节、交感神经纤维。

交感神经节分为椎旁节和椎前节（图Ⅰ-9-50）。椎旁节位于脊柱两侧，每侧 19～24 个，借节间支连成两条交感干。椎前节位于脊柱前方，有腹腔神经节、主动脉肾神经节、肠系膜上神经节及肠系膜下神经节，分别位于同名动脉根部附近。

脊髓侧角细胞发出的节前纤维，随脊神经前根走行，出椎间孔后离开脊神经，进入椎旁节，或穿经椎旁节终于椎前节。交感神经节发出的节后纤维分布于心肌、内脏器官、血管壁的平滑肌以及躯干和四肢的汗腺和竖毛肌、瞳孔开大肌等。

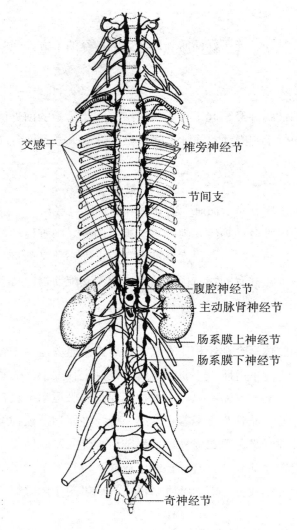

图Ⅰ-9-50 交感神经节及交感干

2. 副交感神经 包括中枢部和周围部。

（1）中枢部 位于脑干的内脏运动核和骶髓第2～4节的骶部副交感核。

（2）周围部 包括副交感神经节和副交感神经纤维。

副交感神经节多位于所支配器官附近或器官壁内，因而有器官旁节和器官内节之称。脑干内的副交感核发出的副交感神经节前纤维，分别随动眼神经、面神经、舌咽神经和迷走神经走行，至所支配器官附近或壁内的副交感神经节更换神经元，其节后纤维分布于所支配的器官。

脊髓骶段第2～4节的骶部副交感核发出的副交感神经节前纤维，随骶神经前根走行，至各神经所支配器官的附近或器官壁内的副交感神经节更换神经元，其节后纤维支配结肠左曲以下消化管、盆腔脏器和外生殖器等。

3. 交感神经和副交感神经的区别

（1）低级中枢　交感神经的低级中枢位于脊髓胸 1～腰 3 节段的灰质侧角内；副交感神经低级中枢位于脑干的脑神经内脏运动核和骶髓第 2～4 节的骶部副交感核。

（2）内脏神经节的位置　交感神经节位于脊柱的两旁和脊柱的前方；副交感神经节则位于所支配器官附近或器官壁内。

（3）节前纤维与节后纤维的比较　交感神经节前纤维短，节后纤维长；副交感神经则节前纤维长，节后纤维短。

（4）分布范围　交感神经分布范围广，除分布于胸、腹、盆腔器官外，还遍布于全身的血管、汗腺和竖毛肌等；副交感神经不及交感神经分布范围广，一般认为大部分血管、汗腺、竖毛肌、肾上腺髓质均无副交感神经支配。

（5）对同一器官的作用　当机体处于运动状态时，交感神经的兴奋性增强，而副交感神经的兴奋性减弱。当机体处于安静状态时，副交感神经的兴奋性增强，而交感神经的兴奋性减弱。

（二）内脏感觉神经

内脏器官除有内脏运动神经支配外，还有丰富的感觉神经分布。内脏感觉神经将内脏、心血管等处内感受器的感觉传入经各级中枢，到达大脑皮质。内脏感觉神经传入的信息经中枢整合后，通过内脏运动神经调节内脏、心血管和腺体等器官的活动。

项目三　神经传导通路

神经传导通路是指大脑皮质与感受器或效应器之间传导神经冲动的神经通路。由感受器将神经冲动传导到大脑皮质（或其他高位中枢）的神经通路，称感觉（上行）传导通路；将大脑皮质发出的神经冲动传至骨骼肌的神经通路，称运动（下行）传导通路。

一、感觉传导通路

（一）躯干和四肢的浅感觉传导通路

皮肤和黏膜的痛觉、温度觉、触（粗）觉、压觉又称浅感觉。

躯干和四肢的浅感觉传导通路由三级神经元组成。

第一级神经元是脊神经节内的神经元，其周围突随脊神经分布于躯干和四肢皮肤内的痛觉、温度觉、触（粗）觉、压觉感受器，中枢突经脊神经后根入脊髓，终于脊髓灰质后角。

第二级神经元是脊髓灰质后角内的神经元，其发出的纤维交叉到对侧脊髓外侧索和前索内上行，构成脊髓丘脑束，向上经脑干，终于背侧丘脑。

第三级神经元是背侧丘脑的神经元，其发出的纤维参与组成丘脑皮质束，经内囊后肢投射到大脑皮质中央后回的上 2/3 部及中央旁小叶的后部（图Ⅰ-9-51）。

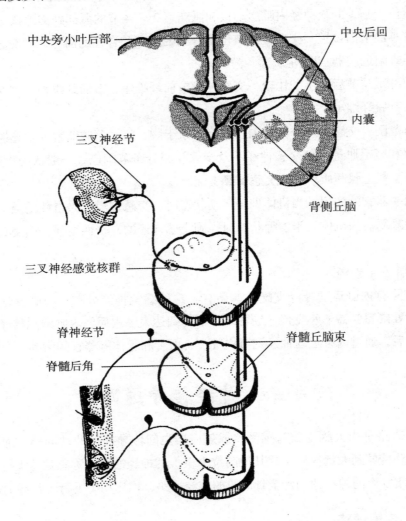

图Ⅰ-9-51 痛觉、温度觉、粗触觉和压觉传导通路

（二）头面部的浅感觉传导通路

头面部的痛觉、温度觉、触（粗）觉、压觉传导通路也是由三级神经元组成。

第一级神经元的胞体位于三叉神经节内，其周围突随三叉神经分支分布头面部皮肤和鼻腔、口腔黏膜的痛觉、温度觉、触（粗）觉、压觉的感受器，中枢突组成三叉神经感觉根入脑干。

第二级神经元是脑干内三叉神经感觉核，发出的纤维交叉到对侧，组成三叉丘系上行，终于背侧丘脑。

第三级神经元是背侧丘脑的神经元，发出的纤维参与组成丘脑皮质束，经内囊后肢投射到大脑皮质中央后回的下 1/3 部（图Ⅰ-9-51）。

（三）躯干和四肢深感觉（本体感觉）传导通路

深感觉又称本体感觉，是指来自肌、腱、关节的位置觉、运动觉、振动觉及皮肤的精细触觉（是指辨别皮肤两点距离的辨别觉和辨别物体的形状、大小、质地软硬和纹理粗细的感觉）。

躯干和四肢深感觉传导通路是由三级神经元所组成。

第一级神经元是脊神经节内的神经元，其周围突随脊神经分布于躯干和四肢的肌、腱、关节及皮肤的深感觉感受器，中枢突经脊神经后根进入脊髓，在脊髓同侧的后索内组成薄束和楔束上升至延髓，两束分别终止于延髓的薄束核和楔束核。

第二级神经元是薄束核和楔束核内的神经元，发出的纤维左右交叉到对侧，构成内侧丘系，向上经脑桥、中脑终于背侧丘脑。

第三级神经元是背侧丘脑的神经元，发出纤维参与丘脑皮质束，经内囊后肢，投射到大脑皮质中央后回的上 2/3 部及中央旁小叶的后部（图Ⅰ-9-52）。

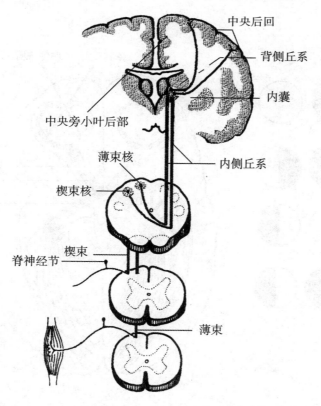

图Ⅰ-9-52　躯干及四肢意识性本体感觉和精细触觉传导通路

（四）视觉传导通路

当眼球固定向前平视时，所能看得到空间范围称为视野。由于眼球屈光装置对光线的折射作用，鼻侧半视野的物象投射到颞侧半视网膜，颞侧半视野的物象则投射到鼻侧半视网膜。

视觉传导通路由三级神经元组成。

第一极神经元为视网膜的双极细胞，其周围突与视网膜内的视锥细胞和视杆细胞形成突触，中枢突与节细胞形成突触。

第二级神经元是视网膜的节细胞，发出的纤维构成视神经入颅腔，两侧视神经在颅中窝内，形成视交叉，视交叉向后延为视束。每侧视束由来自视网膜颞侧半的纤维和对侧视网膜鼻侧半的纤维共同组成。视束的大部分纤维向后绕过大脑脚，终于外侧膝状体。

第三级神经元的胞体在外侧膝状体内，由外侧膝状体发出的纤维组成视辐射，经内囊后肢投射到距状沟上、下的皮质（图 I -9-53）。

瞳孔对光反射视束的另一部分纤维终于上丘的上方。更换神经元后，终于双侧动眼神经副核，发出的副交感神经纤维支配瞳孔括约肌和睫状肌。当一侧眼受光照时，引起两侧瞳孔缩小的反应，称瞳孔对光反射。

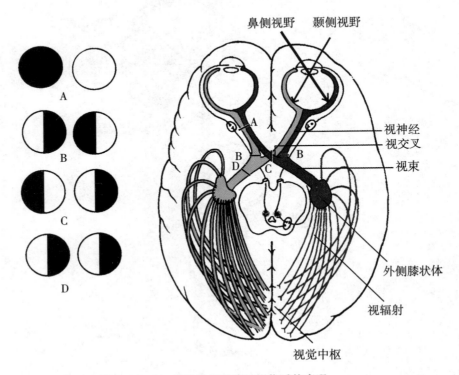

图 I -9-53　视觉传导通路及损伤后的表现

二、运动传导通路

运动传导通路包括锥体系和锥体外系。

（一）锥体系

锥体系是管理骨骼肌的随意运动的传导通路（图Ⅰ-9-54）。锥体系由上下两级神经元组成。

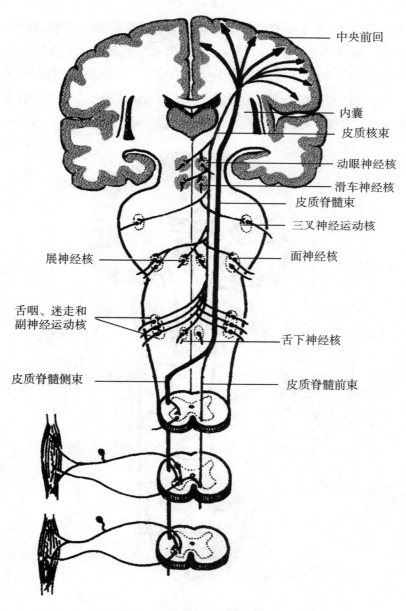

中央前回

内囊
皮质核束
动眼神经核
滑车神经核
皮质脊髓束
三叉神经运动核
面神经核

展神经核

舌咽、迷走和
副神经运动核
舌下神经核

皮质脊髓侧束　　　　皮质脊髓前束

图Ⅰ-9-54　锥体系示意图

上运动神经元主要位于大脑皮质中央前回和中央旁小叶前部,其轴突组成下行的锥体束。终止于脑神经躯体运动核的纤维称皮质核(脑干)束;终止于脊髓前角运动神经元的纤维称皮质脊髓束。

下运动神经元位于脑干的脑神经躯体运动核和脊髓前角运动细胞,发出的轴突分别组成脑神经和脊神经的躯体运动纤维。

1. **皮质核束**　由中央前回下 1/3 部的锥体细胞(上运动神经元)的轴突组成,经内囊膝下行至脑干,大部分纤维止于双侧的脑干躯体运动核(运动神经元),但面神经核下部和舌下神经核只接受对侧皮质核束的纤维。皮质核束管理头颈部骨骼肌的随意运动。

如一侧上运动神经元受损,对侧舌肌和眼裂以下的面肌发生瘫痪,称为核上瘫,表现为病灶对侧鼻唇沟消失、口角低垂并向病灶侧偏斜、不能鼓腮,伸舌时舌尖偏向病灶对侧。一侧下运动神经元损伤,可致病灶侧所有面肌和舌肌瘫痪,表现为额横纹消失、眼不能闭、口角下垂、鼻唇沟消失,伸舌时舌尖偏向病灶侧,称核下瘫(图Ⅰ-9-55)。

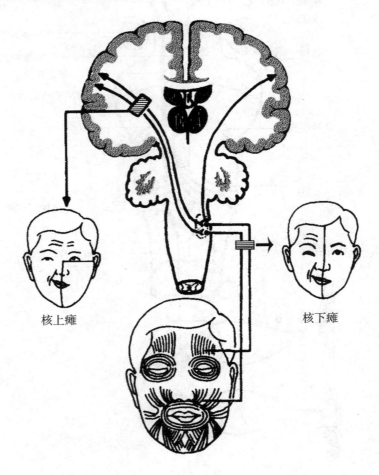

核上瘫　　　　　　　　　　　　　　核下瘫

图Ⅰ-9-55　核上瘫和核下瘫

2. 皮质脊髓束　上运动神经元主要是中央前回上 2/3 部和中央旁小叶前部的锥体细胞，发出的轴突经内囊后肢、中脑、脑桥，至延髓形成锥体束。在锥体的下端大部分纤维左右交叉形成锥体交叉。交叉后的纤维沿脊髓外侧索下行，称皮质脊髓侧束，其纤维沿途止于脊髓各节段的前角运动神经元。小部分不交叉的纤维，沿脊髓同侧的前索下行称皮质脊髓前束，其逐节交叉终于对侧脊髓颈、胸节段的前角运动神经元。

下运动神经元是脊髓前角运动神经元，发出的轴突构成脊神经的躯体运动纤维，随脊神经支配躯干、四肢骨骼肌的随意运动。

（二）锥体外系

锥体外系是指锥体系以外的影响和控制骨骼肌运动的传导通路。

锥体外系包括大脑皮质、纹状体、小脑、红核、黑质、脑干网状结构以及它们的联系纤维等。锥体外系的纤维起自大脑皮质中央前回以外的皮质，经上述组成部位多次换元后，终于脑神经躯体运动核或脊髓前角细胞，然后通过脑神经或脊神经支配骨骼肌的随意运动。

锥体外系的主要功能是维持肌张力，协调肌群活动、维持和调整体态姿势、习惯性和节律性动作等。锥体外系协调锥体系的活动，两者协同完成随意运动功能。

复习思考

一、单项选择题

1. 神经系统实现其调节功能的基本方式是（　　　　）

　　A. 反应　　　　　　　　　　　　B. 反射

　　C. 反馈　　　　　　　　　　　　D. 记忆与思维

2. 下列关于神经纤维传导冲动的特征叙述错误的是（　　　　）

　　A. 生理完整性　　　　　　　　　B. 绝缘性

　　C. 单向传导　　　　　　　　　　D. 相对不疲劳性

3. EPSP 与 IPSP 的相同点是（　　　　）

　　A. 突触后膜局部去极化

　　B. 突触后膜对 Na^+ 通透性增加

　　C. 为"全或无"式电位变化

　　D. 为递质作用于突触后膜产生的电位变化

4. 兴奋性突触后电位的产生，是由于哪种离子在突触后膜的通透性增加（　　　　）

　　A. Ca^{2+}　　　　　　　　　　　　B. Cl^-

C. K^+ 和 Cl^-，尤其是 Cl^- D. Na^+ 和 K^+，尤其是 Na^+

5. 中枢神经系统内，兴奋性化学传递的下述特征中，哪项是错误的（   ）

    A. 双向传递   B. 中枢延搁

    C. 总和   D. 易受内环境条件改变的影响

6. 去甲肾上腺素存在于（   ）

    A. 自主神经节前纤维   B. 神经－肌肉接头

    C. 副交感神经节后纤维末梢   D. 大部分交感神经节后纤维末梢

7. M 受体的阻断剂是（   ）

    A. 阿托品   B. 美洲箭毒

    C. 六羟季铵   D. 酚妥拉明

8. 关于内脏痛叙述，下列哪项错误（   ）

A. 对缺血、痉挛、炎症敏感   B. 对刺激分辨能力强

C. 发生缓慢，持续时间长，定位不清   D. 常伴牵涉痛

9. 第一体感区位于（   ）

    A. 中央前回   B. 颞上回

    C. 中央后回   D. 大脑枕叶

10. 牵涉痛是指（   ）

    A. 内脏疾病引起相邻脏器的疼痛

    B. 手术牵拉脏器引起的疼痛

    C. 按压体表引起部分内脏疼痛

    D. 内脏疾病引起体表某一部位的疼痛或痛觉过敏

11. 阑尾炎时，牵涉痛的部位在（   ）

    A. 腹股沟区   B. 上腹部或脐区

    C. 右下腹   D. 心前区和左臂尺侧

12. 脊休克的发生是由于（   ）

    A. 损伤刺激引起   B. 突然失去高位中枢控制

    C. 肌紧张降低引起   D. 对损伤刺激反应减弱引起

二、思考题

1. 外周神经纤维末梢释放的递质有哪些？与此对应的神经纤维分几类？各包括哪些？

2. 试述中枢内兴奋传递特征。

3. 简述大脑皮层第一体感区投射特征。

4. 简述自主神经对循环、呼吸、消化、泌尿生殖、眼的作用。

扫一扫，知答案

扫一扫，看课件

模 块 十

内分泌系统

【学习目标】

1. 掌握：内分泌系统的组成。

2. 熟悉：垂体、甲状腺、甲状旁腺、肾上腺的位置和形态结构。

3. 了解：胸腺和松果体的形态结构。

4. 具有处理内分泌系统相关疾病分析问题、解决问题的能力。

内分泌系统由内分泌腺和散在于人体某些组织器官中的内分泌细胞所组成。其分泌物直接进入血液或其他体液中，无排泄管故称之为内分泌。有垂体、甲状腺、甲状旁腺、肾上腺、胸腺、松果体等。有些内分泌组织无典型的腺体结构，内分泌细胞分散在不同组织器官内，如胰岛、睾丸中的间质细胞，卵巢中的卵泡、心、肺、肾、胃肠道、呼吸道、泌尿生殖管道黏膜及中枢神经系统等处的内分泌细胞等（图Ⅰ-10-1）。

内分泌系统是机体的重要调节系统，它以分泌各种激素的体液调节方式发布调节信息，全面调控与个体生存密切相关的生理功能，如维持组织细胞的新陈代谢，调节生长、发育、生殖等过程。内分泌系统与神经系统功能活动相辅相成，共同调节和维持机体的内环境稳态。可概括为：①调节新陈代谢；②调节水电解质平衡，维持内环境稳态；③促进各组织器官的正常生长、发育和功能活动；④参与应激反应；⑤调节生殖器官发育成熟和生殖活动等。

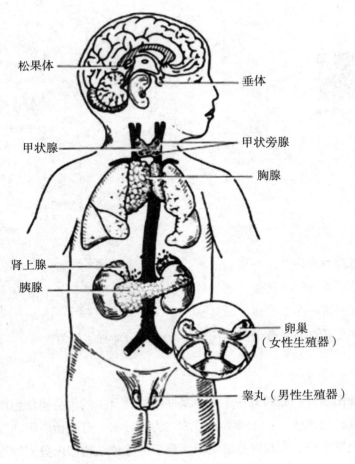

松果体

垂体

甲状腺

甲状旁腺

胸腺

肾上腺

胰腺

卵巢
（女性生殖器）

睾丸（男性生殖器）

图 I –10–1　全身内分泌腺的分布

项目一　甲状腺和甲状旁腺

一、甲状腺

甲状腺位于颈部，由左、右叶及连接两叶的甲状腺峡组成（图 I –10–2、图 I –10–3），两叶贴附在喉下部和气管上部的两侧面，呈"H"型。甲状腺峡位于第 2 ~ 4 气管软骨环的前方，有时从甲状腺峡向上伸出一突起，称为锥状叶。甲状腺血液供应丰富，呈棕红色，借结缔组织固定于喉和气管壁上，因此，吞咽时甲状腺可随喉上、下移动。甲状腺过度肿大时，可压迫喉和气管而导致吞咽和呼吸困难。

甲状腺的表面包有薄层结缔组织构成的被膜。被膜伸入腺实质，将甲状腺分成许多大小不等、分界不明显的小叶，每个小叶内含有 20 ~ 40 个甲状腺滤泡和许多滤泡旁细胞。

滤泡之间有少量的结缔组织、丰富的毛细血管和一些滤泡旁细胞。甲状腺主要分泌含碘的甲状腺素，对机体的新陈代谢、生长发育有重要的调节作用，尤其是对骨骼和神经系统的生长发育极为重要。

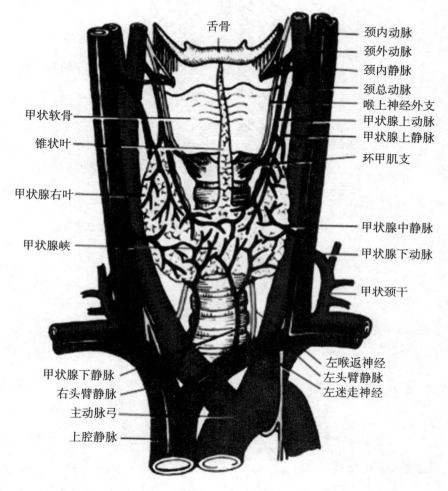

图 I -10-2　甲状腺

二、甲状旁腺

甲状旁腺呈扁圆形，贴于甲状腺两叶的后缘，一般为上、下两对，每个如绿豆大（图 I -10-3）。有时一个或几个埋于甲状腺组织之中。

甲状旁腺分泌甲状旁腺素，与甲状腺分泌的降钙素共同调节体内的钙、磷代谢，维持血钙、血磷平衡。

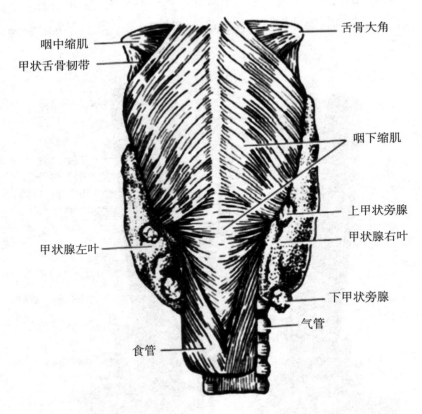

咽中缩肌

甲状舌骨韧带

舌骨大角

咽下缩肌

上甲状旁腺

甲状腺右叶

甲状腺左叶

下甲状旁腺

气管

食管

图Ⅰ-10-3　甲状腺和甲状旁腺（后面观）

项目二　肾上腺

一、肾上腺的形态和位置

肾上腺位于两肾的内上方，呈灰黄色，左、右各一，左侧者近似半月形，右侧者呈三角形（图Ⅰ-10-1、图Ⅰ-10-4），与肾共同包在肾筋膜内，但它们有独立的纤维囊和脂肪囊，故不会随下垂的肾下降。肾上腺可分为外层的皮质和内部的髓质。这两部分结构不同，所分泌的激素也完全不同。

二、肾上腺的微细结构

肾上腺皮质自外向内分为三层：即球状带、束状带和网状带。球状带的细胞分泌盐皮质激素，如醛固酮，主要参与调节体内的水盐代谢，对维持机体电解质和体液的动态平衡有着十分重要的作用；束状带的细胞分泌糖皮质激素，如氢化可的松，主要可调节糖的代谢；网状带靠近髓质，网状带的细胞能分泌性激素，以雄性激素为主，作用较弱。

肾上腺髓质能分泌肾上腺素和去甲肾上腺素，它们的生理功能是使心跳加快加强，小动脉收缩，从而参与维持血压稳定，并调节内脏平滑肌的活动和腺体的分泌活动。

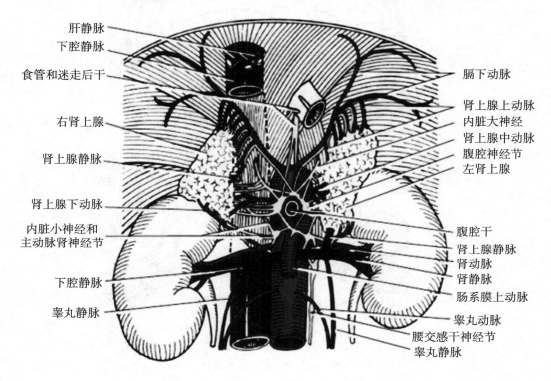

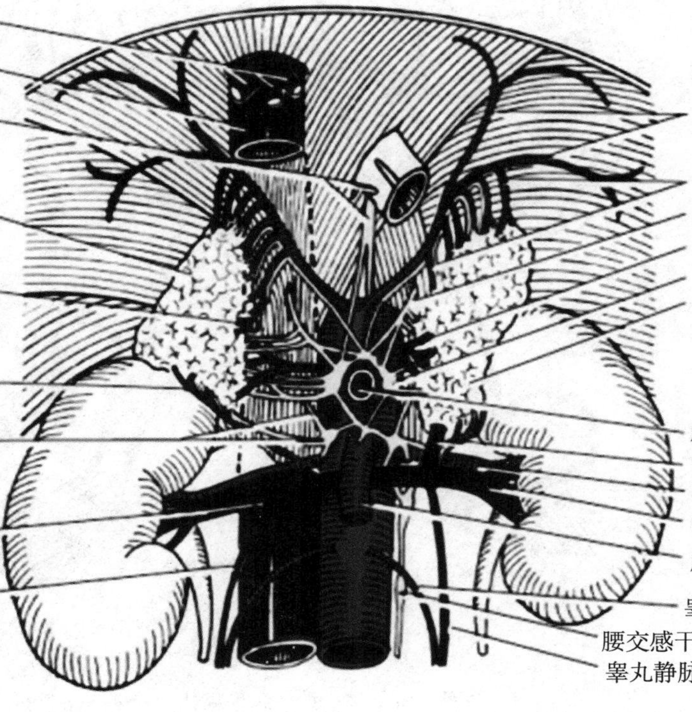
肝静脉
下腔静脉
食管和迷走后干
右肾上腺
肾上腺静脉
肾上腺下动脉
内脏小神经和
主动脉肾神经节
下腔静脉
睾丸静脉
膈下动脉
肾上腺上动脉
内脏大神经
肾上腺中动脉
腹腔神经节
左肾上腺
腹腔干
肾上腺静脉
肾动脉
肾静脉
肠系膜上动脉
睾丸动脉
腰交感干神经节
睾丸静脉

图Ⅰ-10-4　肾上腺

项目三　垂　体

一、垂体的形态和位置

垂体位于蝶骨体的垂体窝内，呈卵圆形，上借漏斗连于下丘脑（图Ⅰ-10-1、图Ⅰ-10-5）。根据其发生和结构特点，可将其分为腺垂体（前叶）与神经垂体（后叶）两部分。

二、垂体的分部和微细结构

腺垂体占垂体的大部分，能分泌多种激素，如生长激素、促甲状腺激素、促肾上腺激素、促性腺激素等。可促进身体的生长和影响其他内分泌腺的活动等。神经垂体无分泌作用，只能贮存和释放由下丘脑分泌，经下丘脑垂体束运来的激素（抗利尿素和催产素），其功能是调节血压、控制尿量和调节子宫平滑肌收缩。

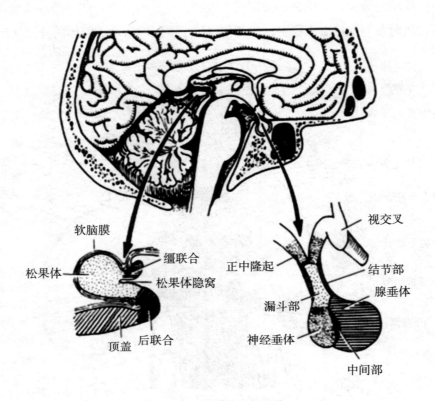

图Ⅰ-10-5 垂体和松果体

项目四 胸腺和松果体

一、胸腺

胸腺位于胸骨柄及上部肋软骨的后方，可分大、小不等的左叶和右叶（图Ⅰ-10-6）。胸腺在出生后两年内生长很快，以后随年龄继续生长，到青春期发育至顶峰。青春期以后逐渐退化和萎缩，被脂肪组织代替。胸腺既是内分泌器官，也是淋巴器官。其主要功能是产生T淋巴细胞，参与细胞免疫；分泌胸腺素，促进T淋巴细胞成熟，提高免疫力。

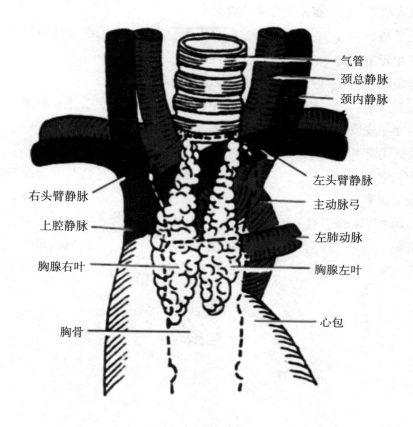

右头臂静脉

上腔静脉

胸腺右叶

胸骨

气管

颈总静脉

颈内静脉

左头臂静脉

主动脉弓

左肺动脉

胸腺左叶

心包

图Ⅰ-10-6 胸腺

二、松果体

松果体位于背侧丘脑的内上后方（图Ⅰ-10-1、图Ⅰ-10-4），颜色灰红，形似松果。在儿童7～8岁时松果体发育至顶峰，以后逐渐萎缩退化，腺细胞减少，结缔组织增生。一般认为松果体激素具有抑制机体发育和性早熟的作用。

复习思考

一、单项选择题

1. 神经垂体能储存和释放下丘脑的哪些激素（　　　）

   A. 生长素和催乳素　　　B. 加压素和催产素　　　C. 促性腺激素和催乳素

   D. 生长素和催产素　　　E. 加压素和催乳素

2. 下列哪项不是肾上腺皮质分泌的激素（　　　）

    A. 皮质醇 　　　　　　　　B. 醛固酮 　　　　　　　　C. 盐皮质激素

    D. 去甲肾上腺素 　　　　　　E. 性激素

3. 侏儒症是由于幼年时期哪种激素分泌不足所致（　　　）

    A. 促黑激素 　　　　　　　　B. 甲状腺激素 　　　　　　C. 生长激素

    D. 肾上腺皮质激素 　　　　　E. 催乳素

4. 使基础代谢率增高的主要激素是（　　　）

    A. 生长素 　　　　　　　　　B. 甲状腺激素 　　　　　　C. 甲状旁腺激素

    D. 肾上腺素 　　　　　　　　E. 雌激素

5. 降钙素主要来源于（　　　）

    A. 肝脏 　　　　　　　　　　B. 腺垂体 　　　　　　　　C. 神经垂体

    D. 甲状腺 　　　　　　　　　E. 甲状旁腺

扫一扫，知答案

下篇　生理学基础

绪　论

扫一扫，看课件

【学习目标】

1. 掌握：生命活动的基本特征；掌握内环境及其稳态。
2. 熟悉：机体生理功能的调节。
3. 了解：生理学概念、任务和研究方法。

人们都说"防病治病，促进健康"，要想防病治病首先要了解正常人体各组成部分的功能状态。

项目一　生理学研究对象和任务

生理学是研究机体正常生命活动规律的科学。生命活动是机体在生存过程中各器官和系统所表现出的各种功能活动，如心脏的跳动，肌肉的收缩和舒张，食物的消化和吸收、呼吸运动、神经兴奋的传导、腺体的分泌等。

生理学的任务是研究正常状态下机体生命活动的过程、机理、意义及机体内、外环境变化对这些功能活动的影响和机体所做出的相应调节，并揭示各种生理功能在整体生命活动中的意义。因此，生理学是医学专业的重要基础课之一。

生理学产生和发展与医学密切联系。生理学的理论可指导临床实践，并在实践中得到检验；而临床工作中发现的新问题，又向生理学提出新要求、新课题，推动生理学的发展。生理学是一门实验性科学，大多数知识主要来源于科学实验。生理学既然是研究生命活动规律的科学，必然要以活着的机体、器官或组织细胞作为实验观察的对象，因此动物实验为研究生理学的基本方法。生理学的实验方法有急性动物实验和慢性动物实验两类。

根据人体结构层次的不同，生理学的研究大致可分为三个水平：

整体水平：研究完整人体功能活动规律的过程以及内外环境变化对其活动变化的影响。

器官与系统水平：研究各器官与系统功能活动规律。阐明器官、系统在整体活动中的地位和作用，其活动受哪些因素的影响。

细胞及分子水平：细胞是组成人体结构和功能的最基本单位。研究细胞的微观结构和功能以及细胞内各种分子，特别是生物大分子（核酸与蛋白质）的理化特性及功能。

上述三个水平的研究，相互间不是孤立的，而是互相联系、互相补充。要全面地理解某一生理功能的机制，必须从细胞及分子、器官和系统以及整体三个水平进行研究，才能得出比较全面的结论。

项目二　生命的基本特征

地球上生物虽然多种多样，千差万别，但是这些生物体都具有共同的生命基本特征，这些特征主要有新陈代谢、兴奋性、生殖和适应性。

一、新陈代谢

新陈代谢是指有生命的物体与其周围环境之间所进行的物质交换和能量交换，进而完成自我更新的过程。新陈代谢包括同化作用（合成代谢）和异化作用（分解代谢）两个方面。同化作用是指机体可不断地从周围环境中摄取营养物质，并把这些营养物质转化为自身的物质；异化作用是指机体将自身的成分和摄入的一部分营养物质进行分解氧化，释放能量供自身生命活动的需要，并把物质分解氧化后产生的代谢产物不断地排出体外的过程。同化作用和异化作用是同一个新陈代谢过程的两个方面，两者紧密联系，缺一不可。

新陈代谢是生命活动的最基本特征。新陈代谢一旦停止，生命也就停止。机体的一切机能活动都是以新陈代谢为基础的。

二、兴奋性

机体或组织受到特定刺激时产生反应的能力或特性称为兴奋性。

（一）刺激和反应

能为机体感受并引起组织细胞、器官和机体发生反应的内外环境变化统称为刺激。刺激的种类很多，按性质的不同可以划分为：①物理性刺激，如电、机械、温度、声波、光等；②化学性刺激，如酸、碱、药物等；③生物性刺激，如细菌、病毒等；④社会心理性刺激，如情绪激动、社会因素等。

在机体各种组织中，神经、肌肉和腺体兴奋性最高，它们的反应迅速、易被观察，并有电变化作客观标志。在生理学中，这些组织被称为"可兴奋组织"。作为刺激能引起机体或组织发生反应必须具备三个条件，即强度、时间和强度变率。

强度：刺激必须达到一定强度，才能引起组织反应。引起组织发生反应的最小刺激强度称为阈强度，简称阈值。以阈值为基准，可把刺激分为三类，刺激强度等于阈值时称阈刺激，刺激强度小于阈值时称阈下刺激，刺激强度大于阈值时称阈上刺激。不同的组织或细胞其兴奋性的高低也不同，阈值越小其兴奋性越高，阈值越大其兴奋性越低，兴奋性和阈值成反变关系，因此，阈值是衡量组织兴奋性高低的指标。

时间：刺激必须持续一定时间，才能引起组织反应。如时间持续过短，即使强度足够，也不能引起组织反应。

强度变率：刺激作为引起组织反应的一种动因，必须有变化。刺激由强变弱或由弱变强，均可引起组织反应。单位时间内强度增减的量，称为强度变率。强度变率愈大，刺激作用愈强；反之，则刺激作用弱。

机体或组织对刺激的反应是三个条件综合作用的结果。如临床上护士给病人肌内注射的要求是进针和出针快，推药慢，即"两快一慢"的原则，从而减轻病人的疼痛。

（二）兴奋与抑制

反应指机体接受刺激而引起的相应的活动。对于上述因素的刺激，机体产生的反应形式有两种：兴奋是组织接受刺激后，由原来的相对静止状态变为显著的活动状态，或由较弱的活动变为较强的活动；抑制是组织受到刺激后，表现为活动状态减弱或由较强活动变为较弱活动。例如：生气、激动时交感神经兴奋，胃肠道活动减弱，消化腺分泌减少，抑制胃肠运动；平静时副交感神经兴奋，胃肠道活动增强，消化腺分泌增多，促进胃肠运动。所以兴奋和抑制是反应的两种不同表现形式，两者相互依存，对立统一，缺一不可，又可随条件的不同而发生相互转化。

三、生殖

任何生物，其个体的生命过程都要经过生长、发育、衰老、死亡等阶段，人体生长发育到一定阶段，男、女发育成熟的生殖细胞相结合，可产生与自身相似的子代个体，这种功能称为生殖。是生物体繁衍后代，延续种系的基本生命特征。

四、适应性

当内、外环境发生变化时，机体会做出适应的调整使其功能变化与特定的环境相协调，机体的这种能力和特性称为适应性。

适者生存，在生物进化的过程中，任何生物都只能适应其生存的环境，所以适应性就逐渐被发展和完善起来。环境在不断地变化，依赖环境的生物体必须不断地做出调整与其适应。

项目三　机体与环境

机体的一切生命活动都是在一定的环境中进行的。机体的环境有内环境和外环境。

一、内环境与稳态

（一）体液及其组成

体液是体内液体的总称。正常成人体液的总量约占人体体重的60%。体液可分为细胞内液和细胞外液两大部分：存在于细胞内的体液称为细胞内液，约占人体体重的40%；存在于细胞外的体液称为细胞外液，包括组织液、血浆、淋巴液、脑脊液和房水，约占人体体重的20%。

（二）内环境的概念

人体一切生命活动都是在一定条件的环境中进行的。体内的绝大多数细胞并不能与外环境直接接触，而是沉浸和生存于细胞外液之中，细胞在进行新陈代谢时所需摄入的氧气和排出的二氧化碳，还有其他营养物质的摄取和代谢产物的排出，都必须通过细胞外液才能进行。所以，细胞外液是人体细胞直接生活的体内环境，称为人体的内环境。

（三）稳态的定义和意义

内环境的各种化学成分及理化性质，在正常情况下，变动范围很小，总能保持相对稳定的状态，称为稳态。例如无论外界环境的温度如何变动，人体的正常体温始终维持在37℃左右，而且每天的波动幅度不超过1℃。内环境稳态的维持有赖于各器官功能状态的稳定、机体各种调节机制的正常以及血液所起到的纽带作用。

稳态是机体进行正常生命活动的必要条件。如果内环境的稳态遭到破坏，机体就会发生疾病，甚至危及生命。

二、机体对环境的适应

机体的外环境是自然界。自然界的许多因素，如气温、气压、湿度、光照等变化，都可构成对机体的刺激而影响生命活动。但机体能够随环境条件的变化，不断地调整各部分的功能和相互关系，使机体与环境取得平衡统一，保证生命活动的正常进行。机体这种按外部情况来调整内部关系的生理特性，称为适应性。例如，人从光亮处突然进入暗室，起初一无所见，但片刻之后，眼对光的敏感性可提高 1 万多倍。这样，人就能适应暗室工作。机体的适应能力随生物的进化而不断地加强和完善。例如，热带动物无法在寒带生存，而人却可从赤道迁居南极。

人类生存的环境除了自然环境，尚有社会环境。社会环境的剧烈变化，可成为致病因素。人体作为生态系统的组成部分，一方面要依赖环境、适应环境，另一方面又不断地影响环境、改变环境。由于科学技术的发展，人们已不再消极地适应环境，而能主动地改善环境和保护自然生态，使环境适应人体生命活动的需要。

三、生物节律

为了维持内环境的稳态和适应环境的需要，机体内部无论是分子细胞还是机体的各种功能活动上都有明显的时间周期现象，称为生物节律。生物节律是生命现象中的节律性变化，其周期从几秒、几天直到几月、几年。例如，青春期后的女性的月经周期，又称月周期。每天人体的体温都呈昼夜节律性改变，即晨起体温较低，午后体温偏高，称为日周期。此外，还有周期更短的呼吸运动和心动周期等。这些节律性的周期性变化一方面是机体本身所具有的节律，另一方面是受到内外环境变化的影响所致。

人们可以根据这些周期性的功能活动变化来使机体做出相应的调整来更好地适应环境。所以掌握人体生物节奏的规律，可使人们更好地工作、生活和学习，对临床工作者的临床治疗和用药效果也有一定的帮助。总之，广泛存在的节律使生物能更好地适应外界环境。

项目四　机体活动的调节

机体能够保持其自身的稳态和对环境的适应，这是因为机体有一整套调节机制，它能根据体内外环境的变化来调整和节制机体各部分的活动，使机体内部以及机体与环境之间达到平衡统一，这一生理过程称为调节或调控。

一、机体活动调节的方式

（一）神经调节

神经调节是指通过神经系统的活动对机体各组织、器官、系统的功能进行的调节。它是机体活动调节的最主要方式。神经调节的基本方式是反射，反射是指机体通过中枢神系统，对外界或内部的各种刺激做出具有规律性的反应。例如，食物进入口腔，引起唾液分泌。反射的结构基础是反射弧，反射弧包括5部分，即感受器、传入神经、神经中枢、传出神经和效应器。例如手触摸开水时，皮肤上的感受器可感受伤害性刺激，并可将此刺激变成一定的神经冲动，通过传入神经纤维传至神经中枢，中枢对此进行综合分析，并作出指令通过传出神经纤维至效应器（相应肌群），使肌群收缩完成缩手动作。在此过程中，反射弧的五个部分缺一不可，缺乏任何一个，反射都不能完成，因此反射的实现有赖于反射弧结构和功能上的完整性。人体有多种反射活动，按形成条件和反射弧的特点不同，反射可分为非条件反射和条件反射两类（表Ⅱ–绪论–1）。

神经调节的特点是反应迅速，作用准确。

表Ⅱ – 绪论 –1　非条件反射和条件反射的区别

		非条件反射	条件反射
形成		生来就有的反射	是后天获得的反射，在非条件反射的基础上结合个人经历而建立起来的
特点		反射弧固定，反射数量有限，反射中枢位于较低级部位	反射中枢位于大脑皮质，灵活可变，数量无限
意义		初步适应环境，有利于个体生存	对环境变化具有灵活性和预见性
举例		异物刺激眼睛引起的眨眼反射	"望梅止渴""画饼充饥"等

（二）体液调节

体液调节是机体某些细胞产生的某些特殊的化学物质（激素、某些代谢产物等）通过体液途径（血液或组织液）对机体各部分功能所进行的调节作用。

许多内分泌细胞所分泌的各种激素，就是通过体液途径对机体的功能进行调节的。例如，胰岛B细胞分泌的胰岛素能调节组织、细胞的糖与脂肪的新陈代谢，有降低血糖的作用。这种激素经血液运至远隔器官发挥作用，称为全身性体液调节。内环境血糖浓度之所以能保持相对稳定，主要依靠全身性体液调节。某些细胞分泌的组胺、激肽、前列腺素等生物活性物质，可通过局部组织液内扩散，从而改变和影响邻近组织细胞的功能活动，这种调节称为局部性体液调节。

大多数内分泌腺或内分泌细胞是直接或间接受中枢神经系统的控制的，称为神经–体液调节。神经–体液调节将两种调节的优点联合起来，使机体调节的效果更加合理、准确，增强了机体对环境改变的适应能力，使机体与环境的协调统一更加完善。

体液调节的特点是作用缓慢，范围广泛，时间较长，对调节机体的新陈代谢、生长发育等生理过程有重大意义。

（三）自身调节

自身调节是指人体的组织细胞或器官既不依赖神经，又不依赖体液调节，仅通过自身对内外环境变化的刺激产生的适应性反应的过程。例如肾脏小动脉就有明显的自身调节能力，当动脉血压在一定范围内发生变动时，肾脏小动脉通过对自身的调节来维持肾血流量的相对稳定。

自身调节的特点是调节范围局限，幅度小，灵敏度较低。

二、机体活动调节的反馈作用

在机体活动调节中，神经中枢和内分泌腺属于控制部分，而效应器和靶器官则属于被控部分。由控制部分发出信号指示受控部分发生活动，被控部分则向控制部分也发送反馈信息，这两者之间存在着双向的信息联系，形成了一个闭合回路（图Ⅱ－绪论－1）。在这个回路中，被控部分通过反馈信息影响控制部分的活动，以达到精准的调节。这种受控制部分反过来对控制部分的影响，称为反馈作用。机体功能相对稳定并与环境取得动态平衡，有赖于机体生理调节中的反馈作用，才能使机体对刺激的反应能足量、及时、适度地达到某种生理需要的状态，从而对内、外环境的适应更加完美。根据反馈作用的不同效果，将反馈分为正反馈和负反馈。

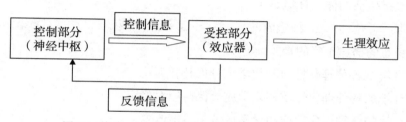

图Ⅱ－绪论－1　控制部分与受控部分之间的闭合回路

正反馈是指反馈信息与控制信息的作用方向相同，能加强控制部分的活动，并具有不断增强的作用，例如在正常分娩过程中，子宫收缩导致胎头下降，并使宫颈牵张，受到牵张的宫颈发出反馈信息至子宫，使其进一步收缩，又可促使胎头下降从而进一步牵张宫颈，宫颈牵张又可刺激子宫收缩加强，如此反复，直至胎儿娩出。正反馈的意义可使某一生理过程逐渐增强，直至完成。生理状态下，正反馈在体内比较少见，除上述的分娩外，还有血液凝固、排便排尿反射等。

负反馈是指反馈信息与控制信息的作用方向相反，能减弱或抑制控制部分的活动。体内大多数反馈调节都属于负反馈。例如人体正常血压的维持，当某些因素如情绪激动导致心率增快，血管收缩至使动脉血压升高，体内的压力感受器就会感受到压力升高的刺激，通过反馈信息至心血管中枢，从而进行调节，最终使心率减慢，血管舒张，动脉血压下降至正常水平。反之，如果动脉血压下降也可通过负反馈调节使动脉血压回升至正常。因此负反馈的意义在于维持各器官、系统的正常功能和内环境稳态。

复习思考

一、名词解释

兴奋性　阈值　内环境　稳态　正反馈　负反馈

二、单项选择题

1. 人体生命活动的最基本特征是（　　　）

　　A. 适应性　　　　　B. 兴奋性　　　　　　C. 新陈代谢　　　　　D. 生殖

2. 衡量组织兴奋性高低的指标是（　　　）

　　A. 动作电位　　　　B. 阈强度　　　　　　C. 静息电位　　　　　D. 阈电位

3. 内环境是指：

　　A. 血浆　　　　　　B. 淋巴液　　　　　　C. 组织液　　　　　　D. 细胞外液

4. 能够引起组织发生反应的最小刺激强度称为（　　　）

　　A. 阈刺激　　　　　B. 阈强度　　　　　　C. 阈电位　　　　　　D. 反应强度

5. 细胞直接生活的体内环境是（　　　）

　　A. 血浆　　　　　　B. 细胞内液　　　　　C. 细胞外液　　　　　D. 组织液

6. 关于稳态的描述正确的是（　　　）

　　A. 内环境的各种理化性质和化学成分保持相对稳定

　　B. 内环境的各种理化性质和化学成分保持绝对稳定

　　C. 内环境的各种理化性质和化学成分不可能改变

　　D. 内环境的各种理化性质和化学成分恒定不变

7. 人体最主要的调节方式是（　　　）

　　A. 神经调节　　　　B. 体液调节　　　　　C. 自身调节　　　　　D. 反馈调节

8. 当动脉血压在一定范围内变动时，肾血流量保持相对稳定属于：

　　A. 神经调节　　　　B. 体液调节　　　　　C. 自身调节　　　　　D. 反馈调节

9. 维持机体生理功能的相对稳定主要依赖于（　　　）

　　A. 神经调节　　　　B. 体液调节　　　　　C. 正反馈　　　　　　D. 负反馈

10. 下列生理过程中，属于正反馈调节的是（　　　）

　　A. 血液凝固　　　　B. 体温调节　　　　　C. 减压反射　　　　　D. 血糖浓度调节

扫一扫，知答案

扫一扫，看课件

模 块 一

细胞的基本功能

　　细胞是人体的结构和功能基本单位。人体生命活动是在细胞的生理和生化反应基础上进行的。因此，只有了解细胞的基本结构和功能，才能深入理解机体各系统、器官生命活动的规律。

项目一　细胞膜的基本功能

　　细胞膜是构成细胞基本结构的生物膜，是细胞的屏障，起着支持和保护细胞的作用。它也是细胞与周围环境进行物质交换的重要场所。细胞膜还能接受环境中各种理化因素刺激，从而改变自身的生理功能。

一、细胞膜的物质转运功能

　　物质经细胞膜进出细胞的过程称细胞膜的物质转运，又称跨膜转运。细胞膜以液态脂质双分子层为基架，其中镶嵌着具有不同生理功能的蛋白质称膜蛋白，膜蛋白是细胞膜各种功能的主要执行者（图Ⅰ-1-3）。

　　物质以何种方式进行跨膜转运，按转运物质的大小可分为两类。

（一）离子和小分子物质的转运

1. 单纯扩散　脂溶性小分子物质从细胞膜高浓度一侧向低浓度一侧转运的过程称为单纯扩散。在人体以单纯扩散方式进出细胞的物质很少，比较确定的有 O_2、CO_2、N_2 等小分子物质。这些小分子是顺浓度差转运，不需要细胞消耗能量。这些物质扩散量的多少，既取决于该物质在膜两侧的浓度差（电位差），也取决于膜对该物质的通透性。

2. 易化扩散　水溶性或脂溶性很小的物质跨膜转运时，需要在细胞膜上特殊蛋白质的帮助下才能顺浓度差或电位差转运，这一过程称为易化扩散。易化扩散是顺浓度差转运，不需要细胞消耗能量，但必须有膜蛋白质的帮助。根据借助膜蛋白质的不同，可将易化扩散分为载体转运和通道转运两种类型。

（1）载体转运　细胞膜载体蛋白分子上有一个或数个能与某种转运物质相结合的位点，物质在高浓度一侧与载体蛋白的位点结合，载体蛋白发生构型改变，将物质运载到低浓度一侧，然后物质与载体蛋白分离，完成转运。载体蛋白恢复原来结构，并可反复使用（图Ⅱ-1-1）。

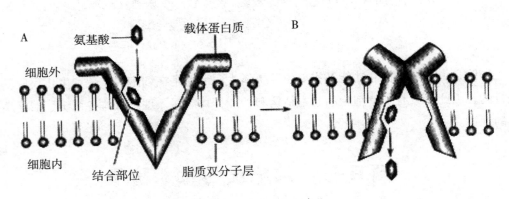

图Ⅱ-1-1　载体转运示意图

如葡萄糖、氨基酸就是以载体转运的形式进入细胞内的。载体转运具有以下特点：①高度特异性。一种载体只能转运某种特定结构的物质，如葡萄糖载体只能转运葡萄糖，不能转运氨基酸。②饱和现象。在一定范围内增加被转运物质浓度能提高转运速度和转运量，但被转运物质浓度增加超过一定限度时，再增加该物质浓度其转运量不再增加。这是因为载体蛋白的数量和结合位点是有限的。③竞争性抑制。一种载体同时转运两种及以上结构相似的物质时，其中一种物质浓度增加，该物质转运量增加，其他物质的转运量则减少。

（2）通道转运　通道转运是借助于细胞膜上的通道蛋白质来完成，如图Ⅱ-1-2所示。通道蛋白像贯穿于细胞膜并带有闸门的管道，有备用、激活、失活三种功能状态。通道的开关是通过"闸门"来控制的，又称门控通道。当通道激活时，"闸门"打开，水溶性无机离子如 Na^+、K^+、Ca^{2+} 等可顺浓度差或电位差经各自的通道进或出细胞；当通道失活时，"闸门"关闭，离子则不能通过，即膜对相应离子不能通透；通道备用时，"闸门"虽关闭，但受到刺激时可以开放。不同离子一般由不同通道转运，如 K^+ 通道、Na^+ 通道，但某些离子如 Ca^{2+} 可通过几种不同的通道转运。

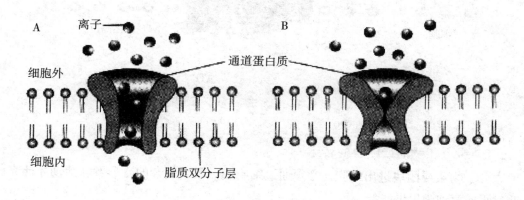

图Ⅱ-1-2　通道转运示意图

3. **主动转运**　分原发性主动转运和继发性主动转运，一般所说的主动转运指的是原发性主动转运。

某些小分子物质通过细胞膜上的泵蛋白（离子泵）作用，从细胞膜低浓度一侧泵到高浓度一侧，并消耗能量的过程称主动转运。泵蛋白是一种特殊蛋白质，常见的有钠－钾泵（简称钠泵）、钙泵、氢泵等。钙泵主要分布在各种肌细胞的肌质网上，与肌收缩舒张有关；氢泵见于胃黏膜中，与胃液分泌有关。钠泵是细胞膜上一种 Na^+-K^+ 依赖式 ATP 酶，它可以水解 ATP 获得能量，把细胞内的 Na^+ 逆浓度差泵到细胞外，同时把细胞外的 K^+ 逆浓度差泵到细胞内（图Ⅱ-1-3）。当细胞内 Na^+ 浓度增加或细胞外 K^+ 浓度增加时可激活钠泵。

钠泵活动的生理意义在于维持细胞内外 Na^+、K^+ 浓度差：①维持细胞内高 K^+，这是许多生理活动进行的必要条件。②维持细胞内低 Na^+，阻止水分大量进入细胞，保持细胞正常形态和功能。③维持细胞外高 Na^+，这是可兴奋细胞产生兴奋的基础，也为营养物质继发性主动转运提供能量来源。

Na^+ 还可与其他物质同用一个载体，由钠泵提供能量进行联合跨膜转运，此称为继发性主动转运。如肠上皮细胞或肾小管上皮细胞对葡萄糖、氨基酸的吸收，就是以 Na^+/ 葡萄糖、Na^+/ 氨基酸的形式进行协同转运的。

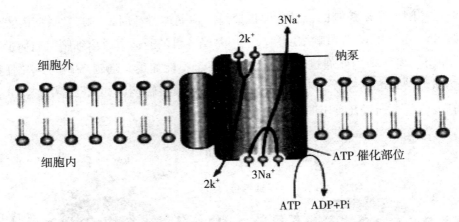

图Ⅱ-1-3 钠泵主动转运示意图

（二）大分子物质或团块的转运

大分子物质或团块进出细胞，必须通过细胞膜一系列复杂的变形吞吐活动才能完成，这些过程需要细胞提供能量。

1. 入胞（胞吞） 是指细胞外大分子物质或团块进入细胞内的过程（图Ⅱ-1-4）。如血浆脂蛋白、大分子营养物质、细菌等进入细胞，首先被细胞膜上受体识别并与其接触，然后接触部位细胞膜凹陷或伸出伪足把物质包裹起来，卷入细胞中。进入细胞内的物质是固体称吞噬；进入细胞内的是液体称吞饮。

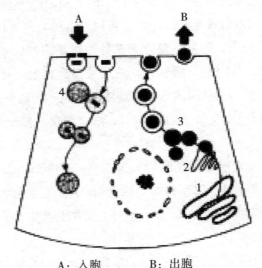

A：入胞 B：出胞

图Ⅱ-1-4 胞吞与胞吐式转运示意图

2. 出胞（胞吐） 是指大分子物质或物质团块排出细胞的过程。主要见于细胞的分泌活动，如消化腺细胞分泌消化酶、内分泌细胞分泌激素、神经末梢释放递质等。这些物质在细胞内形成后，被一层膜性物质包裹形成囊泡，囊泡向细胞膜移动，与细胞膜融合，融合处破裂，囊泡内物质排出细胞。

二、细胞膜的受体功能

受体是指细胞膜或细胞内能与某些化学物质特异性结合并引发细胞特定生理效应的特殊部分。受体主要存在于细胞膜表面，称膜受体；存在于胞浆和胞核内，分别称胞浆受体和胞核受体。受体的本质是蛋白质，能对某些特定的信号物质进行识别并与其特异性结合。膜受体与信号物质结合后激活细胞内多种酶系，从而产生特定生物效应。膜受体这种起着跨细胞膜进行信息传递的作用称为跨膜信号转导。

项目二 细胞生物电现象

细胞在生命活动过程中始终伴有电现象，称生物电。人体许多生理活动都与生物电变化有密切关系，现在已经将人体生物电的检测广泛应用于临床疾病的诊断，如心电图、脑电图、肌电图等。生物电主要发生在细胞膜两侧，因此又称跨膜电位，主要包括静息电位和动作电位。

一、静息电位及其产生原理

细胞在安静状态下，存在于细胞膜两侧的电位差称静息电位。

如图 Ⅱ -1-5 示，将与示波器相连的 A、B 电极置于安静状态下的细胞表面任何两点（如图 Ⅱ -1-5a），示波器屏幕上的光点在零电位线上横向扫描，这说明细胞膜表面任何两点电压相等，不存在电位差。当将 B 电极尖端刺入细胞内，A 电极仍置于细胞表面，此时示波器屏幕上光点迅速从零电位线下降到一定水平，然后继续横向扫描，这说明细胞膜内外存在电位差，且细胞膜内电位低于膜外电位。如果将细胞膜外电位设为零，那么细胞膜内的电位为负电位。一般以细胞膜内电位值来表示静息电位。哺乳类动物神经细胞和肌细胞的静息电位值为 $-70 \sim -90mV$。静息电位的特点是膜内为负膜外为正，而且膜内外的电位差值相对稳定。

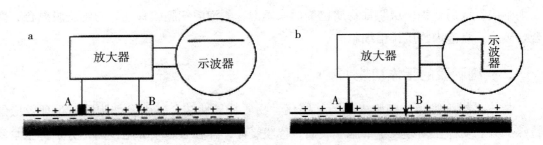

图Ⅱ-1-5 细胞膜静息电位观测示意图

a：电极A与B均置于细胞外表面

b：电极A置于细胞外，电极B插入细胞内记录细胞内外的电位差

（一）静息电位的产生

1.产生条件 ①细胞内外各种离子的分布和浓度不同。细胞内正离子主要是K^+，带负电荷的是蛋白质分子，细胞内K^+浓度比细胞外K^+浓度高近30倍。②安静时细胞膜对各种离子的通透性不同。对K^+通透性较大（即K^+通道开放），对其他离子的通透性很小。

2.产生原理 安静时，由于细胞膜内外存在K^+的浓度差及膜对K^+的通透性较大，因而K^+由细胞内向细胞外扩散（K^+外流）。带正电荷的K^+外流时必然吸引带负电荷的蛋白质同行，但由于膜对带负电荷的蛋白质分子不能通透，因此，这些蛋白质分子被阻隔在膜的内侧面，外流的K^+在这些蛋白质分子的吸引下排列在膜的外侧面，形成了膜内为负、膜外为正的跨膜电位差。随着K^+不断外流，膜内外K^+浓度差逐渐减小，即K^+外流的化学驱动力减小，而膜外正电荷逐渐增加，由此产生阻止K^+外流的电场力逐渐增大。当K^+外流的化学驱动力与阻止K^+外流的电场力达到平衡时，K^+的净外流停止。此时膜内外形成稳定的跨膜电位差值即静息电位，它实际上主要是K^+外流的电-化学平衡电位。

静息电位是细胞安静的标志。静息电位的大小影响细胞兴奋性。一般来说静息电位值减小，细胞兴奋性增高，容易产生兴奋；反之，细胞兴奋性降低，细胞发生抑制。

二、动作电位及其产生原理

可兴奋细胞受到有效刺激时，在静息电位基础上发生的一系列快速可扩布的电位变化称为动作电位。

当给予神经纤维一个足够强的刺激时，示波器屏幕上迅速显示一个动作电位波形（图Ⅱ-1-6），此波形由锋电位和后电位两部分组成。上升支ab和下降支bc形成尖锋样波形，故称锋电位，锋电位之后膜电位形成的微小波形cde称后电位。

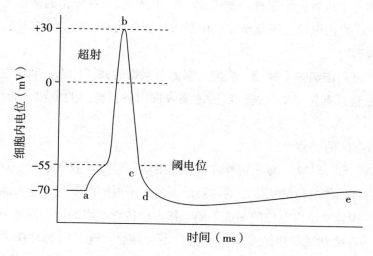

图Ⅱ-1-6　神经纤维动作电位示意图

（一）动作电位的产生

1. 产生条件　①细胞外液中正离子主要是 Na^+，负离子主要是 Cl^-，细胞外液 Na^+ 浓度比细胞内约高 12 倍，因此，Na^+ 有从细胞外向细胞内扩散的趋势。②当细胞受到刺激时，膜对 Na^+ 的通透性增加（即 Na^+ 通道开放）。

2. 产生原理　细胞受到刺激时，膜上先有少量 Na^+ 通道被激活，Na^+ 顺浓度差少量内流，引起细胞膜电位变化，当变化到达一定程度时（膜内电位变化从 $-70 \sim -55mV$ 时），膜上大量 Na^+ 通道被激活，使 Na^+ 大量内流，从而爆发动作电位。使膜对 Na^+ 通透性突然增大而触发动作电位的临界膜电位值称为阈电位。刺激必须使膜内负电位值减小达到阈电位水平，才能爆发动作电位。Na^+ 顺浓度差和顺电位差产生的电化学驱动力促使 Na^+ 内流的速度非常迅猛，使膜内原来的负电位迅速减小、消失，并变为正电位。这时膜内正电位对 Na^+ 的继续内流形成电场阻力，当 Na^+ 内流的化学驱动力和电场阻力达到平衡时，Na^+ 净内流停止。此时动作电位达到最大幅值，即 Na^+ 内流的电-化学平衡电位，这是动作电位上升支形成原理。Na^+ 通道开放的时间很短，随后失活关闭。这时膜对 K^+ 的通透性增大，膜 K^+ 通道开放，K^+ 顺浓度差和电位差向细胞膜外扩散，产生动作电位下降支。细胞膜电位在锋电位之后，跨膜电位虽然基本恢复，但离子分布状态并未恢复，因为内流的 Na^+ 和外流的 K^+ 并未恢复。这时，激活细胞膜上的钠泵，通过钠泵将内流的 Na^+ 泵出，K^+ 泵入，继续维持兴奋前细胞膜两侧 Na^+、K^+ 的不均衡分布，为下一次兴奋做准备。但钠泵的活动对细胞内电位的影响很小，可能只是形成后电位的原因之一。

因此，如图Ⅱ-1-6所示，将安静时细胞膜两侧电位保持内负外正的状态称为极化状态。在极化的基础上膜内负电位值减小称为去极化或除极化（ab上升支）。在去极化的基础上膜电位向静息电位方向恢复称为复极化（bc下降支）。在极化的基础上膜内负电位值增大称为超极化。膜内电位去极化至零电位后进一步变为正值称为反极化，膜电位高于零电位的部分称为超射。

动作电位是可兴奋细胞（神经、肌肉、腺体）兴奋的共同标志，动作电位与兴奋是同义词。可兴奋细胞只有先产生兴奋，然后才能表现出各自特定的生理功能，如肌肉收缩、腺体分泌等。

（二）动作电位的特点

1. **"全"或"无"现象** 阈下刺激时，不产生动作电位；刺激强度一旦达到阈值，即爆发动作电位，且动作电位的幅度即刻达到最大值，不再随刺激强度增大而增大。

2. **不衰减性传导** 动作电位的幅值不随动作电位传导距离的增加而减弱。

3. **脉冲式** 连续刺激产生的多个动作电位不会融合。这是因为动作电位的整个锋电位过程中细胞兴奋性降低到零，在这段时间里给任何强大的刺激，细胞不会再产生动作电位，所以动作电位总是一个个分离的。

三、动作电位的传导

动作电位一旦在细胞膜的某一点产生，就会沿细胞膜扩布，使整个细胞膜都经历一次兴奋过程。将动作电位在同一细胞膜上的扩布称为动作电位的传导。动作电位在神经纤维上的传导称为神经冲动。动作电位在两个细胞之间进行传播称为传递。

兴奋传导的机制下面以无髓神经纤维为例加以说明。无髓纤维a点受刺激产生动作电位（图Ⅱ-1-7a），此处膜电位出现外负内正的反极化状态，而邻近尚未兴奋部位仍处于外正内负的静息状态。这样，在兴奋部位与邻近未兴奋部位之间出现了电位差，而细胞内液和细胞外液都是导电的，因而必然会产生由正到负的电流流动，其流动的方向是，在膜外侧，电流由未兴奋点流向兴奋点a；在膜内侧，电流则由兴奋点a流向未兴奋点，这种局部流动的电流称为局部电流。局部电流流动的结果，造成与a点相邻的未兴奋点膜内电位上升，膜外电位下降，即产生去极化，这种去极化如达到阈电位水平，即触发相邻未兴奋点爆发动作电位，使它转变为新的兴奋点。就这样兴奋膜与相邻未兴奋膜之间产生的局部电流不断地向前移动（图Ⅱ-1-7b）就会使产生在a点的动作电位迅速地传播开去，一直到整个细胞膜都发生动作电位为止。可见，动作电位的传导机制是靠局部电流的作用。动作电位在其他可兴奋细胞上的传导机制与无髓纤维兴奋传导相同。

有髓神经纤维兴奋的传导也是通过局部电流，但由于有髓纤维外面包裹着一层既不导电又不允许离子通过的髓鞘，即髓鞘绝缘，因此动作电位只能在没有髓鞘的郎飞结处进行传导。传导时，出现在某一郎飞结的动作电位与它相邻的郎飞结之间产生局部电流，使相邻的郎飞结兴奋，表现为跨越一段有髓鞘的神经纤维而呈跳跃式传导（图Ⅱ-1-7c d）。加上有髓神经纤维较粗，电阻较小，所以它的动作电位传导速度要比无髓神经纤维快得多。例如，人的粗大有髓神经纤维的传导速度超过 100m/s，而一些纤细的无髓神经纤维传导速度还不到 1m/s。

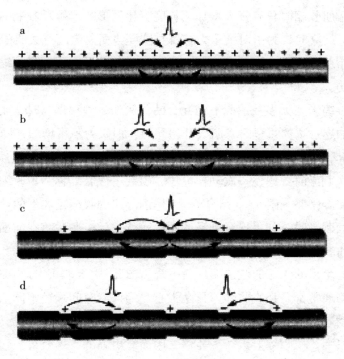

图Ⅱ-1-7　动作电位在神经纤维上的传导模式

动作电位传导的特点是：①不衰减性。这是因为动作电位幅值很大，产生的局部电流强度足以使未兴奋部位去极化达到阈电位，由此爆发的动作电位呈现"全"或"无"的现象。所以动作电位幅值不会因传导距离增大而减小，保证了兴奋传导的安全性。②双向性。动作电位可沿细胞膜相反两个方向传导。③相对不疲劳性。如用 50～100 次/秒电刺激连续刺激神经纤维 9～12 小时，动作电位仍能传导。

项目三　肌细胞的收缩功能

人体各种形式的运动主要是靠肌细胞收缩来完成的。不同肌肉组织在结构和功能上各有特点，但收缩的基本形式和原理相似。现以骨骼肌为例阐述肌细胞收缩功能。

一、骨骼肌收缩形式

（一）等长收缩与等张收缩

等长收缩是指肌收缩时只有张力增加无长度变化的形式。等长收缩的主要作用是维持人体姿势。例如，站立时，为了对抗重力维持身体姿势而发生的有关肌肉的收缩。

等张收缩是指肌收缩时只有长度缩短，无张力变化的形式。等张收缩的主要作用是位移物体，完成做功。

人体骨骼肌收缩形式大多数情况下是混合的。例如，搬移重物时，肌肉先进行等长收缩，当肌张力增加超过物体重量时，肌肉开始缩短，但张力不再增加，即进行等张收缩。

（二）单收缩与强直收缩

肌肉受到一次刺激时，爆发一次动作电位，引起一次收缩称为单收缩。单收缩曲线分潜伏期、收缩期和舒张期（图Ⅱ-1-8 ①）。人体内心肌的收缩是典型的单收缩。

肌肉受到连续刺激时，如果连续刺激的频率较低，后一刺激落在前面肌收缩的舒张期内，记录的收缩曲线呈锯齿状（图Ⅱ-1-8 ②③），称为不完全强直收缩。当刺激频率增加到一定程度时，记录出的收缩曲线顶端呈一平线（图Ⅱ-1-8 ④），称为完全强直收缩。人体内骨骼肌的收缩通常都是强直收缩，只是强直收缩持续时间长短不同。这是因为运动神经传来的神经冲动总是连续的，肌肉在连续刺激下产生单收缩波的融合（图Ⅱ-1-8）。强直收缩产生的肌张力比单收缩要大 3～4 倍，因而有更强的收缩效果。强直收缩只是肌肉收缩发生融合，而不是肌肉兴奋的动作电位发生融合。无论刺激频率多高，由于不应期的存在，肌细胞动作电位是不可能发生融合的。

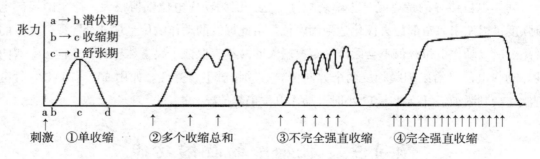

图Ⅱ-1-8 骨骼肌收缩的形式

二、骨骼肌收缩的原理

目前认为，骨骼肌的收缩机制为肌丝滑行理论。

（一）神经－骨骼肌接头处兴奋的传递

运动神经末梢和骨骼肌细胞相互接触的部位称为神经－骨骼肌接头。

1. 神经－骨骼肌接头的结构 运动神经纤维的轴突末梢失去髓鞘，嵌入它所支配的骨骼肌细胞膜。运动神经纤维的轴突末梢膜称为接头前膜，而与接头前膜相对的骨骼肌细胞膜称为接头后膜（终板膜），接头前膜与终板膜之间的间隙称为接头间隙。在神经轴突末梢轴浆中有大量囊泡，囊泡内含有乙酰胆碱。在终板膜上有能与乙酰胆碱特异性结合的受体。终板膜上还有大量的胆碱酯酶，能使乙酰胆碱发挥作用后被及时水解失效（图Ⅱ－1-9）。

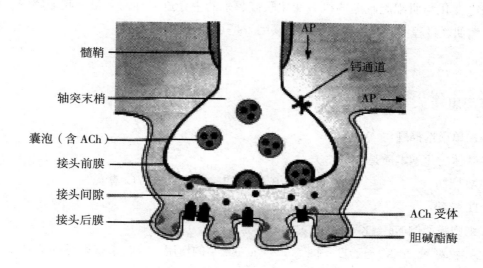

图Ⅱ－1-9 神经－骨骼肌接头结构与兴奋传递过程示意图

2. 神经－骨骼肌接头兴奋传递过程 当运动神经纤维有神经冲动传来时，轴突末梢产生去极化，使接头前膜上的电压门控 Ca^{2+} 通道开放。细胞外液中 Ca^{2+} 顺浓度差进入神经轴突末梢内，触发大量囊泡向接头前膜移动，与前膜融合、破裂，通过出胞作用，将囊泡中乙酰胆碱释放进入接头间隙。乙酰胆碱与终板膜胆碱能受体结合，使通道开放，出现 Na^+ 内流和 K^+ 外流，主要是 Na^+ 内流，结果是终板膜产生去极化（形成终板电位），当去极化达到肌细胞膜阈电位时，爆发动作电位，引起肌细胞兴奋，至此完成神经－骨骼肌接头兴奋的传递。

在神经－骨骼肌接头兴奋传递过程中，乙酰胆碱并没有进入肌细胞，当它与胆碱能受体结合发挥作用后立即被接头后膜上的胆碱酯酶水解失效。因此，一次神经冲动仅引起一次肌细胞兴奋，产生一次肌肉收缩。

3. 神经－骨骼肌接头兴奋传递的特征

（1）化学性传递 递质是乙酰胆碱，通过它的释放，将神经纤维的兴奋转变为肌细胞的兴奋，完成了不同细胞间兴奋的传递。

（2）单向传递　兴奋只能由神经末梢传递给肌细胞，不能反方向传递。

（3）时间延搁　兴奋由神经传递给肌细胞所耗时间长于兴奋在同一细胞膜上等距离传导的时间。

（4）易受药物及环境因素影响。

（二）兴奋－收缩偶联

肌细胞兴奋时，首先在肌细胞膜上产生动作电位，然后才触发肌细胞收缩。把肌细胞兴奋的电变化与肌细胞收缩的机械变化联接起来的中介过程称为兴奋－收缩偶联。在兴奋－收缩偶联过程中，起关键作用的偶联因子是 Ca^{2+}。

复习思考

一、单项选择题

1. 受体的化学本质是（　　　）

   A. 脂肪　　　　　　　　　　B. 蛋白质　　　　　　　　C. 糖类

   D. 核酸　　　　　　　　　　E. ATP

2. 细胞膜两侧 Na^+、K^+ 分布不匀的原因是（　　　）

   A. 膜对 Na^+、K^+ 通透性不同　　B. Na^+–K^+ 泵的作用　　C. 载体转运的结果

   D. 通道转运的结果　　　　　E. 受体作用的结果

3. 可兴奋细胞兴奋时共同的标志是产生（　　　）

   A. 静息电位　　　　　　　　B. 阈电位　　　　　　　　C. 局部电位

   D. 动作电位　　　　　　　　E. 跨膜电位

4. 骨骼肌发生强直收缩主要取决于（　　　）

   A. 刺激的强度　　　　　　　B. 刺激作用时间　　　　　C. 刺激强度变率

   D. 刺激频率　　　　　　　　E. 刺激种类

5. 葡萄糖进入红细胞是通过（　　　）

   A. 单纯扩散　　　　　　　　B. 易化扩散　　　　　　　C. 原发性主动转运

   D. 入胞作用　　　　　　　　E. 继发性主动转运

6. 神经－骨骼肌接头处的化学递质是（　　　）

   A. 乙酰胆碱　　　　　　　　B. 胆碱酯酶　　　　　　　C. 肾上腺素

   D. 去甲肾上腺素　　　　　　E. 5– 羟色胺

7. 细胞膜内电位由 –70mV 变为 –100mV，称为（　　　）

   A. 极化　　　　　　　　　　B. 去极化　　　　　　　　C. 反极化

D. 复极化　　　　　　　　E. 超极化

二、思考题

1. 载体、通道、泵蛋白、受体各有何生理作用？

2. 高血钾的病人细胞静息电位和动作电位会发生何变化？为什么？

扫一扫，知答案

扫一扫，看课件

模 块 二

血 液

【学习目标】

1. 掌握：血液的基本组成；血液的理化特性；血量；血浆渗透压的形成、正常值和意义；红细胞的生理特性；血液凝固的概念；ABO 血型系统的分型依据及输血原则。

2. 熟悉：血细胞比容的正常值和意义；纤溶的概念。

3. 了解：纤溶激活物和抑制物。

　　血液是充满在心血管中的液体组织，在全身血管内循环流动，具有运输、防御、维持内环境稳态和实现体液调节等功能。血液在机体代谢中起着十分重要的作用，如果流经体内任何器官的血流量不足，均可造成严重的代谢紊乱和组织损伤。

项目一　血量和血液理化特性

一、血量和血细胞比容

　　血量是指人体内血液的总量。血量相对稳定是保持正常血液循环和内环境稳态的重要条件。正常成人血量约占体重的 7% ～ 8%。在安静状态下，人体绝大部分血液在心脏和血管中周而复始地流动，称为循环血量，约占总血量的 90%；小部分血液在肝、脾、肺、腹腔静脉及皮下静脉丛等处，流动缓慢，这部分血量称为贮存血量，约占总血量的 10%。当机体在剧烈活动或大失血时，贮存血量释放进入血液循环，增加或补充循环血量，以保证机体正常生命活动的需要。

　　血液由液态的血浆和混悬于血浆中的血细胞组成。血浆和血细胞合在一起称为全血。

血液经抗凝处理后，置于离心管中离心，离心管中的血液可分为三层：上层淡黄色的液体为血浆，中层灰白色的为白细胞和血小板，下层深红色的为红细胞（图Ⅱ-2-1）。血细胞在全血中所占的容积百分比，称为血细胞比容。由于血细胞主要是红细胞，故也称红细胞比容。正常成年男性血细胞比容约为40%～50%，女性约为37%～48%，新生儿约为55%。血细胞比容的数值反映了红细胞数量的相对值。当血浆量或红细胞量发生改变时，都可使血细胞比容发生改变。如严重腹泻或大面积烧伤时，体液中水分丧失，血浆量减少，血细胞比容升高；贫血患者的红细胞数量减少，血细胞比容降低。

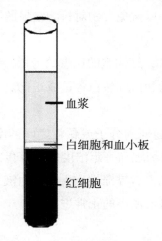

图Ⅱ-2-1 血液的组成示意图

血液的组成：

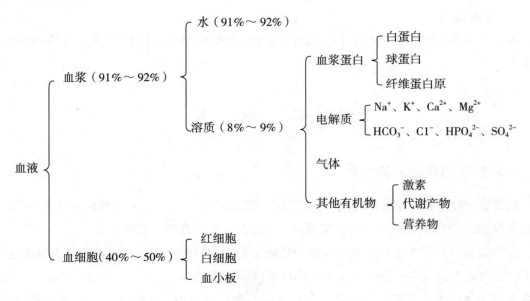

二、血液的理化特性

（一）血液的颜色

血液呈红色，血液的颜色主要取决于红细胞内血红蛋白的颜色。动脉血中红细胞含氧合血红蛋白较多，呈鲜红色；静脉血中红细胞含氧合血红蛋白较少，呈暗红色。血浆呈淡黄色，取决于血红蛋白的代谢产物胆红素。空腹时，血浆清澈透明，进餐后，尤其摄入较多的脂类食物，血浆内由于悬浮着的脂蛋白微滴增多而变得浑浊。因此，临床上做某些血液生化检验时，要求空腹采血，以避免食物对检测结果的影响。

（二）血液的比重

全血的比重为 1.050～1.060，红细胞的比重约为 1.090，血浆的比重为 1.025～1.030。血液比重的大小与红细胞的数量和血红蛋白含量成正比。

（三）血液的黏滞性

血液的黏滞性来源于液体内部的分子或颗粒之间的摩擦力。全血的黏滞性约为水的 4～5 倍。血液因含有大量的血细胞和一定浓度的血浆蛋白，故黏滞性较大。因此贫血的患者黏滞性降低，大面积烧伤的患者黏滞性增大。当血液黏滞性增大时，将明显增加血流阻力，加大心脏的负担，影响血液循环的正常进行。

（四）血液酸碱度

正常人血液呈弱碱性，pH 值为 7.35～7.45，低于 7.35 为酸中毒，高于 7.45 为碱中毒。血浆酸碱度保持相对稳定，是组织细胞进行正常活动的必要条件。pH 增高或降低均可影响酶的活性，使细胞的代谢活动和正常的生理功能发生紊乱，甚至危及生命。

（五）渗透压

人体内血浆渗透压约为 773Pa。渗透压的大小取决于单位体积溶液中溶质颗粒的多少。

项目二　血　浆

一、血浆的成分及其作用

血浆是一种溶液，是血细胞生存的环境，其溶剂为水，约占血浆总量的 91%～92%，溶质约占 8%～9%。溶质中含有血浆蛋白、非蛋白含氮化合物、无机盐等。

1. 血浆蛋白　血浆蛋白是血浆中蛋白质的总称。用盐析法可将血浆蛋白分为白蛋白、球蛋白和纤维蛋白原三类；用电泳法可将球蛋白分为 α_1、α_2、β、γ 球蛋白等，γ-球蛋白来自于浆细胞，几乎都是抗体，所以又称为免疫球蛋白。正常成人血浆蛋白含量为

60 ～ 80g/L，其中白蛋白为 40 ～ 50g/L，含量最多，分子量最小；球蛋白为 20 ～ 30g/L；纤维蛋白原为 2 ～ 4g/L，含量最少，分子量最大，主要功能是参与凝血。白蛋白与球蛋白的比值（A/G）为（1.5 ～ 2.5）/1，全部白蛋白和大多数球蛋白主要由肝脏合成，部分球蛋白可由肝外组织合成。临床上测定 A/G 比值，主要用于肝脏检查。当肝脏病变时（如肝硬化），可致 A/G 比值下降，严重者甚至出现倒置。

血浆蛋白的主要功能是：①参与形成血浆胶体渗透压，调节血管内外水的分布（主要是白蛋白）；②协助运输激素、脂质、离子、维生素等低分子物质；③参与机体的生理性止血功能；④机体抵抗病原微生物的防御功能；⑤营养功能等。

2. **非蛋白含氮化合物**　血浆中除蛋白质以外，其他含氮物质的总称为非蛋白含氮化合物。主要包括尿素、尿酸、肌酐、肌酸、氨和胆红素等。临床上把非蛋白含氮化合物所含氮的总量称为非蛋白氮（NPN）。正常成人血浆中 NPN 含量为 14.5 ～ 25mmol/L，其中 1/3 ～ 1/2 为尿素氮（BUN）。由于血中 NPN 主要经肾脏排出，故测定血中非蛋白氮或尿素氮含量，有助于了解肾脏功能和体内蛋白质的代谢情况。

3. **无机盐**　无机盐约占血浆总量的 0.9%，绝大部分以离子形式存在。血浆中的正离子主要为 Na^+，还有少量 K^+、Ca^{2+}、Mg^{2+}；负离子主要为 Cl^-，还有 HCO_3^-、HPO_4^{2-} 等。这些离子可维持血浆晶体渗透压、神经和肌肉的正常兴奋及酸碱平衡等。

此外，血浆中还含有葡萄糖、脂类、乳酸、酮体等有机物质和微量的酶、激素、维生素及少量的气体等。

二、血浆渗透压

1. **渗透压的概念**　将不同浓度的同一类溶液用半透膜隔开，会发现浓度高的溶液越来越多，而同时浓度低的溶液越来越少，这种水分子通过半透膜向另一侧溶液扩散的现象，称为渗透现象。导致渗透现象发生的力量为渗透压。渗透压是溶液中的溶质促使水分子通过半透膜从低浓度溶液一侧向高浓度溶液一侧扩散的力量。渗透压的大小完全取决于溶质颗粒（分子或离子）数目的多少，而与其种类和大小无关。溶液浓度越高，单位容积中所含溶质颗粒就越多，其渗透压也越高。

2. **血浆渗透压的组成与数值**　血浆渗透压由溶解于血浆中的晶体物质和胶体物质形成。血浆渗透压包括晶体渗透压和胶体渗透压。血浆晶体渗透压是由血浆中的晶体物质（Na^+、Cl^-）所产生的渗透压，其数值约为 766.7kPa；血浆胶体渗透压是由血浆中的胶体物质（白蛋白）所形成的，渗透压约为 3.3kPa，数值虽然很小，但起重要作用。由于血浆中晶体物质的分子量小，颗粒较多，所形成的晶体渗透压大，所以血浆渗透压主要取决于晶体渗透压。

人体内的组织液和细胞内液的渗透压都与血浆渗透压相等或相近。临床上所用的等渗、低渗和高渗溶液都是与血浆渗透压比较而言的。与血浆渗透压相等或相近的溶液称为等渗溶液，如 0.9% 氯化钠溶液、5% 葡萄糖溶液和 1.9% 的尿素溶液等。凡高于血浆渗透压的溶液称为高渗溶液，反之，则称为低渗溶液。

3.血浆渗透压的生理意义　在体内，血浆所接触到的是两种生物半透膜，即细胞膜和毛细血管壁。由于细胞膜和毛细血管壁的通透性不同，晶体物质和胶体物质分子量大小不同，因而表现出晶体渗透压与胶体渗透压的生理作用不同。

（1）血浆晶体渗透压的作用　细胞膜允许水分子自由通透，对某些无机离子等不易通透，对蛋白质则不允许通透。正常情况下，细胞膜内、外的渗透压保持相对稳定，细胞内、外水分相对平衡，血细胞也得以保持正常形态和功能。如果血浆晶体渗透压降低时，因渗透作用进入红细胞内的水分增多，使红细胞膨胀，直至破裂，导致溶血。反之，血浆晶体渗透压增高，则红细胞内水分渗出引起皱缩变形，最后也可导致破裂溶血。因此，血浆晶体渗透压对维持细胞内外水分的正常交换、保持红细胞的正常形态和功能具有重要作用。

（2）血浆胶体渗透压的作用　毛细血管壁的通透性较大，水分子和晶体物质可以自由通过，因而毛细血管壁两侧的晶体渗透压基本相等。但毛细血管壁不允许大分子的蛋白质通过，因此，毛细血管内外水分的交换取决于血浆胶体渗压，如肝脏、肾脏疾患等引起机体血浆蛋白（白蛋白）浓度减少，血浆胶体渗透压降低，水分由血浆向组织液滤过增多，造成组织水肿（如图Ⅱ-2-2）。相反，如大量呕吐、腹泻等使血浆胶体渗透压升高，水由组织向血管内渗透，使血浆量增加。因此，血浆胶体渗透压对调节毛细血管内外水分的交换，维持正常血浆容量有重要作用。

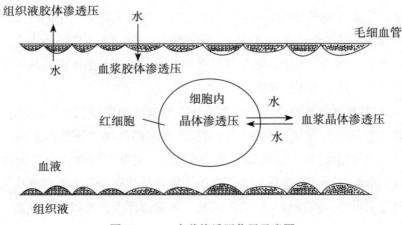

图Ⅱ-2-2　血浆渗透压作用示意图

项目三　血细胞

一、红细胞

（一）红细胞的形态与数量

正常成熟的红细胞无核，呈双凹圆碟形，直径约为 $7 \sim 8\mu m$，周边厚、中央薄。这种形态使红细胞的表面积增大，因而与血浆之间的交换面积增大，有利于气体交换。同时也增加了红细胞的可塑性，在血液流经微小毛细血管和血窦孔隙时，红细胞形态也可发生改变而通过。红细胞内因含有大量的血红蛋白（Hb）而呈红色。

红细胞是血液中数量最多的一种血细胞，也是人体数量最多的一种细胞。我国成年男性红细胞正常值为 $（4.0 \sim 5.5）\times 10^{12}/L$，成年女性为 $（3.5 \sim 5.0）\times 10^{12}/L$，新生儿的红细胞数可达 $（6.0 \sim 7.0）\times 10^{12}/L$。出生后数周逐渐减少，6 个月龄时至最低，儿童时期内，红细胞一直保持在较低水平，到青春发育时期逐渐增加接近于成人水平。红细胞内的蛋白质主要是血红蛋白。我国成年男性血红蛋白含量约为 $120 \sim 160g/L$，女性约为 $110 \sim 150g/L$，新生儿约为 $170 \sim 200g/L$。

生理情况下，红细胞数量和血红蛋白的含量，可随年龄、性别、体质条件、生活环境不同而有一定差异。若在末梢血液中，单位面积内的红细胞、血红蛋白及红细胞比容低于正常，或其中一项明显低于正常，称为贫血。正常情况下，单位容积血液中，血红蛋白含量和红细胞数量密切相关，红细胞数量越多，血红蛋白含量也越高。但是，在病理情况下则不同，如缺铁性贫血患者，红细胞数量减少不多而血红蛋白显著下降。

（二）红细胞的生理功能

红细胞的主要功能是运输 O_2 和 CO_2，并缓冲血浆酸碱度，这两种生理功能都是由血红蛋白来实现。如果红细胞破坏或溶解，血红蛋白被释放到血浆中，即失去正常功能。

（三）红细胞的生理特性

1. 红细胞膜的通透性　红细胞膜对物质有一定的通透性。O_2 和 CO_2 可以自由通过，负离子（如 Cl^-、HCO_3^-）较易通过红细胞膜，而正离子却很难通过。

2. 红细胞的可塑变形性　红细胞在血管中循环运行，经常需要挤过口径比它小的毛细血管和血窦孔隙（如脾窦内皮细胞的裂隙仅 $0.5\mu m$），这时红细胞将发生变形，在通过后又恢复原状，这种变形称为红细胞的可塑变形性，与红细胞的双凹圆碟形有关。

3. 红细胞的悬浮稳定性　虽然红细胞的比重大于血浆，但将抗凝血液置于有刻度的玻璃管（沉降管）中静置，红细胞却能稳定地悬浮于血浆中，下沉的速度十分缓慢，这种特性叫做悬浮稳定性。通常以红细胞在第 1 小时末下沉的距离来表示红细胞沉降的速率，称之为红细胞沉降率（ESR），简称血沉。用魏氏法测定 ESR，其正常值为：成年男性为 0～15mm/h，女性为 0～20mm/h。血沉的快慢是衡量红细胞悬浮稳定性的指标。血沉加快表示红细胞的悬浮稳定性降低。妇女在月经期或妊娠期，血沉一般较快。某些疾病，如活动期肺结核和风湿热、恶性肿瘤等，血沉可明显加快。故测定血沉有助于某些疾病的诊断。

红细胞的悬浮稳定性，来源于红细胞在下降时与血浆之间产生的摩擦力和红细胞膜彼此之间相同电荷所产生的排斥力，阻碍了红细胞的下沉。血沉的快慢取决于红细胞的叠连与否。叠连是指许多红细胞彼此以凹面相贴，重叠在一起的现象。当红细胞发生叠连时，红细胞与血浆的接触总面积减少，与血浆间的摩擦力减少，血沉加快。影响血沉快慢的因素，主要取决于血浆成分的变化，而不在红细胞本身。若将血沉快的患者的红细胞置于正常人的血浆中，红细胞沉降的速度并不加快；反之，若将正常人的红细胞置于血沉快的患者的血浆中，血沉加快。这就说明使红细胞发生叠连的因素存在于血浆中。一般情况下，血浆中的血红蛋白和卵磷脂增多，可减少红细胞叠连，延缓血沉；而球蛋白、纤维蛋白原和胆固醇增多，可加速红细胞叠连，使血沉加快。

4. 红细胞的渗透脆性　渗透脆性简称脆性，是指红细胞的细胞膜对低渗溶液具有一定的抵抗力的大小。临床上将红细胞置于一系列渗透压不同的低渗溶液中，观察红细胞对低渗溶液抵抗力的大小，称为脆性试验。其抵抗力的大小与脆性呈反变关系，即红细胞膜的弹性越大，其抵抗力越大，则脆性越小，反之则脆性越大。

正常情况下，红细胞内外液体之间的渗透压基本相等，使红细胞保持正常状态和大小。若将正常红细胞放置在 0.45％ NaCl 溶液中，出现部分红细胞破裂；在 0.35％～0.30％ NaCl 溶液中，全部红细胞都破裂溶血。由以上实验可见红细胞细胞膜对低渗溶液具有一定的抵抗能力。一般说来，初成熟的红细胞脆性小，不易破裂。衰老的红细胞脆性大，易破裂。某些疾病患者，如先天性溶血性贫血患者，红细胞的脆性特别大；巨幼红细胞贫血时，红细胞的脆性显著减少。因此，脆性试验具有一定的临床意义。

（四）红细胞的生成与破坏

红细胞的生成与破坏呈动态平衡，使其在血液中的数量保持在一定的范围之内。如果这种平衡破坏，则会导致疾病。

1. 红细胞生成的部位　在胚胎时期，红细胞的生成部位为肝、脾和骨髓；出生后则主要在红骨髓造血。成人红细胞的生成来自红骨髓的干细胞，分化为红系定向祖细胞，然后分化为原红细胞，再经四次有丝分裂，由早幼红细胞、中幼红细胞、晚幼红细胞、网织红细胞，最后成为成熟的红细胞，以上变化约需 7 天。网织红细胞约经 2～3 天成为成熟红细胞，随即进入血液循环。一个原红细胞通过增殖分化，可形成 16 个成熟的红细胞。因此红骨髓造血功能的正常与否是红细胞生成的前提。

当骨髓造血功能受到放射线、某些药物（如氯霉素、抗癌药物）等理化因素抑制时，不仅红细胞及其血红蛋白含量减少，而且白细胞及血小板也明显减少，临床称之为再生障碍性贫血。

2. 足够的造血原料　蛋白质和铁（Fe^{2+}）是血红蛋白合成的主要原料。通常饮食中的蛋白质供应量能满足需要。铁的来源有两个途径：由食物供应的铁称为外源性铁；由红细胞衰老破坏释放的铁可为机体再利用，称为内源性铁。成人每天约需 20 ～ 30mg，其中 95% 来自于内源性铁。

但若某些原因引起蛋白质供给或摄入不足，可引起营养不良性贫血。若铁摄入不足或吸收利用障碍或慢性失血，均会导致机体内缺铁，从而使血红蛋白合成减少，引起临床上常见的缺铁性贫血（低色素小细胞性贫血）。临床上可用硫酸亚铁等药物加以治疗；并多吃含铁量较多的食物，如动物肝、蛋类、黄豆及有色蔬菜等。

一般来说，正常人通过日常膳食中所含的蛋白质已足够造血之需。但对于贫血患者，则仍需补充质量较高的蛋白质。

3. 红细胞的成熟因子　在红细胞的发育成熟过程中，维生素 B_{12} 和叶酸是 DNA 合成所不可缺少的辅酶。一旦缺乏，红细胞的成熟和分裂增殖发生障碍，很多红细胞只能发育到幼红细胞阶段，因而血流中红细胞数量大大减少，红细胞体积大于正常，这种贫血称为巨幼红细胞性贫血（大细胞性贫血）。维生素 B_{12} 必须与胃腺壁细胞分泌的一种"内因子"（一种糖蛋白）结合，才能在回肠被吸收。若各种原因造成的"内因子"缺乏，也会引起大细胞性贫血。

4. 红细胞的破坏　红细胞的平均寿命为 120 天。衰老的或死亡的红细胞在肝、脾等处被巨噬细胞所吞噬。若脾功能亢进，可使红细胞破坏增加，引起脾性贫血。

红细胞在血管内被破坏而发生溶血时，释放出血红蛋白并分解为珠蛋白和血红素。珠蛋白参与体内蛋白质代谢过程；血红素中的铁大部分回收再用于造血，其余部分主要经肝处理后由肠道及肾脏排出体外。红细胞的生成与破坏呈动态平衡，从而使红细胞数量维持在正常范围内。

5. 红细胞生成的调节

（1）促红细胞生成素　促红细胞生成素（EPO）是一种糖蛋白，是调节红细胞生成的主要因素。肾脏是产生促红细胞生成素的主要部位，肝脏也可少量生成。当血氧分压降低时，可刺激肾释放促红细胞生成素，促使骨髓造血，使血中成熟红细胞增加。当红细胞数量增加，机体缺氧缓解时，肾释放的促红细胞生成素也随之减少。由于严重的肾疾患，使其释放的促红细胞生成素产生减少，可引起红细胞生成减少，临床上称肾性贫血。

（2）雄激素　雄激素一方面能直接刺激骨髓造血组织，使红细胞生成增多，另一方面也能促进肾分泌促红细胞生成素，使骨髓的造血功能增强，从而使外周血的红细胞数量增多。因此，青春期后血液中红细胞含量，男性多于女性。

二、白细胞

（一）白细胞的数量与分类计数

白细胞（WBC）是无色、有核细胞，呈球形，直径 $7 \sim 25\mu m$。正常成年人白细胞数（$4.0 \sim 10.0$）$\times 10^9/L$；新生儿可高达 $20 \times 10^9/L$，于出生后 2 周左右接近于正常成人的最高值。当白细胞数量超过 $10 \times 10^9/L$ 时，称为白细胞增多；少于 $4.0 \times 10^9/L$ 时，称为白细胞减少。白细胞总数存在着明显的生理性波动，进食、疼痛、情绪激动、妊娠等都可使白细胞总数升高。

白细胞按其形态特点可分为两类：一类细胞质中有特殊颗粒，称为有粒白细胞或粒细胞，包括中性粒细胞、嗜酸性粒细胞和嗜碱性粒细胞；另一类细胞质中没有特殊颗粒，称为无粒细胞，包括淋巴细胞和单核细胞（表Ⅱ-2-1）。

临床通过检测血液中白细胞总数和分类计数的变化，有助于某些疾病的诊断，也是临床医学中应用最广泛的检测项目。

表Ⅱ-2-1 我国健康成人血液白细胞正常值及主要功能

名称	均值（$\times 10^9/L$）	百分比（%）	主要功能
粒细胞			
中性粒细胞	4.5	$50 \sim 70$	吞噬和消化细菌与坏死组织
嗜酸性粒细胞	0.1	$0.5 \sim 5$	抑制组织胺释放
嗜碱性粒细胞	0.025	$0 \sim 1$	参与过敏反应、释放组胺与肝素
无粒细胞			
淋巴细胞	1.8	$20 \sim 40$	参与特异性免疫
单核细胞	0.45	$3 \sim 8$	吞噬功能

（二）白细胞的功能

1. 中性粒细胞 中性粒细胞是机体发生急性炎症时的主要反应细胞，尤其是抵制急性化脓性细菌入侵的第一线。故各种急性细菌感染，如肺炎、阑尾炎、扁桃体炎及急性出血、溶血时，血中白细胞总数会增多，中性粒细胞增多尤为明显。因此中性粒细胞增多是机体的一种防御反应。若中性粒细胞减少到 $1 \times 10^9/L$ 时，机体抵抗力明显下降，极易引发感染。

2. 单核细胞 单核细胞是白细胞中体积最大的一种。单核细胞生成后立即进入血液，在血液中停留 $2 \sim 3$ 天后进入肝、脾和淋巴结，转变为体积大、溶酶体颗粒多、吞噬能力强的巨噬细胞。它们的主要功能有：①吞噬并杀灭入侵的微生物，如病毒、疟原虫和结核分支杆菌等；②能识别和杀伤肿瘤细胞；③清除坏死组织和衰老的红细胞、血小板等；④参与免疫反应，在免疫反应的初级阶段和淋巴细胞相互作用，激活淋巴细胞的特异性免疫功能；⑤激活的单核－巨噬细胞能产生集落刺激因子，调节粒系造血祖细胞的增殖和分化。另外，还分泌一种白细胞介素，对细胞分化、干扰素及抗体的产生均有调节作用。在某些慢性炎症时，其数量常常增加。

3. 嗜碱性粒细胞　嗜碱性粒细胞的功能与肥大细胞相似，能释放肝素、组胺、过敏性慢反应物质，参与过敏反应。肝素具有抗凝血作用；组胺和过敏性慢反应物质可使小血管扩张，毛细血管和微静脉的通透性增加，支气管和肠道平滑肌收缩，引起哮喘、荨麻疹等各种过敏反应症状。

4. 嗜酸性粒细胞　嗜酸性粒细胞因缺乏溶菌酶，所以吞噬能力很弱。嗜酸性粒细胞的主要功能有两方面：一方面抑制嗜碱性粒细胞和肥大细胞合成与释放生物活性物质，还能释放组胺酶和芳香基硫酸酯酶，分别破坏组胺和过敏慢反应物质，从而限制、减轻它们在速发型过敏反应中的作用；在蠕虫引起的免疫反应中，嗜酸性粒细胞能黏着于蠕虫体上，借助溶酶体内所含的某些酶，对血吸虫、蛔虫、钩虫等蠕虫产生一定的杀伤作用。由于嗜酸性粒细胞的上述作用，故患过敏性疾病和某些寄生虫病时，嗜酸性粒细胞增多。

5. 淋巴细胞　又称免疫细胞，参与机体的特异性免疫功能，是构成机体防御功能的重要组成部分。按淋巴细胞发生和功能的不同分为两类：一类是由骨髓生成的淋巴干细胞，在胸腺激素作用下发育成熟的胸腺依赖式淋巴细胞（简称 T 淋巴细胞），参与细胞免疫；另一类是在骨髓或肠道淋巴组织中发育成熟的非胸腺依赖式淋巴细胞（简称 B 淋巴细胞），参与体液免疫。此外，机体还存在第三类淋巴细胞，也称自然杀伤细胞（NK 细胞），具有抗肿瘤、抗感染和免疫调节作用。

三、血小板

（一）血小板的形态和数量

血小板（BPC）是巨核细胞分离出来的小块胞质，体积小，在血流中多为圆形或椭圆形，少数呈梭形或不规则形，无细胞核。我国健康成年人，血液中血小板的正常值为（100 ～ 300）$\times 10^9$/L。血小板可随机体状态改变而发生波动，如妇女月经期血小板减少，妊娠、进食、运动及缺氧可使血小板增多。血小板数量超过 1000×10^9/L，称血小板过多，易发生血栓；血小板数量低于 50×10^9/L，称血小板减少，可产生出血倾向。

（二）血小板的生理特性

1. 黏附　血小板与非血小板表面的黏着特性称为黏附性。在体内，血小板并不能黏附在血管内皮完整的血管壁上，但当血管受损时，胶原纤维暴露，血小板与胶原纤维接触，即刻黏附在伤口处，这是血小板在止血过程中十分重要的起始步骤。

2. **聚集** 血小板一旦发生黏附，便彼此粘连而形成聚合体，这一过程称为聚集。血小板聚集后膜的通透性发生改变，水分容易进入细胞，使血小板肿胀，最后膜破裂，血小板解体。

3. **释放反应** 血小板受到刺激后可将其储存于颗粒中的物质向外排出，这一过程称为血小板释放反应。血小板释放出来的生物活性物质，如 5- 羟色胺和儿茶酚胺等，可使小动脉收缩，有助于止血。释放的血小板因子，尤其是血小板因子Ⅲ可参与凝血过程。

4. **吸附** 血小板能将许多凝血因子吸附到它的表面，加速凝血过程。

5. **收缩性** 血小板含有血小板收缩蛋白。它可在钙离子的触发下发生收缩，使血凝块回缩变硬，形成坚实的血小板血栓，牢固地堵住伤口，使出血停止。

6. **修复** 血小板能融合入血管内皮细胞，保持血管内皮细胞的完整，并修复受损的内皮细胞。

（三）血小板的生理功能

1. **参与凝血过程** 血小板表面能吸附纤维蛋白原、凝血酶原等多种凝血因子。它本身也有与凝血有关的多种血小板因子，最重要的是血小板因子Ⅲ（PF3），它是凝血过程多个环节必不可少的因素，所以血小板参与凝血过程。

2. **参与生理性止血过程** 小血管因损伤引起出血，经一定时间后出血自然停止的现象，称生理性止血。从血管破损出血到出血自然停止的时间，称出血时间。正常人出血时间为 $1 \sim 4min$。生理性止血是一个复杂的过程，它与血小板的功能和数量有密切关系。血小板释放的 5- 羟色胺和儿茶酚胺可收缩血管；血小板形成的血小板栓能堵塞伤口；最后在血小板的参与下形成凝血块。后两个过程相互作用形成牢固的止血栓。可见血小板在促进止血方面起重要作用。

3. **维持毛细血管内皮的完整性** 血小板可随时沉着于血管壁，以填补内皮细胞脱落时留下的空隙，维持毛细血管内皮完整，防止红细胞逸出。有人将此功能称为血小板的"修补"作用。如果血小板减少到 $50 \times 10^9/L$ 以下时，毛细血管的脆性增加，红细胞易逸出血管，形成自发性出血，称为血小板减少性紫癜。

项目四　血液凝固和纤维蛋白溶解

一、血液凝固

血液由流动的液体状态转变为不流动的凝胶状态的过程称为血液凝固，简称凝血。血液从血管破损处流出，由流体变成凝胶状态的时间称为凝血时间。正常人凝血时间为 $2 \sim 8min$。它是一系列凝血因子参与的酶促连锁反应过程。其基本反应是血浆中的纤维蛋白原转变为纤维蛋白，这些纤维蛋白呈丝状并相互交织成网，将血细胞网罗其内，然后纤维蛋白丝收缩，形成凝血块，并析出淡黄色液体，为血清。血清与血浆的成分相比，其主要差别是血清中不含纤维蛋白原和被消耗的一些其他凝血因子。

（一）凝血因子

血浆与组织中直接参与血液凝固过程的物质总称为凝血因子。国际上依照各因子被发现的顺序用罗马数字来命名，国际公认的凝血因子共有 12 种（表Ⅱ-2-2）。

表Ⅱ-2-2 凝血因子一览表

编号	同义词	编号	同义词
F Ⅰ	纤维蛋白原	F Ⅷ	抗血友病因子
F Ⅱ	凝血酶原	F Ⅸ	血浆凝血激酶
F Ⅲ	组织因子	F Ⅹ	Stuart-Prow 因子
F Ⅳ	钙离子	F Ⅺ	血浆凝血激酶前质
F Ⅴ	前加速素	F Ⅻ	接触因子
F Ⅶ	前转变素	F ⅩⅢ	纤维蛋白稳定因子

其中因子Ⅵ是由因子Ⅴ转变而来的，因而被取消了。除因子Ⅳ（钙离子）外，全部属于蛋白质，而且大多数具有蛋白水解酶的作用。除了因子Ⅲ来自于组织，其余均存在于血浆。因子Ⅱ、Ⅶ、Ⅸ和Ⅹ的合成需要有维生素 K 的参加，故称为维生素 K 依赖因子。所以当体内维生素 K 缺乏时可引起凝血功能障碍。

（二）血液凝固的基本过程

血液凝固的三个基本步骤：第一步为凝血酶原激活物的形成；第二步凝血酶的形成；第三步为纤维蛋白的形成，从而形成凝血块（图Ⅱ-2-3）。

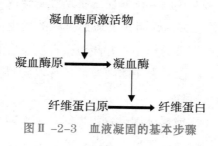

图Ⅱ-2-3 血液凝固的基本步骤

凝血酶原激活物是 Xa、V、Ca^{2+}、PF_3 同时存在的总称。根据凝血酶原激活物形成的途径不同，可将凝血分成内源性凝血途径和外源性凝血途径。两条途径的实现关键是因子Ⅹ的激活。

1. **内源性凝血途径** 由因子Ⅻ激活开始至因子Ⅹ被激活的过程，称为内源性激活途径。这个过程完全依靠血浆内的凝血因子。当血浆中的因子Ⅻ接触到受损血管内皮的胶原纤维后被激活，变为活化型的因子Ⅻa（a表示具有活性）。Ⅻa又激活因子Ⅺ成为Ⅺa，Ⅺa再激活Ⅸ因子，活化的Ⅸa、Ⅷ因子、血小板第3因子（PF₃）及Ca^{2+}组成因子Ⅷ复合物，激活因子Ⅹ。当因子Ⅹa生成后，与血浆中的因子Ⅴ、血小板第3因子（PF₃）及Ca^{2+}组成凝血酶原激活物。Ⅷ因子本身虽不能激活因子Ⅹ，但能使Ⅸa激活因子Ⅹ的作用加快几百倍。缺乏因子Ⅷ时，将发生血友病，这时凝血过程非常缓慢，若稍有创伤便会出血难止。

2. **外源性凝血途径** 依靠血管外组织释放的Ⅲ参与激活因子Ⅹ的过程，称为外源性激活途径。因子Ⅲ为磷脂蛋白质，广泛存在于血管外组织中，尤其是在脑肺和胎盘组织中特别丰富。当组织损伤、血管破裂时，组织细胞释放因子Ⅲ便启动外源性凝血过程。因子Ⅲ进入血管，与血浆中的Ca^{2+}和因子Ⅶ共同组成"因子Ⅶ复合物"，促使因子Ⅹ激活成Ⅹa（图Ⅱ–2–4）。因子Ⅲ是一种磷脂蛋白质，能为因子Ⅶ的催化过程提供磷脂表面，同时将因子Ⅶ和因子Ⅹ都结合于该表面上。一般来说，外源性激活途径启动的凝血反应涉及的凝血因子较少，耗时较短，所以比内源性凝血要快。

一般外源性凝血速度较快，内源性凝血较缓慢，两者有相辅相成的作用。但实际上单纯由一种途径引起凝血的情况不多见。

（三）人体的抗凝血机制

正常情况下血液在血管内不会凝固，主要原因是：①血管内膜光滑完整，因子Ⅻ不易被激活，因子Ⅲ不易进入血管；②血液流速快，致使一些凝血因子不易激活，血小板不易黏附聚集，即使少量聚集也会被破坏；③血管壁能产生前列腺素G_{12}，能抑制血小板聚集，并有抗凝血作用；④血液中有纤维蛋白溶解酶；⑤血液中有多种抗凝血物质，尤其是抗凝血酶Ⅲ和肝素，有很强的抗凝血作用。抗凝血酶Ⅲ是肝脏合成的一种脂蛋白，它能和因子Ⅱa、Ⅶ、Ⅹa、Ⅸa结合，使之失活，阻止了血液凝固的发生。肝素是由肥大细胞产生的一种黏多糖。它能加强抗凝血酶Ⅲ的作用，并能直接抑制凝血酶原的激活，还能抑制血小板的黏附、聚集和释放反应。所以肝素在体内外都具有很强的抗凝血作用。

（四）血液凝固的加速与延缓

1. **血液凝固的加速** 在手术或机体因创伤出血时，需要防止出血与促进血液凝固。临床上常用温生理盐水纱布或明胶海绵压迫手术部位或创面，增加粗糙面，可加速激活因子ⅫⅡ；促进血小板黏着、聚集和释放血小板因子；同时温热又能加速凝血的酶促反应，故可加速血液凝固。此外，为防止病人在手术中大出血，常在术前注射维生素K，以促进肝脏大量合成凝血酶原等凝血因子，起到加速血液凝固的作用。中医学也有许多中草药能够促进血液凝固，如云南白药、三七等。

2.血液凝固的延缓 临床上，常采用光滑的器皿取血或盛血；或将血液置于低温环境中，以延缓血液凝固。如加入枸橼酸钠，可与血浆中 Ca^{2+} 形成不易电离的可溶性络合物，其用量适度对机体无害，所以常作为输血时的抗凝剂。加入草酸盐，可与血浆中的 Ca^{2+} 结合形成不易溶解的草酸钙沉淀，是化验室常用的抗凝剂，因草酸盐对机体有毒性，故不能用于临床输血。两者都是通过使血浆中的 Ca^{2+} 显著减少或消失，达到抗凝作用。加入肝素可以达到同样的目的。

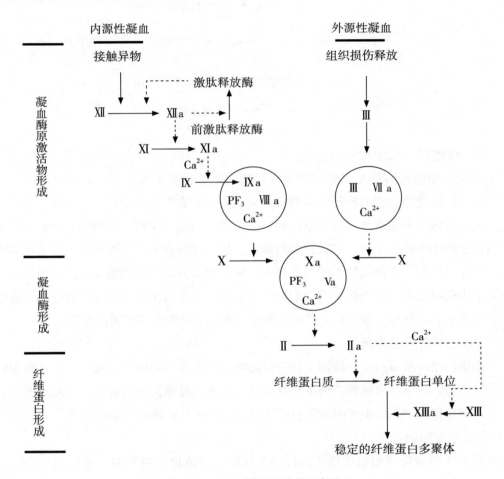

图 Ⅱ-2-4 血液凝固过程示意图

二、纤维蛋白溶解

纤维蛋白被分解、液化的过程称为纤维蛋白溶解，简称纤溶。纤溶系统包括四类成分：①纤维蛋白溶解酶原，简称纤溶酶原；②纤维蛋白溶解酶，简称纤溶酶；③纤溶酶原激活物（PA），即能使纤溶酶原转变成纤溶酶的物质；④纤溶酶抑制物，即能抑制纤维蛋白溶解的物质。纤维蛋白溶解的基本过程分两个阶段，纤维蛋白溶解酶原的激活和纤维蛋

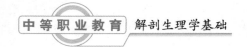

白的降解（图Ⅱ-2-5）。

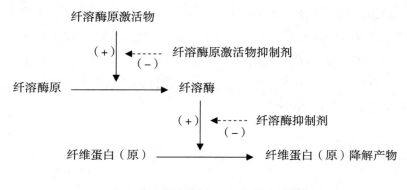

（+）代表催化作用；（-）代表抑制作用

图Ⅱ-2-5 纤维蛋白溶解示意图

（一）纤维蛋白溶解酶原的激活

正常血浆中的纤溶酶是以无活性的纤维蛋白溶解酶原形式存在，必须激活后才具有催化活性。纤维蛋白溶解酶原的激活物可分为三类：①血管内激活物。由小血管内皮细胞合成，当血管内出现血凝块时可大量释放。②组织激活物。子宫、前列腺、肾上腺、甲状腺、肺等组织中含量较丰富，组织损伤时释放，故上述器官手术时不易止血和术后易发生渗血，妇女月经血不含血凝块都是与此有关。肾合成和分泌的尿激酶也属此类激活物，现已从尿液中提取出来，作为血栓溶解剂应用于临床。③依赖于因子Ⅻa的激活物。血浆中的前激肽释放酶，被Ⅻa激活后生成的激肽释放酶，即可激活纤维蛋白溶解酶原。

（二）纤维蛋白的降解

纤维蛋白在纤维蛋白溶解酶的催化下可降解成许多蛋白质碎片，这些碎片统称为纤维蛋白降解产物。纤维蛋白降解产物也具有抗凝血作用。纤维蛋白溶解酶还可水解因子Ⅱa、Ⅴ、Ⅶ、Ⅷ和Ⅸ，干扰血小板的聚集和释放反应，因此有较强的抗凝血作用。

（三）纤溶抑制物

血液中能抑制纤溶的物质统称为纤溶抑制物。纤溶抑制物存在于血浆和组织中，按其作用环节可分为两类：一类抑制纤维蛋白溶解酶原激活，称为抗活化素；另一类抑制纤维蛋白溶解酶的活性，称抗凝血酶。血浆中抗凝血酶浓度约为纤维蛋白溶解酶浓度的20～30倍。因此正常血浆中的纤维蛋白溶解酶不易对纤维蛋白原和其他凝血因子起水解作用。只有当血液在体内凝固时，由于凝血块中的纤维蛋白不吸附抗凝血酶而能吸附纤维蛋白溶解酶原和血浆激活物，使后二者在凝血块中逐渐增多，使纤维蛋白溶解。

（四）纤维蛋白溶解的生理意义

正常情况下纤溶与凝血之间保持着动态平衡关系，这种平衡可保持血液呈液态，血流畅通，防止血栓的形成。当平衡紊乱时，将导致纤维蛋白形成不足或过多，引起出血或血栓形成等病理变化。

项目五　血　型

血量相对稳定是保持正常血液循环和内环境稳态的重要条件。如失血过多通常需要采取输血措施，而输血则必须血型相配。

血型是指红细胞膜上特异性抗原的类型。1995 年国际输血协会（ISBT）认可的红细胞血型系统有 29 个，193 种抗原。医学上，与临床关系最密切的是 ABO 血型系统和 Rh 血型系统。

一、ABO 血型系统

在 ABO 血型系统的红细胞膜上含有 A 抗原（凝集原）和 B 抗原（凝集原）；在血浆（或血清）中则含有天然的抗 B 抗体（凝集素）和抗 A 抗体（凝集素）。凡抗原与其相应的抗体相遇时（如 A 抗原和抗 A 抗体相遇），红细胞之间会发生膜的融合，继而发生破裂溶血，形成血凝块，经震荡也不会散开，这一现象称为红细胞凝集反应。

（一）ABO 血型系统的分型

根据红细胞膜上抗原的类型和有无，将血液可分成 4 个基本类型。红细胞膜上含有 A 抗原的称 A 型，其血浆中天然含有抗 B 抗体；红细胞膜上含有 B 抗原者称 B 型，其血浆中天然含有抗 A 抗体；红细胞膜上含有 A 和 B 两种抗原者称 AB 型，其血浆中既不含有抗 A 抗体也不含有抗 B 抗体；红细胞膜上 A 和 B 两种抗原均无者为 O 型，其血浆中天然含有抗 A 和抗 B 两种抗体（表Ⅱ-2-3）。

表Ⅱ-2-3　ABO 血型系统中的抗原和抗体

血型	红细胞膜上的抗原	血清中的抗体
A	A	抗 B
B	B	抗 A
AB	A 和 B	无
O	无	抗 A 和抗 B

（二）ABO 血型与输血

输血是临床上一种重要的抢救和治疗措施。为了保证安全和提高输血效果，防止发生输血反应，必须遵守以下原则：①在输血前必须鉴定血型，坚持输同型血。②在紧急情况下难以找到同型血时，可考虑采用少量异型血。但输血时量要少，速度要慢，一次输血量不能超过300mL。在临床上可将O型血少量缓慢地输给其他血型的病人，这是因为输入的O型血的红细胞表面无抗原，不能被任何血型的血浆所凝集，输入的O型血浆中所含的抗A、抗B抗体，因输入的量少，速度又慢，可被受血者的血液所稀释，不足以与受血者的红细胞发生凝集反应。而AB血型的人能够接受其他血型的血液，是因为其血浆中不含抗A、抗B抗体，因此，在异型输血时，主要考虑供血者的红细胞不被受血者的血浆所凝集。但若输血量过多或速度过快时，抗体来不及被稀释，或者有的输血者的抗体的凝集效价较高，虽然能被受血者的血浆所稀释，但仍有可能发生凝集反应。③交叉配血试验。临床上要求在输血之前必须做交叉配血试验。将输血者的红细胞与受血者的血清相混合，称为主侧；同时将受血者的红细胞与输血者的血清相混合，称为次侧。若两侧配血试验均未发生凝集则为配血相合，输血最为理想；若主侧或主、次两侧均发生凝集，则为配血不合，不能输血；若仅次侧发生凝集而主侧未凝集，则为配血基本相合，见于异型输血，在严密观察下可少量缓慢输血（图Ⅱ-2-6）。

为确保输血安全，临床上输血前一定要进行交叉配血试验，即使是同型血或重复输血也不能例外。这是因为血液中还存在其他血型系统，且ABO血型系统也有一些少见的亚型。如A型可分为A1、A2两个亚型，当A1亚型的供血者把血输给A2亚型的受血者时，有可能发生红细胞凝集反应。

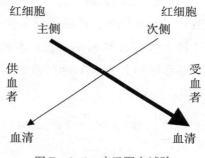

图Ⅱ-2-6 交叉配血试验

（三）血型遗传

血型是先天遗传的。血型基因由父母双方各遗传一个基因给子女。知道了血型的遗传规律，就可能从子女的血型表现型来推断亲子关系。例如AB血型的人不可能是O型子女的父亲或母亲。但必须注意的是，法医学上依据血型来判断亲子关系时，只能作为否定的参考依据，而不能据以作出肯定的判断。由于血细胞上有许多血型系统，测定血型的种类愈多，作出否定性判断的可靠性也愈高。

二、Rh 血型系统

Rh 血型最早在恒河猴的红细胞中发现而得名。

（一）Rh 血型系统的抗原

人类红细胞膜上 Rh 抗原有 C、c、D、E、e 几种。其中以 D 抗原的活性最强，故把红细胞膜上含有 D 抗原的血液称为 Rh 阳性，不含 D 抗原的称为 Rh 阴性。我国汉族绝大多数人属 Rh 阳性，Rh 阴性者不足 1%，因此在一般临床工作中意义不大。但在有些少数民族中，Rh 阴性者的比例比汉族高，如苗族为 12.3%，塔塔尔族为 15.8%，医护人员必须注意。

（二）Rh 血型系统的特点及意义

Rh 血型系统中血清不存在能与 D 抗原结合的天然抗 D 抗体。但 Rh 阴性的人首次接受 Rh 阳性血液之后，即可通过体液免疫产生抗 D 抗体。所以，Rh 阴性受血者首次接受 Rh 阳性血液时，不会发生红细胞凝集反应，但以后再次接受 Rh 阳性血液时，Rh 阴性受血者的红细胞即可发生凝集。临床上，重复输同一供血者的血液时，也要做交叉配血试验。

另外，Rh 阴性的母亲首次孕育 Rh 阳性胎儿后，一般只在妊娠晚期或分娩时才有足量的胎儿红细胞进入母体，使母亲体内产生抗 D 抗体。此种免疫性抗体能通过胎盘破坏胎儿的红细胞，如果是第一胎所产生抗 D 抗体，效价较低，对胎儿无明显影响，所以第一胎阳性胎儿一般不会发生新生儿溶血。如再次妊娠 Rh 阳性胎儿时，抗 D 效价很快升高。此抗体通过胎盘进入胎儿体内而发生新生儿溶血病，严重时可导致胎死宫内。但是如果 Rh 阴性的母亲曾接受过 Rh 阳性的血液，则第一胎阳性胎儿也可发生新生儿溶血。

复习思考

一、名词解释

等渗溶液　红细胞比容　血清　血液凝固　凝血因子

二、单项选择题

1. 血浆晶体渗透压主要是由下列哪种物质形成（　　　）

　　A. 氯化钠　　　　B. 白蛋白　　　　C. 葡萄糖　　　　D. 纤维蛋白　　　E. 血细胞

2. 血浆胶体渗透压主要是由下列哪种物质形成（　　　）

　　A. 氯化钠　　　　B. 白蛋白　　　　C. 葡萄糖　　　　D. 纤维蛋白　　　E. 血细胞

3. 某人的红细胞能与 B 型血清发生凝集，其血清与 B 型血的红细胞也发生凝集，此

人的血型是（　　　）

    A. A 型　　　　　B. B 型　　　　　C. AB 型　　　　　D. O 型　　　　　E. Rh 型

4. 促红细胞成熟的物质是（　　　）

    A. 维生素 B_{12} 和叶酸　　　　　B. 铁　　　　　C. 蛋白质

    D. 蛋白质和铁　　　　　E. 叶酸和蛋白质

三、思考题

1. 血浆的晶体渗透压有何生理意义？

2. 血液凝固的基本过程是什么？

3. ABO 血型的分型依据是什么？

4. 输血的原则是什么？

扫一扫，知答案

扫一扫，看课件

模 块 三
血液循环

【学习目标】

1. 掌握：心室肌细胞的生物电现象；心率、心动周期的概念；衡量心脏泵血功能的指标；影响心输出量的因素；心肌的生理特性；动脉血压的概念、形成、正常值和影响因素；影响静脉回流的因素；心脏泵血过程中室内压、容积、瓣膜和血流变化；第一心音和第二心音的区别；微循环的血流通路及意义；组织液的生成与回流。

2. 熟悉：窦房结和浦肯野细胞的生物电现象；肾素－血管紧张素系统。

3. 了解：正常心电图波形及其意义；心脏和血管的神经支配及其作用；冠脉循环的特点。

循环系统由心脏和血管组成。心脏是促进血液流动的动力器官，血管是血液流动的管道。这种通过心脏有节律性地收缩和舒张，推动血液在血管中按一定方向周而复始地流动，称为血液循环。血液循环的主要生理功能是将营养物质运输到全身各器官、组织及细胞，供其利用，同时将代谢产物运输到肾、肺、皮肤等器官排出体外，以保证人体新陈代谢正常进行，维持内环境的相对稳定。

项目一　心脏生理

心脏是血液循环的泵血器官，它节律性的周期性活动表现在两个方面：一是心动周期，即由兴奋触发的心肌收缩和舒张的机械活动周期；二是生物电，即心脏各部分动作电位的产生和扩布的周期性活动。心脏的每一次泵血活动都是这两个周期相互联系活动的结果。生物电为其内在表现形式，心动周期为外在表现形式。

一、心动周期与心脏泵血过程

（一）心动周期

心房或心室每收缩和舒张一次所经历的时间，称为心动周期。在一个心动周期中，首先是两心房收缩，继而舒张。当心房开始舒张时，心室开始收缩，继而舒张。在心室舒张末期，心房又开始收缩，进入下一个心动周期，如此周而复始。在正常情况下，心脏的收缩和舒张是由窦房结的自动节律性兴奋所引起的。因此窦房结是控制心脏节律的正常起搏点。

心脏每分钟搏动的次数称为心率。正常成人安静时的心率为 60～100 次/分。心率因不同年龄、不同性别和不同生理情况而有差异。新生儿心率可达 130 次/分以上，以后逐渐减慢，至青春期接近成年人。成年人的心率，女性较男性快；经常进行体力劳动或体育锻炼的人，平时心率较慢；同一个人，安静或睡眠时较慢，肌肉活动增加或情绪激动时较快。

心动周期的长短与心率的快慢有关，二者成反变关系。若成人安静时平均心率为每分钟 75 次，则心动周期为 0.8s，其中心房收缩期为 0.1s，舒张期为 0.7s。当心房进入舒张期后，心室开始进入收缩期，持续时间 0.3s。继而转入心室舒张期，持续时间 0.5s。心房和心室都处于舒张的时间为 0.4s，这一时期称为全心舒张期（图Ⅱ-3-1）。在一个心动周期中，无论心房或心室，舒张期都长于收缩期，有利于心脏休息，保证心室有足够的充盈；另一方面，心房和心室虽不同步收缩，但却有一段较长的共同舒张时间，这对血液顺利回流心室是十分有利的。

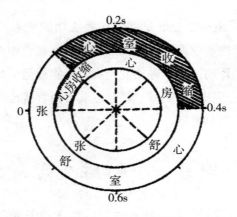

图Ⅱ-3-1 心动周期

心率对心动周期有直接的影响。心率加快，心动周期缩短，收缩期和舒张期均缩短，舒张期的缩短更为明显，这样对心脏的充盈和持久活动不利。故在临床上快速性心律失常有时可导致心力衰竭。

（二）心脏泵血过程

心脏的泵血是通过心脏收缩和舒张的交替活动而完成的。在心脏泵血活动过程中，心室所起的作用远比心房重要得多，左右心室呈同步性活动，左右心室泵血过程基本相同。因此在一个心动周期中，以左心室为例，将其分为心室的收缩和舒张两个时期（包括7个时相）来分析，以说明心室射血和心室充盈的整个泵血过程（表Ⅱ-3-1）。

表Ⅱ-3-1　心脏泵血过程中左心室内压力、容积和瓣膜等变化

心动周期分期	心房、心室、动脉内压力比较	房室瓣	动脉瓣	血流方向	心室容积
房缩期	房内压 > 室内压 < 动脉压	开	关	心房→心室	增大
等容收缩期	房内压 < 室内压 < 动脉压	关	关	血存于心室	不变
射血期	房内压 < 室内压 > 动脉压	关	开	心室→动脉	减小
等容舒张期	房内压 < 室内压 < 动脉压	关	关	血存于心房	不变
充盈期	房内压 > 室内压 < 动脉压	开	关	心房→心室	增大

1. 心室收缩期　在心室收缩期内，根据心室内压力和容积等变化，将心室收缩期分为等容收缩期、快速射血期和减慢射血期3个时相。

（1）等容收缩期　心房收缩结束后，心室开始收缩，室内压迅速升高，当室内压超过房内压，推动房室瓣关闭。此时，室内压仍低于动脉压，半月瓣仍处于关闭状态，心室成为一个密闭的腔，由于血液是不可压缩的液体，心室肌的继续收缩会导致室内压急剧升高，但此时心室容积并不改变，故此期称为等容收缩期，历时约0.05s。此期的特点是室内压升高幅度大，速度快。该期的长短与心肌收缩力的强弱及动脉血压的高低有关，在心肌收缩力减弱或动脉血压升高时，等容收缩期将延长。

（2）快速射血期　等容收缩期末，心室肌继续收缩，室内压继续上升，一旦室内压超过动脉压，半月瓣打开，血液顺着心室与动脉间的压力梯度，被快速射入动脉内，心室容积迅速减小。随着心室肌的强烈收缩，心室内压很快上升到顶峰，故此期射入到动脉的血量较大，约占总射血量的70%，而且血流速度很快，故称快速射血期，历时约0.1s。此期的特点是心室容积明显缩小，室内压持续上升并达峰值。

（3）减慢射血期　快速射血期后，由于大量血液已从心室流入动脉，使动脉压相应增高，此时心室肌收缩力量和心室内压开始减小，射血速度变得缓慢，故此期称为减慢射血期。在此期心室内压已略低于动脉压，但血液依其惯性作用逆着压力梯度继续流入动脉，心室的容积将减小到最小值。此期心室射出的血量约占心室收缩期总射血量的30%。减慢射血期历时约0.15s。

2.**心室舒张期** 减慢射血期后，心室开始进入舒张状态。心室舒张期包括等容舒张期、快速充盈期、减慢充盈期和心房收缩期 4 个时相。

（1）**等容舒张期** 心室开始舒张后，室内压急剧下降，推动半月瓣迅速关闭，使血液不能逆流入心室。此期室内压仍然明显高于房内压，房室瓣依然处于关闭状态，心室又成为一个密闭的腔。心室肌继续舒张，室内压继续下降，但容积并不改变，故此期称为等容舒张期，历时约 0.06s。

（2）**快速充盈期** 等容舒张期末，心室继续舒张，室内压继续降低，当低于房内压时，房室瓣立即打开，心室迅速充盈。房室瓣开放后，心室的继续舒张，使室内压更低于房内压，甚至形成负压。因此，心房和大静脉内血液顺着房室压力梯度被快速地抽吸进入心室，心室容积增大，故此期称为快速充盈期。在这一时期内，进入心室的血量约占总充盈量的 2/3，是心室充盈的主要阶段，历时约 0.11s。

（3）**减慢充盈期** 快速充盈期后，随着心室内血液不断增加，房室压力梯度逐渐减小，静脉内血液经心房流入心室的速度逐渐减慢，此期称为减慢充盈期，历时约 0.22s。

（4）**心房收缩期** 在心室舒张的最后 0.1s，心房开始收缩，房内压升高，进一步将心房内血液挤入心室，心房收缩期进入心室的血量约占心室总充盈量的 10% ～ 30% 左右。此期历时约 0.1s。因此，把心动周期中的心房收缩期看做是心室充盈的最后阶段，接着进入下一个心动周期，周而复始。

综上所述，心室的收缩和舒张，引起室内压大幅度的升降，是形成心房和心室之间及心室和动脉之间压力梯度的根本原因。而压力梯度又是促使瓣膜启闭和推动血液流动的直接动力。瓣膜在保证血液单向流动和影响室内压变化方面起着重要作用。心室的收缩和舒张分别是心脏射血和充盈的动力。在心脏泵血过程中，心室起主要作用，心房起辅助作用，因此，在临床上心房纤颤的病人，尽管心房已不能正常收缩，心室的充盈量有所减少，但对心脏的泵血功能影响尚不严重，若发生心室纤颤，则心脏的泵血功能丧失，后果极为严重。

（三）心脏泵血功能的评价

心脏的功能在于泵血，心脏能不断适时地泵出一定数量的血液至全身各器官和组织，以满足其新陈代谢的需求。因此，心脏单位时间泵血量的多少，是反映心脏功能是否正常的最基本的评定指标。常用的评定指标有以下几种。

1.**每搏输出量与射血分数** 一侧心室收缩一次射出的血量，称为每搏输出量，简称搏出量，相当于心室舒张末期容积减去收缩末期容积的差。左、右心室的搏出量基本相等。正常成人在安静状态下的搏出量约为 60 ～ 80mL，平均 70mL。

搏出量占心室舒张末期容积的百分比称为射血分数。

$$射血分数 = \frac{搏出量}{心室舒张末期容积（mL）} \times 100\%$$

安静状态下，健康成人的射血分数约为 55% ～ 65%。正常心脏搏出量始终与心室舒张末期容积相适应。在一定范围内，心室舒张末期容积增加时，搏出量也相应增加，射血分数基本不变。在心室异常扩大，心功能减退时，搏出量可能与正常人没有明显区别，但与已经增大了的心室舒张末期容积不相适应，射血分数明显下降。因此，射血分数是评定心脏泵血功能较为完善的指标。

2. **每分输出量和心指数**　每分钟由一侧心室射出的血量，称为每分输出量，简称心输出量，它等于搏出量乘以心率。如按心率 75 次 / 分计算，正常成人安静时心输出量约 4.5 ～ 6.0L/min，平均约为 5L/min。心输出量与机体新陈代谢水平相适应，可因性别、年龄及其他生理情况而不同。成年女性比同体重男性心输出量约低 10%，青年时期高于老年时期。重体力劳动或剧烈运动时，心输出量可比安静时提高 5 ～ 7 倍。情绪激动时心输出量可增加 50% 以上。

心输出量是以个体为单位计算的。身体矮小的人与高大的人，其新陈代谢总量并不相等，心输出量也有差别。人静息时的心输出量和基础代谢率一样，与体表面积呈正比，因此，把在空腹和安静状态下，每平方米体表面积的每分输出量称为心指数或静息心指数。一般成人的体表面积约为 1.6 ～ 1.7m²，静息时心输出量按 5 ～ 6L/min 计算，则心指数约为 3.0 ～ 3.5L/（min·m²）。心指数是分析比较不同个体心脏功能常用的指标。心指数与机体新陈代谢水平相适应。肌肉运动、妊娠等生理条件下均有不同程度的增高；不同年龄心指数不同，年龄在 10 岁左右时，心指数最大，以后随着年龄增长而逐渐减小。女性心指数比同龄男性略低。

3. **心力储备**　心输出量能随机体代谢需要而增长的能力称为心力储备。健康人有相当大的心力储备，强体力活动时心输出量可达 25 ～ 30L/min，为静息时的 5 ～ 6 倍。心脏的储备能力包括心率储备和搏出量储备。坚持体育锻炼的人，心肌纤维增粗，心肌收缩力增强，收缩期储备能力增加；另外其心率储备也增加。因此适当的体育锻炼，可有效地提高心力储备，增强心脏的泵血功能。

（四）影响心输出量的因素

心输出量等于搏出量乘以心率，凡能影响搏出量和心率的因素都能影响心输出量。

1. **影响搏出量的因素**　在心率不变的情况下，搏出量的多少取决于心室肌收缩的强度和速度。因此，凡能影响心肌收缩的因素都能影响搏出量，包括前负荷、心肌收缩能力和后负荷。

（1）前负荷　指心室收缩之前所承受的负荷，通常用心室舒张末期压力或容积反映心室的前负荷或初长度，它决定着心肌的初长度。在一定限度内，心室舒张末期压力（容积）愈大，心室肌的初长度愈长，则心肌收缩强度和速度就愈大，搏出量就愈多。

心室肌的前负荷由心室舒张末期充盈量决定，此量等于静脉回心血量和心室射血后剩余血量的总和。其中静脉回心血量是影响心室舒张末期充盈量的重要因素。静脉回心血量与心室舒张期的时程和静脉回流速度呈正比。此外，心房收缩也能增加心舒末期的充盈量，因而可提高心肌收缩强度和速度。

（2）心肌收缩能力　指心肌不依赖于前、后负荷而改变其力学活动的一种内在特性。心肌收缩能力与搏出量之间成正比关系。心肌收缩能力增强，搏出量增多；心肌收缩能力减弱，搏出量减小。

（3）后负荷　指心室肌在收缩过程中所承受的负荷，即心脏在射血过程中所遇到的阻力。这一阻力来自动脉血压。因此用动脉血压来反映心脏的后负荷。如果其他条件都不变，则后负荷与搏出量呈反变关系。在整体内，动脉血压升高，使心室后负荷增大而导致搏出量减少。临床上高血压患者，因长期后负荷加重，心肌经常处于收缩加强的状态而逐渐肥厚，导致心肌缺血缺氧、心肌收缩能力减弱、左心泵血功能衰竭。

2. 心率对心输出量的影响　在一定范围内，心率快则心输出量增加。然而心率过快，超过 160～180 次/分，心室舒张期明显缩短，使心室充盈不足，搏出量减少；此外心率过快，心脏过度消耗供能物质，导致心肌收缩能力减弱，因而心输出量不但不增多反而下降。相反，心率过慢，低于 40 次/分，虽然心室舒张期延长，充盈量增加，但由于心肌的伸展性小，当心室充盈达最适前负荷后，充盈量已尽极限，即使再延长心室舒张时间，也不能相应提高心输出量。因此，心率适宜地加快，心输出量提高，过快或过慢均使心输出量减少。

二、心肌细胞的生物电现象

（一）心肌细胞的类型

构成心脏的细胞根据结构和功能不同分为两大类：一类为工作细胞，包括心房肌细胞和心室肌细胞。工作细胞含有大量的肌原纤维，具有兴奋性、传导性、收缩性，执行心脏的收缩和射血功能。另一类为自律细胞，是特殊分化了的具有自动节律性的心肌细胞，构成了心脏的特殊传导系统。自律细胞的主要功能是产生和传导兴奋，控制心脏活动的节律。

（一）心室肌细胞的生物电现象

心室肌细胞的跨膜电位包括静息电位和动作电位。

1. 静息电位　心室肌细胞的静息电位约为 $-90mV$，形成机制与神经纤维和骨骼肌细胞相似，即在静息状态下，心室肌细胞的静息电位主要是 K^+ 外流的电-化学平衡电位。

2. 动作电位　与骨骼肌或神经纤维比较，心室肌细胞动作电位的明显特征是复极过程时程长，复杂，有平台期，动作电位总时程达 200～300ms。在生理学中通常将动作电位的全过程分为去极和复极两个过程，共分为 0、1、2、3、4 五个时期（图 Ⅱ-3-2）。

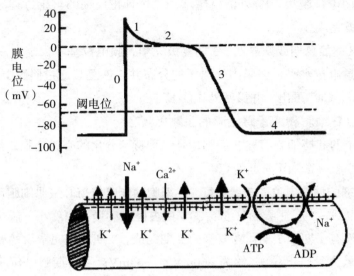

图 Ⅱ-3-2　心室肌细胞动作电位和主要离子的跨膜活动

（1）0 期　为去极化过程。心室肌细胞兴奋时，膜内电位由静息状态时的 -90mV 迅速上升到 +30mV 左右，构成了动作电位的上升支。0 期去极幅度高（120mV），时间短，速度快。产生的原因是：刺激引起细胞膜上部分 Na^+ 通道开放，少量 Na^+ 内流，造成膜部分去极化，当去极化达到阈电位约 -70mV 时，细胞膜上大量 Na^+ 通道被激活，Na^+ 通道全部开放，膜外 Na^+ 迅速内流，使膜内电位急剧上升，直至接近 Na^+ 平衡电位。

（2）1 期　又称快速复极初期。动作电位到达峰值后，出现快速而短暂的复极化，膜内电位由 +30mV 迅速下降到 0mV 左右，历时约 10ms。1 期产生的原因是：此期 Na^+ 通道已失活关闭，同时激活一种主要由 K^+ 负载的一过性的外向离子流。因此，1 期主要是由 K^+ 的快速外流所致。

（3）2 期　又称平台期，也称缓慢复极期。1 期复极到 0mV 左右，此时的膜电位下降速度非常缓慢，基本上停滞于 0mV 左右的等电位状态，记录图形表现为平台状，故称为平台期。平台期历时长达 100～150ms，是心室肌细胞动作电位时程长的主要原因，也是心室肌细胞动作电位区别于神经纤维和骨骼肌细胞动作电位的主要特征。平台期形成的主要原因是：缓慢、持久的 Ca^{2+} 内流和少量 K^+ 外流同时存在，两者跨膜转运的电荷量相当，因此膜电位稳定于 0mV 左右。随着时间推移，Ca^{2+} 通道逐渐失活，Ca^{2+} 内流逐渐衰减，而 K^+ 通道不断激活，K^+ 外流逐渐增强，使平台期延续为复极 3 期。

（4）3期　又称快速复极末期。此期复极速度加快，膜电位由0mV左右快速下降到－90mV，历时约100～150ms。3期产生的原因是：平台期末，Ca^{2+}通道完全失活关闭，内向电流终止，外向K^+电流进一步增强。3期复极K^+外流是再生性的，K^+的外流使膜内负电荷增加，而膜内电位越负，K^+外流就越增加，这种正反馈的再生过程导致膜的复极越来越快，直至复极完成。

（5）4期　又称静息期或恢复期。3期复极完毕，膜电位基本稳定在－90mV。虽然膜电位已恢复到静息电位水平，但膜内外离子的分布并未恢复。通过肌膜上Na^+-K^+泵的活动，将内流的Na^+、Ca^{2+}泵出，并摄回外流的K^+。

（二）窦房结P细胞和浦肯野细胞的生物电现象

存在于窦房结的起搏细胞简称P细胞，是一种特殊分化的心肌细胞，具有很高的自动节律性，是控制心脏兴奋的正常起搏点。

1.窦房结P细胞动作电位的主要特征　P细胞动作电位与心室肌细胞动作电位相比有显著的差别（图Ⅱ-3-3）。主要特征是：①0期去极速度慢，幅度小，膜内电位仅上升到0mV；②基本上没有1期和2期；③复极由3期完成，3期复极完毕后的膜电位称为最大复极电位（或称最大舒张电位），约为－60mV～－65mV；④4期膜电位不稳定，能自动去极，这是自律细胞动作电位最显著的特点。P细胞动作电位4期能自动去极逐渐达到阈电位（－40mV），又产生新的动作电位，这种现象周而复始。因此，4期自动去极是自律细胞具备自动节律性的基础。

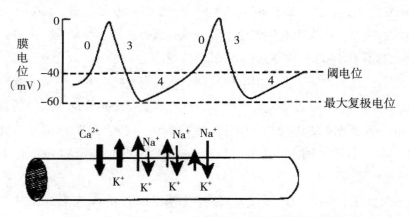

图Ⅱ-3-3　窦房结P细胞动作电位和主要离子的跨膜活动

2.浦肯野细胞动作电位的主要特征　浦肯野细胞属自律细胞，最大复极电位约为－90mV。其动作电位的0、1、2、3期的膜电位变化及离子机制与心室肌细胞基本相似。不同之处在于存在4期自动去极。浦肯野细胞的4期自动去极速度比窦房结P细胞慢，因此其自律性比窦房结P细胞低。

　　心肌细胞产生的动作电位，特别是其去极化速率的不同，可以将心肌细胞分为快反应细胞和慢反应细胞。前者包括心房肌细胞、心室肌细胞和浦肯野细胞，其去极化过程由快钠通道开放，钠离子快速内流引起；后者则包括窦房结 P 细胞和房室结细胞，其去极化过程由慢钙通道开放，钙离子缓慢内流引起。

三、心肌的生理特性及影响因素

　　心肌具有自动节律性、兴奋性、传导性和收缩性。前三者与生物电有关，故称为电生理特性，它们反映了心脏的兴奋功能。收缩性与生物电无关，是心肌的一种机械特性，它反映了心脏的泵血功能。

（一）自动节律性

　　心肌细胞在没有外来刺激的作用下，能自动地发生节律性兴奋的能力或特性称为自动节律性，简称自律性。心肌的自动节律性来源于心内特殊传导系统，包括窦房结、房室交界、房室束及其分支。各部位的自律性高低不等，窦房结细胞的自律性最高，约 100 次 / 分；其次是房室交界，约 40 ～ 60 次 / 分；浦肯野纤维约 15 ～ 40 次 / 分。因此窦房结为心脏的正常起搏点；其他特殊传导组织，在窦房结正常的情况下其自律性表现不出来，称为潜在起搏点；在某些异常情况下，如窦房结自律性降低、传导阻滞使兴奋不能下传或者潜在起搏点的自律性增高等，这些潜在起搏点可表现出自律性，并使心房或心室按其节律搏动，成为起搏点，这些起搏点称为异位起搏点。

　　心内特殊传导系统绝大部分都具有自动兴奋的能力，都能以一定的节律使心脏兴奋和收缩。由窦房结控制的心律，称为窦性心律。由窦房结以外的异位起搏点所控制的心脏节律，称为异位节律。当窦房结受到抑制或窦房结的兴奋下传受到阻碍，以及潜在起搏点的自律性过高等，可以出现异位心律，如心律不齐等。

（二）兴奋性

　　心肌细胞对刺激产生兴奋的能力或特性称为心肌细胞的兴奋性。衡量心肌兴奋性高低的指标是阈强度。

　　1.兴奋性的周期性变化　当心肌细胞受到刺激产生一次兴奋时，兴奋性也随之发生一系列周期性变化。心室肌细胞兴奋性的变化分为以下几个时期（图Ⅱ –3-4）。

　　（1）有效不应期　从动作电位 0 期去极化开始至复极化 3 期达 –60mV 这段时间内，由于给予有效刺激不能引发新的动作电位，称为有效不应期。有效不应期包括绝对不应期和局部反应期。从 0 期去极开始至复极 3 期膜内电位为 –55mV 的时间内，无论给予多强的刺激都不会使肌膜产生任何程度的去极化，称为绝对不应期。此时 Na^+ 通道处于完全失活状态，心肌细胞兴奋性为零。从膜内电位 –55mV 到 –60mV 这段复极期间，由于少量 Na^+ 通道开始复活，这时如给予强刺激，细胞膜可发生局部去极化，但仍然不能产生动作电位，称为局部反应期。

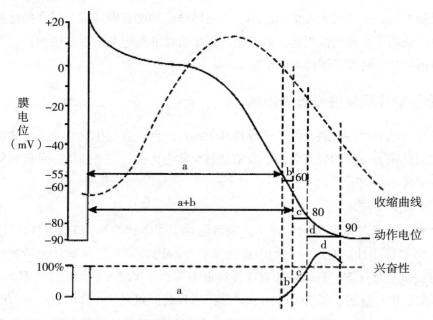

a：绝对不应期　　b：局部反应期　　a+b：有效不应期
c：相对不应期　　d：超常期

图Ⅱ-3-4　心室肌动作电位期间兴奋性的变化与收缩的关系

（2）相对不应期　有效不应期结束，从3期膜内电位 −60mV 至 −80mV 这段时期内，用阈上刺激才能引发动作电位，称为相对不应期。此期心肌的兴奋性已逐渐恢复，但仍低于正常，原因是 Na^+ 通道已逐渐复活，但开放能力尚未恢复到常态。此期 Na^+ 内流引起 0 期去极速度较慢和幅度较小，因此，兴奋传导速度降低。

（3）超常期　从3期膜内电位 −80mV 开始至复极 −90mV 这段时期内，用阈下刺激就能引起心肌产生动作电位，说明心肌的兴奋性超过正常，称为超常期。在此期间，心肌细胞的膜电位已基本恢复，但绝对值尚低于静息电位，距阈电位的差距较小，引起兴奋所需的刺激阈值减少，因此兴奋性高于正常水平。由于 Na^+ 通道开放的能力还没有全部恢复到备用状态，所以，产生动作电位的 0 期去极速度和幅度均低于正常，兴奋传导速度也降低。

2. 心肌兴奋性变化与收缩活动的关系

（1）有效不应期长　心肌的有效不应期长，这是心肌细胞兴奋性变化的最大特点，几乎占据了整个心肌收缩期和舒张早期（图Ⅱ-3-4）。此期内心肌对任何刺激均不会产生兴奋和收缩，与骨骼肌不同，心肌不会产生强直收缩，有利于心室的充盈与射血。

（2）期前收缩与代偿性间歇　正常心脏是按窦房结自动产生的兴奋进行节律性的活

动。如果在有效不应期之后（相对不应期和超常期之内） 下次窦房结的兴奋到达之前，心室受到一次较强的额外人工刺激或异位起搏点产生的刺激，则可以提前产生一次兴奋和收缩，称为期前收缩，又称早搏。在一次期前收缩之后，往往出现一段较长的心舒期，称为代偿性间歇（图Ⅱ-3-5）。

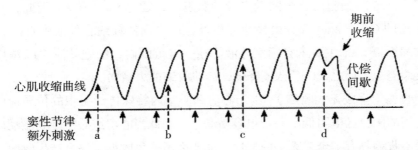

刺激 a、b、c 落在有效不应期不引起反应，刺激 d 落在相对不应期引起期前收缩和代偿间歇

图Ⅱ-3-5 期前收缩和代偿间歇

（三）传导性

心肌的传导性是指各种心肌细胞传导兴奋的能力或特性。传导性的高低可用兴奋传播的速度来衡量。

1. 心脏内兴奋的传导途径 兴奋在心脏内的传导，是通过特殊传导系统来完成的。当窦房结发出的兴奋通过心房肌传播到右心房和左心房，从而使整个心房发生兴奋。与此同时，窦房结的兴奋沿着心房肌细胞组成的"优势传导通路"迅速传到房室交界，经房室束和左、右束支到达浦肯野纤维网，引起心室肌兴奋，兴奋由心内膜侧向心外膜侧扩布，使整个心室兴奋。房室交界是正常兴奋由心房传入心室的唯一通路。

窦结房 →（优势传导通路）→ 房室交界 → 房室束 → 左右束支 → 浦肯野纤维 → 心室肌
窦结房 → 心房肌 → 房室交界

2. 心脏内兴奋的传导速度 心肌细胞种类不同，传导性不同。在心房，普通心房肌的传导速度较慢，约为 0.4m/s，而"优势传导通路"的传导速度较快，约为 1.0m/s，有利于两心房同步兴奋和同步收缩；在心室，心室肌的传导速度约为 1.0m/s，而浦肯野纤维的传导速度可达 4m/s，有利于两心室同步兴奋和同步收缩，从而实现心脏强有力的泵血功能。房室交界区的传导性很低，特别是结区的传导速度最慢，仅有 0.02m/s。因此，兴奋传导在房室交界出现延迟，称为房-室延搁。房-室延搁具有重要的生理意义，保证心室的收缩必定发生在心房收缩之后，保证心室有足够的血液充盈与射血，避免出现房室收缩重叠的现象。由于房室交界传导速度慢，因此也是传导阻滞的好发部位。

（四）收缩性

心肌工作细胞受到刺激产生兴奋时，首先是细胞膜产生动作电位，然后启动兴奋－收缩耦联，引起肌丝滑行，导致肌细胞收缩。心肌细胞收缩具有以下特点：

1. 对细胞外液中 Ca^{2+} 依赖性较大　心肌细胞和骨骼肌细胞都是以 Ca^{2+} 作为兴奋－收缩偶联的媒介。心肌细胞的肌浆网没有骨骼肌发达，贮存 Ca^{2+} 较少。因此，心肌兴奋—收缩偶联所需的 Ca^{2+}，除一部分由终池释放外，还必须依赖细胞外液中 Ca^{2+} 扩散进入膜内。心肌收缩所需 Ca^{2+} 主要来自细胞外液。在一定范围内，细胞外液 Ca^{2+} 浓度升高，可增强心肌收缩能力。反之，Ca^{2+} 浓度降低，心肌收缩能力减弱。

2. 同步收缩（全或无式收缩）　由于心房和心室内特殊传导组织的传导速度快，加之心肌细胞之间的闰盘区电阻低，兴奋很容易通过。因此当心房或心室受到激动后，几乎同步收缩。同步收缩具有"全或无"的特性，即要么不产生收缩，一旦产生收缩，则全部心肌细胞都参与收缩。同步收缩的收缩力量大，泵血效果好。

3. 不发生强直收缩　详见心肌兴奋性变化与收缩活动的关系。

四、正常体表心电图

心肌细胞在兴奋的产生和传导过程中的生物电变化，可通过周围的导电组织和体液传导到全身，使体表各部位在每一心动周期中都发生有规律的电变化。因此，用引导电极置于身体表面的一定部位记录出来的心脏电变化曲线，称为心电图（ECG）。心电图反映了心脏兴奋的产生、传导和恢复中的综合生物电变化。

（一）心电图的导联

在记录心电图时，将金属电极分别放在体表某两点，再用导线连接心电图机的正负两极，这种电极安放的位置和连接方式，称为导联。目前，临床上常用的导联包括标准导联（Ⅰ、Ⅱ、Ⅲ），加压单极肢体导联（aVR、aVL、aVF）及加压单极胸导联（V_1、V_2、V_3、V_4、V_5、V_6）。标准导联描记的心电图波形，反映两极下的电位差；加压单极肢体导联和加压单极胸导联能直接反映电极下的心脏电变化。

（二）正常心电图各波及意义

心电图记录纸上纵线代表电压，每 1mm 为 0.1mV；横线代表时间，标准纸速为 25mm/s 时，横线 1mm 为 0.04s。根据记录纸可测量出心电图各波的电位值和时间。不同导联描记的心电图，具有各自的波形特征。标准导联Ⅱ的波形较典型，下面以它为例说明心电图的波形组成（图Ⅱ–3–6）。

1. P波　左右心房的去极波，反映兴奋在心房传导过程中的电位变化。P波的起点标志心房兴奋的开始，终点标志左、右心房已全部兴奋。P波从起点到终点的时间为P波时间，历时 0.08 ～ 0.11s。P波的波顶圆钝，波幅不超过 0.25mV。如果时间和波幅超过正常，则提示心房肥厚；心房纤颤时，P 波消失，代之以锯齿状的小波。

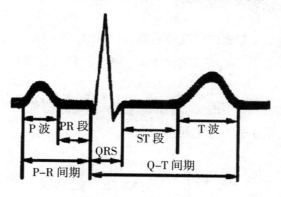

图 Ⅱ -3-6　正常心电图

2. QRS 综合波　简称 QRS 波。它反映左、右心室去极过程的电位变化。包括三个紧密相连的电位波动，其中第一个向下的波，称为 Q 波；随后，有一个高而尖峭向上的波，称为 R 波；R 波之后向下的波，称为 S 波。QRS 波的起点标志心室兴奋的开始，终点表示左、右心室已全部兴奋。QRS 波从起点到终点的时间为 QRS 时间，它代表兴奋在左、右心室肌扩布所需的时间，历时 0.06 ～ 0.10s。QRS 波群延长，则反映心室内传导阻滞。QRS 波各波的幅度在不同的导联上变化较大，并且三个波不一定都出现。

3. T 波　反映两心室复极过程的电位变化。T 波起点标志两心室复极开始，终点表示两心室复极完成。历时 0.05 ～ 0.25s。波幅一般为 0.1 ～ 0.8mV。在以 R 波为主的导联中，T 波不应低于 R 波的 1/10，小于 1/10 称为 T 波低平，接近于零电位为 T 波平坦。T 波低平、平坦，常见于心肌损害。T 波的方向通常与 QRS 波的主波 R 波方向相同。

T 波后偶有一个小的 U 波，方向与 T 波一致，波幅小于 0.05mV，历时 0.2 ～ 0.3s。U 波的意义和成因均不十分清楚。

4. PR 间期（或 PQ 间期）　指从 P 波起点至 QRS 波起点之间的时间。历时 0.12 ～ 0.20s。它反映心房开始兴奋到心室开始兴奋所需要的时间，又称为房室传导时间。PR 间期延长，提示有房室传导阻滞。

5. ST 段　指从 QRS 波终点至 T 波起点之间的线段。正常时，它与基线平齐或接近基线。它反映心室各部分已全部处于去极状态，心室表面全都带有负电位，各部分之间已不存在电位差，因此表现为 0 电位。若 ST 段上下偏离一定范围常说明心肌有损伤、缺血等病变。

6. QT 间期　指从 QRS 波起点至 T 波终点的时间，历时 0.30 ～ 0.40s。它反映心室肌去极过程和复极过程的总时间。QT 间期与心率有密切关系，心率愈慢，QT 间期愈长，心率越快，QT 间期愈短。

五、心脏内分泌功能

众所周知，心脏是一个泵血的肌性动力器官。1984年以来，医学科研工作者从哺乳动物心房中发现并分离提纯了"心房利钠因子（ANF）"，后来也被称为心房钠尿肽（ANP），也称为心钠素。

ANP有强大的利钠利尿作用，同时还具有舒张血管、降低血压的作用。因此，心脏除了是泵血器官外，也是一个内分泌器官。

项目二　血管生理

血管参与形成和维持动脉血压，在运输血液、分配血液和物质交换等方面有重要作用。

一、血流量、血流阻力和血压

（一）血流量与血流速度

1.**血流量**　血流量是指单位时间内流过血管某一截面的血量，也称为容积速度，单位为mL/min或L/min。

2.**血流速度**　是指血液在血管内流动的直线速度，即单位时间内，一个质点在血流中前进的距离。各类血管中的血流速度与血流量成正比，与血管的总横截面积呈反比。由于毛细血管的总横截面积最大，主动脉的总横截面积最小，因此，血流速度在毛细血管中最慢，在主动脉中最快。除此之外，动脉的血流速度与心室的舒缩状态有关，在一个心动周期中，心缩期较心舒期为快。另外，在同一血管中，靠近管壁的血液因摩擦力较大，故流速较慢，愈近管腔中心，流速愈快。

（二）血流阻力

血液在血管内流动时所遇到的阻力称为血流阻力。血流阻力来源于血液内部各种成分之间的摩擦和血液与管壁的摩擦。

血流阻力与血液的黏滞度和血管的长度成正比，与血管半径的四次方成反比。由于血管的长度很少变化，因此，血流阻力主要取决于血管半径和血液黏滞度，而血管半径的影响更加显著。

（三）血压

血压（BP）是血管内流动的血液对单位面积血管壁的侧压力，即压强。在循环系统中，各类血管的血压各不相同，有动脉血压、毛细血管血压和静脉血压之分。由于长期以来人们用水银检压计测量血压，因此习惯上用水银柱的高度即毫米汞柱（mmHg）表示血压的数值。

血液在血管内流动时要不断克服血流阻力而逐渐消耗能量，所以血压从动脉到静脉逐渐降低，到右心房时降至最低。一般说的血压是指动脉血压。

二、动脉血压与动脉脉搏

（一）动脉血压

1. 动脉血压的概念　动脉血压是指动脉管内流动的血液对单位面积动脉管壁的侧压力，即压强。在一个心动周期中，动脉血压随着心室的舒缩而发生规律性的波动。在心缩期内，动脉血压上升达到的最高值称为收缩压；在心舒期内，动脉血压下降达到的最低值称为舒张压。收缩压与舒张压的差称为脉搏压，简称脉压。在一个心动周期中，每一瞬间动脉血压的平均值称为平均动脉压，约等于舒张压 +1/3 脉压或 1/3 收缩压 +2/3 舒张压。

2. 动脉血压的正常值及其生理变异　大动脉中血压的降落甚微，故上臂肱动脉处所测得的血压数值，基本上可以代表主动脉血压。因此，通常测量血压，是以肱动脉血压为标准。健康成人动脉血压比较稳定，变化范围较小，安静时收缩压为 100 ～ 120mmHg（13.3 ～ 16.0kPa），舒张压为 60 ～ 80mmHg（8.0 ～ 10.6kPa），脉压为 30 ～ 40mmHg（4.0 ～ 5.3kPa），平均动脉压为 100mmHg（13.3kPa）。

人体动脉血压因年龄、性别和生理状态不同而不同。在年龄方面，健康人的动脉血压随着年龄的增长，收缩压和舒张压均逐渐增高，收缩压增高较为显著；在性别方面，男性略高于女性；在情绪激动和运动状态下，由于交感神经活动增强，血压特别是收缩压可增高；人在站立时血压较平卧时略高；睡眠的不同时相，血压也有波动；体位、环境温度也会影响血压；高原居民血压较高。

我国成人安静时收缩压非同日测量至少三次持续超过 140mmHg（18.6kPa）或舒张压持续超过 90mmHg（12.0kPa），可视为高血压。收缩压持续低于 90mmHg（12.0kPa）或舒张压持续低于 60mmHg（8.0kPa），则认为低血压。

3. 动脉血压的形成　血管系统内有足够的血液充盈量是形成血压的前提条件。心室收缩射血和血液流向外周血管所遇到的阻力（外周阻力）是动脉血压形成的基本因素。此外，主动脉和大动脉管壁的可扩张性和弹性在血压的形成中起着重要的缓冲作用。

在心动周期的心室收缩期，左心室射血所做的功，一部分用在流速，一部分产生侧压。但是，如果不存在外周阻力，心室收缩释放的能量将全部转化为动能，使血液迅速向外周流失而不能保持对主动脉和大动脉管壁的侧压力，动脉血压将不能维持。只有在外周阻力配合下，左心室射出的血量，仅有 1/3 流向外周，其余 2/3 暂时贮存在主动脉和大动脉血管内，这时左心室收缩的能量才能大部分以侧压的形式表现出来，形成较高的收缩压。左心室射血时，主动脉和大动脉弹性扩张，可以缓冲收缩压，使收缩压不致过高。在左心室射血停止舒张时，主动脉和大动脉管壁的弹性回缩作用，推动血液继续流向外周，使舒张压维持在一定高度（图Ⅱ-3-7），同时将间断的心室射血变为动脉内连续的血流。

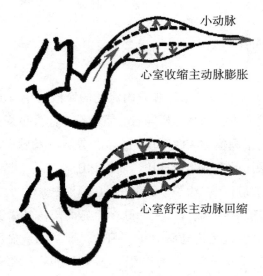

小动脉

心室收缩主动脉膨胀

心室舒张主动脉回缩

图Ⅱ-3-7　主动脉管壁弹性对血压及血流的作用

4.影响动脉血压的因素　综上所述，动脉血压的形成与心脏射血、外周阻力、主动脉和大动脉管壁的弹性和可扩张性，以及血管系统内有足够的血液充盈量等因素有关，上述诸因素凡是有改变，动脉血压将受到影响。

（1）搏出量　在心率和外周阻力不变的情况下，当左心室收缩力加强、搏出量增加时，在心缩期进入到主动脉和大动脉的血量增多，管壁所受的侧压力增大，收缩压明显升高。由于主动脉和大动脉管壁被扩张的程度增大，心舒期其弹性回缩力量也增加，推动血液向外周流动的速度加快，因此，到心舒期末，主动脉和大动脉内存留的血量与搏出量增加之前相比，增加并不多，故舒张压虽有所升高，但升高的程度不大，因而脉压增大。反之，左心室收缩力减弱，搏出量减少时，则主要表现为收缩压降低，脉压减小。可见，在一般情况先，搏出量主要影响收缩压，收缩压的高低可反映心脏搏出量的多少，即反映左心室的收缩功能。临床上左心功能不全时主要表现为收缩压降低，脉压减小。

（2）心率　在搏出量和外周阻力不变的情况下，当心率增快，心动周期缩短，尤其是心舒期会更短，心室舒张期间流向外周的血量减少，致使心舒期末主动脉和大动脉内存留的血量增多，舒张压明显升高。在心舒末期大动脉内血容量增加的基础上，心缩期大动脉内的血容量也会增加；但由于动脉血压升高，可使血流速度加快，因此，在心缩期内仍有较多的血液从主动脉流向外周，故在心缩期末留在大动脉内的血容量较心率增快之前增加并不明显，所以，尽管收缩压也升高，但不如舒张压升高明显，因而脉压减小。反之，心率减慢时，舒张压比收缩压降低明显，故脉压增大。

（3）外周阻力　如果心输出量不变而外周阻力增加即阻力血管口径变小，则使心舒期内血液向外周流动的速度减慢，心舒期末存留在主动脉和大动脉内的血量增多，舒张压明显升高。在心缩期内，由于动脉血压升高使血流速度加快，因此，在心缩期内仍有较多的血液流向外周，大动脉内残留的血液在收缩期末与外周阻力增大之前增加并不太多，故收缩压升高不如舒张压升高明显，因而脉压减小。反之，当外周阻力减小时，舒张压降低比收缩压降低明显，脉压增大。可见，在一般情况下，外周阻力主要影响舒张压，舒张压的高低可反映外周阻力的大小。原发性高血压病人大多是由于阻力血管广泛持续收缩或硬化而引起外周阻力过高，动脉血压升高，特别是舒张压升高较明显。

（4）大动脉管壁的弹性　如前所述，该作用可以缓冲动脉血压。单纯主动脉和大动脉管壁硬化时，可扩张性和弹性降低，表现为收缩压过高、舒张压过低、脉压明显加大。随着年龄的增长，老年人的动脉管壁的弹性纤维逐步减少，胶原纤维渐多，弹性逐渐减弱；小动脉和微动脉被动扩张的能力减小，外周阻力增大，故表现为收缩压明显升高，而舒张压稍升高或变化不大，脉压加大。

（5）循环血量和血管容积　在正常情况下，循环血量和血管容积是相适应的。如果血管容积不变而循环血量减小（如大失血），或循环血量不变而血管容积增大（因细菌毒素的作用或药物过敏等原因引起小动脉、微动脉、毛细血管扩张），都将使体循环的平均充盈压降低，动脉血压下降。

以上讨论是假定其他因素不变，单一因素改变对动脉血压的影响。实际上，在人体内，单一因素改变而其他因素不变的情况几乎是不存在的。在某些生理或病理情况下动脉血压的变化，往往是各种因素相互作用的综合结果。

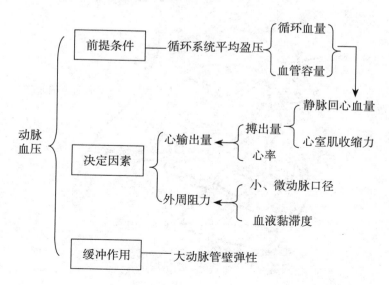

（二）动脉脉搏

在每个心动周期中，由于心脏的收缩和舒张，动脉内的压力发生周期性的变化，导致大动脉管壁发生周期性的搏动，这种周期性的变化称为动脉脉搏，简称脉搏。

脉搏形成的原理是心室收缩将血液射入主动脉，使主动脉管壁扩张，心室舒张射血停止时主动脉管壁又弹性回缩。这种发生在主动脉的周期性搏动，依次传向全身各部位的动脉血管，故心室每收缩舒张一次，都可能在外周动脉上出现一次搏动。动脉脉搏起始于主动脉根部，沿着动脉管壁向外周血管传播，用手指可在身体浅表部位的动脉处摸到。

脉搏在一定程度上反映循环系统的机能状态，通过触压桡动脉脉搏，可判断心率、心律、心缩力、动脉管壁的弹性和主动脉瓣的情况。

三、微循环与组织液更新

（一）微循环

微循环是指血液在微动脉和微静脉之间的循环。微循环的基本功能是进行血液和组织液之间的物质交换。正常情况下，微循环的血流量与组织器官的代谢水平相适应，保证各组织器官的血液灌流量并调节回心血量。微循环障碍会直接影响各器官的生理功能。

1. 微循环的组成和血流通路　典型的微循环一般由微动脉、后微动脉、毛细血管前括约肌、真毛细血管、通血毛细血管、动-静脉吻合支和微静脉等七部分组成，微循环的血液可通过三条途径由微动脉流向微静脉（图Ⅱ-3-8）。

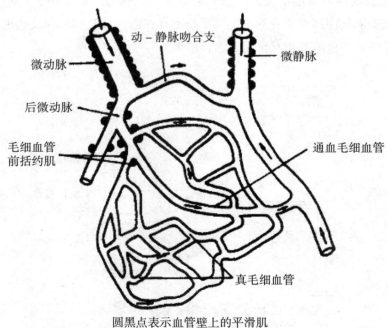

圆黑点表示血管壁上的平滑肌

图Ⅱ-3-8　微循环模式图

（1）迂回通路　血流从微动脉经后微动脉、毛细血管前括约肌、真毛细血管网，最后汇流至微静脉。该通路中，真毛细血管数量多，交织成网，迂回曲折，血流缓慢，穿插于细胞之间，管壁薄，通透性又好，因此，此条通路是血液与组织进行物质交换的主要场所，故又称营养通路。真毛细血管交替开放，安静时骨骼肌中大约只有20%的真毛细血管处于开放状态。

（2）直捷通路　血流从微动脉经后微动脉、通血毛细血管到微静脉。这条通路较直，流速较快，通血毛细血管管壁较厚，管径较粗，能承受较大的血流压力，故经常处于开放状态，交换物质很少。因此，这条通路的作用不在于物质交换，而是使一部分血液通过微循环快速返回心脏。在安静状态下大部分血液流经此通路。

（3）动-静脉短路　血液流经微动脉通过动-静脉吻合支直接回到微静脉。多分布在皮肤和皮下组织，特别是手指、足趾、耳郭等处。其管壁较厚，血流速度较快，无物质交换功能。其口径的变化常与体温调节有关系。一般情况下，吻合支因平滑肌收缩而呈关闭状态。当环境温度升高时，吻合支开放，上述组织的血流量增加，有利于散发热量；环境温度降低，吻合支关闭，有利于保存体内的热量。吻合支的开放，会相对地减少组织对血液中氧的摄取。临床上，感染性和中毒性休克时，这条短路大量开放，可加重缺氧。

2. 微循环的调节　微循环血流量受微动脉和后微动脉控制。生理情况下，微动脉和后微动脉在交感缩血管神经和缩血管物质的作用下，保持一定程度的紧张性，维持微循环一定程度的血流量。活动加强时，组织代谢产物增多，微动脉和后微动脉舒张，进入微循环的血流量增加。

毛细血管开放与关闭受毛细血管前括约肌控制。毛细血管前括约肌的舒缩活动主要受局部代谢产物的影响。当一处真毛细血管关闭一段时间后，该处将积聚较多的代谢产物，这些代谢产物引起该处毛细血管前括约肌舒张，真毛细血管网开放，经过物质交换将代谢产物清除。代谢产物被清除后，毛细血管前括约肌收缩，真毛细血管网重又回到关闭状态。如此反复，以适应组织代谢的需要。

（二）组织液更新

组织液是细胞与血液之间进行物质交换的中介。组织液与血液之间的物质交换通过毛细血管壁进行。毛细血管壁具有良好的通透性和较大的表面积。一般来讲除蛋白质难以通过外，血浆中和组织液中的水、各种晶体物质、小分子的有机物，均可以自由通过。组织液大部分呈胶冻状态，不能自由流动，是血浆的一部分，除了蛋白质浓度明显低于血浆外，其余成分与血浆基本相同。

1. 组织液的生成与回流　毛细血管壁具有通透性是组织液生成与回流的结构基础；促使组织液生成与回流的力量称为有效滤过压。液体的滤过和重吸收取决于四个因素：毛细血管血压、组织液静水压、血浆胶体渗透压和组织液胶体渗透压。其中毛细血管血压和组织液胶体渗透压是促进毛细血管内液体滤出的力量，血浆胶体渗透压和组织液静水压则是将液体重吸收入血管内的力量。两种力量相互作用，决定液体进出的方向。这两对力量之差称为有效滤过压。其计算公式如下：

有效滤过压=（毛细血管血压+组织液胶体渗透压）－（血浆胶体渗透压+组织液静水压）。

若有效滤过压为正值，则为组织液的生成；若有效滤过压为负值，则为组织液回流（图Ⅱ-3-9）。

正常情况下，人体的血浆胶体渗透压约为25mmHg（3.33kPa）；动脉端毛细血管血压约为30mmHg（4.00kPa）；静脉端毛细血管血压约为12mmHg（1.60kPa）；组织液胶体渗透压约为15mmHg（2.00kPa）；组织液静水压约为10mmHg（1.33kPa），故：

毛细血管动脉端有效滤过压=（30+15）－（25+10）=10mmHg（1.34kPa）

毛细血管静脉端有效滤过压=（12+15）－（25+10）=-8mmHg（-1.06kPa）

计算结果表明，在毛细血管动脉端为组织液生成，静脉端为组织液回流。血液在毛细血管中流过，血压是逐渐下降的，有效滤过压也逐渐降低至零，再往下行，血压更低，有效滤过压转为负值，重吸收增加。其结果表明，毛细血管动脉端滤过的液体，约90%可在毛细血管静脉端重吸收入血；约10%的组织液则进入毛细淋巴管，生成淋巴液，淋巴液经淋巴系统又回到循环系统中去。最终，组织液生成与回流达到了动态平衡。

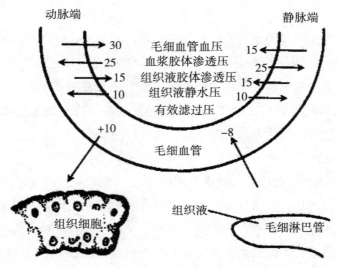

图Ⅱ-3-9 组织液生成与回流示意图（数字的单位为mmHg）

2.影响组织液生成的因素 正常情况下，组织液的生成和回流维持着动态平衡，一旦因某种原因使动态平衡失调，将产生组织液减少（脱水）或组织液过多（水肿）的不良后果。根据组织液的生成与回流过程，凡能影响组织液有效滤过压、毛细血管壁的通透性及淋巴回流等因素都可影响组织液的生成。

（1）毛细血管血压　在其他因素都不变的情况下，毛细血管血压升高，有效滤过压增大，组织液生成增加，导致水肿。如右心衰，因中心静脉压升高，静脉回流受阻，毛细血管后阻力加大，毛细血管血压升高，组织液生成增加，引起组织水肿。

（2）血浆胶体渗透压　血浆胶体渗透压是促进组织液回流的因素，主要由血浆蛋白决定。当肝脏疾病（蛋白质合成减少）、营养不良（蛋白质摄入减少）及肾脏疾病（蛋白质丢失过多），均可导致血浆蛋白减少，使血浆胶体渗透压降低，有效滤过压增大，组织液生成过多，形成组织水肿。

（3）淋巴液回流　在正常情况下，约有10%的组织液由淋巴液回流入血。当淋巴液回流受阻（如丝虫病或肿瘤压迫）时，可使组织液回流减少，使受阻部位的组织发生水肿。

（4）毛细血管壁的通透性　正常情况下，大分子蛋白质不能透过毛细血管壁，毛细血管内外胶体渗透压保持一定比例。过敏反应时，由于局部组织胺释放，使毛细血管壁通透性异常增加，部分血浆蛋白漏出血管，使得血浆胶体渗透压降低，组织液胶体渗透压升高，使有效滤过压增大，组织液生成增加，回流减少，引起水肿。

3. 淋巴循环及其生理意义　组织液进入毛细淋巴管，即成为淋巴液，经淋巴系统回流入静脉。毛细淋巴管的起始部为盲端，管壁比毛细血管壁的通透性大，组织液中蛋白质、脂肪滴和红细胞、细菌等颗粒可进入毛细淋巴管。

生理意义：①回收蛋白质。每天组织液中约有 75 ～ 200g 蛋白质由淋巴液回收到血液中，保持组织液胶体渗透压在较低水平，有利于毛细血管对组织液的重吸收。②运输脂肪由小肠吸收的脂肪约 80% ～ 90% 是通过小肠绒毛的毛细淋巴管吸收。③调节血浆和组织液之间的液体平衡。据测定，每天在毛细血管动脉端滤过的液体总量约24L，由毛细血管静脉端重吸收的液体总量约21L，多余的约3L经淋巴循环回收到血液。④清除侵入机体的细菌及其他微粒。这一机体的防卫和屏障作用主要与淋巴结内巨噬细胞的吞噬活动和淋巴细胞产生的免疫反应有关。

四、静脉血压和静脉血流

静脉血管是血液回心的通道。由于静脉阻力小，易扩张，容量大，是机体的贮血库。静脉通过其舒缩活动，便能有效地调节回心血量和心输出量。

（一）静脉血压

当血液从动脉流经毛细血管进入静脉时，血压降低至 15 ～ 20mmHg，并且不受心室舒缩活动的影响，故无收缩压与舒张压之分。根据测量的部位，将静脉血压分为中心静脉压和外周静脉压。

1. **中心静脉压（CVP）** 是指右心房或胸腔内大静脉的血压。正常成人中心静脉压约为 $4 \sim 12cmH_2O$（$0.4 \sim 1.2kPa$）。中心静脉压的高低取决于心脏的射血能力和静脉回心血量，是反映心血管功能的又一指标。若心脏泵血功能良好，能及时将回流入心脏的血液射入动脉，则中心静脉压维持在正常水平；反之，心脏泵血功能减退，中心静脉压将会升高，造成静脉淤血。另一方面，若静脉回流速度加快，中心静脉压升高；反之，如果静脉回流速度减慢，则中心静脉压降低。可见，临床上用输液治疗休克时，中心静脉压可作为控制补液速度和补液量的指标。

2. **外周静脉压** 是指各器官的静脉血压。当心脏泵血功能减退，中心静脉压升高，同样影响外周静脉回流，使外周静脉压升高。

（二）影响静脉回流的因素

静脉中的血流顺其压力梯度由微静脉向右心房方向流动。在体循环中，单位时间内静脉回流量取决于外周静脉压和中心静脉压之间的压力差，以及静脉对血流的阻力。因此，凡能影响外周静脉压、中心静脉压及静脉阻力的因素，均能影响静脉回心血量。

1. **体循环平均充盈压** 是反映血管系统充盈程度的指标。当心脏停止搏动时，血液会均匀地分布在心血管系统中，此时测得的各处压力都相等，这个压力即为体循环平均充盈压。当血量增加或容量血管收缩，血管系统的充盈程度增高，体循环平均充盈压升高，静脉回心血量增多；反之，当血量减少或容量血管舒张，体循环平均充盈压则降低，静脉回心血量减少。

2. **心肌收缩力** 心肌收缩力的改变是影响静脉回心血量最重要的因素。如果心室收缩能力加强，搏出量大，则心舒期室内压较低，外周静脉压与中心静脉压之间的压力差增大，对静脉内血液的抽吸力增强，静脉回流量就增多；反之则减少。如右心衰竭时，由于搏出量减少，致使舒张期右心室室内压升高，静脉回流受阻，大量血液淤积在心房和大静脉中，引起中心静脉压升高，导致体循环静脉系统淤血，患者表现出颈静脉怒张，肝充血肿大及下肢浮肿等体征。同理，左心衰竭时，左心房和肺静脉压升高，会引起肺淤血和肺水肿。

3. **骨骼肌的收缩挤压作用** 骨骼肌收缩时，肌肉间和肌肉内的静脉受到挤压，静脉压升高，静脉血液回流加快。骨骼肌松弛时，静脉压下降，又促使血液从毛细血管流入静脉。肌肉收缩与舒张对静脉回流起着泵的作用，称为"肌肉泵"。肌肉泵有助于克服重力对静脉血回流的影响，静脉瓣膜的存在也起到防止血液逆流的作用。长时间站立不动，下肢静脉血液回流障碍。活动时，肌肉泵的作用加强，静脉回流加快。

4. **呼吸运动** 吸气时胸腔容积增大，胸膜腔负压增加，胸腔内大静脉和右心房被牵引而扩张，压力进一步降低，外周静脉压与中心静脉压之间的压力梯度增大，静脉回流增多；反之，呼气时，静脉回流则减少。

5.体位改变　当体位改变时，重力可以影响静脉回流。平卧时，全身静脉与心脏基本处于同一水平，故各血管的静脉压基本相同。当由平卧转为直立时，在重力的作用下，心脏以下静脉血管内的血液充盈量增加，静脉回心血量减少，心输出量随之减少。长期卧床或体弱久病的患者，由于静脉管壁的紧张性较低，可扩张性较大，腹壁和下肢肌肉的收缩力量减弱，对静脉的挤压作用减小。当该患者由平卧位迅速转为直立位时，由于重力的影响，大量血液积滞在下肢，使静脉回心血量减少，动脉血压下降，引起脑和视网膜供血不足，出现头晕、眼前发黑，甚至昏厥等症状。此外长期从事站立工作的人，下肢静脉血由于受到重力的影响，静脉回心减慢，引起下肢静脉淤血，甚至导致下肢静脉曲张。

五、心、脑、肺的血流特点

（一）心的血流特点

心脏自身的血液供应依靠冠脉循环。冠脉循环对心脏的功能极为重要。心脏接受左、右冠状动脉血液供应，冠状动脉主干行走于心脏表面，其较小分支由心肌外层垂直穿过心肌，然后在心内膜下分支成网。血流特点：

1.血流量大　冠状动脉直接开口于主动脉根部，其压力与主动脉一致，加之长度较短，所以具有很高的压力。在安静状态下，每百克心肌组织每分钟血流量为 $60 \sim 80mL$，中等体重的人冠脉血流量约为 225mL/min，占心排出量的 $4\% \sim 5\%$，活动加强时则更多。

2.心舒期供血　冠状动脉的分支垂直穿行于心肌组织之间，心肌节律性收缩对冠脉血流的影响很大，尤其左冠状动脉更为显著。心肌收缩时，血流阻力增大，冠脉流量减少，甚至倒流。心舒期主动脉压虽然降低，但由于心肌收缩的挤压作用解除，血流阻力减小，冠脉流量反而增加。心率加快时，心室的舒张期明显缩短，冠脉流量减少。

3.动静脉氧差大　心肌摄氧能力强，耗氧量大。静脉血中氧含量较低，因此冠脉的动静脉氧差大。活动加强时，心肌耗氧量增加，必须通过增加冠脉流量才能满足心肌代谢的需要。

（二）脑的血流特点

脑的血液供应来自颈内动脉和椎动脉，在脑的底部连成脑底动脉环，由此分支，供应脑的各部。静脉血主要通过颈内静脉返回腔静脉，也可通过颅骨上的吻合支，由颈外静脉返回体循环。

脑的血流量较大，在安静状态下，成人脑血流量为 $50 \sim 60mL/min$；整个脑的血流量约为 750mL/min，血流量却占心输出量的 15% 左右。脑组织耗氧量为 $3 \sim 3.5mL/min$，占全身耗氧量的 20%。由此可见，脑的血流量大、耗氧量又多，而脑的能量储存又十分有限，脑组织对缺血、缺氧很敏感，而且耐受性很低。如缺血、缺氧几分钟，就可引起意识丧失甚至发生不可逆的损伤。

血-脑屏障（blood-brain barrier）是指血液与脑组织之间的物质通透屏障。血-脑屏障对各种物质有特殊的通透性。脂溶性物质如 O_2、CO_2、某些麻醉剂和乙醇等容易通过，较大分子的蛋白质则不能通过。

血-脑屏障的主要功能在于保持神经元周围稳定的内环境，防止血液中的有害物质侵入脑内。

（三）肺的血流特点

肺和支气管有两套血管系统：一是从肺动脉到肺静脉的肺循环，其功能是使流经肺泡的血液与肺泡气之间进行气体交换。另一个是从支气管动脉到支气管静脉的体循环分支，其功能是向呼吸性细支气管及以上的呼吸道组织提供营养。

肺动、静脉较粗短，腔大壁薄，肺循环全部血管都在胸腔内，而胸膜腔内压力低于大气压，故肺循环具有与体循环不同的特点：

1. 阻力小、血压低 由于肺动脉及其分支短而管径较大，管壁薄而扩张性较好，故肺循环的血流阻力小、血压低，是一低阻抗、低压力系统，极易受心功能的影响，当左心功能不全时，容易导致肺淤血和肺水肿，并影响到呼吸功能。

2. 血容量变化大 肺的血容量约为450mL，约占全身血量的9%。由于肺组织和肺血管可扩张性大，故肺部的血容量变动范围较大。在深吸气时可增至1000mL左右；而在用力呼气时可减至200mL左右。因此，肺循环血管起着贮血库的作用。当机体失血时，肺血管收缩，血管容积减小，将肺循环的一部分血液输送到体循环以补充循环血量，起着重要的代偿作用。肺的血容量也随呼吸周期而发生变化，并对左心室输出量和动脉血压产生影响。

3. 无组织液存在 正常时肺组织间隙内无组织液存在。又因肺部组织内为负压，这一负压使肺泡膜和毛细血管互相紧密相贴，既有利于肺泡和血液之间的气体交换，又有利于吸收肺泡内的液体。在某些病理原因使肺静脉压力升高、肺毛细血管压亦随之升高时，就可使肺组织间隙和肺泡内积聚液体，形成肺水肿。

项目三　心血管活动的调节

心血管系统的功能活动随机体内、外环境的变化而变化。人体处在不同功能状态时，各器官组织的代谢水平不同，对血流量的需要也不同。人体可以通过神经和体液机制对心血管的活动进行调节，从而调整全身各器官的血流分配，使各器官的血流量适应其代谢水平的需要。

一、神经调节

（一）心脏的神经支配

支配心脏的传出神经为心交感神经和心迷走神经，二者对心脏起双重支配作用。

1. 心交感神经　脊髓 $T_{1\sim5}$ 灰质侧角发出心交感神经支配心脏各部心肌细胞。心交感神经节后纤维末梢释放的神经递质是去甲肾上腺素，与心肌细胞膜上的 $β_1$ 受体结合，使心肌细胞膜对 Ca^{2+} 通透性提高，使 Ca^{2+} 内流增多，对心脏的活动起兴奋作用。其生理效应是导致心率加快、心肌收缩力加强、房室传导加快。β 受体阻断剂如普萘洛尔（心得安）等可阻断心交感神经对心脏的兴奋作用。

2. 心迷走神经　由延髓发出的迷走神经中的心支称为心迷走神经，其节后纤维支配窦房结、心房肌、房室交界、房室束及其分支。

心迷走神经节后纤维末梢释放的神经递质是乙酰胆碱，与心肌细胞膜上的 M 胆碱能受体结合。乙酰胆碱与 M 受体结合后，使细胞膜对 K^+ 通透性增大，促进 K^+ 外流，对心脏活动起抑制作用。其生理效应为心率减慢、心房肌收缩能力减弱、房室传导减慢。

（二）血管的神经支配

除毛细血管外，几乎所有的血管都有平滑肌分布。支配血管平滑肌的神经纤维从机能上分为缩血管神经纤维和舒血管神经纤维两大类。

1. 缩血管神经纤维　这类神经纤维都属于交感神经，它可使血管平滑肌收缩，故又称交感缩血管神经。

人体内几乎所有的血管都受交感缩血管神经支配，但不同部位的血管中，其分布密度不同。皮肤中的密度最大，骨骼肌和内脏中的次之，冠脉和脑血管较少。这种分布特点具有重要的生理和病理意义。如在急性失血时，交感缩血管神经纤维高度兴奋，使皮肤、内脏的血管强烈收缩，动脉血压升高，脑血管和冠状血管收缩反应极小，因此，可使有限的循环血量优先供应脑和心脏等重要器官。

2. 舒血管神经纤维　与缩血管神经纤维相比，舒血管神经纤维在分布范围和数量上都是较少的。

（1）交感舒血管神经　属于交感神经，末梢释放的递质是乙酰胆碱，作用于血管平滑肌细胞膜上的 M 受体，产生舒血管效应。通常只有在机体处于激动、恐慌和剧烈运动时才有冲动发放，使肌肉血流量增加。

（2）副交感舒血管神经纤维　末梢释放的递质是乙酰胆碱，作用于血管平滑肌细胞膜上的 M 受体，产生舒血管效应。这类神经纤维主要分布在脑、舌、唾液腺、胃肠道的外分泌腺和外生殖器的血管。其作用主要是调节器官组织局部的血流量。

（三）心血管中枢

中枢神经系统内、与心血管反射有关的神经元集中的部位，统称为心血管中枢。

1. 延髓心血管中枢　在动物实验证明，只要保留延髓及其以下中枢部分的完整，就可以基本维持安静时心血管正常的紧张性活动和心血管反射活动。因此认为，延髓是心血管活动的基本中枢。

心交感中枢与心迷走中枢两者之间有交互抑制的现象。心交感中枢紧张性活动增强时，心迷走中枢紧张性活动减弱，反之亦然。在安静状态下，心迷走中枢紧张性占优势，窦房结的自律性受到一定限制，故心率较慢，平均约为 75 次 / 分。在运动、精神紧张、疼痛、大出血等情况下，心交感中枢的紧张性占优势，心率加快，心肌收缩能力加强，心输出量增加。

2. 延髓以上的心血管中枢　延髓以上也存在着与心血管活动有关的神经元，它们在心血管活动调节中的作用较延髓心血管中枢更加高级。主要表现为对心血管与机体其他功能之间的整合作用，把许多不同的生理反应统一起来，使之相互协调，相互配合。

（四）心血管反射

神经系统对心血管活动的调节通过各种心血管反射实现。机体内外环境的变化，可以被各种相应的内、外感受器所感受，通过反射引起各种心血管效应。各种心血管反射的生理意义均在于维持机体内环境的稳态及使机体适应内、外环境的各种变化。

1. 颈动脉窦和主动脉弓压力感受器反射　颈动脉窦和主动脉弓血管壁的外膜中有丰富的感觉神经末梢，对血压的变化敏感，称为压力感受器。当血压发生变化时刺激压力感受器，可使其发放冲动，故按其所在部位分别称为颈动脉窦压力感受器和主动脉弓压力感受器。

当动脉血压突然升高时，动脉管壁的扩张程度增大，颈动脉窦和主动脉弓压力感受器的传入冲动增加，经舌咽神经和迷走神经传入纤维将冲动传入到延髓，通过与延髓和延髓以上的各级心血管中枢的复杂联系和整合作用，结果使心迷走紧张增强，心交感紧张和交感缩血管紧张减弱，表现为心率减慢，心肌收缩力减弱，心输出量减少，外周血管阻力下降，故动脉血压下降。因此颈动脉窦和主动脉弓压力感受器反射又称为减压反射。反之，当动脉血压降低时，颈动脉窦和主动脉弓压力感受器的传入冲动减少，心迷走紧张减弱，心交感紧张和交感缩血管紧张加强，于是血压回升。由此说明，压力感受性反射对血压的调节机制是一种负反馈调节（图Ⅱ-3-10）。

颈动脉窦、主动脉弓压力感受器反射的生理意义在于经常性监视动脉血压的变动并及时准确地进行调节，使动脉血压稳定于正常范围之内。原发性高血压患者的压力感受器对高血压刺激已产生适应现象，感受器敏感性降低，压力感受器反射在一个高于正常水平的范围内进行工作，故血压保持在较高水平。

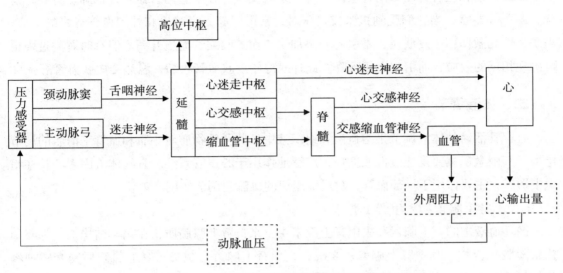

图Ⅱ-3-10　压力感受器反射途径示意图

2. 颈动脉体（小球）和主动脉体（小球）化学感受器反射　在颈总动脉分叉处及主动脉弓区域有一些对血液中化学成分变化起反应的感受器，即颈动脉体（小球）和主动脉体（小球），称之为外周化学感受器。血液中 PO_2 过低、PCO_2 过高、H^+ 浓度过高均能刺激化学感受器，传入冲动经舌咽神经和迷走神经传入延髓，使呼吸中枢和心血管中枢的活动发生改变。反射的主要效应是延髓的呼吸中枢兴奋，呼吸加深加快。同时延髓的交感缩血管中枢紧张性增强，使皮肤、骨骼肌和内脏等阻力血管收缩，外周阻力加大，动脉血压升高。化学感受器对心脏的影响较为复杂。在动物实验中人为地保持呼吸频率和深度不变，则化学感受器传入冲动对心脏的直接效应是使心率减慢，心输出量减少。但在自然呼吸的条件下，化学感受器受刺激引起的呼吸加深加快可间接地引起心率加快，心输出量增多。因此在完整机体内，化学感受器兴奋引起心血管效应的结果是：心率加快，心输出量增加，外周阻力增大，动脉血压升高。

在正常生理状态下，颈动脉体和主动脉体化学感受性反射主要是调节呼吸运动，对心血管活动不起明显的调节作用。只有在机体发生低氧、窒息、失血、动脉血压低于 8.0kPa（60mmHg）和酸中毒等情况才发挥作用。除了提高肺通气量外，还能提高心输出量和动脉血压，使血液重新分配，确保心、脑等重要器官的血液供应。

3. 其他感受器对心血管活动的影响　在身体的其他部位，也存在影响心血管机能的感受器。如心房、心室和肺循环的血管壁存在许多感受器，它们能感受血量的变化，又称为容量感受器，当血量增加时，容量感受器受牵张刺激而兴奋，引起的反射效应是：心率减慢、心输出量减少、阻力血管舒张、动脉血压下降。同时还出现肾血流量增多、肾排水排钠增多及肾素和血管升压素的释放减少等一系列反应。在某些内脏器官，如肺、胃肠、膀胱、睾丸等器官，当它们受到扩张或挤压时，常可引起心率减慢和外周血管舒张的效应。当伤害性刺激作用于皮肤时，常引起心率加快，血管收缩、血压升高。但有时刺激过强也可出现相反的效应，而引起血压下降。此外寒冷使皮肤血管收缩，温热使皮肤血管舒张。

二、体液调节

心血管活动的体液调节是指血液和组织液中一些化学物质对心肌和血管平滑肌的调节作用。其中激素主要是通过血液循环，广泛地作用于心血管系统。有些体液因素则是在组织中形成，主要作用于局部血管，对局部组织的血流起调节作用。

（一）肾上腺素和去甲肾上腺素

循环血液中的肾上腺素和去甲肾上腺素主要来自肾上腺髓质，在化学结构上，都属于儿茶酚胺化合物。其中肾上腺素占80%，去甲肾上腺素占20%。肾上腺髓质受交感神经节前纤维的支配。当交感神经兴奋时，可促进肾上腺髓质分泌肾上腺素和去甲肾上腺素，这两种激素进入血液循环后对心血管的作用效果与交感神经所引起的效果相似。

肾上腺素作用于心肌细胞膜的 β_1 受体，产生正性变时、正性变力和正性变传导作用，使心输出量增加。在临床上肾上腺素主要作为强心药使用。

去甲肾上腺素作用于体内大多数血管的 α 受体，可使全身血管广泛收缩，外周阻力增大，血压明显升高。临床上常把它作为升压药使用。

（二）肾素－血管紧张素系统

肾素主要由肾脏近球细胞产生。肾素可将血浆中血管紧张素原水解为血管紧张素Ⅰ，在转换酶作用下，生成血管紧张素Ⅱ，血管紧张素Ⅱ还可进一步水解为血管紧张素Ⅲ。血管紧张素Ⅱ具有很强的升高血压作用，可使全身小动脉收缩，外周阻力升高；容量血管收缩，回心血量增加；刺激肾上腺皮质球状带，促进肾上腺皮质合成并释放醛固酮，使 Na^+ 和水重吸收增多。血管紧张素Ⅲ的缩血管作用较弱，而促进肾上腺皮质合成并释放醛固酮的作用较强。

当各种原因引起肾血流量不足、血浆中 Na^+ 浓度降低或交感神经兴奋时，均引起肾脏近球细胞分泌肾素增加。肾素－血管紧张素系统主要参与体液平衡、摄盐和血压的调节，尤其在体内细胞外液量减少和血压降低时，可通过调节血流阻力和肾脏排钠量，维持组织器官的血液供应。急性肾炎或肾动脉狭窄时，肾素分泌增多，通过血管紧张素使动脉血压升高，临床称为肾源性高血压。

（三）血管升压素（VP）

是由下丘脑视上核和室旁核神经元合成的一种激素，到达神经垂体，然后释放入血液中。由于VP能促进肾脏对水的重吸收，使尿量减少，故又称为抗利尿激素（ADH）。

血管升压素的主要作用：①抗利尿效应。生理浓度的血管升压素主要作用是促进肾远曲小管和集合管对水的重吸收，使尿量减少。②升压效应。当血管升压素浓度过高时，可使全身血管平滑肌强烈收缩，使外周阻力增高，血压升高。在禁水、失水、失血等情况下，血管升压素释放大量增多，对保留体液和维持动脉血压具有重要作用。

（四）其他体液因素

1. 心房钠尿肽　主要生理作用是促进肾脏排钠利尿，使血容量减少；舒张血管使外周阻力下降；抑制肾脏的近球细胞释放肾素和抑制肾上腺皮质球状带释放醛固酮等。因此，心房钠尿肽是调节血容量、血压和水盐平衡的一个重要体液因素。

2. 激肽　能够使血管平滑肌舒张和毛细血管壁通透性增加，局部血流量增多，外周阻力降低，表现出降压作用；还可刺激游离的神经末梢引起疼痛。

3. 前列腺素（PG）　各种前列腺素对血管平滑肌的作用是不同的。例如前列腺素 E_2（PGE_2）和前列腺素 I_2（PGI_2）都具有强烈的舒血管作用，而前列腺素 $F_{2\alpha}$（$PGF_{2\alpha}$）则使静脉收缩。

4. 组胺　广泛存在于各种组织中，特别是皮肤、肺和胃肠黏膜组织中的肥大细胞含量最多。当组织受到损伤、发生炎症或过敏反应时大量释放。组织胺有很强的舒张小动脉的作用，并能使毛细血管、微静脉管壁内皮细胞收缩，从而扩张细胞之间的裂隙，使血管壁通透性增加，血浆渗出而形成水肿。

在心血管活动的调节中，除神经和体液调节外，还存在着自身调节。

复习思考

一、名词解释

房室延搁　射血分数　血压　中心静脉压　心动周期

二、单项选择题

1. 心室肌细胞动作电位的 2 期复极参与的离子基础是（　　　）

    A. 钠离子内流，钾离子外流

    B. 钾离子外流，氯离子内流

    C. 钾离子外流，钙离子内流

    D. 钠离子外流，钾离子内流

    E. 钾离子内流，钙离子外流

2. 下列哪一心音可作为心室舒张期开始的标志（　　　）

    A. 第一心音　　　　B. 第二心音　　　　C. 第三心音

    D. 第四心音　　　　E. 主动脉和二尖瓣关闭音

3. 房室瓣和动脉瓣都处于关闭状态的时期是（　　　　）

　　A. 等容期　　　　　　　　B. 快速射血期　　　　　C. 快速充盈期

　　D. 房缩期　　　　　　　　E. 减慢射血期

4. 收缩压主要反映（　　　　）

　　A. 心率快慢　　　　　　　B. 外周阻力大小　　　　　C. 搏出量多少

　　D. 大动脉顺应性　　　　　E. 小动脉的口径

5. 有效不应期的长短主要取决于（　　　　）

　　A. 动作电位 0 期除极速度　　　　　　　　B. 阈电位水平高低

　　C. 动作电位 2 期时程　　　　　　　　　　D. 钙泵功能

　　E. 动作电位传导速度

三、思考题

1. 简述动脉压的形成及影响因素。

2. 试述微循环的血流通路及作用。

3. 试述影响静脉回流的因素。

4. 简述房室延搁的生理意义。

5. 试述组织液生成的过程及影响因素。

扫一扫，知答案

扫一扫，看课件

模块四

呼　吸

【学习目标】

1. 掌握：呼吸的概念及过程；肺活量、时间肺活量、肺泡通气量的概念；胸膜内负压的生理意义；气体交换的影响因素；肺通气的动力和阻力。

2. 熟悉：气体交换的原理；呼吸过程中肺内压与胸内压的变化；呼吸中枢。

3. 了解：解剖无效腔的概念及其生理意义；呼吸运动的反射性调节过程。

人体在新陈代谢过程中，需要不断地从外界摄取氧气并排出二氧化碳，以确保新陈代谢的正常进行和内环境的相对稳定。人体与外界环境之间进行氧气和二氧化碳交换的过程称为呼吸。人体的呼吸过程由三个环节组成（图Ⅱ-4-1）：①外呼吸，包括肺通气（肺与外界的气体交换过程）和肺换气（肺泡与肺毛细血管血液之间的气体交换过程）；②气体在血液中的运输；③内呼吸，也称组织换气（组织细胞与组织毛细血管之间的气体交换过程）。通常所称的呼吸，一般是指外呼吸。

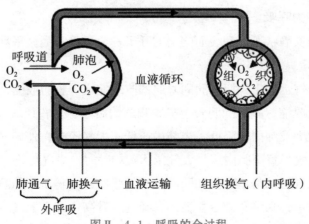

图Ⅱ-4-1　呼吸的全过程

呼吸是维持人体生命活动最基本的生理活动之一。呼吸的生理意义是维持机体环境中 O_2 和 CO_2 浓度的相对稳定，保证生命活动的正常运行。因此，其中任何一个环节发生障碍，均可使组织细胞缺 O_2 和 CO_2 蓄积，导致内环境紊乱，从而影响新陈代谢的正常进行和其他生理功能的正常发挥。呼吸一旦停止，生命也将随之终止。

项目一　肺通气

肺通气是指气体经呼吸道进出肺的过程。实现肺通气的器官是呼吸道、肺泡、胸廓、呼吸肌等。呼吸道既是气体进出肺泡的通道，又具有对吸入气加温、加湿、过滤清洁的作用；肺泡是吸入气体与肺毛细血管血液之间进行气体交换的场所；胸廓的节律性扩大和缩小则是实现肺通气的动力。呼吸肌的舒缩活动能引起胸廓的大小改变。气体进或出肺取决于两方面因素：一是推动气体流动的动力，二是阻止气体流动的阻力，只有动力克服了阻力，才能实现肺通气。

一、肺通气的动力

实现肺通气的直接动力是肺内压与大气压之差。通常情况下，大气压为一常数，故气体进或出肺取决于肺内压的变化。而肺本身不具有主动扩张和回缩的能力，其扩张和回缩完全被动地跟随胸廓的扩大与缩小，而胸廓的扩大与缩小又是由呼吸肌的收缩与舒张引起。因此，由呼吸肌的舒缩活动引起的呼吸运动是肺通气的原动力。

（一）呼吸运动

通过呼吸肌的收缩和舒张引起胸廓节律性扩大和缩小的过程，称为呼吸运动。胸廓扩大称为吸气运动，而胸廓缩小则称为呼气运动。呼吸运动可根据其深度、参与运动的呼吸肌的主次分为以下几种类型。

1. 平静呼吸和用力呼吸

（1）平静呼吸　安静状态下和缓而均匀的呼吸称为平静呼吸。平静呼吸由膈肌和肋间外肌交替性舒缩引起。

平静呼吸时，吸气运动由膈肌和肋间外肌的收缩完成。膈肌收缩，膈顶下降，胸廓上下径增大；肋间外肌收缩，胸骨和肋骨上提，胸廓前后径、左右径增大（图Ⅱ-4-2）。胸廓扩大引起肺容积增大及肺内压降低，当肺内压低于大气压时，外界气体顺气压差经呼吸道进入肺内，产生吸气，直至肺内压与大气压达到均等时，吸气终止，空气进入肺。

平静呼吸时，呼气运动是由膈肌和肋间外肌舒张所致。膈肌和肋间外肌舒张时，膈穹隆、肋骨和胸骨均回位，胸腔和肺容积缩小，肺内压升高，高于大气压时，气体出肺，产生呼气，直至肺内压降至与大气压相等时，呼气停止，气体经呼吸道出肺。

　　由此可见，平静呼吸时只有吸气肌的参与，吸气动作是吸气肌收缩产生，属于主动过程；呼气动作是吸气肌舒张产生，属于被动过程。其中膈肌舒缩引起肺容量的改变占肺通气总量的 4/5，所以膈肌在肺通气中起主要作用。

　　（2）用力呼吸　人在劳动或运动时，用力而加深的呼吸称为用力呼吸或深呼吸。

　　用力吸气时，在斜角肌、胸大肌、胸锁乳突肌等辅助吸气肌的帮助下，膈肌和肋间外肌收缩加强，使胸廓和肺容积进一步扩大，肺内压进一步降低，吸入气体更多。

　　用力呼气时，除上述吸气肌、辅助吸气肌舒张外，肋间内肌和腹壁肌等呼气肌也参与收缩，使胸廓和肺容积更加缩小，肺内压更高，呼出的气体更多。可见，用力呼吸时吸气和呼气都是主动过程。

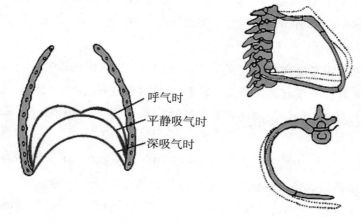

图 Ⅱ -4-2　呼吸肌活动引起胸腔容积变化示意图

　　2. 胸式呼吸和腹式呼吸　通常将主要由肋间外肌参与的呼吸运动称为胸式呼吸，主要表现为胸壁起伏明显的呼吸运动；主要由膈肌参与的呼吸运动称为腹式呼吸，主要表现为腹壁起伏明显的呼吸运动。正常人的呼吸运动是胸式呼吸和腹式呼吸同时存在，称为混合式呼吸。正常情况下，女性和青年人胸式呼吸占优势；成年男性和婴儿腹式呼吸占优势。当胸部或腹部活动受限时，可出现单一的呼吸类型。胸廓有病变时，如胸膜炎或胸腔积液等，因胸廓活动受限，主要呈腹式呼吸；在妊娠后期、腹水、腹腔肿瘤时，膈肌活动受限，则主要呈胸式呼吸。

　　3. 呼吸频率　每分钟呼吸运动的次数称为呼吸频率。正常人安静时的呼吸频率为 12 ～ 18 次 / 分，可随年龄、性别、肌肉活动和情绪等的不同而变化。如新生儿呼吸频率比成人快，运动时呼吸可暂时加快。

　　（二）肺内压

　　肺泡内的压力称为肺内压。在呼吸运动中，肺内压随胸腔容积变化而变化。吸气之初，肺容积随胸廓扩大而增大，肺内压低于大气压 1 ～ 2mmHg（0.13 ～ 0.27kPa），空气进入肺泡，随着空气的逐渐吸入，肺内压逐渐升高，至吸气末，肺内压与大气压相等，气体停止流动，吸气结束。呼气开始时，肺容积随胸廓缩小而减小，肺内压高于大气压 1 ～ 2mmHg（0.13 ～ 0.27kPa），肺内气体流向外界，随着气体逐渐减少，肺内压逐渐降低，至呼气末，肺内压又与大气压相等，气体再次停止流动，呼气结束。

临床上人工呼吸的原理就是用人工的方法造成肺内压与大气压差的周期性变化，以维持肺的通气功能。施行人工呼吸时，首先要保持呼吸道畅通，否则无效。

肺内压的大小与呼吸深度和呼吸道阻力有关。用力呼吸时，肺内压的变化较大。用力吸气时，肺容积明显增大，肺内压显著下降，可比大气压低 30 ～ 100mmHg（3.99 ～ 13.3kPa），促使大量气体吸入；用力呼气时，肺容积明显减小，肺内压显著升高，可比大气压高 60 ～ 140mmHg（7.98 ～ 18.62kPa），促使大量气体呼出。

（三）胸膜腔内压

胸膜腔指脏胸膜与壁胸膜之间密闭的潜在腔隙。胸膜腔内没有空气而仅有少量的浆液性液体。浆液的存在不仅起润滑作用，减轻呼吸运动时脏层胸膜与壁层胸膜的摩擦，而且由于浆液分子的内聚力，使两层胸膜紧紧相贴，不易分开，从而保证了肺可随胸廓的运动而张缩。

胸膜腔内的压力称为胸膜腔内压，简称胸内压。胸膜腔内压可用连接检压计的针头刺入胸膜腔内直接测定（图Ⅱ-4-3）。在平静呼吸的全过程中，胸膜腔内压都低于大气压，若将大气压规定为零，则胸膜腔内为负压，习惯上称胸膜腔负压，简称胸内负压。平静呼吸时，吸气末胸膜腔内压约为 -10 ～ -5mmHg（-1.33 ～ -0.665kPa），呼气末约为 -5 ～ -3mmHg（-0.665 ～ -0.399kPa）。

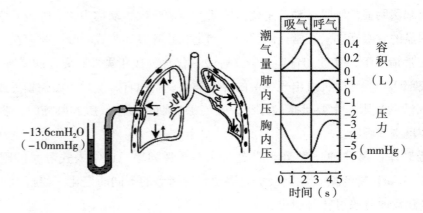

图Ⅱ-4-3　呼吸时肺内压、胸内负压及呼吸气量的变化

胸内负压是出生后形成的，并随着胸廓和肺的生长发育而逐渐加大。当胎儿一出生产生第一次呼吸，气体即进入肺。肺一旦张开（第一次吸气后），就不能恢复到原来的状态，即使是最强呼气，肺泡也不可能完全被压缩。肺被动扩张，具有回缩倾向的肺随之产生回缩力，使胸膜腔开始产生负压。以后，在发育过程中，胸廓发育的速度大于肺发育的速度，肺被牵拉的更大，回缩力也更大，使胸内负压也随之增加。由此可见，胸膜腔实际上通过脏层受两种方向相反力的影响，即肺内压（使肺扩张）与肺回缩力（使肺缩小）。因此胸膜腔内压实际为：

胸膜腔内压＝肺内压（大气压）－肺回缩力

在吸气末或呼气末，肺内压等于大气压，若将大气压规定为零，则：

胸膜腔内压＝－肺回缩力

可见，胸内负压是由肺的回缩力造成的，因此其值也随着呼吸运动的过程而变化。吸气时，肺扩张，肺的回缩力增大，胸膜腔负压增大；呼气时，肺缩小，肺的回缩力减小，胸膜腔负压也减小。

胸内负压具有重要的生理意义：①维持肺的扩张状态使肺不至于萎陷，肺内保留一定量的气体不断地与血液进行气血交换；②使肺与胸廓耦联在一起，随胸廓的运动而运动；③降低心房、腔静脉、胸导管等胸腔内薄壁器官内的压力，促进静脉血和淋巴液的回流。当胸膜腔的密闭性遭到破坏，空气进入胸膜腔，形成气胸。气胸时，胸膜腔负压减小或消失，肺将因回缩力而萎陷，严重影响肺的通气功能，还能使血液和淋巴回流受阻，甚至因呼吸、循环功能严重障碍而危及生命。

二、肺通气阻力

肺通气过程中遇到的各种阻碍气体流动的力称为肺通气阻力，包括弹性阻力和非弹性阻力，其中弹性阻力约占总阻力的 70%，非弹性阻力约占 30%。

（一）弹性阻力

弹性阻力是指在外力作用下使弹性组织变形时，弹性组织具有对抗变形和回位的力量。弹性阻力包括肺弹性阻力和胸廓弹性阻力。

1.肺弹性阻力　肺弹性阻力由肺泡表面张力和肺弹性纤维的弹性回缩力构成。前者约占肺弹性阻力的 2/3，后者约占 1/3。

（1）肺泡表面张力　肺泡表面张力是一种使肺泡表面积趋于缩小的力，这种力产生于肺泡内的液－气界面，是使液体分子之间相互吸引导致液体表面积缩小的力量。该表面张力较大，阻止肺泡扩张。

肺泡表面活性物质由肺泡Ⅱ型细胞合成并分泌，作用是降低肺泡表面张力。该物质具有重要的生理意义：①降低吸气阻力，有利于肺的扩张；②维持大小肺泡容积的稳定性；

③减少肺间质和肺泡内组织液的生成，防止肺水肿的发生。

（2）肺弹性纤维的回缩力　肺组织含有弹性纤维，具有一定的回缩力。在一定范围内，随着肺逐渐扩张，产生的弹性回缩力也越大，即弹性阻力越大。肺弹性纤维被破坏时（如肺气肿），弹性阻力减小，肺泡气不易被呼出，致使残气量增大，导致肺通气效率降低，严重时可出现呼吸困难。

由此可见，肺弹性阻力对吸气起阻力作用，对呼气起动力作用。当肺泡表面活性物质缺乏时，吸气阻力增大，肺不易扩张，但呼气阻力减小，因此不利于吸气而利于呼气；肺弹性纤维被破坏时，吸气阻力减小，呼气阻力增大，使肺泡气不易呼出，残气量增多，也不利于肺通气。

2. 胸廓弹性阻力　当平静呼气末，肺容量小于肺总容量的 67% 时，胸廓缩小，其弹性回缩力向外，是吸气的动力，呼气的阻力；当平静吸气末，肺容量大于肺总容量的 67% 时，胸廓扩大，其弹性回缩力向内，是吸气的阻力，呼气的动力。胸廓异常、畸形、痉挛性骨骼肌疾病、肥胖等都可增加胸廓的弹性阻力。

3. 顺应性　是指在外力作用下，弹性组织扩张的难易程度。容易扩张者，其顺应性大，弹性阻力小；不易扩张者，其顺应性小，弹性阻力大。顺应性与弹性阻力成反比。

顺应性可作为衡量弹性阻力大小的指标。在某些病理情况下，如肺水肿、肺纤维化、肺充血等，肺的弹性阻力增大，顺应性降低，患者表现为吸气困难；肺气肿时，因弹性组织破坏，肺的回缩力减小，弹性阻力减小，顺应性增大，患者表现为呼气困难。

（二）非弹性阻力

非弹性阻力主要来自气道阻力，占非弹性阻力的 80% ~ 90%，它是指气体流经呼吸道时气体分子之间和气体分子与气道壁之间的摩擦力。影响呼吸道阻力的因素有气流速度、气流形式和气道口径等。由于气道阻力与呼吸道半径的 4 次方成反比，因此，气道口径的变化是影响气道阻力的主要因素。气道口径越小，气道阻力越大。

三、肺容量与肺通气量

肺通气是呼吸过程的一个重要环节。使用肺量计所测得的肺容量和肺通气量，可作为评价肺通气功能的基本指标。

（一）肺容量

肺容量是指肺容纳的气体量。肺总容量由潮气量、补吸气量、补呼气量及残气量四部分组成。正常成人男性约为 5L，女性约为 3.5L。在呼吸运动中，肺容量随出入肺的气体量而变化，用肺量计可测知其组成（图Ⅱ-4-4）。

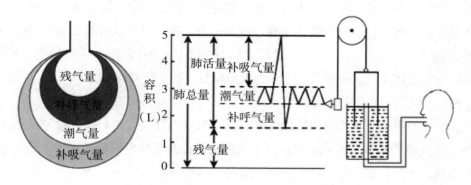

图Ⅱ-4-4 肺容积与肺容量示意图

1. 潮气量 呼吸时，每次吸入或呼出的气量称为潮气量（TV）。正常成人约为400～600mL，平均约500mL。用力呼吸时，潮气量增大。

2. 补吸气量与深吸气量 平静吸气末，再尽力吸气所能吸入的气量称为补吸气量（LRV）。正常成人约1500～2000mL。潮气量与补吸气量之和称为深吸气量（IC），此时的肺呈最大扩张状态，是衡量最大通气潜力的一个重要指标。

3. 补呼气量 平静呼气末，再尽力呼气所能呼出的气量称为补呼气量（ERV）。正常成人约为900～1200mL，此时肺缩小至最小状态。

4. 残气量和功能残气量 最大呼气末存留于肺内的气量称为残气量（RV）。正常成人男性约为1500mL，女性约为1000mL。残气量过大，表示肺通气功能不良。老年人因肺弹性降低，故残气量比青壮年大。支气管哮喘和肺气肿患者，残气量增大。

平静呼气末，肺内残留的气量称为功能残气量（FRC）。它等于补呼气量与残气量之和。正常成人约为2500mL。肺弹性回缩力降低（如肺气肿），功能残气量增大；肺纤维化、肺弹性阻力增大的病人，功能残气量减小。

5. 肺活量和时间肺活量 尽力吸气后再尽力呼气，所能呼出的气量称为肺活量（VC）。它是潮气量、补吸气量、补呼气量三者之和。正常成人男性平均约为3500mL，女性约为2500mL。肺活量的大小，可因性别、年龄等而有较大的个体差异。肺活量反映了一次呼吸的最大通气量，是最常用的肺通气功能测定的指标之一。但由于肺活量测定时，仅测呼出的气量而不限制呼气的时间，因此，即使一些通气功能有障碍的患者，例如当病人肺弹性降低或呼吸道狭窄时，可通过延长呼气时间，使测出的肺活量仍在正常范围之内。

时间肺活量（TVC）是指最大吸气后，尽力尽快呼气，计算第1s、第2s、第3s末呼出的气量。正常成年人第1s、第2s、第3s末呼出的气量占肺活量的百分比分别为83%、96%和99%，其中第一秒时间肺活量最有意义。时间肺活量是一种动态指标，它不仅反映肺活量的大小，而且反映呼吸阻力的变化，是评价肺通气功能的理想指标。肺弹性降低或阻塞性肺疾患，时间肺活量可显著降低。特别是第一秒时间肺活量低于 60% 为不正常。

6.肺总量　肺所能容纳的最大气量称为肺总量（TLC）。它是肺活量和残气量之和。其大小有较大的个体差异。正常男性平均为 5000mL，女性为 3500mL。

（二）肺通气量

肺通气量是指单位时间内进出肺的气体总量，包括每分通气量和肺泡通气量。

1.每分通气量　每分钟吸入或呼出肺的气体总量称为每分通气量，它等于潮气量与呼吸频率的乘积，计算公式：每分通气量 = 潮气量 × 呼吸频率。

正常成人平静呼吸时，呼吸频率为 12 ～ 18 次 / 分钟，潮气量为 500mL，则每分通气量为 6 ～ 9L。每分通气量随性别、年龄、身材、状态的不同而有差异。劳动和运动时，每分通气量增大。以最快速度和最大用力呼吸时，每分钟所能吸入或呼出的最大气量称为最大随意通气量，或最大通气量。正常人其值变异较大，一般可达 70 ～ 120L，是估计受试者能进行多大运动量的生理指标之一。

2.每分肺泡通气量

（1）生理无效腔　在呼吸过程中，每次吸入的气体并非全部到达肺泡进行有效的气体交换，总有一部分留在鼻腔至终末细支气管内。生理学上将这部分有通气但不能进行气体交换的区域称为解剖无效腔，正常人其容量较恒定，约为 150mL。

（2）每分肺泡通气量　每分钟吸入肺泡且能与血液进行气体交换的新鲜空气量称为每分肺泡通气量。其计算公式：

每分肺泡通气量 =（潮气量 – 无效腔气量）× 呼吸频率

安静时，正常成人潮气量为 500mL，无效腔为 150mL，呼吸频率为 12 次 / 分，则每分通气量为 6L，每分肺泡通气量为 4.2L，它是肺通气的有效气量。

因为无效腔的容积是相对恒定的，所以肺泡通气量主要受潮气量和呼吸频率的影响。由表表 Ⅱ -4-1 可知，浅而快的呼吸可降低肺泡通气量，对人体不利；适当的深而慢的呼吸，可增加肺泡通气量，从而提高肺通气的效率。

表 Ⅱ -4-1　不同形式的肺通气量

呼吸形式	呼吸频率（次 / 分）	潮气量（mL）	每分通气量（mL/min）	肺泡通气量（mL/min）
平静呼吸	16	500	8000	5600
浅快呼吸	32	250	8000	3200
深慢呼吸	8	1000	8000	6800

项目二　气体交换和运输

一、气体交换

呼吸过程中气体的交换包括肺泡与血液之间 O_2 和 CO_2 的交换（肺换气）和血液与组织细胞之间 O_2 和 CO_2 的交换（组织换气）。虽然气体交换的部位不同，但原理相同，都是以扩散形式实现。

（一）气体交换的原理

根据物理学原理，气体分子无论处于气态还是溶于液体之中，总是从压力高处向压力低处扩散，直至两处压力相等。气体的扩散主要取决于气体的分压差、气体的分子量和溶解度。

1. 气体交换的动力　气体交换的动力是气体分压。即在混合气体中，某种气体所占的气压称为该气体的气体分压。其数值可按下式计算：气体分压＝总气压 × 该气体容积百分比。

某气体在两个区域之间的分压差，称为该气体的分压差，它是气体扩散的动力。分压差越大，扩散速度越快。据测算空气、肺泡气、静脉血、动脉血和组织中的 O_2 和 CO_2 分压各不相同，见表 II-4-2。

表 II-4-2　O_2 和 CO_2 在各处的分压 mmHg（kPa）

海平面大气	肺泡气	动脉血	静脉血	组织
PO_2 159（21.2）	104（13.9）	100（13.3）	40（5.3）	30（4.0）
PCO_2 0.3（0.04）	40（5.3）	40（5.3）	46（6.1）	50（6.7）

由表中数值可见，肺泡气、静脉血、动脉血和组织中的 O_2 和 CO_2 分压各不相同，存在着分压差，从而确定了血液流经肺泡和组织时 O_2 和 CO_2 的扩散方向和速度。

2. 气体的分子量和溶解度　气体扩散速度与溶解度成正比，与分子量的平方根成反比。质量轻、溶解度大的气体扩散速度快。正常时，肺泡气与静脉血之间 O_2 和 CO_2 的分压差之比为 10：1，溶解度之比为 1：24，分子质量平方根之比为 1：1.14。综合分析，CO_2 的扩散速度约为 O_2 的 2 倍。因此临床上缺 O_2 比 CO_2 潴留更为常见，呼吸困难的患者常常会先出现缺 O_2。

（二）气体交换的过程

1. 肺换气　肺动脉内的静脉血流经肺泡时，由于肺泡气中的 PO_2 104mmHg（13.9kPa）高于静脉血中的 PO_2 40mmHg（5.3kPa），而 PCO_2 40mmHg（5.3kPa）低于静脉血中的

PCO_2 46mmHg（6.1kPa），因此，在分压差的促使下，O_2 由肺泡扩散入血液，而 CO_2 由静脉血扩散入肺泡，完成肺换气过程。

2. **组织换气** 组织细胞在新陈代谢过程中不断消耗 O_2，并产生 CO_2，使组织细胞内 PO_2 30mmHg（4.0kPa）低于动脉血 PO_2 100mmHg（13.3kPa），而 PCO_2 50mmHg（6.7kPa）高于动脉血 PCO_2 40mmHg（5.3kPa）。因此，当动脉血流经组织时，O_2 由血液扩散入组织细胞，而 CO_2 则由组织细胞扩散入血液，完成组织换气过程（图Ⅱ-4-5）。经组织换气后，动脉血又变为静脉血。

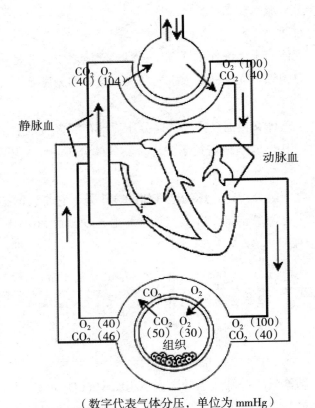

（数字代表气体分压，单位为 mmHg）

图Ⅱ-4-5 气体交换示意图

（三）影响肺换气的因素

除前已提及的气体分压差、溶解度、分子量等之外，还有以下因素。

1. **呼吸膜的厚度和面积** 肺泡气通过呼吸膜与血液进行气体交换。呼吸膜由六层结构组成（图Ⅱ-4-6），即含有表面活性物质的液体层、肺泡上皮细胞层、上皮基膜层、间质层、毛细血管基膜层、毛细血管内皮细胞层。这六层结构总平均厚度不到 1μm，有些部位仅 0.2μm，故通透性很大，气体很容易通过。正常成人的肺泡约 3 亿个，总扩散面积约

$70m^2$，平静呼吸时，能进行气体交换的呼吸膜面积约为 $40m^2$。

气体扩散速度与呼吸膜面积成正比，与呼吸膜厚度成反比。正常情况下，呼吸膜广大的面积和良好的通透性，保证了肺泡与血液间能迅速地进行气体交换。在病理情况下，呼吸膜面积减小（如肺气肿、肺不张等）或呼吸膜厚度增加（如肺炎、肺纤维化等）都会降低气体扩散速度，减少扩散量。

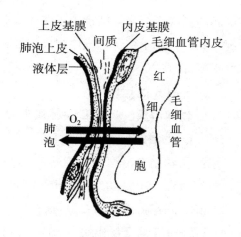

图Ⅱ-4-6　呼吸膜结构示意图

2. 通气／血流比值　由于肺换气发生在肺泡和血液之间，所以，充足的肺泡通气量和足够的肺血流量是肺换气正常进行的必要条件。通气／血流比值指的是每分钟肺泡通气量（V）和每分钟肺血流量（Q）的比值，简称 V/Q。正常人安静时，肺泡通气量为 4.2L，肺血流量即为心输出量，每分钟约为 5L，则 V/Q 为 0.84。此种匹配最为合适，气体交换的效率最高，静脉血流经肺毛细血管时，将全部变为动脉血。如果 V/Q 比值增大，说明肺通气过度或肺血流量不足，多见于肺血流量减少（如部分血管栓塞），致使肺泡无效腔增大，使该部分肺泡得不到气体交换，导致气体交换的效率降低；如果 V/Q 比值减小，说明肺泡通气不足或肺血流量过多，多见于肺泡通气不足（如支气管痉挛），使部分血液得不到气体的交换，形成功能性动－静脉短路，使气体交换的效率也降低（图Ⅱ-4-7）。

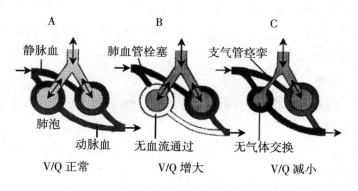

图Ⅱ-4-7　通气／血流比值示意图

二、气体在血液中的运输

肺泡扩散进入血液的 O_2 必须由血液运送至全身各组织器官，从组织换气中进入血液的 CO_2 也必须由血液运送到肺才能排出体外。因此，气体在血液中的运输是实现肺换气和组织换气的重要环节。气体在血液中的运输方式有两种，即物理溶解和化学结合。物理溶解的量很少，化学结合为主要运输形式。物理溶解的量虽然很少，但它是化学结合的前提，同时，化学结合的气体解离后也要溶解于血浆中，所以，物理溶解的形式是必不可少的重要环节。

（一）O_2 的运输

1. 物理溶解　100mL 动脉血中 O_2 的溶解量不超过 0.3mL，约占血液运输 O_2 总量的 1.5%。O_2 的溶解量主要决定于 O_2 的分压值，分压高时溶解多，分压低时溶解少。

2. 化学结合　交换到血液中的 O_2 绝大部分进入红细胞与血红蛋白（Hb）结合为氧合血红蛋白（HbO_2），并以 HbO_2 的形式运输。正常成人每 100mL 动脉血结合的 O_2 约为 19.5mL，约占血液运输 O_2 总量的 98.5%。

O_2 与 Hb 结合反应快（0.01s）、可逆、不需酶催化，反应进行的方向取决于 PO_2 的高低。一分子的 Hb 有 4 个 Fe^{2+}，每一个 Fe^{2+} 能和一分子 O_2 进行可逆结合，因此一分子 Hb 可结合 4 分子 O_2。Fe^{2+} 与 Hb 结合后，Fe^{2+} 仍保持低铁形式，没有电子数目的变化，故不是氧化作用而称为氧合。

当血液流经 PO_2 高的肺部时，Hb 与 O_2 结合形成 HbO_2 而运输，HbO_2 呈鲜红色，动脉血含 HbO_2 多，故呈鲜红色。当血液流经 PO_2 低的组织时，HbO_2 迅速解离形成去氧血红蛋白（Hb），并释放 O_2，供组织代谢所需，去氧血红蛋白呈暗蓝色，静脉血中较多，故静脉血呈暗红色。

临床上紫绀一般可作为缺 O_2 的标志。当血液中 Hb 含量达到 50g/L 以上时，口唇、甲床等毛细血管丰富的浅表部位出现青紫色，称为紫绀。但一些严重贫血的病人，虽严重缺 O_2，由于 Hb 总量太少，去氧血红蛋白达不到 50g/L，而不出现紫绀；高原性红细胞增多症患者，因 Hb 总量高，使去氧血红蛋白超过 50g/L，虽不缺 O_2，但却出现紫绀。因此，紫绀与缺 O_2 并不成平衡关系。

（二）CO_2 的运输

1. 物理溶解　CO_2 的溶解度比 O_2 大，但是 100mL 静脉血中的溶解量也仅约 3mL，约占血液运输 CO_2 总量的 5%。

2. 化学结合　CO_2 化学结合的形式有两种：一是形成碳酸氢盐，约占 CO_2 运输总量的 88%；二是形成氨基甲酸血红蛋白，约占运输总量的 7%。

（1）碳酸氢盐形式　碳酸氢盐形式是 CO_2 运输的主要形式，在红细胞中生成 $KHCO_3$，在血浆中生成 $NaHCO_3$，其具体过程见图 II−4−8。

当动脉血流经组织时，组织细胞代谢产生的 CO_2 经交换扩散入毛细血管，又很快扩散入红细胞内，红细胞内含有大量的碳酸酐酶，在碳酸酐酶的催化作用下，CO_2 与 H2O 结合成 H_2CO_3，H_2CO_3 又迅速解离成 H^+ 和 HCO_3^-。因为红细胞膜对 HCO_3^- 和 Cl^- 等负离子具有极高的通透性，而对 H^+ 等正离子通透性很小，所以，除少量的 HCO_3^- 在红细胞内

与 K^+ 结合为 $KHCO_3$ 外，其余大部分扩散入血浆与 Na^+ 结合成 $NaHCO_3$。与此同时，不易透出细胞的正离子（H^+）吸引血浆中的 Cl^- 向红细胞内扩散，以维持细胞膜两侧电荷平衡，这种现象称为氯转移。红细胞中生成的 HCO_3^- 与血浆中的 Cl^- 互换，避免了 HCO_3^- 在细胞内的堆积，有利于 CO_2 的运输。H_2CO_3 解离出来的 H^+ 则与 HbO_2 结合，形成 HHb。HHb 是强有力的缓冲剂，H^+ 和 HbO_2 的结合不仅能促进更多的 CO_2 转变为 HCO_3^-，有利于 CO_2 运输，还能促使更多的 O_2 释放，有利于向组织供 O_2。当静脉血流经肺泡时，肺泡内 PCO_2 较低，上述反应向相反的方向进行，即 HCO_3^- 自血浆进入红细胞，在碳酸杆酶的催化下形成 H_2CO_3，再解离出 CO_2 扩散入血浆，然后扩散入肺泡，排出体外。

从 CO_2 的运输中不难看出，CO_2 与 H_2CO_3、HCO_3^- 以及 H^+ 有着密切的关系，在体内酸碱平衡的调节中，有许多缓冲对在起着重要的作用，其中 $NaHCO_3/H_2CO_3$ 尤为重要。因此，机体内 CO_2 含量的变化将直接影响着 H_2CO_3、HCO_3^- 和 H^+ 的变化，从而改变机体的酸碱平衡。临床上因呼吸障碍而引起 CO_2 潴留，可导致酸中毒，称其为呼吸性酸中毒。

（2）氨基甲酸血红蛋白形式　进入红细胞内的 CO_2 能直接与 Hb 上的自由氨基结合，形成氨基甲酸血红蛋白（$HbNHCOOH$），又称碳酸血红蛋白（$HbCO_2$），反应如下：

$$HbNH_2O_2 + H^+ + CO_2 \underset{\text{肺部}}{\overset{\text{组织}}{\rightleftharpoons}} HHbNHCOOH + O_2$$

上述反应迅速、可逆，不需酶参与，其运输 CO_2 的效率很高，虽然在静脉血中该形式仅占 CO_2 运输总量的 7%，但在肺排出的 CO_2 总量中，约有 18% 是由氨基甲酸血红蛋白释放的，可见这种形式的运输对 CO_2 的排出有重要意义。氨基甲酸血红蛋白形式的运输主要受氧合作用的调节。去氧血红蛋白与 CO_2 结合的能力比 $HbCO_2$ 大。所以在组织毛细血管内，$HbCO_2$ 释放出 O_2 之后，形成去氧血红蛋白，它能生成较多的 $HbNHCOOH$。当血液流经肺毛细血管时，去氧血红蛋白与 O_2 结合，形成 HbO_2，CO_2 就很容易被解离出来。

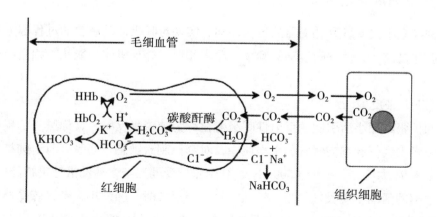

图 II -4-8　CO_2 在血液中的运输示意图

项目三　呼吸运动的调节

呼吸运动是一种受意识控制的节律性活动。其深度和频率随体内、外环境条件的改变而改变。呼吸节律的形成和适应性改变都是通过神经系统的调节来实现的，包括中枢神经性调节和反射性调节。

一、呼吸中枢

呼吸中枢是指中枢神经系统内产生和调节呼吸运动的神经细胞群。它们分布在脊髓、延髓、脑桥、间脑及大脑皮层，其中以延髓、脑桥最为重要，各个中枢在产生和调节呼吸运动中的作用不同，正常节律性呼吸运动是在各级中枢之间相互协调和配合下产生的。

1.脊髓　支配吸气肌或是呼气肌的运动神经元均来自脊髓前角，但呼吸节律不是脊髓产生的，如果在脊髓与延髓间横断，则呼吸停止。因此说明脊髓只是联系上位中枢与呼吸肌的中继站和整合某些呼吸反射（呼吸肌本体感受性反射）的初级中枢。

2.低位脑干　包括延髓和脑桥。它们是呼吸节律产生的主要部位。横断脑干实验证明，延髓是产生呼吸节律的基本中枢，如果延髓受损，则呼吸停止。这表明呼吸节律产生于低位脑干。

3.上位脑　呼吸还受脑桥以上部位的影响，如下丘脑、边缘系统、大脑皮层等。尤其是大脑皮层对呼吸运动有明显的调节作用，如人们可以有意识地控制呼吸深度和频率，说话、唱歌、屏气、深呼吸等都是在大脑皮层对呼吸运动的随意控制下进行的。另外经过训练，呼吸运动也能建立条件反射。

二、呼吸的反射性调节

中枢神经系统接受各种感受器的传入冲动，实现对呼吸运动调节的过程称为呼吸的反射性调节。通过调节，使呼吸运动的频率、深度和形式等与机体功能状态相适应。主要调节如下：

（一）肺牵张反射

由肺的扩张或缩小所引起的反射性呼吸变化称为肺牵张反射，又称黑－伯反射。肺牵张感受器位于支气管和细支气管的平滑肌中，对牵拉刺激敏感。当吸气时，肺扩张，肺内气体达一定容积时（正常成人约800mL），肺牵张感受器兴奋，冲动沿迷走神经传入延髓，抑制吸气中枢的活动，使吸气停止，转入呼气。当呼气时，肺缩小，牵张感受器所受刺激减弱，迷走神经传入冲动减少，解除了对吸气中枢的抑制，吸气中枢再次兴奋，产生吸气，从而又开始了一个新的呼吸周期。肺牵张反射是一种负反馈调节，其意义是阻止吸气过深过长，促使吸气转为呼气，与脑桥呼吸调整中枢共同调节呼吸的频率和深度。

人体在平静呼吸时，此反射生理意义不大。深吸气时，才能引起肺牵张反射。病理情况下，如肺炎、肺充血、肺水肿等，由于肺顺应性降低，肺不易扩张，吸气时对牵张感受器的刺激作用增强，传入冲动增多，使呼吸变浅、变快。

（二）呼吸肌本体感受性反射

由呼吸肌本体感受器传入冲动引起的呼吸运动反射性变化，称为呼吸肌本体感受性反射。呼吸肌本体感受器是肌梭，位于呼吸肌内。当呼吸肌收缩时，肌梭受牵拉而兴奋，传入冲动经后根传入脊髓，反射性引起呼吸肌收缩加强。呼吸肌本体感受器反射参与呼吸运动的调节，其意义在于当呼吸肌负荷增大（呼吸道阻力增大）时，可通过本体感受性反射，使呼吸肌收缩力量加强，以克服呼吸道阻力，实现有效的肺通气。

（三）化学感受性反射

血液中 PCO_2、PO_2 和 H^+ 浓度变化时，可通过化学感受器影响呼吸运动，从而改变肺通气，以保证这三种化学成分在血液中相对恒定，并使肺通气能适应机体代谢的需要。

参与呼吸运动调节的化学感受器，按其所在部位不同分为外周化学感受器和中枢化学感受器两种。外周化学感受器是指颈动脉体和主动脉体化学感受器，对血液中 PCO_2、PO_2 和 H^+ 的变化敏感。当血液中 PCO_2 升高、PO_2 降低、H^+ 浓度升高时，该感受器兴奋，传入冲动增加，反射性引起呼吸加深加快。在呼吸调节中，颈动脉体的作用远较主动脉体重要；中枢化学感受器位于延髓腹外侧浅表部位，对脑脊液和局部组织液中 H^+ 浓度变化敏感。然而，血液中的 H^+ 不易通过血-脑屏障，故不易感受血液 H^+ 的变化。但 CO_2 则易通过血-脑屏障，当血液 PCO_2 升高时，CO_2 由脑血管扩散入脑脊液和脑组织细胞外液，与其中的 H_2O 结合成 H_2CO_3，再解离出 H^+，刺激中枢化学感受器，从而引起呼吸中枢兴奋。中枢化学感受器不感受缺 O_2 刺激。

1.CO_2 对呼吸的调节　CO_2 是维持正常呼吸运动的重要生理性刺激，也是调节呼吸运动最重要的体液因素。人过度通气，可发生呼吸暂停，就是由于 CO_2 排出过多，以致对呼吸中枢的刺激减弱而造成。所以，临床上给病人吸入的 O_2，要含有一定量的 CO_2。适当增加吸入气中 CO_2 含量，可使呼吸加深加快。如吸入气中 CO_2 由正常的 0.04% 增至 4%，再至 5%，肺通气量可逐渐增加至 1 倍，再增加至 3～5 倍。但当吸入气中 CO_2 含量超过 7% 至 20% 时，肺通气量不能相应增加，致使体内 CO_2 堆积，呼吸中枢抑制，不仅出现头痛、头昏等症状，而且还可能导致昏迷甚至呼吸停止，临床上称 CO_2 麻醉。

CO_2 兴奋呼吸的作用，是通过两条途径实现的：一条是刺激中枢化学感受器，进而引起延髓呼吸中枢兴奋，使呼吸加深加快；另一条是刺激外周化学感受器，冲动传入延髓，兴奋延髓的呼吸中枢，反射性地使呼吸加深加快。但以前者为主，约占总效应的 80%。

2.H^+ 对呼吸的调节　动脉血 H^+ 浓度升高时，呼吸加深加快，肺通气量增加；H^+ 浓度降低时，则呼吸减弱。因为 H^+ 不易通过血－脑屏障，所以 H^+ 对呼吸的调节主要是通过刺激外周化学感受器实现的。

3. 低 O_2 对呼吸的调节　低 O_2 是通过兴奋呼吸中枢和抑制呼吸中枢两种相反作用途径影响呼吸的。当吸入气中 PO_2 下降时，可引起呼吸加深加快，肺通气量增加。因为低 O_2 对呼吸中枢的直接作用是抑制，因此它对呼吸的兴奋作用完全是通过外周化学感受器实现的。在轻、中度缺 O_2 时，通过外周化学感受器兴奋呼吸中枢的作用大于对呼吸中枢的直接抑制作用，从而使呼吸加强。但严重低 O_2 时，来自外周化学感受器的兴奋作用不足以抵消低 O_2 对呼吸中枢的直接抑制作用，导致呼吸抑制，甚至呼吸停止。

动脉血中 PO_2 对正常呼吸的调节作用不大，只有当血液中 PO_2 降到 8.0kPa 以下时，低 O_2 才对呼吸有影响。如身处高原、高山、高空时，大气压下降，血中 PO_2 降低，可刺激外周化学感受器，使呼吸加深加快，以增加 O_2 的吸入量。此时，低 O_2 刺激外周化学感受器兴奋呼吸成为提高血液 PO_2 的一条重要途径。低 O_2 对呼吸的兴奋作用有重要的临床意义。如严重慢性呼吸功能障碍（肺气肿、肺心病）患者，气体交换受到障碍，导致低 O_2 和 CO_2 潴留，长期 CO_2 潴留使中枢化学感受器对 CO_2 的刺激作用发生适应，敏感性降低，而外周化学感受器对低 O_2 刺激适应很慢，此时，低 O_2 对外周化学感受器的刺激就成为驱动呼吸的主要刺激。因此，对这类病人不宜快速给氧，应采取低浓度持续给氧，以免突然解除低 O_2 的刺激作用，引起呼吸中枢兴奋性突然降低而导致呼吸抑制。

需要注意的是，血液中的 CO_2、H^+ 浓度及低 O_2 三种因素分别对呼吸有影响，但是三者之间又彼此联系，相互影响、相互作用。

复习思考

一、名词解释

呼吸　肺活量　肺泡通气量　顺应性　通气血流比值

二、单项选择题

1. 平静呼吸过程中，胸膜腔负压的最大值（绝对值）出现在（　　　）

    A. 吸气末　　　　　　　　B. 呼气末　　　　　　　　C. 呼气中

    D. 吸气中　　　　　　　　E. 吸气初

2. 第一秒末时间肺活量的正常值占肺活量的（　　　）

    A. 63%　　　　　　　　　B. 75%　　　　　　　　　C. 83%

    D. 93%　　　　　　　　　E. 96%

3. 下列关于通气 / 血流比值的描述哪项是不正确的（　　　　）

　　A. 安静时的正常值为 0.84

　　B. 通气血流比值减少，意味着生理无效腔增大

　　C. 肺动脉栓塞时，比值增大

　　D. 肺尖部比值增大，可达 3

　　E. 通气血流比值越大越好

4. 生理情况下，血液中调节呼吸的最重要的因素是（　　　　）

　　A. 二氧化碳　　　　　　　　B. 氢离子　　　　　　　C. 氧气

　　D. 2，3- 二磷酸甘油酸　　　E. 碳酸氢钠

三、思考题

1. 简述胸膜腔负压的生理意义。

2. 试述肺泡表面活性物质的生理意义。

3. 试述影响肺换气的因素。

扫一扫，知答案

扫一扫，看课件

模 块 五

消化和吸收

【学习目标】

　　1. 掌握：消化和吸收的概念；胃液的成分及作用；胃和小肠的运动形式及其意义、胰液的成分及作用；胆汁的成分及作用；小肠在吸收中的重要地位。

　　2. 熟悉：唾液的成分及作用；小肠液和大肠液的成分及作用；排便反射的过程；几种主要胃肠激素的名称及其作用。

　　3. 了解：咀嚼与吞咽的过程；消化道平滑肌的一般生理特性；大肠的运动形式；小肠内主要营养物质的吸收过程；神经系统对小肠运动的调节作用。

　　4. 运用所学知识写一份与消化和吸收有关的科普宣传稿（300～500 字左右）。

　　外界的各种营养物质（如蛋白质、糖类、脂肪、维生素等）几乎都是通过消化系统从食物中摄取并被利用的。食物在消化道内被分解为可被吸收的小分子物质的过程称为消化。消化的方式有两种：①机械性消化，即利用消化道的运动将食物磨碎，并与消化液充分混合，推送其向消化道远端的过程；②化学性消化，即利用消化液的各种消化酶，把食物中的大分子物质分解成小分子物质的过程。两种消化方式是同时进行。密切配合的。经消化后的小分子物质透过消化道黏膜进入血液或淋巴液的过程称为吸收。食物的消化过程依次经过人体的口腔、胃、小肠和大肠，其中胃和小肠是主要的消化器官；吸收的主要部位在小肠。

项目一　口腔内的消化

　　消化过程是从口腔开始的。食物在口腔内被咀嚼研磨并与唾液充分混合，形成食团后被吞咽入胃。

一、唾液及其作用

（一）唾液的性质和成分

唾液是由腮腺、下颌下腺和舌下腺三大唾液腺及众多散在的小唾液腺分泌的无色、无味、近中性（pH6.6～7.1）的低渗或等渗性混合液体。成人每日唾液的正常分泌量为1.0～1.5L，其中水分约占99%，还有少量的有机物、无机物及一些气体分子。唾液中的有机物主要有唾液淀粉酶、黏蛋白、免疫球蛋白（如 IgA）和溶菌酶等；无机物主要有Na^+、K^+、Ca^{2+}、Cl^-、HCO_3^-和硫氰酸盐等。

（二）唾液的作用

唾液的主要作用包括：①湿润口腔和溶解食物，以引起味觉并易于吞咽；②清洁和保护口腔，清除进入口腔的有害物质及口腔中的食物残渣；③杀菌作用，唾液中的溶菌酶和免疫球蛋白具有杀灭细菌和清除病毒的作用；④消化淀粉，唾液淀粉酶（最适 pH 为 7.0）可分解食物中的淀粉成为麦芽糖；⑤排泄功能，某些重金属（如铅、汞等）、氰化物及致病微生物（如狂犬病毒等）部分可随唾液排出。

二、咀嚼和吞咽

（一）消化道平滑肌的特性

消化道平滑肌的一般特性表现为：①兴奋性较低，舒缩速度缓慢；②伸展性大；③具有自动节律性，但缓慢且不规则；④对电刺激不敏感，但对机械牵张、温度和化学刺激敏感。

（二）咀嚼

咀嚼是在意识的控制下由各咀嚼肌按顺序收缩而实现的反射活动。咀嚼的主要作用是：①切割、研磨和搅拌食物，并与唾液充分混合形成食团，便于吞咽；②有利于食物与唾液淀粉酶充分接触，以发挥其化学性消化的作用；③反射性引起胃、肠、肝脏、胰腺和胆囊等消化器官的活动，为以后的消化过程做准备。牙齿缺失或进食速度过快的人，食物在口腔内得不到充分消化而加重胃肠负担。

（三）吞咽

吞咽是指食团由口腔经咽和食管到达胃的过程，是一种可随意发动的反射活动。根据食团经过的部位，可将吞咽分为连续的三段过程：

第一段（口腔期）：食团由口腔到咽。此期是在大脑皮层控制下随意启动的动作，主要依靠舌的运动将食团推至咽部。

第二段（咽期）：食团由咽到食管上端。食团刺激软腭和咽部的感受器，会引起咽部肌群反射性有序收缩，包括上举软腭、咽后壁前凸而封闭鼻咽通路；声带内收，喉头上升并向前紧贴会厌而封闭咽与气管的通路，导致呼吸暂停，避免了食物误入气管；喉头前移，食管上括约肌舒张，使食团被挤入食管。

第三段（胃期）：食团沿食管下行至胃。食团进入食管后，可反射性地刺激食管产生蠕动而将食团推送入胃。蠕动是消化道共有的一种基本的运动形式，是由平滑肌顺序收缩而形成的向前推进的波形运动，表现为食团前端出现一舒张波，食团后端出现一收缩波，从而挤压食团沿食管下行（图Ⅱ-5-1）。

吞咽反射的中枢位于延髓，在深度麻醉、昏迷或患某些神经系统疾病时，吞咽反射会发生障碍，易造成病人误吸。

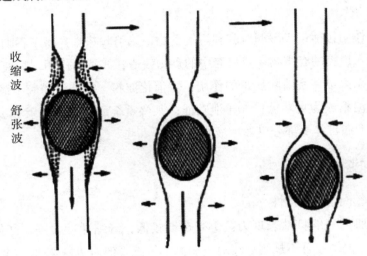

图Ⅱ-5-1　食管蠕动示意图

项目二　胃内的消化

胃是消化道最膨大部位，可暂时储存食物。食物在胃内将会受到胃液的化学性消化和胃壁运动的机械性消化，之后食糜被排入十二指肠。

一、胃液及其作用

胃液是由贲门腺、泌酸腺、幽门腺和胃黏膜上皮细胞共同分泌的混合液体，正常成人每日分泌量约为 1.5～2.5L。纯净的胃液是一种无色的酸性（pH 约为 0.9～1.5）液体。除了水分以外，胃液的成分主要包括盐酸、胃蛋白酶原、黏液和内因子。

1. 盐酸　也称胃酸，是由胃底腺的壁细胞分泌的。胃酸有两种形式，一种是游离酸，另一种与蛋白质结合成为盐酸蛋白盐，称为结合酸，二者合称为胃液的总酸量。

盐酸的作用：①使食物中的蛋白质变性，易于分解和消化；②杀灭进入胃内的细菌；③激活胃蛋白酶原并为其发挥作用提供适宜的酸性环境；④盐酸进入小肠后可促进胰液、胆汁和小肠液的分泌；⑤盐酸造成的酸性环境，可促进铁和钙在小肠内的吸收。

盐酸分泌不足可导致人体出现食欲不振、腹胀、消化不良和贫血等症状；盐酸分泌过多又会侵蚀胃和十二指肠黏膜，极易发生溃疡病。由此得出，抑酸可作为治疗胃溃疡的主要方法。近年的研究表明，幽门螺杆菌感染是导致胃溃疡、慢性胃炎和胃癌的主要原因。

2. 胃蛋白酶原　由胃底腺的主细胞分泌出来的无活性的胃蛋白酶原。在胃酸的激活下成为有活性的胃蛋白酶，激活的胃蛋白酶也可激活胃蛋白酶原。胃蛋白酶的生理作用就是分解食物中的蛋白质为䏡和胨，以及少量的多肽和氨基酸。最适合胃蛋白酶发挥作用的 pH 为 1.8 ~ 3.5，pH 越高其活性就会逐渐降低，当 pH > 5.0 时失活。因此，进入小肠内的胃蛋白酶就会失去水解蛋白质的能力。

3. 黏液和碳酸氢盐　胃腔中的黏液是由胃黏膜表面上皮细胞、泌酸腺的颈黏液细胞、贲门腺及幽门腺共同分泌的，主要化学成分为糖蛋白。黏液呈胶冻状，具有很强的黏滞性和润滑性，覆盖在胃黏膜表面，相当于胃黏膜上皮厚度的 20 倍左右，可大大降低粗糙食物对胃黏膜的机械性损伤。

黏液和 HCO_3^- 联合形成的"黏液 – 碳酸氢盐屏障"是一个使胃黏膜免受损伤的防御性屏障（图Ⅱ –5–2），厚约 0.5 ~ 1.0mm。具体作用如下：当胃腔中的 H^+ 从黏膜表面向胃黏膜上皮细胞扩散时，就会与 HCO_3^- 相遇并中和而形成 H_2CO_3，促使在胃黏膜层内形成一个 pH 梯度，即靠近胃腔的一侧，呈强酸性；靠近黏膜上皮细胞的一侧 pH ≈ 7.0。因此，"黏液 – 碳酸氢盐屏障"可有效避免胃黏膜受 H^+ 的直接侵蚀，也可使胃蛋白酶失去活性，避免其消化胃黏膜。酒精、非甾体类抗炎药物（如阿司匹林）、胆盐等均可破坏此屏障，导致胃炎、胃溃疡等疾病。

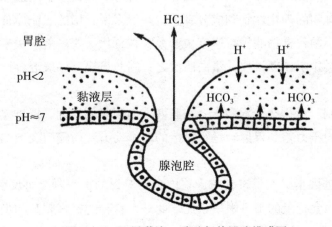

图Ⅱ –5–2　胃黏液 – 碳酸氢盐屏障模式图

4. 内因子 内因子是由泌酸腺壁细胞分泌的一种糖蛋白。内因子可与进入胃内的维生素 B_{12} 结合形成复合物，保护维生素 B_{12} 不被肠内水解酶破坏，还可与位于回肠末端黏膜细胞上的受体结合，促进维生素 B_{12} 在回肠内的吸收。如果内因子分泌减少，就会造成机体缺乏维生素 B_{12}，导致恶性贫血。

二、胃的运动

（一）胃的运动形式

1. 紧张性收缩 胃壁的平滑肌经常保持一定程度微弱的持续收缩状态，其作用是：维持胃的正常形状和位置，防止胃下垂；维持一定水平的胃内压，有助于胃液渗入食团；能协助食糜向十二指肠推动。

2. 容受性舒张 在咀嚼和吞咽食物时，食物对口腔、食管等处感受器的刺激可通过迷走-迷走反射引起胃底和胃体肌肉舒张，称为容受性舒张，是胃的特征性运动形式。其生理意义在于使胃能够容纳大量的食物，而不会导致胃内压明显升高，防止胃内食物过快过早地进入十二指肠。

3. 蠕动 食物入胃内约 5 分钟后开始出现胃蠕动，频率约为 3 次 / 分。蠕动波起始于胃的中部，约 1 分钟后到达幽门。蠕动波起初较小，其幅度和速度在传播过程中会逐渐增加，接近幽门时明显增强，每次可将约 1～2mL 的食糜排入十二指肠。如果收缩波比胃内容物先到胃窦终末部，后者就会有力收缩将一部分食糜反向推回到胃窦近端和胃体，这样经过反复的推进与推回，有利于食物在胃内被彻底磨碎并与胃液充分混合。胃蠕动的生理作用：充分搅拌和研磨食物，使食物与胃液得以充分混合，以利于化学性消化，同时将胃内的食糜向十二指肠方向推进。

（二）胃排空及其控制

1. 胃排空 胃内食糜由胃排入到十二指肠的过程称为胃排空，一般在进食 5 分钟后进行。胃排空速度与食物的理化性状和成分有关，一般来说，稀的、流体食物排空速度快于稠的、固体食物；小颗粒食物的排空速度快于大颗粒食物；等渗溶液快于非等渗溶液；三大营养成分中，糖类排空速度最快，蛋白质次之，脂肪最慢。一般混合性食物完全排空约需 4～6h。

2. 胃排空的控制 胃排空受胃和十二指肠两方面因素的控制，胃排空与否主要取决于胃和十二指肠之间的压力差。胃运动是胃排空的基本动力，而幽门及十二指肠的收缩是胃排空的阻力。

（1）胃排空促进因素 大量进食时，胃内食物对胃的扩张刺激可反射性加快胃排空，胃排空的速率与胃内食物量的平方根呈正比。此外，食物的扩张刺激和蛋白质及其消化产物还可直接或间接刺激促胃液素的释放，进一步促进胃排空。

（2）十二指肠内抑制排空的因素　食糜可刺激十二指肠壁中的脂肪、酸、渗透压感受器及机械牵张感受器，反射性抑制胃排空，使胃排空减慢，这种反射称为肠－胃反射。另外，进入十二指肠的食物分解成分（如胃酸、脂肪等）还可促进小肠黏膜释放促胰液素、抑胃肽等各种激素来抑制胃运动，从而延缓胃排空。具有上述作用的激素统称为肠抑胃素。

刚进食时，胃内的食物较多，胃排空的促进因素占优势，胃排空速度较快，随着胃内容不断排入十二指肠，胃排空的抑制因素占优势而使胃排空减慢或暂停。随后，盐酸在肠内被逐步中和、食物消化产物被逐步吸收，胃排空的抑制因素也随之消失，胃排空的促进因素又起主导作用，胃又会将一部分食糜排入十二指肠。综上，胃排空是间断进行的，目的就是充分保证十二指肠内的消化和吸收能正常进行。

（三）呕吐

呕吐是经口腔将胃及肠内容物强力驱出的动作，是一种具有保护作用的防御反射。舌根、咽、胃肠道、胆总管、泌尿生殖器官、视觉和嗅觉器官、内耳前庭等处的感受器受到刺激均可引起呕吐。脑水肿、脑肿瘤等脑部疾病造成的颅内压增高可直接刺激呕吐中枢产生呕吐，吗啡等中枢性催吐药物可通过刺激呕吐中枢附近的化学感受器产生呕吐。呕吐的中枢位于延髓，与呼吸、心血管等中枢都有密切的关系，所以呕吐时常会伴随呼吸急促、心率加快等自主神经兴奋的症状。临床上，常采取催吐的方法来协助食物中毒或服毒的病人排出毒素，但长期剧烈呕吐会使机体丢失大量体液，造成体内水、电解质、酸碱平衡的紊乱。

项目三　小肠内的消化

小肠内消化是消化过程中最重要的阶段。食物在小肠内受到胰液、胆汁和小肠液三种消化液的化学性消化及小肠运动的机械性消化后，营养物质被彻底分解为可被吸收的小分子物质，食物的消化、吸收过程基本完成。同时，小肠也是吸收的主要部位。

一、胰液及其作用

（一）胰液的性质和成分

胰液是由胰腺腺泡细胞和小导管管壁上皮细胞分泌，经胰腺导管排入十二指肠的无色、无味的碱性等渗液体（pH 为 7.8 ～ 8.4）。除水分外，胰液中还含有无机物和有机物。无机物主要包括 HCO_3^-、Cl^-、Na^+ 和 K^+ 等，有机物主要包括各种消化酶，如胰淀粉酶、胰脂肪酶、胰蛋白酶原和糜蛋白酶原等。

（二）胰液的作用

1. HCO_3^-　　胰液中 HCO_3^- 的主要作用是：中和随食物进入十二指肠的胃酸，保护小肠黏膜免受强酸的侵蚀；为小肠内多种消化酶发挥作用提供适宜的酸碱环境（pH7.0～8.0）。

2. 胰淀粉酶　　胰淀粉酶水解淀粉的效率很高，可将淀粉分解为糊精、麦芽糖和麦芽寡糖，其发挥作用的最适 pH 为 6.7～7.0。

3. 胰脂肪酶　　胰脂肪酶可分解甘油三酯为脂肪酸、甘油一酯和甘油，最适 pH 为 7.5～8.5，但胰脂肪酶只有在辅脂酶存在的前提下才发挥作用。辅脂酶是另一种胰腺分泌的小分子蛋白质，可在甘油三酯表面与胰脂肪酶及胆盐形成一种高亲和度的复合物，防止脂肪酶被胆盐从脂肪表面置换下来。此外，胰液中还有胆固醇酯酶和磷脂酶，分别水解胆固醇酯和卵磷脂。

4. 蛋白质水解酶　　主要包括胰蛋白酶和糜蛋白酶，均以无活性的酶原形式存在于胰液中。小肠液中的肠激酶可以激活胰蛋白酶原变为有活性的胰蛋白酶，此外，胃酸、组织液及胰蛋白酶本身也可激活胰蛋白酶原；胰蛋白酶又能激活糜蛋白酶原变为有活性的糜蛋白酶。胰蛋白酶和糜蛋白酶都能分解蛋白质变为胨和胨，两者共同作用可消化蛋白质为小分子的多肽和氨基酸，羧基肽酶又可将多肽进一步分解为氨基酸。同时，胰液还包含核糖核酸酶、脱氧核糖核酸酶等，可分解核酸为单核苷酸。

5. 胰蛋白酶抑制物　　胰腺可分泌少量的胰蛋白酶抑制物，后者与胰蛋白酶结合形成无活性的复合物，以防止生理状态下胰蛋白酶原被激活后对胰腺的自我消化，但不能阻止病理情况下（如胰腺导管梗阻、饮食不当等）大量胰蛋白酶原被激活所致胰腺的自身消化。

总之，胰液含有能水解三大营养物质的消化酶，是所有消化液中消化食物最全面、消化力最强、最重要的消化液。当胰腺分泌发生障碍时，会使蛋白质和脂肪的消化和吸收不彻底而发生脂肪泻，但对糖的消化和吸收影响不大。

二、胆汁及其作用

（一）胆汁的性质和成分

胆汁是由肝细胞分泌的，每天分泌量约为 0.8～1.0L。新生成的胆汁呈金黄色，pH 约为 7.4；在胆囊中贮存的过程中，胆汁中的水分和碳酸氢盐因被胆囊壁吸收而变得黏稠、颜色加深并呈弱酸性，pH 约为 6.8。

除水分以外，胆汁中的无机物包括 Na^+、K^+、Ca^{2+}、HCO_3^- 等，有机物包括胆汁酸、脂肪酸、胆色素、胆固醇、卵磷脂和黏蛋白等。胆汁中虽无消化酶，但其中的胆盐是胆汁参与消化和吸收的主要成分。

胆汁中维持适当比例的胆盐、胆固醇和卵磷脂是保证胆固醇成溶解状态的必要条件。一旦胆固醇分泌过多或卵磷脂、胆盐合成减少，胆固醇就会沉积下来，这是形成胆结石的主要原因。

（二）胆汁的作用

胆汁中的胆盐对脂肪的消化和吸收具有重要意义，其作用主要为：①乳化脂肪。胆汁中的胆固醇、胆盐和卵磷脂等可降低脂肪的表面张力，将脂肪乳化为微滴，增加胰脂肪酶的作用面积，利于消化脂肪。②促进脂肪和脂溶性维生素的吸收。胆盐可与肠腔中的脂肪消化产物中的脂溶性成分（如脂肪酸、甘油一酯等）形成水溶性混合微胶粒，使之容易通过肠上皮细胞表面静水层而到达肠黏膜表面，有利于脂肪的吸收。胆汁的这一作用也可促进脂溶性维生素 A、D、E、K 的吸收。③利胆作用。胆盐直接刺激肝细胞分泌胆汁，称为胆盐的利胆作用；发挥作用后的胆盐又大部分在回肠被吸收入血，经门静脉返回肝脏，称为肝 – 肠循环。

三、小肠液及其作用

（一）小肠液的性质和成分

小肠液是由十二指肠腺和小肠腺两种腺体分泌的 pH 约为 7.6 的弱碱性等渗液体，成人每日分泌量为约 1 ～ 3L。

除了水分和无机盐外，小肠液中还含有肠激酶和黏蛋白。小肠液内虽然只有肠激酶一种消化酶，但在小肠黏膜上皮细胞表面却含有多种消化酶，如肽酶、脂肪酶、蔗糖酶和麦芽糖酶等。

（二）小肠液的作用

小肠液的主要作用：①大量的小肠液可稀释肠内的消化产物，使肠腔内的渗透压降低，利于吸收。②小肠分泌的肠激酶可激活胰蛋白酶原，促进蛋白质的消化。③小肠液可润滑肠道、中和胃酸，从而保护十二指肠黏膜免受侵害，并为各种消化酶提供适宜的 pH 环境。小肠黏膜上皮细胞分泌的多种消化酶，可对营养物质进一步消化。

四、小肠的运动

（一）小肠的运动形式

1. 紧张性收缩　紧张性收缩可使小肠维持一定的形状、位置和基础压力。小肠紧张性增强时，食糜在肠腔内的混合运转速度加快，利于营养物质的吸收。

2. 分节运动　分节运动是一种以环行肌为主的节律性舒缩运动。当一段小肠做分节运动时，食糜所在肠管上相距一段距离的几处环行肌会同时收缩，把食糜分割成许多节段；随后，原来的收缩处舒张，而原来的舒张处收缩，使食糜原来的节段分为两半，相邻的两半又会合拢起来形成一个新的节段，如此反复进行（图Ⅱ–5-3）。在空腹时几乎不会出现分节运动，进食后才逐渐增强。

分节运动的作用为：①可使食糜与消化液充分混合，以利于化学性消化；②可使肠壁与食糜紧密接触，为吸收创造有利条件；③可挤压肠壁，促进血液和淋巴液的回流，有利于吸收。

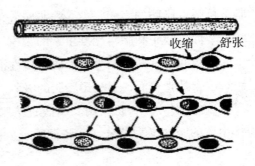

收缩　舒张

图 II -5-3　小肠分节运动模式图

3. 蠕动　蠕动可起始于小肠的任何部位，推进速度较慢，且进食后加强，小肠近端的蠕动速度常大于远端。每个蠕动波通常只进行一小段距离（约数厘米）后即消失，但反复发生。蠕动的生理意义：将肠段内的食糜向远端推进一步，到达新的肠段再开始分节运动。此外，在小肠内还存在一种行进速度很快、传播距离较远的蠕动，称为蠕动冲，它可将食糜从小肠始端一直推送到末端，甚至到大肠。蠕动冲可由进食时的吞咽动作或食糜刺激十二指肠引起，此外，某些药物（如泻药）也可刺激产生蠕动冲。在肠蠕动时，肠腔内容物可被推动产生一种声音，称为肠鸣音。临床上，常通过肠鸣音来判定肠的功能状态。

（二）回盲括约肌的功能

回肠末端与盲肠交界处的环行肌显著增厚，起着括约肌的作用，称为回盲括约肌。回盲括约肌在静息期保持轻度的收缩状态；进食后，回肠蠕动增强，当蠕动波到达回肠末端时，回盲括约肌就会舒张，使约 4mL 的食糜被驱入结肠。此后，盲肠的充盈可反射性收缩回盲括约肌。因此，回盲括约肌的作用表现为：阻止小肠内容物过快进入大肠，延长其在小肠内的停留时间，利于小肠内容物的完全消化和吸收；阻止大肠内容物倒流入回肠。

项目四　大肠的功能

经小肠的消化吸收，其内容物以食物残渣的形式排入大肠。人类大肠没有重要的消化活动，其主要功能是暂时储存食物残渣、吸收水分和无机盐、形成并排出粪便。

一、大肠液及细菌的作用

大肠液中富含黏液和碳酸氢盐，是由大肠黏膜表面柱状上皮细胞及杯状细胞分泌的碱性液体，pH 约为 8.3～8.4。大肠液的主要作用是保护肠黏膜并润滑粪便。

大肠内的 pH 环境和温度非常适合细菌的生长和繁殖。大肠内的细菌主要来自食物和空气，可发酵糖产生沼气、CO_2、乳酸和醋酸等；发酵脂肪产生脂肪酸、甘油和胆碱等；腐败蛋白质产生氨、硫化氢、胺类和吲哚等。一般情况下，人体对这些产物的吸收甚少，对人体无不良影响，但长期消化不良及便秘时，这些毒物产生和吸收就会增加，危害人体健康。

大肠内细菌能够合成可被人体利用的维生素 B 族和维生素 K。如果长期使用广谱肠道抗生素，肠内细菌的繁殖被抑制，可引起肠道的正常菌群失调，并导致维生素 B 族和维生素 K 的缺乏。

二、大肠的运动与排便

（一）大肠的运动形式

1. 袋状往返运动　袋状往返运动是由环行肌不规则收缩引起的，多见于空腹时，它将结肠袋中的内容物向左、右两个方向作短距离的位移，但不向前推进。

2. 分节或多袋推进运动　这是通过一个结肠袋或一段结肠收缩，将其内容物缓慢推到下一肠段的运动形式。进食或副交感神经兴奋可使其加强。

3. 蠕动　蠕动是由一些稳定向前的收缩波组成，意义在于将肠内容物向远端推送。大肠内还有另外一种蠕动形式，通常始于横结肠，行进速度快且传播距离远，称为集团蠕动，常出现于进食后，可明显升高结肠内的压力，将一部分大肠内容物推送到乙状结肠或直肠。

（二）排便

食物残渣在大肠内停留，一部分水和无机盐被大肠黏膜吸收，剩余的食物残渣经过大肠内细菌的发酵和腐败，最终形成粪便。粪便中除了食物残渣外，还包括脱落的肠上皮细胞及大量细菌。此外，机体代谢后的废物及血液排至肠腔内的某些金属均可随粪便排出体外。

排便是一种反射动作。通常，正常人的直肠内并没有粪便，当粪便对直肠壁内感受器的压力刺激达到阈值时才可引起排便反射。直肠壁内的感受器受到粪便的刺激产生冲动，经盆神经和腹下神经将冲动传至脊髓腰骶段（初级排便中枢），同时上传至大脑皮层（高级排便中枢）而引起便意。在排便中枢兴奋后，在允许的情况下，盆神经传出冲动增加，可收缩降结肠、乙状结肠和直肠，舒张肛门内括约肌，同时，减少阴部神经的传出冲动，舒张肛门外括约肌，使粪便排出体外（图Ⅱ-5-4）。此外，排便时由于支配腹肌和膈肌的神经兴奋，使其收缩导致腹压增高也会进一步促进粪便排出。如果条件不允许，大脑就会发出冲动抑制排便初级中枢的活动，从而抑制排便。

如果经常有意识地抑制排便，就会逐渐降低直肠壁压力感受器的敏感性，使粪便在大肠内停留时间过久，水分就会被吸收过多而变得干硬，这是导致便秘的主要原因之一；当直肠黏膜发生炎症时，其敏感性增高，导致即使肠内只有少量的粪便和黏液也可产生便意及排便反射，并在便后有排便未尽的错觉，即"里急后重"。

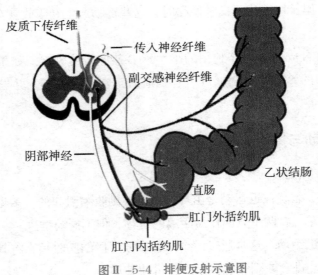

图Ⅱ-5-4 排便反射示意图

项目五 吸 收

一、吸收的部位

由于各部分消化管的组织结构及食物的消化程度不同，所以各部位的吸收能力和吸收速度也会不同。

在口腔和食道内基本不吸收；在胃内，只吸收少量的水分和酒精；绝大部分的营养成分是在十二指肠和空肠被吸收的。回肠主要吸收胆盐和维生素 B_{12}，也可作为吸收功能的贮备（图Ⅱ-5-5）；大肠主要吸收水分和无机盐。

小肠是吸收的主要部位，究其原因是因为：①小肠的吸收面积巨大。成人的小肠长 $4 \sim 7m$，而且黏膜上具有环行皱褶，皱褶上又有大量绒毛，绒毛的柱状上皮细胞顶端又有微绒毛等结构，因而使小肠吸收面积比等长的简单圆筒面积增加了约 600 倍，可达约 $200m^2$。②小肠绒毛内含有丰富的毛细血管、毛细淋巴管等，绒毛的运动可促进血液和淋巴液的回流，有利于吸收；③食物在小肠内停留时间较长，约 $3 \sim 8h$；④食物在小肠内已被分解成适于吸收的小分子物质。

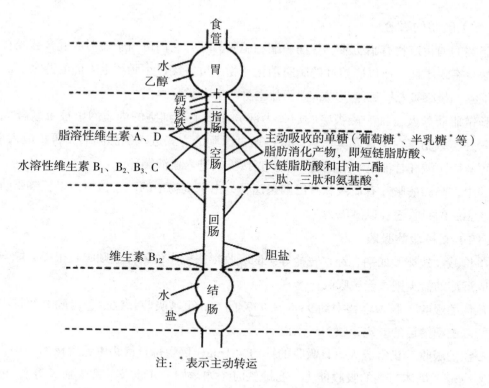

注：*表示主动转运

图Ⅱ-5-5 各种主要营养物质在小肠的吸收部位

二、主要营养物质的吸收

（一）糖的吸收

食物中的糖原和淀粉需要消化为单糖形式才可被吸收。肠腔内的单糖主要是葡萄糖。单糖的吸收属于继发性主动转运过程，是和 Na^+ 的吸收相耦联的，其能量来源是钠泵。肠黏膜上皮细胞的刷状缘上存在一种转运蛋白，每次能选择性地把1分子单糖和2个 Na^+ 从肠腔同时转运入细胞内，再扩散入血。各种单糖与转运体的亲和力不同，导致其吸收速率也不同。葡萄糖和半乳糖的吸收速率最快，果糖次之，甘露糖最慢。

（二）蛋白质的吸收

食物中的蛋白质分解为氨基酸后，几乎可被小肠全部吸收。氨基酸的吸收机制与单糖相似，也主要是靠 Na^+－氨基酸同向转运体完成的继发性主动转运。氨基酸通过毛细血管被吸收入血液，在小肠吸收氨基酸后，肝门静脉血液中的氨基酸含量就会增加。此外，肠腔中的二肽和三肽，还可被小肠刷状缘通过继发性主动转运的机制运送入胞内，进而被胞内的二肽酶和三肽酶进一步分解为氨基酸，最终进入血液循环。

外来的少量的完整蛋白质也可通过小肠上皮细胞被吸收进入血液，它们不但没有营养学意义，反而会作为抗原引起过敏反应，对人体不利。

（三）脂肪的吸收

脂类的消化产物有脂肪酸、甘油一酯和胆固醇等，它们可与胆盐形成混合微胶粒。因为胆盐具有亲水性，所以脂溶性的脂肪消化产物就可以穿过小肠绒毛表面的静水层而到达微绒毛上，最终被黏膜细胞吸收，而胆盐本身却留在肠腔内。

长链脂肪酸及甘油一酯被吸收后，大部分在肠上皮细胞的内质网中被重新合成甘油三酯，并与载脂蛋白合成乳糜微粒，最终通过出胞的方式进入细胞间质，再扩散入淋巴。中、短链脂肪酸和甘油是水溶性的，可以直接扩散进入血液循环。

综上，脂肪的吸收有血液和淋巴两条途径，由于食物中的动、植物油以长链脂肪酸居多，故脂肪的吸收途径以淋巴为主。

（四）无机盐的吸收

单价碱性盐类（如钠、钾、胺盐等）的吸收很快，多价碱性盐则吸收很慢，能与钙结合形成沉淀的盐类则不能被吸收。

1. 钠的吸收　肠内容物中约 95% ～ 99% 的 Na^+ 可被吸收，仅少量可随粪便排出。小肠主要以主动转运的方式吸收 Na^+ 入血。

2. 铁的吸收　正常成人每日吸收的铁约为 1mg，仅为每日食物中铁含量的 1/10。对铁的需要决定了机体对铁的吸收能力，当缺铁时（如孕妇、儿童及急性失血者等），机体吸收铁的能力增强，而体内铁过多时则抑制其吸收。食物中的铁绝大部分为 Fe^{3+}，不易被吸收，需还原为 Fe^{2+} 才能被吸收。盐酸和维生素 C 能将 Fe^{3+} 还原为 Fe^{2+} 而促进其吸收。临床上常采用硫酸亚铁配合稀盐酸或维生素 C 来给贫血的患者补铁。铁主要在十二指肠和空肠被主动吸收。

3. 钙的吸收　食物中的钙大部分随粪便排出，只有小部分可被吸收。钙盐转变为可溶性的离子状态才能被吸收。机体对钙的需要量可调节对钙的吸收量，需要量增加，吸收量就会增加。维生素 D 可促进钙的吸收，是调节钙吸收最重要的体液因素；胃酸和食物中的脂肪酸也有助于钙成为离子状态而被吸收；食物中的草酸、植酸却可与钙形成不溶性的化合物，妨碍了钙的吸收。通过位于细胞基膜的钙泵可将进入肠黏膜细胞的钙主动转运入血液。

4. 负离子的吸收　在小肠内吸收的负离子主要有 Cl^- 和 HCO_3^-。它们主要依靠 Na^+ 吸收所造成的电位差而被动扩散入细胞内。

（五）水的吸收

人体每日由胃肠道吸收的液体总量约为 8L。水是被动吸收的，其动力来源是各种溶质（尤其是 NaCl）的主动吸收造成的渗透压差。水在回肠的净吸收量最大。严重的呕吐、腹泻及大量出汗均可使人体丢失大量的水分和电解质，导致人体脱水和电解质紊乱。

（六）维生素的吸收

食物中的维生素分为水溶性和脂溶性两大类。水溶性维生素（如维生素复合物和维生素C）主要以扩散的方式在小肠上段被吸收入血，但维生素 B_{12} 须与胃黏膜分泌的内因子结合形成复合物才能在回肠被吸收；脂溶性维生素（如维生素A、D、E、K）的吸收与脂肪的消化产物吸收机制相似。

项目六　消化器官活动的调节

一、神经调节

消化道主要受源于中枢的自主神经系统和位于消化壁内的内在神经系统两部分调节，它们相互协调、统一作用于消化道。

（一）内在神经系统

内在神经系统，也称壁内神经丛，包括分布于消化道黏膜下层的黏膜下神经丛和分布于纵行肌和环行肌之间的肌间神经丛，是消化道管壁内的众多神经元及其纤维组成的复杂神经网络，其中的神经元包括感觉神经元、运动神经元和中间神经元。感觉神经元感受消化道内的化学、牵张等刺激，运动神经元支配消化道平滑肌、血管平滑肌等，而中间神经元将感觉神经元和运动神经元联系起来，在肠壁内形成以相对独立的神经网络，通过局部反射完成对胃肠运动、分泌和血流的调节，因此，称为"肠脑"。通常，机体的内在神经系统常受到外来神经系统的调节。

（二）自主神经系统

除口腔、咽、食道上段及肛门外括约肌等消化道受躯体神经支配外，一般认为，胃肠道主要受包括交感神经和副交感神经的自主神经支配，其中副交感神经的影响较强。

1. 交感神经　交感神经从 T_5 至 L_2 的脊髓段侧角发出，在肠系膜神经节、腹腔神经节或腹下神经节换元后，节后纤维大部分终止于内在神经丛。交感神经节后纤维末梢释放去甲肾上腺素递质，可抑制胃肠道运动、腺体分泌及血流量，但可收缩胃肠括约肌（如胆总管括约肌、回盲括约肌和肛门括约肌等），刺激某些唾液腺（如舌下腺等）分泌。

2. 副交感神经　副交感神经的节前纤维分别组成迷走神经和盆神经，迷走神经纤维支配横结肠及其以上的消化道，盆神经纤维支配降结肠及其以下的消化道，它们进入消化道后与内在神经元形成突触。节后纤维支配消化道平滑肌和腺细胞。副交感神经的大多数节后纤维释放乙酰胆碱递质，可增强胃肠道运动，增加腺体分泌，但却减弱胃肠括约肌的紧张性。

二、体液调节

唾液分泌只接受神经的调节，其他的消化液（如胃液、胰液、胆汁）分泌则受神经和体液的双重调节。

（一）胃肠内分泌细胞和胃肠激素

在胃肠的黏膜中存在 40 多种内分泌细胞，它们能够合成和释放多种有生物活性的肽类物质，统称为胃肠激素。由于胃肠道黏膜的面积巨大，导致其中的内分泌细胞总数比体内其他所有内分泌腺细胞的总和还要多很多，所以，消化道不仅是消化器官，也是体内最大最复杂的内分泌器官（表Ⅱ-5-1）。

表Ⅱ-5-1 主要胃肠激素分泌细胞的名称及分布部位

激素名称	分泌部位及细胞	主要生理作用	引起释放的因素
粗胃液素	胃窦、十二指肠黏膜 G 细胞	1. 促进胃液分泌、胃的运动和胃黏膜生长 2. 促进胰液和胆汁分泌	迷走神经、蛋白分解产物
胆囊收缩素	小肠上部黏膜 I 细胞	1. 促进胰酶分泌、胰组织生长 2. 促进胆囊收缩、胆汁排放 3. 增强小肠运动	蛋白和脂肪分解产物、盐酸
促胰液素	小肠上部黏膜 S 细胞	1. 促进胰液和胆汁分泌 2. 抑制胃的分泌和运动	蛋白分解产物、盐酸
抑胃肽	小肠上部黏膜 K 细胞	1. 抑制胃的运动和分泌 2. 促进胰岛释放	脂肪、葡萄糖、氨基酸

（二）胃肠激素的作用

1. 调节消化腺的分泌和消化道的运动　不同胃肠激素对不同的消化道部位作用不同。

2. 调节其他激素释放　比如小肠上段释放的抑胃肽可强烈刺激胰岛素的分泌。因此，口服葡萄糖可通过升高血糖及刺激释放抑胃肽两种刺激来升高血浆胰岛素水平，其作用远比直接静脉注射同等剂量的葡萄糖强。

3. 营养作用　某些胃肠激素可促进消化道组织的生长和代谢，称为激素的营养作用。如促胃液素可刺激胃黏膜和十二指肠黏膜的生长。所以，临床上可看到切除胃窦的患者会出现血清促胃液素水平下降伴胃黏膜萎缩；相反患胃泌素瘤的病人，会出现血清促胃液素水平增高伴胃黏膜肥厚增生。

（三）脑－肠肽的概念

研究证明，许多胃肠激素也存在于中枢神经系统中；而原来认为只存在于中枢神经系统的肽，在消化道也被发现。因此，将这些双重分布于中枢神经系统和胃肠道，并起重要作用的肽，统称为脑－肠肽。已知的脑－肠肽有促胃液素、缩胆囊素、神经降压素、P 物质和生长抑素等 20 余种。

复习思考

一、名词解释

消化 吸收 胃排空 容受性舒张 分节运动

二、单项选择题

1. 交感和副交感神经起协同作用的器官是（ ）

    A. 心   B. 支气管

    C. 唾液腺   D. 膀胱

2. 交感神经兴奋可使（ ）

    A. 胃肠运动受抑制   B. 胆囊收缩增强

    C. 内括约肌舒张   D. 胃液分泌增加

3. 交感神经兴奋对胃肠的作用是（ ）

    A. 胃肠运动增强，消化腺的分泌增加

    B. 胃肠运动增强，消化腺的分泌减少

    C. 胃的排空速度减慢，腺体分泌增加

    D. 胃肠运动减弱

4. 迷走神经兴奋时引起（ ）

    A. 胃肠平滑肌活动增强，消化腺分泌减少

    B. 胃肠平滑肌活动减弱，消化腺分泌增加

    C. 胃肠平滑肌活动增强，消化腺分泌增加

    D. 胃肠平滑肌活动减弱，消化腺分泌减少

5. 下列哪项不是胃肠道激素（ ）

    A. 胃泌素   B. 促胰液素

    C. 抑胃肽   D. 胆色素

6. 唾液中除唾液淀粉酶以外，还有（ ）

    A. 凝乳酶   B. 蛋白水解酶

    C. 溶菌酶   D. 寡糖酶

7. 消化管共同具有的运动形式是（ ）

    A. 咀嚼   B. 蠕动

    C. 容受性舒张   D. 集团蠕动

8. 胃液成分中与红细胞生成有关的物质是（　　　）

    A.HCL   B. 内因子

    C. 无机盐   D. 黏液

9. 胃液中能促进小肠对铁和钙吸收的是（　　　）

    A. 盐酸   B. 胃蛋白酶

    C. 内因子   D. 黏液

10. 胃蛋白酶作用的最适 pH 值是（　　　）

    A. 1.5   B. 3.0

    C. 4.0   D. 4.5

11. 胃蛋白酶的作用是（　　　）

    A. 中和胃酸   B. 水解蛋白质

    C. 促进胃黏膜增生   D. 促进胃酸合成与分泌

12. 胃腺的壁细胞可分泌（　　　）

    A. 盐酸   B. 水

    C. 胃蛋白酶原   D. 黏液

13. HCO_3^- 的作用是（　　　）

    A. 中和胃酸   B. 水解蛋白质

    C. 促进胃黏膜增生   D. 促进胃酸合成与分泌

14. 胃排空的动力是（　　　）

    A. 胃的运动   B. 胃内容物的体积

    C. 十二指肠内食糜的刺激   D. 幽门括约肌的收缩

15. 胰液中的消化酶不包括（　　　）

    A. 胰淀粉酶   B. 胰脂肪酶

    C. 胰蛋白酶原   D. 肠激酶

16. 胰液的作用是（　　　）

    A. 分解蛋白质   B. 分解脂肪

    C. 分解淀粉   D. 以上都是

17. 胆汁中具有消化作用的成分是（　　　）

    A. 胆色素   B. 胆盐

    C. 胆固醇   D. 卵磷脂

18. 下列哪项不是胆汁的作用（　　　）

    A. 作为乳化剂，降低脂肪表面张力   B. 分解脂肪为脂肪酸和甘油一酯

    C. 作为脂肪分解产物的运载工具   D. 可中和一部分胃酸

19. 胆盐的主要作用是（　　　　）

　　A. 中和胃酸　　　　　　　　　　　　B. 激活胰蛋白酶原

　　C. 杀菌　　　　　　　　　　　　　　D. 促进脂肪的消化和吸收

20. 能水解淀粉的消化液是（　　　　）

　　A. 唾液和胰液　　　　　　　　　　　B. 唾液和胃液

　　C. 胃液和胰液　　　　　　　　　　　D. 胆汁和小肠

21. 对脂肪、蛋白质消化作用最强的是（　　　　）

　　A. 小肠液　　　　　　　　　　　　　B. 胰液

　　C. 胆汁　　　　　　　　　　　　　　D. 胃液

22. 参与脂肪分解的消化液（　　　　）

　　A. 唾液、胰液　　　　　　　　　　　B. 唾液、胃液

　　C. 胰液、胆汁　　　　　　　　　　　D. 唾液、胆汁

23. 长期大量使用肠道抗菌药可导致缺乏的维生素是（　　　　）

　　A. B 族和 A　　　　　　　　　　　　B. B 族和 C

　　C. B 族和 D　　　　　　　　　　　　D. B 族和 K

24. 有关大肠的功能错误的是（　　　　）

　　A. 储存食物残渣并形成粪便

　　B. 大肠中的消化酶分解食物残渣

　　C. 大肠液保护肠黏膜并润滑粪便

　　D. 肠内细菌可利用简单物质合成维生素 B 族和维生素 K

25. 排便反射的初级中枢在（　　　　）

　　A. 脊髓　　　　　　　　　　　　　　B. 延髓

　　C. 中脑　　　　　　　　　　　　　　D. 脑桥

26. 胆盐和维生素 B_{12} 的吸收部位是（　　　　）

　　A. 胃　　　　　　　　　　　　　　　B. 十二指肠

　　C. 空肠　　　　　　　　　　　　　　D. 回肠

27. 葡萄糖、氨基酸在小肠的吸收过程是（　　　　）

　　A. 渗透和滤过　　　　　　　　　　　B. 单纯扩散

　　C. 易化扩散　　　　　　　　　　　　D. 主动转运

28. 糖的吸收形式主要是（　　　　）

　　A. 淀粉　　　　　　　　　　　　　　B. 多糖

　　C. 寡糖　　　　　　　　　　　　　　D. 单糖

29. 最重要的消化吸收部位是（　　　）

    A. 口腔   B. 胃

    C. 小肠   D. 大肠

30. 水分及营养物质吸收的主要部位是在（　　　）

    A. 食管及胃   B. 十二指肠

    C. 空肠   D. 大肠

扫一扫，知答案

扫一扫，看课件

模块六

能量代谢和体温

【学习目标】

1. 掌握：能量代谢、基础代谢、食物的特殊动力效应、体温、调定点等概念。
2. 熟悉：影响能量代谢的因素；机体产热、散热的过程；体温调节的机制。
3. 了解：能量代谢的测定。

项目一　能量代谢

生物体内物质代谢过程中所伴随着的能量释放、转移、贮存和利用的过程，称为能量代谢。

一、机体能量代谢的一般概况

（一）能量的来源

机体所需要的能量主要来源于食物中的三大营养物质，即糖、脂肪和蛋白质。其中糖是最重要的能源物质，一般说来，机体所需能量的70%以上是由食物中的糖提供的；脂肪也是机体重要的供能物质，同时是体内各种能源物质贮存的主要形式；蛋白质主要用以构成机体组织的成分，也可作为能源，但意义不大。

（二）能量的去路

营养物质在体内氧化时，50%以上的能量以热能形式释放出来，用于维持体温。剩余的化学能则载于三磷酸腺苷（ATP）的高能磷酸键中，供机体利用，如合成、生长、肌肉收缩、腺体分泌、神经传导、主动转运等。

代谢中产生的ATP是一种重要的贮能和供能物质，它的合成和分解是机体内能量转移和利用的关键环节，但它在组织中的贮存量是有限的。机体内还有另一类贮能物质为磷酸肌酸，它具有高能磷酸键，在肌细胞中含量较多。磷酸肌酸在能量的释放和利用之间起着缓冲作用。

二、能量代谢的测定

机体的能量代谢遵循能量守恒定律，在整个能量的转化过程中，机体所利用的食物中的化学能与最终转化成的热能和所做的外功，按能量来折算是完全相等的。外功可以折算为热能，因此，我们通过测定机体在一定时间内所散发的总热量或所消耗的食物量，就可以测出机体在一定时间内所耗能量，即能量代谢率。

三、影响能量代谢的因素

（一）肌肉活动

肌肉活动对能量代谢的影响最大。全身剧烈活动时，短时间内其总产热量比安静时高出数十倍，不同状态对能量代谢的影响见表Ⅱ–6–1。

表Ⅱ–6–1　机体不同状态时的能量代谢率

状态	产热量 [kJ/（m².min）]	状态	产热量 [kJ/（m².min）]
躺　卧	2.73	打排球	17.05
开　会	3.40	打篮球	24.22
擦窗子	8.30	踢足球	24.98
扫　地	11.37		

（二）精神活动

人在平静地思考问题时，能量代谢受到的影响不大，其产热量增加一般不超过4%。但精神处于紧张状态（烦躁、恐惧、情绪激动等）时，由于会导致无意识的肌肉紧张性增强、交感神经兴奋及促进代谢的内分泌激素释放增多等原因，产热量可显著增加。

（三）食物的特殊动力效应

人进食后一段时间内，即使同样处于安静状态，但产热量却比进食前有所增加。食物能使机体产生"额外"热量的现象称为食物的特殊动力效应。

各种营养物质的食物特殊动力效应不同，进食蛋白质时产热量增加30%，混合性食物增加10%，糖和脂肪增加4～6%。这种额外产生的能量，不能用来做功，而只能发散为热量，所以在炎热的气候中不宜多吃蛋白质食物。

（四）环境温度

人体安静时的能量代谢，在20～30℃的环境中较为稳定。当环境温度超过30℃时，能量代谢率增加。当环境温度低于20℃时，随着温度的不断下降，机体产生寒战和肌紧张增强以御寒，能量代谢率也增加。

四、基础代谢

（一）概念

1. **基础代谢**　机体在基础状态下的能量代谢称为基础代谢。基础状态是指人体在清醒、安静的状态下，不受肌肉活动、环境温度、食物及精神紧张等影响。基础状态的条件如下：

（1）清晨空腹，即禁食 12 ～ 14h，以排除食物特殊动力效应的影响。

（2）平卧，全身肌肉放松，尽量排除肌肉活动的影响。

（3）清醒且情绪安闲，以排除精神紧张的影响。

（4）室温 18 ～ 25℃，排除环境温度的影响。

2. **基础代谢率（BMR）**　单位时间内的基础代谢，见表Ⅱ-6-2。

表Ⅱ-6-2　我国正常人体基础代谢率平均值 [kJ/（m^2·h）]

年龄（岁）	11 ～ 15	16 ～ 17	18 ～ 19	20 ～ 30	31 ～ 40	41 ～ 50	>51
男	195.5	193.4	166.2	157.8	158.6	154.0	149.0
女	172.5	181.7	154.0	146.5	146.9	142.4	138.6

研究表明，机体能量代谢率与体重相关性不明显，而与体表面积基本上成正比。如：以体重为指标，身材瘦小者的每公斤体重产热量显著高于身材高大者；以体表面积为指标，则身材高大或瘦小者的每平方米体表面积的产热量都比较接近。

项目二　体　温

体温是指身体深部的平均温度。体温的相对恒定是机体新陈代谢和一切生命活动正常进行的必需条件。体温过高、过低都会影响酶的活性，导致生理功能的障碍，甚至造成死亡。

一、正常体温及其生理变动

（一）正常体温

临床上常在直肠、口腔、腋窝三个部位测量体温。直肠：正常为 36.9 ～ 37.9℃；口温：约比直肠低 0.2℃，为 36.7 ～ 37.7℃；腋温：约比口腔低 0.3℃，为 36.0 ～ 37.4℃。

（二）体温的生理变动

正常人的体温可因昼夜、性别、年龄和机体的活动等而有所变动。

1. **昼夜节律变化**　人的体温在一昼夜中呈现周期性波动，称为体温的昼夜节律。一般是清晨 2～6 时最低，下午 1～6 时最高，波动幅度一般不超过 1℃。体温的昼夜节律是生物节律的表现之一。与人昼动夜息的生活规律，以及代谢、血液循环、呼吸等机能的相应周期性变化有关。

2. **性别差异**　成年女性体温平均比男性高 0.3℃。女性体温随月经周期而产生周期性变动。排卵日最低（比平均体温低约 1℃）。排卵后，基础体温升高，这与排卵后生成的黄体分泌的孕激素有关。

3. **年龄差异**　新生儿体温高于成年人，老年人体温最低。体温随着年龄的增长有逐渐降低的趋势（与代谢率逐渐降低有关），大约每增长 10 岁，体温约降低 0.05℃。14～16 岁的青年人体温与成年人相近。新生儿（特别是早产儿）由于体温调节机制尚未发育完善，易受环境温度的影响。

4. **其他**　肌肉活动时，肌肉代谢明显增强，产热增加，可使体温暂时升高 1～2℃。所以测体温时，要先让受试者安静一段时间，小儿应防止其哭闹。情绪激动、精神紧张、进食等情况，都会影响体温。全身麻醉时，会因抑制体温调节中枢和扩张血管的作用及骨骼肌松弛，使体温降低，所以手术过程中应注意麻醉病人的保温。

二、机体的产热和散热

（一）产热

机体的热量来自组织器官的氧化分解反应。安静状态，主要产热器官是内脏（尤其肝脏，其次是脑）。活动状态时主要产热器官是骨骼肌。此外，环境温度、进食、精神紧张等能够影响能量代谢的因素，也都可影响机体的产热量。

（二）散热

1. **散热部位**　机体产生的热量主要通过皮肤向外界发散，一少部分热量也可随呼出气体、尿液和粪便排出。

2. **皮肤散热方式**

（1）**辐射散热**　指体热以热射线形式传给温度较低的周围环境中的散热方式。辐射散热量的多少取决于机体的有效辐射面积及皮肤与环境的温度差。

（2）**传导散热**　指体热直接传给与机体相接触的较冷物体的散热方式。传导散热除了与皮肤及其所接触物体的温度差和接触面积有关外，还与物体的导热性能有关。人体接触的空气、衣服等多为热的不良导体，所以平时以传导方式散热较少。

（3）**对流散热**　指体热凭借空气流动交换热量的散热方式。对流散热是传导散热的一种特殊形式。对流散热量取决于体表与空气之间的温度差和空气流动的速度。

辐射、传导、对流的散热效率主要决定于皮肤与外界的温度差，当外界温度低于皮肤温度并且相差较大时，人体主要以这几种方式散热，尤其是辐射散热。在我国大部分地区的气候条件下，除炎热的夏季外，外界气温一般低于体表温度，主要通过上述几种方式散失体热。另一方面，人体通过改变皮肤血管的舒缩状态以改变皮肤血流量达到调节散热的目的。当外界温度等于或高于体表温度时，机体不能再通过皮肤的辐射、传导和对流来散热，甚至反而吸收外界的热量。此时蒸发散热成为唯一的散热方式。

（4）蒸发散热　指体液的水分在皮肤和黏膜表面由液态转化为气态，同时带走大量热量的散热方式。蒸发散热分不感蒸发和可感蒸发。

①不感蒸发　又称不显汗。指体液的水分直接透出皮肤和黏膜表面，在未聚成明显水滴前蒸发掉的散热形式。不感蒸发是持续进行的。人体不感蒸发量每日约1000mL。临床上给病人补液时应考虑到由不感蒸发丢失的体液量。

②可感蒸发　就是出汗。人在安静状态下，当环境温度达到30℃左右时，便开始发汗；如果空气湿度大、衣着又多时，气温达25℃便可发汗；机体活动时，由于产热量增加，虽然环境温度低于20℃亦可发汗。炎热的气候，短时间内发汗量可达1.5L/h。汗液刚分泌时与血浆等渗，当流经汗腺排出管的起始部时，有一部分NaCl可被重吸收，从而使最终排出的汗液成为低渗。机体大量出汗可造成高渗性脱水，要补充大量的水分和适量的NaCl。

三、体温调节

体温的相对稳定，是通过许多与体温调节有关的生理功能，相互协调，达到产热和散热相对平衡而实现的。

（一）温度感受器

1.外周温度感受器　分布于皮肤、某些黏膜和腹腔内脏等处，包括温觉感受器和冷觉感受器。感受内外环境温度的变化。

2.中枢性温度敏感神经元　在下丘脑、脑干网状结构和脊髓等处存在有热敏神经元和冷敏神经元。当体温升高引起热敏神经元冲动发放频率增加；当体温下降引起冷敏神经元冲动发放频率增加。在视前区－下丘脑前部也存在着比较密集的热敏神经元和少量冷敏神经元，形成一个对温度十分敏感的感受区，在体温调节中起重要作用。

（二）体温调节中枢

在中枢神经系统各部位都存在一些与体温调节有关的结构，而下丘脑为体温调节的基本中枢。

（三）体温调节机制

"调定点"学说：下丘脑中的温度敏感神经元起着调定点的作用。其中，热敏神经元随体温增高活动增强，可发动散热反应；冷敏神经元随体温降低而活动增强，可引起产热反应。当机体体温处于某一数值如37℃时，热敏神经元活动引起的散热速率和冷敏神经元活动引起的产热速率正好相等，这种能够使热冷敏神经元活动后恰好散热和产热保持平衡的温度值，即为体温控制系统的调定点。正常情况下，机体的调定点在37℃左右。这时，散热较少，产热也最少，散热和产热保持平衡，且十分稳定。当体温升高超过调定点水平时，热敏神经元活动明显增强，散热活动便明显大于产热活动，这使得升高的体温开始降低，直到回到调定点为止；当体温低于调定点水平时，冷敏神经元活动明显增强，产热活动则明显大于散热活动，这使降低的体温开始回升，直到回到调定点为止（图Ⅱ-6-1）。

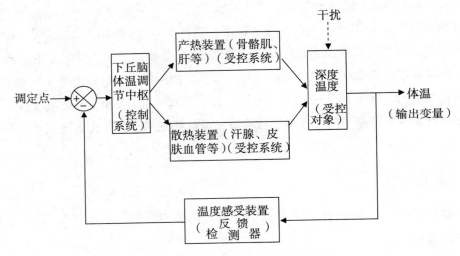

图Ⅱ-6-1　机体的产热与散热示意图

复习思考

一、单项选择题

1. 在物质代谢的过程中，伴随着能量的释放、转移、贮存和利用称为（　　　）

A. 能量代谢　　　　　B. 能量代谢率　　　　　C. 基础状态

D. 基础代谢　　　　　E. 基础代谢率

2. 对能量代谢影响最大的因素是（　　　）

A. 寒冷　　　　　　　B. 高温　　　　　　　C. 肌肉活动

D. 精神活动　　　　　　　E. 进食

3. 营养物质中最主要的供能物质是（　　　）

A. 糖　　　　　　　　B. 脂肪　　　　　　　C. 蛋白质

D. 维生素　　　　　　E. 无机盐

4. 当外界温度等于或高于机体皮肤温度时，机体的散热方式是（　　　）

A. 辐射散热　　　　　　B. 传导散热　　　　　　C. 对流散热

D. 蒸发散热　　　　　　E. 传导和对流散热

5. 1g 食物氧化所释放的热量称为（　　　）

A. 食物的卡价　　　　　B. 氧热价　　　　　　　C. 呼吸商

D. 非蛋白呼吸商　　　　E. 能量代谢

6. 进食后，使机体产生额外热量最多的物质是（　　　）

A. 糖　　　　　　　　B. 脂肪　　　　　　　C. 蛋白质

D. 混合食物　　　　　E. 维生素

7. 能量代谢率与下列哪项具有比例关系（　　　）

A. 体重　　　　　　　B. 身高　　　　　　　C. 体表面积

D. 环境温度　　　　　E. 进食量

二、思考题

1. 影响能量代谢的因素有哪些？

2. 简述散热的主要方式。

扫一扫，知答案

扫一扫，看课件

模 块 七

肾脏的排泄功能

【学习目标】

1. 掌握：肾小球滤过的结构基础、动力及影响因素；肾小管和集合管重吸收的部位和肾糖阈的概念、正常值和意义；渗透性利尿和水利尿的定义和意义；ADH 和醛固酮的作用及其释放的调节；正常尿量和异常尿量。

2. 熟悉：肾小管和集合管分泌过程和意义。

3. 了解：排尿反射的过程和临床意义。

机体每天都进行着复杂的新陈代谢，从外界摄取物质，进行分解、合成代谢以供机体所需。同时又必须将机体在新陈代谢中产生的各种代谢产物排出体外，而这些代谢产物和毒性物质的排泄主要是由肾脏完成的。

项目一 尿的生成过程

机体在进行新陈代谢的过程中将产生的终产物和过剩的或有害的物质，经过血液循环，通过相应的器官排出体外的过程称为排泄。排泄的器官有很多，例如皮肤、呼吸道、肠道、肾脏等，其中肾脏的排泄量最大，排泄物质种类较多，所以肾脏是人体最重要的排泄器官。肾脏通常以尿液的形式将代谢废物排出，从而调节水、电解质和酸碱平衡以维持内环境的相对稳定。肾脏还具有内分泌功能，可产生肾素、促红细胞生成素、前列腺素、$1, 25-(OH)_2D_3$ 等生物活性物质，参与调节血压、红细胞生成和钙的代谢。

尿液是在肾单位和集合管中生成的。尿的生成包括三个基本过程：肾小球的滤过，肾小管和集合管的重吸收，肾小管和集合管的分泌。

一、肾小球的滤过功能

血液流经肾小球毛细血管时，除了血浆中大分子血浆蛋白和血细胞外，其他的小分子溶质和水均可通过滤过膜滤入肾小囊腔内形成原尿（超滤液）的过程称为肾小球的滤过。在正常情况下，血浆中除了大分子蛋白质外，其余成分与浓度都与原尿非常接近（表Ⅱ-7-1）。所以原尿与血浆的主要区别在于原尿中几乎不含蛋白质。

表Ⅱ-7-1　血浆、超滤液和终尿成分比较

成分	血浆（g/L）	超滤液（g/L）	终尿（g/L）	尿中浓缩倍数
水	900	980	960	1.1
蛋白质	70～90	0.30	微量	—
葡萄糖	1,00	1,00	极微量	—
Na^+	3.30	3.30	1.50	1.1
K^+	0.20	0.20	1.50	7.5
Cl^-	3.70	3.70	6.00	1.6
磷酸根	0.04	0.04	0.50	37.5
尿素	0.30	0.30	18.0	60.0
尿酸	0.04	0.04	0.50	12.5
肌酐	0.01	0.01	1.00	100.0

（一）滤过膜的结构及其通透性

滤过膜由三层结构组成。内层是毛细血管的内皮细胞，内皮细胞有上许多直径 70～90nm 的小孔，称为窗孔，可防止血细胞通过。中间层是滤过膜的主要滤过屏障，属于非细胞性结构的基膜，是由水合凝胶构成的微纤维网结构，水和部分溶质可以通过微纤维网的网孔，不同分子量的溶质是否可以滤过由纤维网的网孔的大小决定。外层是肾小囊的上皮细胞，上皮细胞的足突相互交错形成了栅栏样的裂隙，裂隙上有一层裂隙膜，膜上有直径 4～11nm 的孔，它是滤过的最后一道屏障。以上三层结构形成了滤过膜的机械屏障。

滤过膜各层含有许多带负电荷的糖蛋白，构成了滤过膜的电学屏障，这些带负电荷的物质可阻止带负电荷的血浆蛋白的通过。两道屏障对原尿的成分起了决定性的作用，对相对分子质量大小接近的物质，带正电荷者比带负电荷者容易通过。

（二）滤过的动力——肾小球有效滤过压

肾小球滤过的动力是有效滤过压（图Ⅱ-7-1），其机制类似组织液的生成，肾小球有效滤过压＝（肾小球毛细血管压＋囊内液胶体渗透压）－（血浆胶体渗透压＋肾小囊内压）。

由于肾小囊内的滤过液中蛋白质浓度较低，其胶体渗透压可忽略不计。因此，肾小球毛细血管血压是滤出的唯一动力，而血浆胶体渗透压和囊内压则是滤过的阻力。肾小球有效滤过压＝肾小球毛细血管血压－（血浆胶体渗透压＋肾小囊内压）。

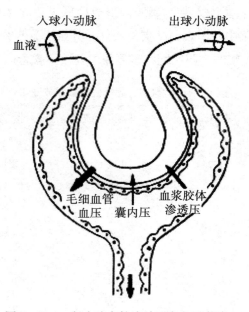

图Ⅱ-7-1　肾小球有效滤过压变化示意图

皮质肾单位的入球小动脉粗而短，血流阻力较小；出球小动脉细而长，血流阻力较大。因此，肾小球毛细血管血压较其他器官的毛细血管血压高。用微穿刺法测得大鼠的肾小球毛细血管血压的平均值为45mmHg，而且从肾小球毛细血管的入球端到出球端的血压几乎相等。肾小囊内压与近曲小管内压力相近。囊内压约为10mmHg。据测定，在大鼠的肾小球毛细血管入球端的血浆胶体渗透压约为25mmHg，根据以上数值，可计算出肾小球毛细血管入球端的有效滤过压=45-（25+10）=10mmHg。

肾小球毛细血管内的血浆胶体渗透压不是固定不变的。在血液流经肾小球毛细血管时，由于不断生成滤过液，血液中血浆蛋白浓度就会逐渐增加，血浆胶体渗透压也随之升高，因此，有效滤过压也逐渐下降，滤液生成量也逐渐减少，当有效滤过压下降到0时，滤过便停止了，这种现象称为滤过平衡。由此可见，滤过是从肾小球毛细血管入球端开始到出现滤过平衡结束。

（三）肾小球滤过率

单位时间内两肾生成的原尿量称为肾小球滤过率，正常成人的肾小球滤过率约为125mL/min，由此计算两侧肾脏每昼夜产生的原尿量约为180L。

二、肾小管和集合管的重吸收功能

原尿进入肾小管后被称为小管液，小管液在流经肾小管和集合管时发生了重吸收。重吸收是指肾小管上皮细胞将小管液中的水分和某些溶质，部分地或全部地重新转运到血液的过程。原尿中有 99% 的水、全部葡萄糖、氨基酸、部分电解质在肾小管和集合管被重吸收。

（一）重吸收的部位

肾小管各段和集合管都具有重吸收能力，但是几乎全部的各种营养物质（葡萄糖、氨基酸等），大部分水和电解质（Na^+、Cl^-、K^+、HCO_3^-），部分尿素和尿酸都是在近端小管重吸收的，所以说重吸收的主要部位是近端小管。

（二）重吸收的方式

重吸收可以分为主动重吸收和被动重吸收两种。主动重吸收是肾小管上皮细胞逆电位差和逆浓度差的转运，需要消耗能量，主要是通过泵蛋白的活动及膜的入胞、出胞等作用实现的。葡萄糖、氨基酸、微量蛋白质及绝大部分 Na^+ 的重吸收都是主动过程。被动重吸收是顺浓度差和电位差的转运，不需要消耗能量。单纯扩散和易化扩散是被动重吸收的主要方式。水、尿素、HCO_3^- 和大部分 Cl^- 的重吸收都是被动过程。主动重吸收与被动重吸收之间存在着密切的联系。例如，Na^+ 的主动重吸收影响了小管内外的电位差，Cl^- 则顺电位差而被动重吸收；由于 Na^+ 和 Cl^- 的重吸收，使小管液的渗透压有所降低，导致小管液中水分向管外高渗区扩散，构成了水的被动重吸收。

此外，由于小管各段的通透性不尽相同，在考虑各种物质重吸收的同时，不能忽视各段小管对该物质的选择性和通透性。例如，髓袢升支粗段对水不通透，尽管该段小管液中 Na^+、Cl^- 被重吸收，水却不能向管外扩散，从而造成该段小管液渗透压逐渐下降，直至低于血浆渗透压。

（三）重吸收的特点

1. 选择性重吸收　肾小管和集合管的重吸收是有选择性的，一般说来，小管液中凡是机体需要的营养物质全部被重吸收，如氨基酸、葡萄糖等；凡是对机体有一定作用的物质，大部分被重吸收，如水分、Na^+ 和尿素等（尿素也被重吸收一部分）；凡是对机体无用，甚至是有害的物质（如代谢终产物肌酐、肌酸等）则完全不被重吸收。选择性重吸收的这一特点既能保留对机体的有用的物质，又可有效地清除机体内过剩的和对机体有害的物质，从而有利于肾脏对代谢废物的排泄，维持机体内环境中各种化学成分的正常浓度。

2. 有限性重吸收　肾小管对各种物质的重吸收通常都有一个限度。当血浆中某种物质浓度过高时，小管液中该物质含量也过高，就可能超过肾小管对该物质的重吸收限度，尿中就会出现该物质。以葡萄糖为例，当小管液中的葡萄糖浓度达到了肾小管对葡萄糖的重吸收限度，肾小管上皮细胞不能把滤液中的全部葡萄糖重吸收，使终尿中出现葡萄糖。把不出现尿糖的最高血糖浓度称为肾糖阈。正常肾糖阈为 8.88 ～ 9.99mmol/L，当血糖浓度大于肾糖阈时，就开始出现尿糖。

（四）几种主要物质的重吸收

1.Na^+、Cl^- 的重吸收　每天滤液中有 99% 的 Na^+、Cl^- 在肾小管和集合管处被重吸收，其中近端小管重吸收的量约 65% ～ 70%，其余的部分在肾小管各段和集合管被重吸收。在近端小管上半段 Na^+ 主要是主动重吸收，动力是上皮细胞基侧膜上的钠泵。由于 Na^+ 在近曲小管的前半段主动重吸收，使后半段的管内外 Cl^- 的浓度差升高，Cl^- 被动重吸收。由于 Cl^- 被动重吸收，使小管液中正离子相对较多，管腔内带正电，管腔外带负电，在电位差推动下，Na^+ 顺电位梯度而被动重吸收。因此，在近端小管的后半段 NaCl 的重吸收都是被动的。近端小管对 NaCl 的重吸收包括前半段的主动重吸收和后半段的被动重吸收过程，前者约占 NaCl 重吸收的 2/3，后者约占 1/3。

2. 葡萄糖和氨基酸的重吸收　肾小球滤过的葡萄糖和氨基酸主要是在近端小管被重吸收的，其吸收方式是通过近端小管上皮细胞顶端中的 Na^+－葡萄糖或 Na^+－氨基酸同向转运体，以继发性主动转运的方式被转入细胞的。

3. 水的重吸收　小管液中水的重吸收是被动的。滤液中的水约 99% 被肾小管和集合管重吸收入血，其中约 65% ～ 70% 的水在近端小管重吸收，伴随有 Na^+、HCO_3^-、葡萄糖和 Cl^- 等物质的重吸收，在渗透压的作用下，进入细胞间隙和毛细血管，与机体是否缺水无关，是固定的，属于必须重吸收，与终尿量关系不大。

远曲小管和集合管对水的重吸收约占滤液的 20% ～ 30%，这一部分水的重吸收受抗利尿激素影响，重吸收量与体内是否缺水有关，属调节性重吸收，对终尿量有决定作用，当机体缺水时，抗利尿激素分泌增多，使远曲小管和集合管对水的重吸收增多，尿量减少。

三、肾小管和集合管的分泌功能

肾小管和集合管的分泌是指肾小管和集合管上皮细胞将代谢产物或血液中的某些物质排入管腔的过程。肾小管和集合管分泌的主要物质有 H^+、K^+、NH_3 等。

（一）H^+ 的分泌

肾小管和集合管的各段都能够主动分泌 H^+，但是大部分都发生在近端小管。分泌的 H^+ 来自于肾小管上皮细胞代谢产生的 CO_2，CO_2 在碳酸酐酶的催化作用下，与 H_2O 结合形成 H_2CO_3，H_2CO_3 不稳定可解离形成 H^+ 和 HCO_3^-，H^+ 可通过 H^+－Na^+ 交换到达管腔，即分泌一个 H^+ 同时重吸收一个 HCO_3^-，两者呈逆向转运，而进入小管液上皮细胞的 Na^+ 和细胞内的 HCO_3^- 都被扩散至管周组织，再进入血液，说明每分泌一个 H^+ 就可重吸收一

个 HCO_3^-。HCO_3^- 是体内的碱贮备，达到了排酸保碱的目的，维持了体内的酸碱平衡。

（二）K^+ 的分泌

小管液的 K^+ 在流经肾小管和集合管时大多数都被重吸收，而终尿中的 K^+ 主要来自于肾小管和集合管的分泌，尤其是远曲小管和集合管。分泌的方式是 K^+–Na^+ 交换，即肾小管上皮细胞主动重吸收一个 Na^+，同时促进一个 K^+ 转运至管腔，两者的转运方向相反。所以 Na^+ 的重吸收可促进 K^+ 的分泌。但是上述分泌 H^+ 时，也与 Na^+ 的重吸收有关，即 H^+–Na^+ 交换，H^+–Na^+ 交换和 K^+–Na^+ 交换就有了相互抑制现象即存在了竞争，当 H^+–Na^+ 交换增多，与 K^+–Na^+ 交换就减少，反之，H^+–Na^+ 交换减少，与 K^+–Na^+ 交换就增多。当机体酸中毒时，H^+–Na^+ 交换增多，分泌 K^+ 就减少，最终导致血钾浓度升高。当碱中毒时，H^+–Na^+ 交换减少，所以 K^+–Na^+ 交换增多，分泌 K^+ 增多，导致血钾浓度降低。

（三）NH_3 的分泌

远曲小管和集合管的上皮细胞在代谢过程中不断生成 NH_3，NH_3 主要由谷氨酸胺脱氨而来的。NH_3 受小管液的 pH 值的影响可通过细胞膜向小管液扩散。当小管液的 pH 降低（H^+ 浓度较高）时，NH_3 易向小管液中扩散。进入管腔的 NH_3 能与小管液中的 H^+ 结合生成 NH_4^+，使小管液的 NH_3 浓度下降，于是管腔膜两侧形成了 NH_3 的浓度差，此浓度差可促进更多的 NH_3 向小管液中扩散，所以小管液 H^+ 浓度的增加可加速 NH_3 的分泌。NH_3 是脂溶性的，不易溶于水，但是分泌至小管液的 NH_3 与 H^+ 结合并生成 NH_4^+ 后，可与小管液中的 NaCl 结合，生成酸性铵盐（NH_4Cl 等），可溶解并随尿排出，Na^+ 可与 H^+ 交换而进入肾小管上皮细胞，然后和细胞内的 HCO_3^- 一起被转运入血。所以，肾小管细胞分泌 NH_3，不仅促进排 H^+，而且也能促进 $NaHCO_3$ 的重吸收，维持酸碱平衡。若肾小管上皮细胞分泌 NH_3 功能障碍，可导致酸中毒。

项目二　肾脏泌尿功能的调节

一、肾小球功能的调节

血浆在流经肾小球形成原尿的过程中受到很多因素的影响，从而改变肾小球滤过率。影响肾小球滤过的因素包括有效滤过压、滤过膜的变化、肾的血浆流量等。

（一）肾小球有效滤过压

组成有效滤过压的三个因素中任一因素发生变化，都能影响有效滤过压。

1.肾小球毛细血管血压的改变　实验证明，动脉血压在 80～180mmHg 范围内变动时，肾血流量通过自身调节保持相对稳定，肾小球毛细血管血压无明显变化，所以有效滤过压和肾小球滤过率也无明显变化。如果动脉血压下降到 80mmHg 以下时，超出了肾血流量自身调节范围，肾小球毛细血管血压将相应下降，使有效滤过压降低，肾小球滤过率减少而引起少尿甚至是无尿。例如大失血、情绪激动等原因可引起交感神经兴奋而使入球动脉产生强烈收缩，使肾血流量减少，导致肾小球毛细血管血压明显降低，引起肾小球滤过率减少而导致少尿，甚至无尿。

2. **血浆胶体渗透压的改变**　机体的血浆胶体渗透压在正常情况下不会出现明显波动。当血浆蛋白浓度降低时，例如静脉快速滴注生理盐水时，可导致血浆蛋白被稀释，引起血浆胶体渗透压下降，使肾小球有效滤过压和滤过率增大，尿量增多。肝硬化腹水形成也是这个机制。

3. **肾小囊内压的改变**　正常情况下肾小囊内压比较稳定。当肾盂或输尿管结石、肿瘤压迫或其他原因引起的输尿管阻塞，都可使肾盂内压显著升高。此时囊内压也将升高，使有效滤过压降低，肾小球滤过率因此而减少。

（二）肾的血浆流量

肾血浆流量对肾小球滤过率有很大影响。肾血浆流量一旦增加，肾小球毛细血管内血浆流动速度加快，前面滤过后留下的大分子蛋白很快稀释，使胶体渗透压的上升速度减慢，滤过平衡就靠近出球小动脉端，有效滤过压和滤过面积就增加，肾小球滤过率将随之增加。相反，肾血浆流量减少时，血浆胶体渗透压的上升速度加快，滤过平衡就靠近入球小动脉端，有效滤过压和滤过面积就减少，肾小球滤过率将减少。

正常情况下，人体内肾的血流量每分钟为 $1000 \sim 1200mL$，占心输出量的 $20\% \sim 25\%$，当动脉压在 $80 \sim 180mmHg$ 范围变动时，肾血流量可通过自身调节保持相对稳定。在严重缺氧、中毒性休克等情况下，由于交感神经兴奋，可使肾血流量显著减少，肾小球滤过率也显著减少。

（三）滤过膜的面积和通透性

正常人两肾滤过膜的总面积约为 $1.5m^2$。急性肾小球肾炎时，肾小球毛细血管内皮增生、肿胀，引起毛细血管管径变小或阻塞，使有效滤过膜面积减小，肾小球滤过率降低，导致少尿或无尿。

正常情况下滤过膜通透性比较稳定，当发生肾小球炎症或缺氧时，由于病变使滤过膜上带负电荷的蛋白减少或消失，对带负电荷白蛋白的同性电荷相斥作用减弱，使滤过膜通透性增大，使血浆蛋白甚至是红细胞易于滤出，从而出现蛋白尿或血尿。

二、肾小管和集合管功能的调节

小管液在流经肾小管和集合管时发生了重吸收和分泌而形成终尿。终尿的形成受到小管液中溶质的浓度、球管平衡、体液因素等的影响。

（一）小管液中溶质的浓度

肾小管中溶质浓度是影响肾小管和集合管重吸收的重要因素。小管液溶质的浓度所形成的渗透压对肾小管和集合管重吸收水具有对抗作用，当小管液溶质的浓度升高时，小管液的渗透压就越高，肾小管和集合管重吸收水的量就越少，终尿量增多。由于渗透压增高而引起的利尿称为渗透性利尿。例如，糖尿病患者的多尿就属于典型的渗透性利尿。糖尿病患者血糖浓度过高，血液在流经肾小球时滤出的糖浓度也高，超过了肾糖阈，多余的糖不能完全重吸收，就提高了小管液的渗透压，阻止了水的重吸收致使终尿量增多。根据这个原理，临床上治疗脑水肿的利尿药如甘露醇等，就同时满足在流经肾小球时可以被滤过，在流经肾小管和集合管时不能被重吸收这两个条件，才能增加小管液的渗透压起利尿作用，从而达到利尿消肿的功效。

（二）球管平衡

近端小管对肾小球滤过液的定比重吸收，即滤过液的重吸收始终占肾小球滤过量的65%～70%左右，这种现象称为球-管平衡，说明近球小管对溶质和水的重吸收量不是固定不变的，而是随肾小球滤过率的变动而发生变化。肾小球滤过率增大，近球小管对Na^+和水的重吸收率也提高；反之，肾小球滤过率减少，近球小管对Na^+和水重吸收率就降低。其生理意义在于使终尿量不至于因肾小球的滤过率的增减而出现大幅度的变动。

（三）体液因素

1. 抗利尿激素　抗利尿激素（又称血管升压素）是由下丘脑的视上核和室旁核的神经细胞分泌的一种调节水盐代谢的肽类激素，经下丘脑-垂体束到达神经垂体内储存，后由神经垂体释放入血，是尿液浓缩和稀释的关键性调节激素。其主要生理作用是提高远曲小管和集合管对水的通透性，使水的重吸收增多，尿量减少。其意义是维持水、渗透压的平衡，维持血容量、血压相对稳定。抗利尿激素的释放受血浆晶体渗透压和循环血量这两个因素影响。

（1）血浆晶体渗透压　血浆晶体渗透压的改变是引起抗利尿激素合成和释放的最敏感的因素。当人体经过大量发汗、严重呕吐或腹泻等而导致机体失水时，血浆晶体渗透压升高，可刺激下丘脑前部的室周器的渗透压感受器，并引起抗利尿激素合成和释放增多，使肾小管和集合管对水的重吸收活动明显增强，导致尿量减少。反之大量饮清水后，血浆晶体渗透压降低，对渗透压感受器的刺激减弱，而使抗利尿激素合成和释放减少，水重吸收少，尿量增多，这种大量饮用清水后引起尿量增多的现象，称为水利尿，可使机体内多余的水排出体外。

（2）循环血量　左心房和胸腔大静脉存在的容量感受器可感受循环血量的改变，能反射性地影响抗利尿激素的释放。当血量过多时，左心房被扩张，刺激了容量感受器，传入冲动经迷走神经传入中枢，抑制了下丘脑-垂体后叶系统释放抗利尿激素，使水的重吸收减少引起利尿，由于排出了过剩的水分，恢复了正常血量。当循环血量减少（如大失血、腹泻等）时，容量感受器的刺激减弱，从而使神经垂体对抗利尿激素的释放增多，促进水的重吸收增多，致使血容量得以回升。此外，心房钠尿肽可抑制抗利尿激素分泌，血管紧张素Ⅱ则可刺激其分泌。

2. 醛固酮　醛固酮（又称盐皮质激素）是由肾上腺皮质球状带分泌的一种类固醇激素。醛固酮的生理作用是促进远曲小管和集合管的主细胞重吸收 Na^+，同时促进 K^+ 的排出，Na^+ 的重吸收带动了水的重吸收，即"保钠排钾保水"作用。最终可使血 Na^+ 升高，血 K^+ 降低，血容量增多，血压升高。所以醛固酮是一种调节水盐代谢的激素。

醛固酮分泌主要受肾素－血管紧张素系统和血钠、血钾浓度的调节（图Ⅱ-7-2）。

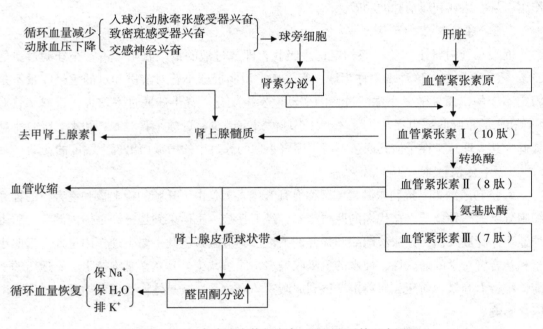

图Ⅱ-7-2　肾素－血管紧张素－醛固酮系统示意图

（1）肾素－血管紧张素－醛固酮系统　肾素主要是由球旁细胞合成和分泌的一种酸性蛋白酶。当循环血量下降时，入球小动脉的压力下降，血流量减少，球旁细胞感受血压下降的刺激，分泌肾素增多。同时，肾小球滤过率随肾血流量减少而减少，流过致密斑的钠离子浓度减少，致密斑被激活，也促进球旁细胞释放肾素。肾素作用于血管紧张素原，生成血管紧张素。肾素催化血管紧张素原水解产生血管紧张素Ⅰ。血管紧张素Ⅰ基本没有生物学活性，而是经血管紧张素转化酶剪切 C-末端两个氨基酸残基而形成血管紧张素Ⅱ。血管紧张素Ⅱ在氨基肽酶的作用下降解成血管紧张素Ⅲ，血管紧张素Ⅱ和血管紧张素Ⅲ都能刺激肾上腺皮质球状带合成和分泌醛固酮，醛固酮"保钠排钾保水"继而增加体液容量，升高血压。通过上述相反的机制，使醛固酮分泌减少，肾重吸收钠离子和水减少，血容量下降。

（2）血钾和血钠浓度　当血钠降低或血钾升高时，可直接刺激肾上腺皮质球状带合成和分泌醛固酮。醛固酮"保钠排钾"，恢复正常的 Na^+ 和 K^+ 浓度。

项目三　尿液及其排放

一、尿液

肾脏经过肾小球的滤过和肾小管、集合管的重吸收及分泌而形成了尿液。许多的疾病都可通过尿液的检查来揭示。

（一）尿量

正常情况下，成人 24 小时的尿量约为 1000～2000mL，平均为 1500mL。每日的尿量持续超过于 2500mL 者为多尿，多尿正常情况下见于摄入水分过多，病理情况下可见于尿崩症、糖尿病等。每日尿量在 100～500mL 之间的称为少尿，每日尿量少于 100mL 则为无尿，少尿、无尿通常见于肾衰、休克等病人。人体每日的 1500mL 尿量中，其中 500mL 为基本排水量，伴随代谢产物而排出，余为机动排水量，随着进水量的增减而发生变动。所以人体每天产生的代谢废物至少要溶解在 500mL 的尿液中才能全部排出去，少尿和无尿会使代谢废物在体内堆积从而造成尿毒症。多尿可使人体大量的水分丧失。

（二）尿液的理化性质

正常人尿液的主要成分是水，占 95%～97%，其余的为固体，占 3%～5%。固体物质是由 NaCl、硫酸盐等无机盐和尿素、尿酸、肌酐等非蛋白含氮化合物组成。尿的颜色为淡黄色，比重是 1.015～1.025，pH 为 5.0～7.0 之间。尿的酸碱度受食物性质的影响很大，最大变动范围可达 4.5～8.0 之间，习惯荤素杂食者，尿液呈酸性，因为蛋白质分解后会产生硫酸盐等可随尿液排出；习惯素食者，尿液呈碱性，则是由于植物中含有苹果酸和枸橼酸等可在体内氧化，故酸性物质减少。

正常的尿一般呈淡黄色，但当人体泌尿器官或其他系统出现问题时，人体的尿液也会呈现不同颜色。所以临床上经常化验尿液来对疾病进行鉴别诊断。对于病理尿来说，红色尿很常见，引起的原因也很多，血尿是最常见的原因之一。泌尿道任何部位有损伤出血均可引起血尿，如急性肾炎、泌尿道结石、结核、肿瘤或运动性血尿等。此外，全身性疾病如血液病、某些传染病也常可出现血尿。

二、尿的输送、贮存和排放

生成尿液是个连续不断的过程。尿液在肾单位和集合管生成后，因为压力差和肾盂的收缩可使持续不断进入肾盂的尿液输送至输尿管。尿液又经输尿管中的周期性蠕动而被送入至膀胱内贮存。膀胱的排尿则是间歇性进行的。膀胱内贮存的尿液达到一定量时可引起排尿反射，经尿道将尿液排出体外。

排尿反射的感受器是膀胱壁内的牵张感受器。当膀胱内尿量充盈到一定程度（400～500mL）时，牵张感受器兴奋，冲动沿盆神经传入神经纤维，到达脊髓骶段的排尿反射初级中枢，同时冲动也上传至脑干和大脑皮层排尿反射的高位中枢，产生尿意。尿液进入尿道，尿液还可以刺激尿道的感受器，冲动可再次传入脊髓排尿中枢，使其活动进一步加强，并反射性抑制阴部神经的活动使尿道外括约肌松弛，在膀胱内压驱使下使尿液排出体外。这是一个正反馈活动，直至膀胱内尿液排完为止。

排尿反射的高位中枢可对脊髓初级中枢具有控制作用，即可随意控制排尿反射活动。婴幼儿因大脑皮层的发育尚未完善，对脊髓初级排尿中枢的控制能力较弱，故婴幼儿排尿次数多，也容易发生夜间遗尿现象。

排尿反射是由反射弧来完成的，反射弧的任何部分受损，都会发生排尿异常现象。例如膀胱发生炎症或结石时，可引起排尿次数过多，出现尿频。如果骶髓初级排尿中枢受损、反射弧遭到破坏等，均可导致膀胱内尿液充盈过多而发生尿潴留。当脊髓受损时，排尿的初级中枢与高位中枢失去功能联系时，意识便不能控制排尿反射，从而出现尿失禁现象。

复习思考

一、名词解释

肾小球滤过率　肾小球有效滤过压　肾糖阈　渗透性利尿　水利尿

二、单项选择题

1. 人体排泄的主要器官是（　　　）

   A. 肺　　　　　B. 肾脏　　　　　C. 皮肤　　　　　D. 大肠

2. 下列有关肾小球滤过率正确的是（　　　）

   A. 单位时间内每侧肾生成的原尿量　　　B. 单位时间内每侧肾生成的终尿量

   C. 单位时间内两肾生成的原尿量　　　　D. 单位时间内两肾生成的终尿量

3. 影响肾小球滤过压的因素错误的是（　　　）

　　A. 肾小球毛细血管血压　　　　　　　B. 血浆胶体渗透压

　　C. 肾小囊内压　　　　　　　　　　　D. 血浆晶体渗透压

4. 能使有效滤过压增加的因素是（　　　）

　　A. 血浆晶体渗透压的降低　　　　　　B. 入球小动脉收缩

　　C. 血浆蛋白的稀释　　　　　　　　　D. 囊内压增加

5. 葡萄糖重吸收的主要部位是（　　　）

　　A. 近端小管　　　　B. 远端小管　　　C. 髓襻　　　　D. 集合管

6. 在流经肾小管和集合管时完全不被重吸收的物质是（　　　）

　　A. 尿素　　　　　　B. 尿酸　　　　　C. 肌酸　　　　D. 肌酐

7. 以下属于渗透性利尿的是（　　　）

　　A. 大量饮用清水　　　　　　　　　　B. 静脉滴注生理盐水

　　C. 静脉滴注甘露醇　　　　　　　　　D. 肾血流量增多

8. 能够引起抗利尿激素释放的是（　　　）

　　A. 血浆晶体渗透压的升高　　　　　　B. 血浆胶体渗透压的升高

　　C. 血浆晶体渗透压的降低　　　　　　D. 循环血量的增多

9. 有关醛固酮的描述错误的是（　　　）

　　A. 是由肾上腺皮质球状带分泌的

　　B. 当血钠降低血钾升高时可刺激其分泌

　　C. 促使远曲小管和集合管对水的重吸收增加，尿量减少

　　D. 促进远曲小管和集合管对 Na^+ 的重吸收，同时促进 K^+ 的排出

10. 有关少尿的描述，正确的是（　　　）

　　A. 100 ～ 500mL　　　　　　　　　　B. 不足 100mL

　　C. 100 ～ 600mL　　　　　　　　　　D. 不足 150mL

扫一扫，知答案

扫一扫，看课件

模 块 八

感觉器官

【学习目标】

1. 掌握：眼的调节；眼的折光异常；视杆细胞和视锥细胞的功能；视敏度；声波的传导途径。

2. 熟悉：感受器及感觉器官的概念；感受器的生理特性；折光系统的组成；视野、明适应、暗适应、色盲及色弱。

3. 了解：前庭器官的功能。

概　述

感觉是客观世界在人脑中的主观反映。内、外环境中的各种刺激作用于机体各种感受器或感觉器官，感受器将刺激产生的能量转化为适宜刺激向中枢传递的电信号即神经冲动，神经冲动经过一定的神经传导通路传导至大脑皮质的特定部位，经大脑皮质的分析整合产生相应的感觉。

一、感受器与感觉器官

感受器是指机体体表或组织内部的专门感受机体内、外环境变化的特殊结构或装置。感受器有多种分类方法：根据所在部位的不同，感受器可分为内感受器和外感受器。内感受器感受机体内部环境的变化，如颈动脉窦和主动脉弓压力感受器，颈动脉体和主动脉体化学感受器等。外感受器感受外界环境的变化，如视觉、听觉、嗅觉、触压觉、味觉感受器等。根据感受刺激性质的不同，感受器可分为机械感受器、化学感受器、光感受器和温度感受器等。

感受器的结构多种多样，感觉神经末梢是最简单的感受器，如与痛觉有关的游离的感觉神经末梢分布于皮肤或其他组织就构成了痛觉感受器；而有些感受器则是由被囊样的结构包绕在神经末梢周围形成，如触觉小体、环层小体和肌梭等；另外一些则结构比较复杂，由高度分化了的感受细胞如视网膜上的感光细胞、耳蜗内的毛细胞等连同复杂的附属结构，共同构成感觉器官。

感觉器官是指由一种或多种感受器连同周围的附属结构构成的特殊器官。人体主要的感觉器官有视觉器官、听觉器官、前庭器官、嗅觉器官和味觉器官。本模块主要介绍视觉和听觉器官。

二、感受器的一般生理特性

（一）适宜刺激

感受器一般只对某种形式的刺激最敏感，这种感受器最敏感的刺激称为该感受器的适宜刺激。如视网膜感光细胞的适宜刺激是一定波长的光波，耳蜗毛细胞的适宜刺激是一定频率的声波等。

（二）换能作用

不同感受器感受的刺激不同，但各种感受器都能将刺激能量转换为感觉传入纤维的动作电位，然后以神经冲动的形式向中枢传递，这被称为感受器的换能作用。感受器一般并不直接将刺激能量转变为神经冲动，而是先在感受器细胞产生过渡性的膜电位变化，称为感受器电位，如耳蜗的微音器电位等。这种感受器电位与终板电位一样具有局部兴奋的特征，当感受器电位达到一定水平，使相应的感觉传入纤维产生动作电位时，感受器的换能作用才真正完成。

（三）编码作用

感受器在将外界刺激转换为动作电位同时，还将刺激包含的环境变化信息也编译到动作电位的序列之中，使不同的刺激在中枢引起的感觉也不同，这被称为感受器的编码作用。关于编码作用的详细机制，目前尚不清楚。

（四）适应现象

当一种刺激持续作用于某种感受器时，感觉传入神经纤维的传入冲动频率会逐渐降低，这被称为感受器的适应现象。各种感受器的适应快慢不同，如触觉、嗅觉感受器适应快，有利于机体不断接受新刺激；而痛觉感受器不容易产生适应，对机体有保护作用。

项目一　视觉器官生理

人脑获得的信息有70%以上来自视觉。人类通过视觉感知外界物体的形状、大小、颜色、远近等。视觉是人体重要的感觉，也是人类认识世界、改造世界的重要工具。

视觉器官是眼（图Ⅱ-8-1）。人眼感受的适宜刺激为 380～760nm 波长的电磁波。来自外界物体的光线，经过眼的折光系统折射在视网膜上成像，刺激视网膜上的感光细胞，视锥细胞和视杆细胞将包含不同视觉信息的光刺激转换、编码为电信号，这种视觉冲动经视神经纤维传向大脑皮质的视觉中枢，经视觉中枢的分析处理，从而产生视觉。可见，视觉的产生是由视觉器官、视觉传导通路和视觉中枢共同完成，眼在视觉产生中的作用可分为折光系统的功能和感光系统的功能两方面。

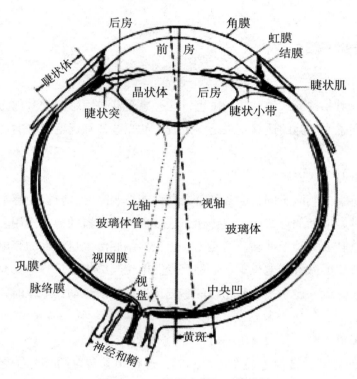

图Ⅱ-8-1 右眼水平切面模式图

一、眼折光系统的功能

（一）眼的折光与成像

折光系统由角膜、房水、晶状体、玻璃体组成。其功能是让外界物体在视网膜上清晰地成像。人眼构成一个复杂的光学系统，进入人眼的光线要经过四种折射率不同的传光介质和屈光度不同的多个折射面的折射，才能在视网膜上成像。为了研究的方便，有人设计出一个与实际眼折光效果相同，但结构简化的等效光学模型，称为简化眼。简化眼是一个假想的模型，它的光学参数与正常眼等值，故可用来分析眼的成像特性。

简化眼假定眼球为前后径 20mm 的单球面折光体，折光率为 1.333，入射光线由进入眼球只在球面前面折射一次。球面的曲率半径为 5mm，节点位于球形界面后方 5mm，后主焦点位于节点后 15mm 处，相当于视网膜的位置。简化眼模型和安静时正常人眼一样，正好使平行光线聚焦于视网膜上，可在视网膜上形成清晰的图像（图Ⅱ-8-2）。

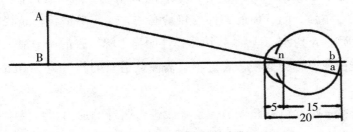

图Ⅱ-8-2 简化眼成像模式图

（二）眼的调节

通过对人眼光学系统的研究发现，人眼在看 6 米以外的物体时，因为从物体发出的光线到达眼球前已接近于平行，故不需任何调节即可在视网膜上形成倒立缩小的清晰物像。将人眼不作任何调节所能看清楚物体的最远距离称为远点。而人眼在看近物（6 米以内）时，由于近物发出的光线进入眼球时呈辐射状，经折光系统折射后在视网膜的后方成像，由于光线尚未聚焦，只能产生模糊的视觉。正常人眼看近物时十分清晰并不产生模糊视觉，是因为人看近物时进行了眼的调节，眼的调节包括晶状体调节、瞳孔调节和双眼会聚三方面，其中人眼看近物主要依靠晶状体的调节。

1. **晶状体的调节** 晶状体是一个无色透明、富有弹性的双凸透镜形的折光体，周边通过睫状小带与睫状体相连。当眼看远物时，睫状体内睫状肌处于松弛状态，睫状小带保持一定的紧张度，睫状小带的牵拉作用使晶状体较为扁平，此时晶状体折光力较小；当人眼看近物时，在视网膜上成模糊的物像，这种模糊的视觉信息传至视觉中枢，反射性地引起睫状肌收缩，睫状小带松弛，晶状体因自身弹性回缩，向前向后凸出，折光力增强，使物像前移，正好落在视网膜上（图Ⅱ-8-3），从而产生清晰视觉。长时间地看近物，由于睫状肌的持续收缩状态，会引起眼睛产生疲劳。

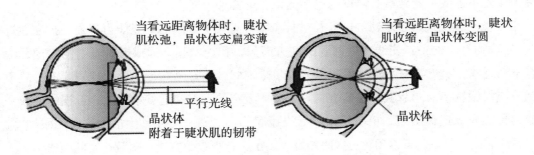

当看远距离物体时，睫状肌松弛，晶状体变扁变薄

平行光线
晶状体
附着于睫状肌的韧带

当看远距离物体时，睫状肌收缩，晶状体变圆

晶状体

图Ⅱ-8-3 晶状体和瞳孔的调节

晶状体的调节能力有一定的限度，晶状体调节能力的大小取决于晶状体的弹性，弹性越好，晶状体变凸能力越强，所能看清物体的最近距离就越近。晶状体的调节能力通常用近点来表示。近点是指人眼所能看清物体的最近距离。近点越近，表明晶状体的弹性越好，眼的调节能力越强。晶状体的弹性与年龄有关，随年龄增长，晶状体弹性会逐渐减退，近点逐渐变远。人到 45 岁后，晶状体弹性明显下降，眼的调节能力明显下降，看近物模糊不清，这种现象称为老视，看近物时需佩戴适宜的凸透镜，增强眼的折光力进行矫正。

2. 瞳孔的调节　瞳孔由虹膜围成，是光线进入眼球的通道。虹膜中有环状的瞳孔括约肌和辐射状的瞳孔开大肌，这两种肌纤维收缩和舒张调节着瞳孔的大小，进而调节进入眼球的光线量。视近物时，可反射性地引起两侧瞳孔缩小，称为瞳孔近反射。瞳孔近反射的意义是使瞳孔缩小以减少进入眼球的光线量，减少产生的球面相差和色相差，使视物更清晰。

生理状态下瞳孔的大小除受视物远近的调节外，还受到进入眼球光线强弱的调节。当光照强时，瞳孔会缩小；当光照弱时，瞳孔会变大。这种瞳孔的大小随着进入眼球光量的强弱而变化的现象称为瞳孔对光反射。这一反射的生理意义是调节进入眼内的光线量，当视网膜受到强光照射时，减少进入眼球的有害光线，以保护视网膜；在弱光时增加光线量以使视物清晰。瞳孔对光反射的中枢在中脑，是双侧性的，临床上常通过检查瞳孔对光反射以判断麻醉深度、病情危重程度及中枢神经系统病变的部位。

3. 双眼会聚　当双眼同时观察一近物时，两眼视轴向鼻侧会聚，这种现象称为双眼会聚，也称为辐辏。两眼会聚依靠两眼内直肌的收缩来完成。它的意义在于视近物时，可使物像落在两眼视网膜的对应位置上，从而使视觉清晰，避免复视。

（三）眼的折光异常

正常人眼不需调节就可使平行光线在视网膜上聚焦成像，因而可以看清楚远物；近物发出的光线经过眼的调节也能在视网膜上成像，也可看清近处的物体，这种眼称为正视眼。因眼球形态变化或折光能力异常使平行光线不能聚焦成像于视网膜，称为非正视眼，也称为屈光不正或折光异常。常见的包括近视、远视和散光。

1. 近视　近视是由于眼球的前后径过长（轴性近视）或眼的折光能力过强（折光性近视），使远物发出的平行光线在视网膜的前方聚焦，在视网膜上形成模糊不清的物像，因而看不清远物；看近物时，近物发出的光线呈辐射状，正好落在近视者的视网膜上，故不需调节或仅做较小的调节就能看清近物。因此，近视的近点和远点均移近。近视的形成一部分是由于先天遗传引起，更多是由于后天用眼不当所致。因此，生活中注意用眼卫生，纠正不良的读写习惯，可以预防近视眼的发生。矫正近视眼的方法是佩戴适宜的凹透镜（图Ⅱ–8–4），使远物发出的平行光线在进入眼球前适当发散，靠后聚焦以成像在视网膜上。

2. 远视 远视是由于眼球前后径过短或折光能力过弱所致。远物发出的光线成像在远视者视网膜之后，经过眼的调节使物像前移，从而看清远物，所以远视看远物时就需要进行调节。近物发出的光线离远视者视网膜距离更远，即使晶状体做最大调节，也不能使物像前移至视网膜，所以，远视的主要表现为看不清近物。远视眼的近点和远点均变远。远视眼看近物和远物都需要进行调节，故远视者容易发生用眼疲劳。远视矫正的办法是佩戴适宜的凸透镜（图Ⅱ-8-4）。

3. 散光 散光是由眼球折光面，主要是角膜在不同方位上的折光力不一致所致。正常人眼角膜是正球面，表面任何一点的曲率半径都是相等的。因此，平行光线在任一点折射后均能在视网膜上聚焦成像。散光者的角膜曲率半径不一致，在某一方位上曲率半径变小，而与之垂直的方位上曲率半径则变大，平行光线经角膜表面各方位折射不能在视网膜上正常聚焦，造成视物不清或物像变形。散光的矫正方法是佩戴适宜的柱面镜。

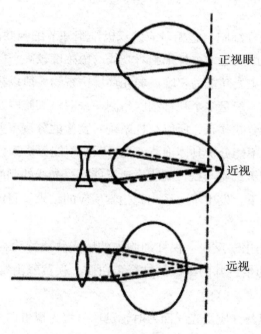

图Ⅱ-8-4 折光异常

二、眼感光系统的功能

视觉感受器位于视网膜上，外界物体发出的光线，经折光系统折射在视网膜上成像，感光细胞感受这种光波的刺激，通过换能作用转变为神经冲动，经视神经传入大脑皮质的视觉中枢，经分析处理后形成主观意识上的感觉。

（一）视网膜的结构特点

视网膜结构复杂，主要包括四层细胞，自外向内依次为：色素上皮、感光细胞、双极细胞和节细胞。其中，感光细胞包括视锥细胞和视杆细胞。它们均与双极细胞形成突触联系，双极细胞再与节细胞构成突触。节细胞轴突汇集构成了视神经，视神经汇集处位于黄斑鼻侧约3mm处，称视神经盘，视神经由此向后穿出眼球壁。视神经盘处不存在感光细胞，因此不能感受光线刺激，物像落于此处不能引起视觉，称为生理盲点。

（二）视网膜的感光换能作用

人视网膜上存在视锥系统和视杆系统两种感光系统。

1. 视锥细胞和视杆细胞　视锥系统是由视锥细胞与相应的双极细胞、节细胞共同组成的感光换能系统。视锥细胞分布于视网膜的中央，特别是中央凹区域是视锥细胞最密集的部位。视锥细胞对光线的敏感性较差，只在强光刺激下发生反应，主要功能是白昼和强光下视物。视锥细胞与双极细胞及节细胞之间多为一对一的联系方式，所以视锥细胞分辨率高。视锥系统视物的精确度高，能分辨物体具体细节。视锥系统能分辨颜色，辨色也是视锥细胞特有的功能。

视杆系统是指由视杆细胞与它相对应的双极细胞和节细胞共同组成的感光换能系统。视杆细胞分布于视网膜的周边，视杆细胞对光线的敏感度较高，能在昏暗环境中感受弱光刺激，所以视杆细胞的主要功能为夜晚或弱光环境中视物。所以视杆系统又称为晚光觉或暗视觉系统。视杆系统一般是多个视杆细胞与同一个双极细胞联系，多个双极细胞再与同一个节细胞联系，呈聚合式联系，所以视杆系统对物像的分辨率差，视物的精确度差，只能分辨物体的轮廓，而不能分辨具体细节。视杆系统不能分辨颜色，只能辨识明暗。

2. 光化学反应　视锥细胞与视杆细胞之所以能感受光线的刺激，是因为感光细胞内部的感光物质在光线作用下，发生了一系列光化学反应的结果。目前对视杆细胞光化学反应了解得更为清楚。

（1）视杆细胞的光化学反应　视杆细胞内的感光物质称为视紫红质。视紫红质是一种由视蛋白与视黄醛的生色基团组成的结合蛋白质。视黄醛由维生素A在体内氧化转变而来。

当视杆细胞内的视紫红质受光线照射时，迅速分解为视蛋白与视黄醛。视黄醛分子构象的改变和视蛋白分子构象的变化，诱发视杆细胞产生感受器电位。通过这一光化学反应的过程将光波刺激转化为电信号。

视紫红质的光化学反应是可逆的，在暗光环境中，视黄醛构型恢复又与视蛋白结合，形成视紫红质贮存于视杆细胞中（图Ⅱ-8-5）。视紫红质的合成和分解取决于光线的强弱。在暗光中，合成速度大于分解，视杆细胞内的视紫红质增多，对光线的感受能力逐渐增强，较好地发挥暗光视物的功能。视紫红质在强光中分解速度大于合成，视杆细胞内的视紫红质含量减少，视杆细胞感光作用下降，由视锥系统替代发挥强光视物的功能。

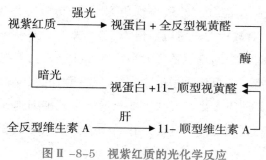

图Ⅱ-8-5　视紫红质的光化学反应

视紫红质分解与合成的过程中，有一部分视黄醛被消耗，可由血液中的维生素 A 转化补充。所以，如果长期维生素 A 摄入不足，会影响人在暗光中的视力，引起夜盲症。

（2）视锥细胞的光化学反应与色觉　视网膜上有三种不同的视锥细胞，分别含有三种感光色素。其感光色素也由视蛋白和 11- 顺型视黄醛组成，只是视蛋白的分子结构略有不同。三种感光色素结构的差异导致它们对不同波长的光波敏感度不一样，而不同颜色的光波波长不同，三种视锥细胞分别对红、绿、蓝三种颜色的光线最敏感。

色觉是指对不同颜色的辨识，是不同波长的光线作用于视网膜后在人脑引起的主观感觉。人眼能区分波长 380 ～ 760nm 之间的大约 150 种颜色。

色觉的产生目前用三原色学说解释。三原色学说认为，当不同波长的光线照射视网膜时，可以使三种视锥细胞产生不同比例的兴奋，这样的信息传到中枢，经过中枢的分析整合就会产生不同颜色的感觉。例如，红、绿、蓝三种视锥细胞兴奋的比例为 4：1：0 时，视觉中枢就会产生红色的感觉；三者兴奋的比例为 2：8：1 时，则产生绿色的感觉；当以同等比例兴奋时，会产生白色的感觉。

色觉障碍包括色盲和色弱。色盲是由于缺乏某种或某几种视锥细胞所造成不能辨识某种或多种颜色的病症。色盲可分为全色盲和部分色盲。全色盲的人表现为不能分辨所有颜色，只能分辨明暗，呈单色视觉，这种类型比较少见。部分色盲又分为红色盲、绿色盲和蓝色盲。其中，红色盲和绿色盲最多见，患者表现为不能分辨红色或绿色。色盲属遗传疾病。有些色觉障碍并不是由于缺乏某种视锥细胞，而是由于某种视锥细胞的反应能力较弱引起的。患者对某种颜色的识别能力较正常人差称为色弱，色弱大多由后天因素引起。

三、视敏度、视野和双眼视觉

（一）视敏度

人眼对物体微细结构的分辨能力称为视敏度，也称视力，可用眼所能分辨的物体两点之间的最小距离表示。视力通常以视角的大小作为衡量标准。视角是指物体上的两点发出的光线进入人眼通过节点所形成的夹角（图Ⅱ-8-6）。视角越小，反映视力越好。视力表按此原理设计，正常人眼所能分辨的最小视角为 1′（1 分度，1°=60′），按 Snellen 视力表对应的视力为 1.0，国际对数视力表对应数值为 5.0。视角的大小与视网膜上物像的大小成正比，当视角为 1 分度时，视网膜上物像大小约为 5μm，相当于视锥细胞的平均直径，两个视锥细胞受刺激而兴奋，信息传入中枢，中枢产生两点的感觉。若视角小于 1 分度，物像小于视锥细胞的直径，两点发出的光线可能只使单个视锥细胞受刺激，中枢将两点辨为一点。中央凹处视锥细胞直径更小，有些只有 2μm，所以该处视力可大于 1.0。

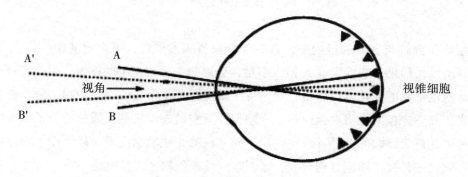

图 II -8-6　视力与视角

（二）暗适应和明适应

人长时间处于强光的环境中，突然进入暗处时，起初看不清东西，经过一定时间后，视觉敏感度逐渐升高，逐渐恢复在暗处的视力，这种现象称为暗适应。

暗适应的产生主要取决于视杆细胞中视紫红质的光化学反应过程。视紫红质在强光的环境中分解大于合成，视杆细胞内视紫红质的储量减少，突然进入暗光环境中，视杆细胞由于视紫红质储量过少不足以引起暗处的视觉，而在暗光环境中视紫红质的合成增加，经过一段时间，视杆细胞暗光环境下的视物功能逐渐恢复。另外，暗适应的产生也与视锥细胞有关。暗适应整个过程约需 30 分钟。

人从长时间的暗光环境突然进入光亮处，只感到一片耀眼的光感，不能看清楚物体，片刻之后视觉逐渐恢复，这种现象称为明适应。产生机制是由于视杆细胞在暗光环境中蓄积了大量的视紫红质，突然进入亮处，视紫红质受强光照射而迅速分解，传入信息过强，因而只产生耀眼的光感。当视紫红质迅速分解之后，视锥细胞才能恢复明亮环境中的视觉。明适应仅需几秒钟即可迅速完成。

（三）视野

视野是指单眼固定注视前方一点时，所能看到的空间范围。同一光照条件下，不同颜色的视野大小也不一样，白色视野最大，其次为黄色和蓝色，再次为红色，绿色视野最小（图 II -8-7）。由于面部结构的影响，不同方位视野的大小和形状也不同。其中，颞侧视野大于鼻侧视野，下方视野大于上方视野。临床上视野检查有助于视网膜和中枢神经系统病变的检测。

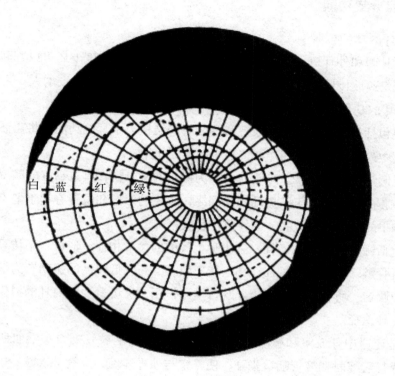

图Ⅱ-8-7 左眼视野图

（四）双眼视觉

双眼同时观察某一物体时产生的视觉称为双眼视觉。人双眼视野大部分重叠，而且从同一物体发出的光线，成像在两眼视网膜的对称点上。因此，两眼视网膜上的像虽略有差异，但主观上只产生一个物体的感觉。

双眼视觉可以扩大视野，弥补生理性盲点，所以双眼视觉优于单眼视觉。双眼视物时，有助于感知物体的大小，而且还能判断物体的距离远近和物体厚度、深度，从而形成立体视觉。

项目二　位、听觉器官生理

耳是听觉器官，也是位置觉和平衡觉器官。耳分为外耳、中耳和内耳三部分。内耳又称迷路，包括耳蜗、前庭和半规管。外耳和中耳构成传音系统。内耳的耳蜗是感音系统。内耳的前庭和半规管则是头部空间位置和运动觉感受器，是人体维持平衡的位觉器官之一。

一、耳的听觉功能

（一）外耳的功能

外耳包括耳郭和外耳道。耳郭有助于收集声波，在一定程度上还可以判断声音的来源方位。外耳道是声波传导的通道，并对声波产生共振作用，使其强度增大。

（二）中耳的功能

中耳主要包括鼓膜、听小骨、鼓室和咽鼓管等结构。中耳的功能是将声波振动高效地传至内耳，其中鼓膜和听骨链在声波传导中起重要作用。

鼓膜呈椭圆形，浅漏斗状。鼓膜脐内侧为锤骨的锤骨柄，具有良好的频率响应和较小的失真度。鼓膜的振动可与声波振动同始同终，鼓膜的形态和位置有利于把声波不失真地传向内耳。如果鼓膜内陷或破裂，会导致传音效率降低。

听小骨包括锤骨、砧骨和镫骨，三块听小骨借助关节相连，形成一个传导声波的杠杆系统，称为听骨链。听骨链通过杠杆作用能把鼓膜的高幅低强度的振动转为低幅高强度的振动，传向卵圆窗。听骨链的声波传导既有增压作用，又可避免对内耳的损伤，因此是最主要的声波传导途径。

咽鼓管是连通中耳鼓室和鼻咽部的肌性管道。平时咽鼓管咽口被咽肌所封闭，在吞咽、打呵欠或打喷嚏时咽鼓管咽口张开，使鼓室与外界连通，空气进入鼓室以维持鼓膜内外气压平衡，这对于维持鼓膜的正常形状、位置和振动性能具有重要意义。如咽部的慢性炎症导致咽鼓管咽口闭塞，鼓室内空气逐渐被吸收，内外压力失衡，会引起鼓膜内陷，产生耳鸣，影响听力。

（三）声波传导途径

声波传入内耳包括气传导和骨传导两种途径。正常情况下以气传导为主。

1. 气传导　声波经外耳道引起鼓膜振动，再经听骨链和卵圆窗膜传入内耳耳蜗，这一传导途径称为气传导，是声波传导的主要途径。此外，在听骨链受损的情况下，气传导还表现为另外的方式，此时鼓膜的振动也可通过鼓室内空气的振动，再经蜗窗传入内耳，但此时传音效率已大大降低，这一途径在正常情况的声波传导中不起重要作用。

2. 骨传导　内耳位于颞骨内，声波可通过引起颅骨的振动，再引起颞骨骨质中的耳蜗内淋巴的振动，这条途径称为骨传导。骨传导的敏感性低，在正常听觉的产生中所起的作用非常小。只有当气传导途径明显受损时，骨传导才会相应增强，因此，临床上常通过检查患者气传导和骨传导情况来判断听觉障碍的产生部位和原因。当传音系统如鼓膜或听骨链病变引起传音性耳聋时，气传导明显减弱，而骨传导相对增强。当耳蜗病变引起感音性耳聋时，气传导和骨传导同时减弱。

（四）耳蜗的感音功能

耳蜗具有感音换能作用，即将传至耳蜗的机械振动转变成听神经纤维的神经冲动。

1. 耳蜗的结构　耳蜗形似蜗牛壳，由一条骨质的管道围绕一个锥形骨轴（蜗轴）螺旋约 2.5 周所构成的骨螺旋管。自蜗轴向外侧发出两道膜，斜行的前庭膜和横行的基底膜，它们将耳蜗分为三个腔：前庭阶、鼓阶和蜗管（图Ⅱ-8-8）。前庭阶在耳蜗底部与前庭窗膜相接，鼓阶在耳蜗底部与蜗窗膜相接，前庭阶和鼓阶内充满外淋巴，前庭阶与鼓阶在蜗顶通过蜗孔相通。蜗管则是一个盲管，充满内淋巴。

听觉感受器－螺旋器（柯蒂器）位于基底膜上，由毛细胞和支持细胞构成。每个毛细胞的顶端都有上百条排列整齐的听毛，其上方有一胶状物称为盖膜，较长的听毛伸入盖膜当中，盖膜内侧连蜗轴，外侧悬浮于内淋巴中。毛细胞的底部有听神经末梢。

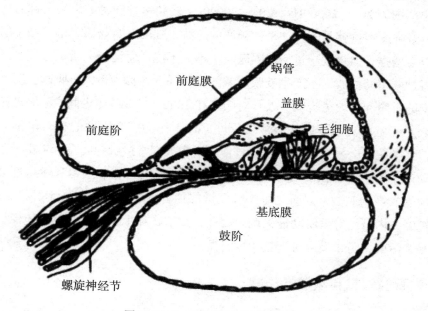

图Ⅱ-8-8　耳蜗内部结构模式图

2. 耳蜗的感音换能作用　在耳蜗的感音换能过程中，基底膜的振动起关键作用。当声波振动经听骨链传至前庭窗时，前庭窗膜内移，压力变化依次传给淋巴液和膜性结构，前庭膜和基底膜将下移，鼓阶的外淋巴使蜗窗膜外移，而前庭窗膜外移，则淋巴液和膜性结构作反向移动，反复进行，便引起了基底膜的振动。盖膜与基底膜之间发生相对位移，致使听毛弯曲，刺激毛细胞产生微音器电位，进而诱发听神经纤维产生动作电位，冲动传入听觉中枢，从而引起听觉。

3. 基底膜的振动与行波学说　耳蜗对不同频率声波的分析，目前用行波原理解释，就像人在抖动一条绸带时，有行波沿绸带向其远端传播一样，绸带行进的距离与抖动的频率有关。基底膜的振动从蜗底开始，以行波方式向蜗顶方向传播。不同频率的声波，传播的远近和最大振幅出现的部位也不同，声波频率越高，传播距离越近，最大振幅出现的部位越靠近蜗底部；声波频率越低，传播距离越远，最大振幅出现的部位越靠近蜗顶部。最大振幅出现部位不同，引起不同部位毛细胞兴奋，而起自基底膜不同部位的听神经纤维的冲动传至听觉中枢的不同部位，就会产生不同的音调感觉。

耳蜗对声音强度的分析，主要取决于产生兴奋的听神经纤维的数量和冲动频率。声音强度越大，受刺激的毛细胞数目越多，参与传导的神经纤维数量越多，传入冲动的频率也越高，传至中枢后，主观感觉声音越强。

（三）听阈和听力

声波振动的频率必须在一定范围内，且达到一定强度才能引起听觉，人耳所能感受到的声音频率范围为 20 ～ 20000Hz。20 ～ 20000Hz 之间每种频率的声波，都有一个引起听觉的最小声音强度，这就是听阈。每种频率的声波，强度在听阈以上继续增加时，产生的听觉感受也会增强，但强度超过一定限度时，不仅不能产生清晰的听觉，还会产生鼓膜的疼痛感。每种频率的声波，不产生鼓膜痛觉的最大强度，称为最大可听阈。每一频率的声波都有特定的听阈和最大可听阈。人耳对频率在 1000 ～ 3000Hz 之间声波最敏感，

听力表示听觉的灵敏程度。通常以分贝（dB）作为声音强度的相对单位。一般讲话的声音，其强度在 30 ～ 70dB 之间。在日常生活中人们常接触到的噪声（指杂乱无章的非周期性振动产生的声音）强度通常在 60dB 以上，对人的工作、学习和休息都会产生不良影响。长期受噪声的刺激，对听觉是一种缓慢的损害，可使听力下降，引起噪音性耳聋，并可导致神经、内分泌等系统功能失调。因此，在工作和生活中应注意环境保护，尽量消除和减少噪音污染，防止噪声对听觉功能的损害。

二、内耳的位觉和运动觉功能

前庭器官包括内耳中的三个半规管、椭圆囊和球囊。前庭器官内有感受自身的姿势和运动状态及头部在空间的位置的感受器，对于维持身体的平衡具有重要作用。机体姿势的维持有赖于前庭器官、视觉器官和本体感受器，其中前庭器官的作用尤为重要。

（一）椭圆囊和球囊的功能

椭圆囊和球囊的感受装置称囊斑（图Ⅱ-8-9），囊斑中毛细胞顶端的纤毛埋植于胶质的耳石膜内。耳石膜内含有耳石，耳石由蛋白质和碳酸钙构成。椭圆囊囊斑处于水平位，球囊囊斑处于垂直位。

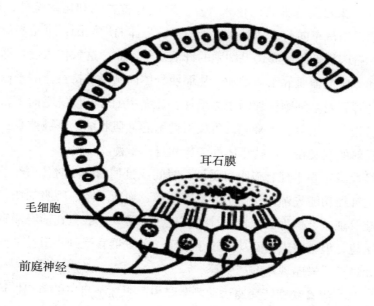

耳石膜

毛细胞

前庭神经

图Ⅱ-8-9　囊斑模式图

椭圆囊和球囊的功能是感受头部的空间位置及直线变速运动。当头部空间位置变化时，因重力作用，耳石膜与毛细胞发生位移导致纤毛向一侧弯曲；当机体做直线变速运动时，由于惯性作用，耳石膜与毛细胞也会发生相对位移引起纤毛弯曲。由于不同毛细胞纤毛排列的方向不同，囊斑受到不同方向的重力及变速运动刺激时，引起有的毛细胞兴奋，有的则发生抑制。这种信息传入中枢后，可引起头部空间位置改变的感觉或直线变速运动的感觉，同时引起姿势反射，以维持身体平衡。

（二）半规管的功能

人两侧内耳迷路各有三个互相垂直，配置在前、后、水平三个平面的半规管。每个半规管与椭圆囊连接处都有一个膨大的壶腹，壶腹内有一隆起的壶腹嵴，它就是半规管内的感受装置，壶腹嵴中有一排毛细胞面对管腔，上有一胶状物称为终帽，毛细胞顶部的纤毛都埋置于终帽中。半规管的功能是感受旋转变速运动，当开始或停止旋转时，由于惯性作用使管腔中的内淋巴发生相对运动，在水平半规管内，一侧半规管的内淋巴压向壶腹嵴时，静纤毛向动纤毛弯曲，使毛细胞兴奋，而另一侧水平半规管的内淋巴则远离壶腹嵴，使毛细胞抑制。不同侧半规管内毛细胞兴奋或抑制的信息经前庭神经传至中枢，引起旋转变速运动感觉。

（三）前庭反应及眼震颤

当前庭器官受刺激时，除能引起运动觉和位置觉外，还可引起各种前庭反应，主要包括姿势反射、自主神经反应和眼震颤。

1. **姿势反射** 来自前庭器官的传入冲动，除引起位置觉和运动觉外，还可产生各种姿势反射。例如，当汽车向前开动时，由于惯性，身体向后倾倒，可是当身体向后倾倒之前，椭圆囊的耳石因惯性而使囊斑毛细胞的纤毛发生弯曲，这种传入信息即反射性地引起躯干部的屈肌和下肢的伸肌的张力增加，从而使身体前倾以维持身体的平衡。乘电梯上升时，椭圆囊中的耳石对毛细胞施加的压力增加，球囊中的耳石使纤毛向下弯曲，反射性地引起下肢屈曲。相反，当电梯下降时，可反射性引起伸肌收缩，下肢伸直。由此可见，前庭器官的姿势反射的意义在于维持机体的姿势和身体平衡。

2. **自主神经反应** 当半规管壶腹嵴受到长时间或过强的刺激时，可经前庭神经核与网状结构引起自主神经功能失调，从而引起心率加速、血压下降、呼吸加快、发汗及面色苍白、恶心、呕吐等现象，称为前庭自主神经反应。正常人一般只在前庭器官受到过强刺激时才引起前庭反应，但某些人前庭功能过于敏感，前庭器官受到一般性的刺激也可引起自主神经反应，如晕车、晕船现象的产生等。

3. **眼震颤** 当半规管受旋转变速运动刺激时引起眼球不自主的节律性运动，称为眼震颤。不同半规管受刺激可引起不同方位和类型的眼震颤。下面以水平方向的眼震颤为例说明。水平方位的眼震颤开始时，两侧眼球向相反方向缓慢移动，这一过程称为眼震颤的慢动相；当眼球移动到眼裂右侧时，又向旋转的相同方向快速移动至眼球中央，这一过程称为眼震颤的快动相；之后慢动相与快动相交替出现。当旋转停止时，由于内淋巴的惯性继续出现眼震颤。临床常进行眼震颤试验检查前庭器官的敏感性，如 20s 内旋转 10 次后突然停止，正常眼震颤的持续时间为 20 ～ 40s，频率为 5 ～ 10 次。如果眼震颤持续时间过长，说明前庭功能过于敏感，易发生晕车、晕船等现象，而某些前庭器官病变可引起眼震颤消失。

复习思考

一、名词解释

视野　色盲　视敏度

二、单项选择题

1. 正常成人眼看 6m 以外的物体时（　　　）

　　A. 折光系统需要调节，使物体在视网膜清晰成像

　　B. 折光系统不需要调节，物体即可在视网膜上清晰成像

　　C. 折光系统不需调节时，物体在视网膜前成像

　　D. 折光系统最大调节，物体在视网膜上才能形成清晰的图像

2. 在折光系统中，最主要的折光发生在（　　　）

   A. 角膜　　　　　　　B. 房水　　　　　　　C. 晶状体　　　　　　　D. 玻璃体

3. 看近物时的视觉调节过程包括（　　　）

   A. 晶状体变凸，眼轴会聚，瞳孔散大

   B. 晶状体变凸，眼轴会聚，瞳孔缩小

   C. 晶状体变扁平，眼轴会聚，瞳孔缩小

   D. 晶状体变扁平，眼轴散开，瞳孔缩小

4. 老视发生的主要原因是（　　　）

   A. 晶状体透明度改变　　　　　　　　B. 晶状体弹性减弱

   C. 角膜曲率改变　　　　　　　　　　D. 角膜透明度改变

5. 平视远物，进入眼内的光线聚焦在视网膜的后方，这种眼称为（　　　）

   A. 正常眼　　　　　　B. 散光眼　　　　　　C. 老花眼　　　　　　D. 近视眼

6. 近视眼与正视眼相比，前者的（　　　）

   A. 近点变远，远点变近　　　　　　　B. 近点和远点都变远

   C. 近点变近，远点变远　　　　　　　D. 近点和远点都变近

7. 视近物时使之成像聚焦在视网膜上的主要调节活动是（　　　）

   A. 角膜曲率半径变大　　　　　　　　B. 晶状体前面的曲率半径增大

   C. 晶状体前面的曲率半径变小　　　　D. 眼球前后径增大

8. 关于视杆细胞下列描述错误的是（　　　）

   A. 主要分布在视网膜的周边部　　　　B. 含有的感光物质是视紫红质

   C. 可分辨紫色和红色光　　　　　　　D. 司暗视觉

9. 关于视锥细胞下列描述错误的是（　　　）

   A. 视锥细胞主要集中在视网膜的中央凹处

   B. 视锥细胞含有视紫红质

   C. 有色觉辨别能力

   D. 对物体精细分辨能力强

10. 夜盲症发生的主要原因是（　　　）

   A. 视紫红质过多　　　　　　　　　　B. 视蛋白不足

   C. 顺型视黄醛过多　　　　　　　　　D. 维生素 A 缺乏

11. 当用光照射正常人的左眼时（　　　）

   A. 左眼瞳孔缩小，右眼瞳孔不变　　　B. 右眼瞳孔缩小，左眼瞳孔不变

   C. 两瞳孔均缩小　　　　　　　　　　D. 左眼瞳孔缩小，右眼瞳孔扩大

12. 下列关于正常视野的叙述，哪项是错误的（　　　）

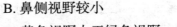

A. 颞侧视野较大   B. 鼻侧视野较小

C. 红色视野最小   D. 黄色视野大于绿色视野

13. 人耳可听声音的频率范围是（   ）

A. 10 ～ 20000Hz   B. 16 ～ 200000Hz

C. 20 ～ 20000Hz   D. 250 ～ 10000Hz

14. 声音传人内耳的主要途径是（   ）

A. 骨传导

B. 外耳→鼓膜→听骨链→卵圆窗→内耳

C. 外耳→鼓膜→鼓室空气→圆窗→内耳

D. 外耳→鼓膜→听骨链→圆窗→内耳

三、思考题

1. 常见的折光异常有哪些？如何纠正？

2. 用箭头表示声波传向内耳的途径。

扫一扫，知答案

扫一扫，看课件

模块九

神经系统

【学习目标】

1.掌握：突触的概念及突触传递过程；中枢兴奋传递的特征；特异性投射系统和非特异性投射系统的功能；内脏痛特征。

2.熟悉：牵张反射的概念及类型；小脑的主要功能；大脑皮层运动传导通路及功能；自主神经系统的主要递质、受体及主要功能。

3.了解：条件反射的意义和第二信号系统。

神经系统是机体最主要的调节系统。神经系统通过对体内各器官、组织和细胞活动的调节，使之相互协调、密切配合成为有机的整体，从而适应环境的变化，维持生命活动的正常进行。人类的神经系统除具备感觉的产生、躯体运动的完成和内脏活动的调节等基本生理功能外，通过长期进化过程，还形成了思维、学习、记忆、语言和文字等高级功能。

项目一　反射中枢

神经系统主要由神经元和神经胶质细胞构成。神经元是神经系统主要细胞成分，神经系统的功能主要通过神经元之间相互联系完成。反射中枢是指中枢神经系统内，为完成某种反射活动所必需的神经元群及其突触联系。

一、突触和突触传递

人类中枢神经系统有上百亿个神经元，神经元与神经元之间主要通过突触实现信息传递。

（一）突触

突触是神经元与神经元之间相接触并传递信息的部位。

1. **突触的结构**　典型的突触由突触前膜、突触间隙和突触后膜构成（图Ⅱ-9-1）。神经纤维末梢失去髓鞘发出许多分支，每个分支末端膨大称为突触小体，突触小体的膜称为突触前膜，突触后神经元与突触前膜相邻接部分的细胞膜称为突触后膜，突触前膜与突触后膜之间存在约20nm的微小间隙称为突触间隙。突触小体内含有大量的囊泡称为突触小泡，突触小泡内含高浓度的神经递质，不同突触小体内囊泡的形态和大小也不同，所含的神经递质也不同。突触后膜上有能够与相应递质结合的受体。

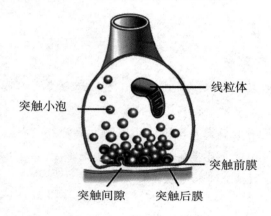

图Ⅱ-9-1　突触结构模式图

2. **突触的类型**　突触按照接触的部位不同，可分为轴-体突触、轴-树突触和轴-轴突触三类（图Ⅱ-9-2）。根据突触后神经元的作用方式不同，突触分为化学性突触和电突触。按对突触后神经元的作用不同，可将突触分为兴奋性突触和抑制性突触。

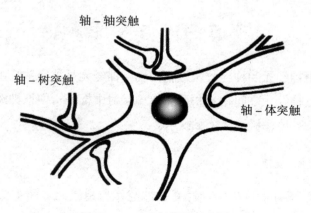

图Ⅱ-9-2　突触类型示意图

（二）突触传递

突触传递是指信息由突触前神经元经过突触传递到突触后神经元的过程。

突触前神经元的兴奋，产生的动作电位沿着神经纤维传至轴突末梢，引起突触前膜也产生动作电位，引起突触前膜上电压门控性 Ca^{2+} 通道开放，突触前膜对 Ca^{2+} 通透性增大，细胞外液中的 Ca^{2+} 顺浓度梯度进入突触小体。小体内 Ca^{2+} 浓度升高，可降低突触小体内轴浆黏滞度，有利于突触小泡向前膜移动；同时消除突触前膜的负电性，促进突触小泡与突触前膜接触、融合和破裂，使神经递质呈量子式释放到突触间隙。递质在突触间隙中扩散，与突触后膜上的特异性受体结合，引起突触后膜上某些离子通道（Na^+、K^+、Cl^- 等）开放，离子进出突触后膜，突触后膜产生去极化或超极化电位变化。这种发生在突触后膜上的电位变化称为突触后电位。突触后电位包括兴奋性突触后电位和抑制性突触后电位两种类型。

1. 兴奋性突触后电位　如果是兴奋性突触，突触前膜产生动作电位，引起突触前膜释放兴奋性递质。兴奋性递质与突触后膜上的特异性受体结合，提高了突触后膜对 Na^+、K^+，特别是 Na^+ 的通透性，Na^+ 顺浓度梯度由膜外进入膜内，使突触后膜发生去极化，这种由突触后膜去极化产生的电位变化为兴奋性突触后电位（EPSP）（图 Ⅱ-9-3）。兴奋性突触后电位是一种局部电位，当突触前神经元继续传来冲动或参与传递的突触数目增加，突触后膜产生的兴奋性突触后电位通过总和，达到阈电位，从而使突触后膜产生动作电位即突触后神经元兴奋。

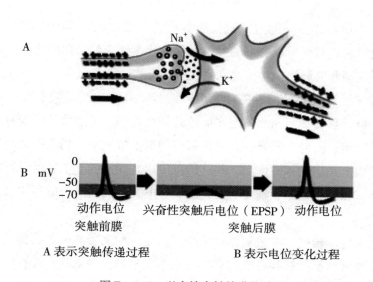

A 表示突触传递过程　　　　　B 表示电位变化过程

图 Ⅱ-9-3　兴奋性突触传递的过程

2. 抑制性突触后电位　如果是抑制性突触，突触前神经元传来的动作电位引起突触前膜释放抑制性递质，抑制性递质与突触后膜上的特异性受体结合，提高了突触后膜对 Cl^- 和 K^+ 的通透性（主要是 Cl^-），引起 Cl^- 流入膜内，结果使突触后膜的膜内电位负值增大，突触后膜产生超极化。这种由突触后膜超极化产生的电位变化称为抑制性突触后电位（IPSP）（图 II-9-4）。抑制性突触后电位使突触后神经元的膜内电位与阈电位的距离增大，使突触后神经元不易产生动作电位，突触后神经元的兴奋性降低，从而实现了对突触后神经元的抑制。

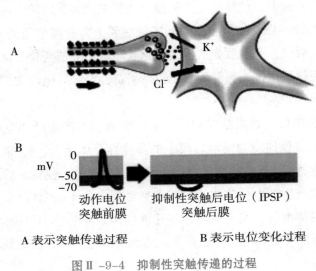

A 表示突触传递过程　　　　　　B 表示电位变化过程

图 II-9-4　抑制性突触传递的过程

综上所述，突触传递主要通过突触前膜释放递质与突触后膜的受体结合实现信息传递，这是一个化学的过程，所以典型的突触也称为化学性突触。除此之外，中枢神经系统神经元的联系还包括非突触性化学传递和电突触等方式。

3. 电突触传递　电突触的结构基础是缝隙连接。缝隙连接是两个神经元间细胞膜接触特别紧密的部位，只有 2～3nm，连接部位的神经元膜较突触薄，也没有突触小泡，但有贯穿两膜的蛋白质形成的水相通道，连接部位的膜阻抗很小，局部电流可以直接从中通过，故传导速度快，几乎没有潜伏期，并且信息传递是双向的。电突触可存在于树突与树突、胞体与胞体、轴突与胞体、轴突与树突之间。电突触的功能可能与许多神经元的同步性放电有关。

4. 非突触性的化学传递　非突触性的化学传递是一种无经典突触结构的化学传递。在交感神经节后神经元对平滑肌和心肌的支配实验中观察到，肾上腺素能神经元的轴突末梢有许多分支，在分支上有大量的念珠状突起，称为曲张体，曲张体内含有大量的小泡，内含神经递质。当神经冲动到达时，曲张体释放神经递质，通过细胞周围的体液扩散到邻近的靶细胞，与其膜上特异性受体结合发挥生理效应。由于这种化学传递并非通过经典的突触进行的，因此称为非突触性化学传递。

（三）神经递质

神经递质一般是在突触前神经元胞体内合成，由神经纤维末梢释放的传递信息的化学物质。神经递质通过与突触后神经元或效应器细胞膜上的受体特异性结合，使相应的细胞产生一定的生理效应。神经递质根据存在部位的不同可分为外周神经递质和中枢神经递质。

1. 外周神经递质　外周神经递质主要包括乙酰胆碱（ACh）和去甲肾上腺素（NE或NA）（详见本模块项目四自主神经的递质和受体）。

2. 中枢神经递质　中枢神经递质种类较多，目前认为有50多种物质可能在中枢神经系统起递质作用，大致上可分为乙酰胆碱、单胺类递质、氨基酸类递质与神经肽等四类，另外，近年研究表明NO等物质也可能是中枢神经系统的递质。

（四）受体

受体是指细胞膜上或膜内能够识别特定的配体并与之结合，引起相应生物效应的蛋白质。

1. 外周神经递质的受体　外周神经递质的受体主要包括能与乙酰胆碱结合的胆碱受体和能与肾上腺素或去甲肾上腺素结合的肾上腺素受体（详见本模块自主神经的递质和受体）。

2. 中枢神经递质的受体　中枢神经系统的受体种类较多，功能也较为复杂。主要包括胆碱受体、肾上腺素受体、多巴胺受体、5- 羟色胺受体、兴奋性氨基酸受体、γ- 氨基丁酸受体、阿片受体等。

二、反射中枢的活动

（一）中枢神经元的联系方式

中枢神经系统神经元与神经元之间主要以突触实现信息传递，中枢神经系统存在大量的神经元，它们之间的相互联系构成复杂的神经网络，中枢神经系统神经元之间有以下几种常见的联系方式（图Ⅱ-9-5）。

1. 辐散式联系　辐散式联系是指一个神经元通过轴突末梢的分支与多个神经元建立突触联系的方式，一个神经元兴奋可以使多个神经元同时兴奋或抑制，从而实现信息在中枢神经系统的扩散作用，此种联系方式在感觉传导途径上较多见。

2. 聚合式联系　多个神经元的轴突末梢与同一个神经元建立突触联系的方式称为聚合式联系，它使多个神经元将信息传至同一神经元，从而产生总和或整合作用。聚合式联系在运动传出途径上多见。

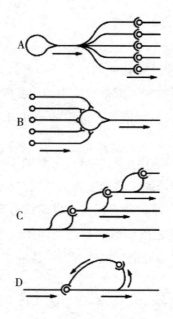

图 Ⅱ-9-5　中枢神经系统神经元的联系方式

3. 链锁式联系　链锁式联系是指第一级神经元以聚合或辐散的方式与第二级神经元建立联系，第二级神经元再与第三级神经元建立联系，依次进行建立的复杂联系网络。链锁式联系可以使信息逐级放大，在空间上加强或扩大作用范围。

4. 环式联系　一个神经元与另外的神经元建立突出联系，而第二个神经元在传出信息的同时通过轴突分支直接或间接与原来的神经元建立突触联系，构成的回路联络系统称为环式联系。环式联系在信息传递过程中起到正反馈或负反馈的作用，它是后发放的结构基础。

（二）中枢传递的特征

反射中枢是指中枢神经系统中为完成某一特定生理功能的神经元群。反射进行时，兴奋在反射中枢传递至少要通过一个以上的突触。而突触传递明显不同于兴奋在神经纤维上的传导，具有以下几个方面的特征。

1. 单向传递　兴奋在神经纤维上的传导具有双向性，而当兴奋传至中枢经过突触传递时，只能沿一个方向由突触前神经元传至突触后神经元。这是由突触的结构决定的，突触传递时，突触前膜释放神经递质，影响突触后神经元的活动。兴奋在中枢单向传递使反射按照感受器、传入神经、神经中枢、传出神经、效应器的方向进行，保证了反射活动的正常完成。

2. 中枢延搁　兴奋通过中枢部分传导时，速度比兴奋在神经纤维上传导缓慢，所需时间较长，这种现象称为中枢延搁或突触延搁。这是因为兴奋在中枢的传递主要以突触传递的方式进行，突触传递需要经过突触前膜递质的释放、扩散、与突触后膜的受体结合、离子的流动、突触后电位的产生等一系列过程，所以耗费的时间较长。在哺乳动物中枢神经系统中，完成一次突触传递约需要 0.5ms。反射经过的突触数目越多，耗时越长。据此，临床上可以用测定反射时的方法了解反射的复杂程度。

3. 总和　单根神经纤维传来一次冲动，一般只能使突触后神经元产生兴奋性突触后电位，兴奋性突触后电位是局部电位，未达到阈电位，并不能引起突触后神经元产生动作电位，一般也不会引起反射活动的发生。如果一根传入神经纤维连续传来多次神经冲动或多根神经纤维同时将神经冲动传至同一神经元，突触后神经元产生的多个兴奋性突触后电位通过叠加，达到阈电位，导致突触后神经元产生可扩布兴奋的过程，称为总和，总和可分为时间总和与空间总和。

4. 兴奋节律的改变（后发放）　在中枢兴奋传递时，突触后神经元的兴奋节律往往与突触前神经元的兴奋节律不一致，这种现象称为兴奋节律的改变。因为突触后神经元的兴奋节律并不单一取决于突触前神经元的活动，还要取决于本身的功能状态。另外，突触后神经元还受到其他神经元活动的影响。所以，会出现兴奋节律改变的现象。

由于具有兴奋节律改变的特性，所以有时在反射活动中会出现后发放现象。后发放是指当传入神经元的传入冲动停止时，传出神经仍然可以发放传出冲动，使反射活动持续一段时间。后发放产生的结构基础是环式联系，当传入冲动停止时，由中间神经元构成的环式联系还可继续传入冲动，从而维持反射的进行。

5. 对内环境变化敏感和易疲劳　突触传递主要靠递质与受体的结合实现，对内环境变化及某些药物十分敏感，凡是能影响递质与受体结合的因素如酸中毒、缺氧、受体的激动剂及拮抗剂、麻醉药物等都可影响突触传递过程。

突触传递容易产生疲劳现象，在实验中，连续给予突触前神经元高频率的刺激，突触后神经元发放的冲动逐渐减少。突触传递容易疲劳的特性可防止中枢过度兴奋，具有保护作用，产生机制可能与突触中神经递质的耗竭有关。

（三）中枢抑制

中枢神经系统的活动既有兴奋过程，又有抑制过程。中枢抑制与中枢兴奋对于反射的完成具有同等重要的作用。按照形成原理的不同，中枢抑制可分为突触后抑制和突触前抑制两类。

1. 突触后抑制　突触后抑制是指一个神经元通过兴奋性突触传递兴奋一个抑制性中间神经元，抑制性中间神经元释放抑制性递质，引起突触后膜产生抑制性突触后电位，从而实现对突触后神经元的抑制。突触后抑制又分为传入侧支性抑制和回返性抑制两种类型（图Ⅱ-9-6）。

（1）传入侧支性抑制　传入纤维进入中枢后，在兴奋某一神经元的同时，经过侧支兴奋一个抑制性中间神经元，通过抑制性中间神经元的活动，使另一个神经元抑制，这种现象称为传入侧支性抑制。例如，在屈肌反射的完成中，传入纤维进入脊髓后，兴奋支配屈肌的运动神经元，同时通过侧支兴奋脊髓内抑制性中间神经元，抑制性中间神经元抑制支配伸肌的运动神经元，从而导致屈肌收缩而伸肌舒张。传入侧支性抑制的作用是使神经元的活动相互协调。

（2）回返性抑制　神经元兴奋，传出冲动经轴突外传的同时，又通过侧支兴奋一个抑制性中间神经元，抑制性中间神经元反过来抑制原来的神经元及功能相同的邻近神经元。这种抑制方式称为回返性抑制。例如，脊髓前角 α 运动神经元兴奋时，传出冲动一方面沿着轴突外传至所支配的骨骼肌，同时，通过侧支兴奋脊髓内闰绍细胞，闰绍细胞末梢释放抑制性递质甘氨酸，回返性抑制发动兴奋的 α 运动神经元及其同类神经元。此种负反馈调节方式可防止神经元过度兴奋。士的宁（甘氨酸受体拮抗剂）或破伤风毒素能破坏闰绍细胞的功能，回返性抑制作用消失，导致支配骨骼肌的运动神经元过度兴奋，引起骨骼肌的痉挛性收缩。

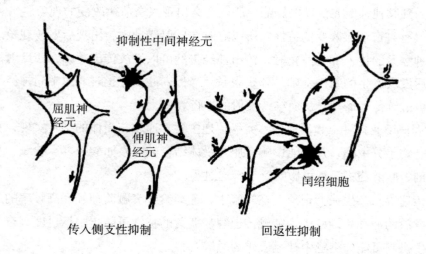

图 Ⅱ –9–6　传入侧支性抑制和回返性抑制示意图

2. 突触前抑制　突触前抑制是指通过改变突触前膜的活动使突触后神经元产生抑制。神经元 A 与神经元 B 建立兴奋性突触联系，当神经元 A 兴奋时，释放兴奋性递质，引起神经元 B 产生兴奋性突触后电位。神经元 C 与神经元 A 之间构成轴–轴突触，也属于兴奋性突触。在神经元 A 兴奋之前，神经元 C 兴奋，释放兴奋性递质，使神经元 A 发生去极化；当神经元 A 再兴奋时，由于刚才的去极化，动作电位的幅度变小，所释放的兴奋性递质减少，导致神经元 B 产生的兴奋性突触后电位减小，从而实现对神经元 B 的抑制。

突触前抑制多见于感觉传入系统，其作用是调节传入信息。如一种感觉信息在上传时即可通过此种方式限制其他感觉传入活动。突触后抑制与突触前抑制的比较见表Ⅱ-9-1。

表Ⅱ-9-1　突触后抑制与突触前抑制的比较

	突触后抑制	突触前抑制
部位	突触后膜	突触前膜
性质	超极化抑制	去极化抑制
机制	使突触后膜产生IPSP	突触后膜产生的EPSP减少
作用	使神经元活动相互协调；防止神经元过度兴奋	调节感觉传入信息

项目二　神经系统的感觉功能

感觉是神经系统的基本生理功能。体内外各种刺激作用于感受器后，产生的传入冲动经特定的感觉传导通路传至大脑皮质特定的中枢加以分析处理，从而产生各种特定的感觉。中枢神经系统的各级部位在感觉的产生中发挥着不同的作用。

一、脊髓和脑干的感觉传导功能

脊髓和脑干在躯体感觉的产生中主要起传导和接替作用。经过脊髓的感觉传导通路主要有躯干、四肢的浅感觉和深感觉传导通路，以下对浅感觉和深感觉在脊髓和脑干的传导特点进行阐述。

（一）浅感觉传导的特点

浅感觉包括痛觉。温度觉和粗触觉。躯干四肢的浅感觉传导通路为三级神经元结构。浅感觉的传入纤维进入脊髓后在脊髓后角换元，换元后的第二级神经元发出的纤维经白质前连合交叉至对侧，形成脊髓丘脑束上行至丘脑。由此可见，浅感觉在脊髓、脑干的传导特点是：先交叉到对侧，再继续上行。

（二）深感觉传导的特点

深感觉包括肌、腱、关节的本体感觉和皮肤的精细触觉。深感觉传入纤维进入同侧脊髓后索组成薄束和楔束上行，在延髓的薄束核和楔束核更换神经元，换元后发出纤维交叉至对侧组成内侧丘系，上行抵达丘脑。深感觉在脊髓、脑干的传导特点是：先沿同侧上行，再交叉到对侧。

综上所述，浅感觉和深感觉在脊髓、脑干的传导特点不同，所以，临床上当患者脊髓半横断时，会引起损伤面以下对侧浅感觉和同侧深感觉障碍。

二、丘脑及感觉投射系统

（一）丘脑

除嗅觉外所有的感觉传入系统都要到丘脑接替换元，然后再由丘脑发出向大脑皮层的投射纤维，所以丘脑在感觉的产生中起总转换站的作用，并且可以对传入的感觉信息进行初步的分析。丘脑与大脑皮质之间还有双向的联系环路，丘脑接受大脑皮质的传出冲动，因此丘脑还参与运动功能的调节。

（二）感觉投射系统

大脑皮质是感觉产生的部位，丘脑向大脑皮质发出的感觉投射系统，根据投射途径和功能的不同，分为特异性投射系统和非特异性投射系统。

1. 特异性投射系统　除嗅觉外的所有经典的感觉都要到丘脑感觉接替核换元，换元后投射到大脑皮质的特定部位，这种感觉投射系统称为特异性投射系统。特异性投射系统传导束是专一的，不同的感觉有不同的传导通路，投射向大脑皮质的特定部位，和大脑皮质之间是点对点的投射关系，主要功能是引起特定的感觉，并激发大脑皮层发出神经冲动。

2. 非特异性投射系统　上述经典的感觉传入纤维在上行经过脑干网状结构时，均发出侧支，与脑干网状结构建立突触，再经过复杂的多突触的联系后上行到丘脑的髓板内核群换元，换元后发出投射纤维，弥散地投射到大脑皮质的广泛区域，这种感觉投射系统称为非特异性投射系统。非特异性投射系统在上行途中已失去原先具有的感觉传导的专一性，是各种感觉共有的上行通路。其功能是维持和改变大脑皮质的兴奋状态，使机体保持觉醒。特异性投射系统与非特异性投射系统的比较见表Ⅱ-9-2。

脑干网状结构与非特异性投射系统关系密切。当脑干网状结构上行冲动增多，可以通过非特异性投射系统使大脑皮质兴奋性增高，保持觉醒状态，脑电波呈现去同步化快波，说明脑干网状结构具有上行唤醒作用。我们把发挥这一作用的系统称为脑干网状结构上行激活系统。在实验中，阻断这一系统的上传冲动，大脑皮质就由兴奋状态转入抑制状态，动物表现为安静或睡眠。该系统是一个多突触传递系统，易受药物的影响产生阻滞。例如，巴比妥类催眠药可能就是通过阻断上行激动系统的传导而发挥作用。

表Ⅱ-9-2　特异性投射系统与非特异性投射系统的比较

	特异性投射系统	非特异性投射系统
传导路径	专一性	不专一，不同感觉共同上行通路
神经元序列	固定，多为三级神经元结构	不固定，多突触联系
投射部位	大脑皮质特定区域	大脑皮质广泛区域
与大脑皮质关系	点对点定位关系	无点对点定位关系
生理功能	产生特定的感觉	维持和改变大脑皮质的兴奋状态

三、大脑皮质的感觉分析功能

大脑皮质是感觉的最高级中枢。各种感觉信息经过一定的途径传至大脑皮质，经过分析处理之后才能产生。大脑皮质的不同区域有不同的感觉分析功能。

（一）体表感觉区

主要的体表感觉区有第一体表感觉区和第二体表感觉区。在感觉的产生中，第一体表感觉区的功能更为重要。

1. 第一体表感觉区　主要位于中央后回。第一体表感觉区产生的感觉清晰而且定位明确，接受感觉投射具有以下规律：①投射纤维左右交叉，即一侧躯体感觉投射到对侧大脑皮质相应区域，但头面部感觉投射是双侧性的；②投射区域的空间安排是上下倒置的，下肢的代表区在中央旁小叶后部和中央后回上部，向下依次是躯干和上肢的代表区，头面部代表区在中央后回的下部，但头面部代表区内部的安排仍是正立的（图Ⅱ-9-7）；③投射区的大小与该部位的感觉灵敏度有关，感觉灵敏的部位如拇指、口唇的代表区大，背部感觉迟钝，在中央后回的代表区小。

2. 第二体表感觉区　位于中央前回和脑岛之间。第二体表感觉区仅能对感觉进行粗浅的分析，定位没有第一体表感觉区明确，产生的感觉也不清晰。其接受感觉投射是双侧性的，空间安排是正立的。第二感觉区损伤后，并不产生显著的感觉障碍。

（二）本体感觉区

本体感觉是指肌、腱、关节等的位置觉与运动觉。本体感觉区主要位于中央前回。中央前回既是运动区，又处理本体感觉传入信息。

（三）内脏感觉区

内脏感觉区混杂于第一体表感觉区，另外，第二体表感觉区、运动辅助区和边缘系统等也与内脏感觉有关。

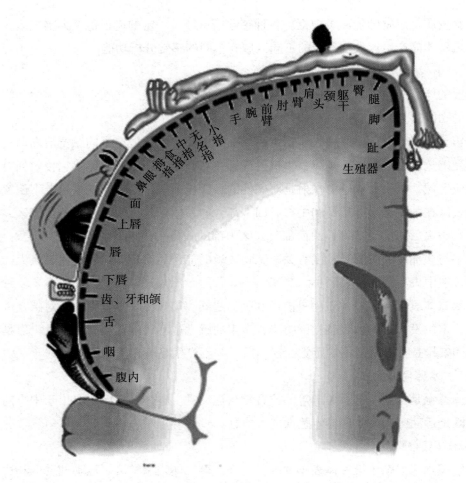

图 II -9-7　大脑皮质第一体表感觉区示意图

（四）视觉区

视觉区位于枕叶距状沟的上下缘。大脑皮质一侧视觉区接受同侧眼颞侧和对侧眼鼻侧视网膜传入纤维的投射，所以，一侧枕叶受损引起双眼对侧半视野偏盲。

（五）听觉区

听觉区位于颞叶的颞横回和颞上回。听觉投射是双侧性的，所以，一侧听觉区受损并不引起全聋。

（六）嗅觉区与味觉区

嗅觉投射区位于边缘叶的前底部，包括梨状区前部和杏仁核的一部分。味觉投射区位于中央后回头面部代表区的下部。

四、痛觉

痛觉是当伤害性刺激作用于机体时产生的一种不愉快的感觉。痛觉可以引起逃避反射，使机体迅速脱离有害刺激，具有保护作用。另外，疼痛是许多疾病的常见症状，往往成为机体的报警系统，对于防治疾病具有一定积极意义。但剧烈或持续的疼痛对机体有伤害性作用。

（一）痛觉感受器

痛觉感受器是未特化的游离神经末梢，广泛分布于皮肤表皮、肌、骨、关节和内脏器官。痛觉感受器没有适宜刺激，只要一种刺激达到足够的强度引起组织损伤，受损的组织就会释放 H^+、K^+、组胺、缓激肽、5-羟色胺等致痛物质，这些致痛物质作用于游离神经末梢，痛觉传入冲动经过一定途径的传导到达中枢，经过中枢的分析处理，从而产生痛觉。

（二）皮肤痛

皮肤痛是伤害性刺激作用于皮肤引起的痛觉。一次伤害性刺激作用于皮肤按时间的先后会出现两种痛觉：快痛和慢痛。快痛在受到刺激时首先产生，持续时间短，很快消失，定位明确，对刺激的性质有一定的辨别能力，表现为一种尖锐的"刺痛"，快痛常伴有逃避反射。慢痛在快痛消失后出现，持续时间较长，定位不明确，表现为"烧灼痛"，常伴有情绪反应和自主神经反应。

皮肤痛常表现出两种痛觉是由于它们分别是由不同的神经纤维传动的结果。快痛由传导速度快的 Aδ 类纤维传导，所以迅速而短暂。而慢痛由无髓鞘的 C 类纤维传导，所以产生得晚、消失得迟。

（三）内脏痛与牵涉痛

1. 内脏痛　伤害性刺激作用于内脏器官产生的痛觉称为内脏痛。内脏痛同皮肤痛相比，具有明显的特点：①缓慢、持续、定位不明确，表现为慢痛的特点，对刺激分辨能力差，常伴有情绪反应和自主神经反应；②对切割、烧灼等皮肤敏感的刺激不敏感，而对机械性牵拉、炎症、缺血和痉挛等刺激比较敏感；③常伴有牵涉痛。

2. 牵涉痛　是指某些内脏疾病常引起体表一定部位产生疼痛或痛觉过敏的现象。如心肌缺血时，疼痛常出现在心前区、左臂内侧、左肩等部位；胆囊炎时，可引起右肩胛区疼痛；阑尾炎时，疼痛部位出现在脐区或上腹部。由于牵涉痛出现的部位和内脏病变之间常有较固定的联系，所以，了解牵涉痛的部位对内脏疾病的诊断具有重要作用。临床上常见的牵涉痛的部位见表Ⅱ-9-3。

表Ⅱ–9–3　临床上常见的牵涉痛的部位

疾病	牵涉痛常出现的部位
心绞痛、心肌梗死	心前区、左肩胛区、左臂内侧
胆囊炎	右肩胛区、右上腹
胃溃疡	左上腹、肩胛间
阑尾炎	上腹部、脐区
肾结石	腹股沟区

项目三　神经系统对躯体运动的调节

躯体的各种姿势和运动都是在神经系统的控制下进行的，中枢各级部位在躯体运动的调节和躯体姿势的维持中发挥的作用不同。

一、脊髓对躯体运动的调节

脊髓是躯体运动调节的最基本中枢。脊髓可以独立完成一些简单的躯体运动反射，如牵张反射，但是在整体中，脊髓对躯体运动的调节都是在高位脑中枢的调控下完成的。

（一）牵张反射

牵张反射是指骨骼肌受外力牵拉而伸长时，可反射性地引起受牵拉的骨骼肌收缩。牵张反射是脊髓完成的基本反射之一。

1. **牵张反射的类型**　牵张反射可分为腱反射和肌紧张两种基本类型。腱反射是指骨骼肌受到快速有力的牵拉时产生的快速而明显的收缩，也称位相性牵张反射。例如，膝跳反射就是典型的腱反射，用叩诊锤叩击髌韧带，引起股四头肌反射性的快速收缩产生伸膝动作。肌紧张是指当骨骼肌受到缓慢持续牵拉时产生的缓慢持续的收缩。肌紧张反射引起的肌肉收缩只阻止肌肉被拉长，不产生明显的动作，也称紧张性牵张反射。例如，身体直立时，主要伸肌受到重力牵拉，反射性地引起伸肌紧张性收缩，从而维持直立姿势。

2. **牵张反射的过程**　牵张反射的感受器主要是肌梭。肌梭呈梭形，通过梭内肌的收缩可调节肌梭的敏感性。肌梭中间是感受性装置，感受牵拉刺激和肌肉长度变化。

当骨骼肌受外力牵拉而伸长时，肌梭也被拉长，肌梭中间的感受性装置受到的刺激增强，传入冲动经传入纤维传至脊髓前角的 α 运动神经元，使 α 运动神经元兴奋，导致受牵拉的骨骼肌收缩，从而完成牵张反射（图Ⅱ–9–8）。位于肌梭两端的梭内肌与中间的感受装置呈串联关系。γ 运动神经元支配梭内肌，γ 运动神经元兴奋引起梭内肌收缩，肌梭中间的感受装置受牵拉，肌梭的敏感性增加，传入冲动也增多，引起 α 运动神经元兴奋，肌紧张加强，这一调节过程称为 γ - 环路。因此，γ 运动神经元通过对梭内肌的支配影响着肌梭的敏感性，从而起到调节肌紧张的作用。高位脑中枢可通过下行传导通路易化或抑制 γ 运动神经元的活动达到加强或抑制肌紧张的效应，以适应躯体姿势的要求。

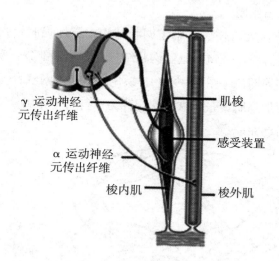

γ 运动神经
元传出纤维

肌梭

感受装置

α 运动神经
元传出纤维

梭内肌

梭外肌

图 Ⅱ -9-8　牵张反射示意图

3.牵张反射的意义　腱反射和肌紧张有着不同的意义。肌紧张反射是维持躯体姿势的最基本的反射。腱反射反射弧简单，中枢只牵涉到脊髓的 1 ～ 2 个节段，反射快而明显，检查起来非常方便，所以，临床上常用检查腱反射的方法了解神经系统的功能。如果检查发现腱反射消失，表明反射弧某部分受损。如果腱反射亢进，则提示高位脑中枢有病变。

（二）脊休克

脊髓是躯体运动的最基本中枢，在整体中脊髓的活动都是在高位脑中枢的调控下完成。脊休克现象就充分说明了这一点。当脊髓突然横断时，在横断面以下脊髓会暂时丧失反射能力，进入无反应的状态，这种现象称为脊休克。表现为断面以下脊髓所支配的躯体与内脏反射均减退以至消失，腱反射消失，骨骼肌紧张降低，排尿反射和排便反射不能进行，引起尿液和粪便潴留，外周血管扩张，血压下降，发汗反射消失等。

在脊休克现象之后，脊髓的反射功能可逐渐恢复。脊休克恢复后，腱反射和肌紧张亢进，排尿反射和排便反射可以进行，但不受意识控制，引起尿失禁和排便失禁，离断面水平以下的知觉和随意运动能力也永久丧失。

脊休克的发生说明脊髓在整体中所有活动都是在高位脑中枢的调控下完成，突然失去高位脑中枢的控制，导致脊髓进入一种不适应的状态。而脊休克的恢复说明脊髓具有完成某些简单的躯体和内脏反射的能力。

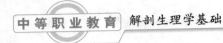

二、高位脑中枢对躯体运动的调节

（一）脑干对肌紧张的调节

脑干对躯体运动的调节，主要是脑干网状结构对肌紧张的调节。脑干网状结构对肌紧张调节有易化和抑制两方面作用。

1. 脑干网状结构易化区和抑制区　脑干网状结构中有加强肌紧张作用的区域，称为易化区，易化区在脑干分布较广，包括延髓网状结构的背外侧部分、脑桥被盖、中脑中央灰质、被盖及丘脑中缝核等部位（图Ⅱ-9-9）。易化区可通过网状脊髓束加强脊髓前角 γ 运动神经元的活动，从而加强肌紧张，这种作用称为下行易化作用。下行易化作用由脑干网状结构易化区的主动活动完成。

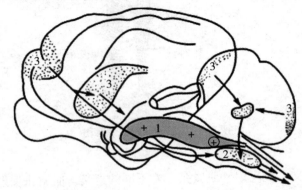

1 表示易化区，2 表示抑制区，3 表示对抑制区有始动作用的高位脑中枢

图Ⅱ-9-9　脑干网状结构易化区和抑制区示意图

脑干网状结构中抑制肌紧张的区域称为抑制区。抑制区较小，位于延髓网状结构的腹内侧部分，抑制区通过网状脊髓束抑制 γ 运动神经元，使肌紧张减弱，这种作用称为下行抑制作用。抑制区的活动不是主动的，需要大脑皮质、纹状体、小脑等高位脑中枢传给抑制区以冲动，抑制区才能发挥下行抑制作用。高位脑中枢对抑制区的作用称为始动作用。

由此可见，脑干在肌紧张的调节中既有易化作用又有抑制作用，其中，易化区活动较强。正常情况下，两者在一定水平上保持相对平衡，使机体维持正常的肌紧张，如果这种平衡被打破，则会引起肌紧张失调，去大脑僵直现象就充分说明了这一点。

2. 去大脑僵直　在动物中脑上丘与下丘之间切断脑干，动物会出现脊柱挺硬、四肢伸直、头尾昂起等伸肌过度紧张的现象，称为去大脑僵直（图Ⅱ-9-10）。去大脑僵直的产生是由于切断了大脑皮质、纹状体等高位脑中枢与脑干网状结构的功能联系，抑制区失去了高位脑中枢的始动作用，其下行抑制作用无法发挥，易化区与抑制区之间的功能平衡被打破，易化区活动占了绝对的优势，所以出现伸肌过度紧张的现象。在人类，病变严重侵犯脑干也会出现类似去大脑僵直现象，表现为头后仰、四肢伸直、脊柱挺硬、角弓反张等一系列症状（图Ⅱ-9-11）。人体出现去大脑僵直往往提示病变已严重侵犯脑干，是预后不良的信号。

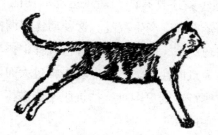

图Ⅱ-9-10　去大脑僵直示意图

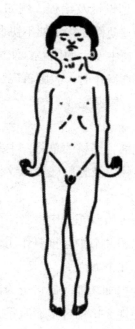

图Ⅱ-9-11　人类去大脑僵直的表现

（二）小脑对躯体运动的调节

小脑是躯体运动调节的重要中枢，小脑在躯体运动的调节中主要起维持身体平衡、调节肌紧张、协调随意运动等作用。

1. 维持身体平衡　维持身体平衡主要是前庭小脑的功能。小脑的绒球和小结合称绒球小结叶，也就是前庭小脑，也称为古小脑。在临床工作中观察到第四脑室肿瘤的患者，由于肿瘤压迫绒球小结叶，病人会出现步态蹒跚、站立不稳和容易跌倒等平衡失调症状。

2. 调节肌紧张　　调节肌紧张主要是脊髓小脑的功能。脊髓小脑由小脑蚓下部和小脑前叶组成，也称为旧小脑，调节肌紧张。脊髓小脑对肌紧张的调节也有易化和抑制两方面作用，其中主要是易化作用。所以，人类脊髓小脑损伤后，主要表现为肌紧张减弱，出现肌无力等症状。

3. 协调随意运动　　脊髓小脑还具有协调随意运动的功能。临床上，脊髓小脑损伤的病人随意运动的力量、方向及准确度产生紊乱。这种动作协调性障碍，称为小脑性共济失调。患者表现为不能完成精巧动作，肌肉在动作进行过程中抖动而难以把握方向，精细动作的终末时期出现震颤，称为意向性震颤，行走时步幅过大而躯干滞后，容易倾倒，或走路摇晃呈酩酊蹒跚状，沿直线行走则更困难，拮抗肌不能进行轮流交替快速收缩，且动作越迅速则协调障碍越明显。

皮质小脑指小脑的后叶，也称为新小脑。皮质小脑外侧部和大脑皮质运动区之间有环路联系，参与大脑皮质随意运动计划设计及编程。例如，在学习某种精巧运动（如打字、舞蹈动作或乐器演奏）的开始阶段，动作往往笨拙不协调。在学习过程中，大脑皮质与小脑之间不断进行联合活动，纠正运动中发生的偏差，使运动逐渐协调。待熟练后，皮质小脑内就将运动程序存储。在进行同类操作时，大脑首先从皮质小脑提取程序，再通过皮质脊髓束执行运动程序，使运动协调、快速完成。

（四）基底神经节对躯体运动的调节

基底神经节是指大脑半球基底部神经核的总称，主要包括尾状核、豆状核。豆状核分为壳核和苍白球。中脑的黑质、红核以及丘脑底核和纹状体也往往被包括在基底神经节的系统之中。

基底神经节的核团之间与大脑皮质及相关中枢之间存在着复杂的神经联系。基底神经节的功能比较复杂，它在躯体运动的调节中起重要作用，主要表现在稳定随意运动、调节肌紧张、处理本体感觉传入信息等几个方面。

临床上基底神经节损伤引起的运动功能障碍可分为两大类：一类表现为运动过少而肌紧张亢进，如帕金森病；另一类表现为运动过多而肌紧张降低，如亨廷顿病。

（五）大脑皮质对躯体运动的调节

大脑皮质是躯体运动调节的最高级中枢。大脑皮质制定随意运动指令并经过运动传导通路传给下运动神经元，引起骨骼肌的收缩，从而完成躯体运动。

1. 大脑皮质运动区　　大脑皮质主要运动区包括中央前回（4区）和运动前区（6区），是躯体运动调节最重要的部位。运动区对躯体运动的支配具有下列特点。

（1）交叉性支配　　一侧大脑皮质运动区支配对侧躯体运动。在头面部，面神经核下部和舌下神经核所支配的面肌受对侧支配，其余头面部骨骼肌均为双侧性支配。

（2）倒置安排　　大脑皮质运动区的空间上呈倒置安排。支配下肢的代表区在中央旁小叶前部和中央前回上部，支配躯干和上肢的运动代表区在中间，支配头面肌的代表区在中央前回下部，但头面部代表区的内部安排仍是正立的（图Ⅱ-9-12）。

（3）运动代表区的大小与运动的精细程度有关 运动区具有精细的功能定位，代表区的大小和所支配部位的运动精细程度有关。运动愈精细的部位如手，其代表区面积就大；而躯干肌运动较粗糙，代表区就小。

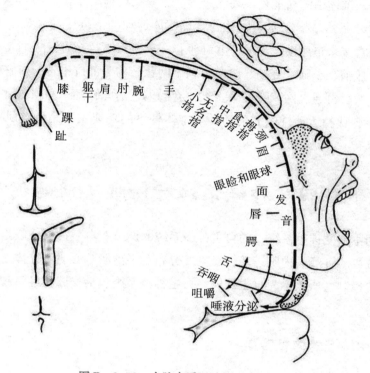

图Ⅱ-9-12 大脑皮质运动区示意图

除运动区外，还有位于大脑半球内侧面的运动辅助区和位于中央前回与岛叶之间的第二运动区，它们也参与躯体运动的调节。

2. 运动传导通路 运动传导通路是指大脑皮质运动区的上运动神经元与直接支配骨骼肌的下运动神经元之间的传出通路。通常将运动传导通路的纤维分为锥体系和锥体外系，大脑皮质主要通过锥体系和锥体外系实现对躯体运动的调节。

（1）锥体系 是大脑皮质运动区的上运动神经元与脊髓和脑干的下运动神经元之间直接的传出通路，锥体系大部分纤维下行经过延髓锥体而得名，包括皮质脊髓束和皮质核束。

皮质脊髓束由大脑皮质中央前回上2/3部和中央旁小叶前部的锥体细胞发出，经延髓椎体，到达脊髓前角运动神经元。皮质脊髓束又分为皮质脊髓侧束和皮质脊髓前束。皮质脊髓侧束的纤维在椎体下方左右交叉到对侧，皮质脊髓侧束管理对侧四肢肌的随意运动。皮质脊髓前束的纤维部分交叉，有一部分始终不交叉，皮质脊髓前束支配躯干肌的运动。

皮质核束主要起于中央前回下 1/3 部的锥体细胞，到达脑干中的脑神经运动核（三叉、面、舌下和副神经核）。功能是支配头面部骨骼肌的随意运动。除面神经核下部和舌下神经核受对侧的皮质核束支配，其余均为双侧支配。

综上所述，锥体系的功能是发动随意运动，完成精细动作。

（2）锥体外系　是指锥体系以外的管理躯体运动的下行传导系统。上述锥体系纤维发出的侧支和直接来自运动皮质的一些纤维，并未直接下行至脊髓，而是在皮质以下中枢包括纹状体、丘脑、小脑、红核、黑质、脑干网状结构等部位中转，在它们之间形成复杂的环路联系，然后再通过网状脊髓束、红核脊髓束、前庭脊髓束和顶盖脊髓束等下行通路到达脊髓，影响脊髓运动神经元的活动。锥体外系的功能主要是调节肌紧张和协调肌群活动。

项目四　神经系统对内脏活动的调节

内脏活动主要受神经系统中的自主神经系统的调节。自主神经一般是指内脏神经的传出部分即内脏运动神经。内脏运动神经主要分布于平滑肌、心肌和腺体，其功能一定程度上不受意识的控制，所以称为自主神经。自主神经系统包括交感神经系统和副交感神经系统两部分。

一、自主神经的信息传递

（一）自主神经的结构特点（详见解剖模块九）

（二）自主神经的功能特点

1. 双重支配，功能拮抗　体内大多数内脏器官接受交感神经和副交感神经的双重支配，而二者对同一内脏器官的功能调节作用往往是相互拮抗的。如心脏受心交感神经和心迷走神经的双重支配，心交感神经对心脏具有兴奋作用，而心迷走神经则对心脏具有抑制作用。机体通过交感神经和副交感神经两种不同作用的相互协调，共同完成对内脏器官的支配。但在某些个别的器官，交感神经和副交感神经也有协同作用。例如，交感神经和副交感神经都可促进唾液腺的分泌，只不过交感神经促进分泌黏稠唾液，副交感神经促进分泌稀薄唾液。

2. 紧张性作用　自主神经在平时不断向效应器传递低频冲动，以维持效应器基本生理功能，称为自主神经的紧张性作用。在状态改变时，自主神经通过紧张性作用加强或减弱，使效应器相应功能增强或降低。例如，在安静时，交感神经通过紧张性活动维持血管正常的口径，当交感神经兴奋时，血管收缩，口径变小，而当交感神经活动减弱时，则引起血管舒张，口径变大。

3. 受效应器功能状态影响　自主神经对内脏活动的作用还受效应器功能状态的影响。例如，交感神经兴奋引起未孕子宫舒张，而有孕子宫则引起收缩，可见，交感神经对子宫的效应明显受子宫状态的影响。

（三）自主神经系统的递质和受体

自主神经系统对内脏功能的调节主要依靠神经纤维末梢释放神经递质和效应器细胞膜上的受体结合来实现。

1. 自主神经系统的递质　自主神经的递质主要有乙酰胆碱和去甲肾上腺素两种，除此之外还有少量的肽类递质和嘌呤类递质。

按照释放递质的不同，我们把自主神经系统的神经纤维分为胆碱能纤维和肾上腺素能纤维两类（图Ⅱ-9-13）。

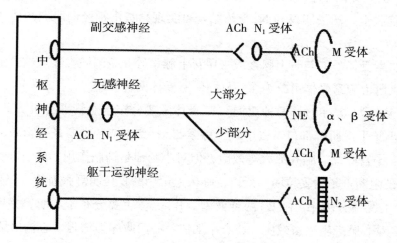

图Ⅱ-9-13　外周神经纤维释放的递质示意图

释放乙酰胆碱作为神经递质的神经纤维，称为胆碱能纤维，如全部交感和副交感神经的节前纤维、大多数副交感神经节后纤维（除少数释放肽类或嘌呤类递质的纤维外）、少数交感神经节后纤维（支配汗腺的交感节后纤维和支配骨骼肌的交感舒血管纤维）。另外，躯体运动神经纤维末梢也释放乙酰胆碱作为神经递质，故也属于胆碱能纤维。

释放去甲肾上腺素作为神经递质的神经纤维，称为肾上腺素能纤维。大部分交感神经节后纤维都释放去甲肾上腺素，属于肾上腺素能纤维。

2. 自主神经系统的受体　自主神经系统的受体主要分为胆碱受体和肾上腺素受体。

（1）胆碱受体　凡是能与乙酰胆碱结合的受体称为胆碱受体。胆碱受体分为毒蕈碱型受体和烟碱型受体两类。

毒蕈碱型受体：能与毒蕈碱结合引起相应生物效应的胆碱受体称为毒蕈碱型受体（M受体）。M受体主要分布于副交感神经节后纤维所支配的效应器细胞膜和交感胆碱能纤维所支配的效应器（汗腺和骨骼肌血管平滑肌）细胞膜上。乙酰胆碱与M受体结合后，可产生包括心脏活动受抑制，支气管平滑肌、胃肠平滑肌和膀胱逼尿肌收缩，消化腺、汗腺分泌增加，瞳孔括约肌收缩和骨骼肌血管舒张等一系列效应。这一系列的作用都是由乙酰胆碱与M受体结合所引起的，所以统称为毒蕈碱样作用，简称M样作用。阿托品是M受体的阻断剂，它能和乙酰胆碱竞争M受体，占据M受体与乙酰胆碱的结合位点，阻断乙酰胆碱与M受体的结合，但并不引起生物效应。临床上使用阿托品，可解除胃肠平滑肌痉挛、缓解疼痛，但也会引起心率加快、唾液分泌减少和无汗等反应。

烟碱型受体：能与烟碱结合引起生理效应的胆碱受体称为烟碱型受体（N受体）。N受体又分为N_1受体和N_2受体两种亚型。N_1受体分布于自主神经节细胞膜上，乙酰胆碱与N_1受体结合可导致节后神经元兴奋，实现兴奋由节前纤维向节后纤维的传递。N_2受体位于骨骼肌细胞膜上，乙酰胆碱与N_2受体结合可实现兴奋由神经向肌肉的传递，引起骨骼肌细胞兴奋。

（2）肾上腺素受体　能与肾上腺素或去甲肾上腺素等儿茶酚胺类物质结合的受体称为肾上腺素受体。肾上腺素受体可分为 α 受体和 β 受体两种类型。

α 受体：又分为 α_1 和 α_2 两种亚型。α 受体主要分布于血管平滑肌、子宫平滑肌、瞳孔开大肌及小肠平滑肌等部位。去甲肾上腺素与 α 受体结合主要是兴奋效应，也就是引起血管收缩、子宫收缩、瞳孔放大等效应，但对小肠却是抑制作用，可引起小肠平滑肌舒张。α 受体的阻断剂是酚妥拉明，所以，临床上可用酚妥拉明舒张血管，降低血压。

β 受体：β 受体分为 β_1 和 β_2 两种亚型。β_1 受体主要分布于心肌，去甲肾上腺素与 β_1 受体结合对心脏产生兴奋效应，使心率加快、心肌收缩力增强、心输出量增多。β_2 受体主要分布于支气管平滑肌、胃肠平滑肌、膀胱逼尿肌、子宫平滑肌及血管平滑肌等。去甲肾上腺素与 β_1 受体结合产生的效应是抑制性的，可引起上述平滑肌舒张。普萘洛尔是 β 受体阻断剂，临床上可用来治疗心动过速。但它对 β_1 受体和 β_2 受体均有阻断作用，所以，对于心动过速伴有支气管哮喘的患者就不能应用普萘洛尔，可选用 β_1 受体选择性阻断剂阿替洛尔。丁氧胺则主要阻断 β_2 受体。

二、自主神经系统的功能及意义

（一）自主神经系统的功能

现将交感神经和副交感神经对各系统和内脏器官的主要功能归纳如下表（表Ⅱ-9-4）：

表 II -9 - 4　自主神经的功能

系统器官	交感神经	副交感神经
循环系统		
心脏	心率加快，心肌收缩力增强，房室间传导加快	心率减慢，心房收缩力减弱
血管	腹腔内脏、皮肤血管收缩，骨骼肌血管收缩（肾上腺素受体）或舒张（胆碱受体）	少数器官如软脑膜、外生殖器血管舒张
呼吸系统	支气管平滑肌舒张	支气管平滑肌收缩
消化系统	胃肠运动减弱，消化腺分泌较少，括约肌收缩，唾液腺分泌黏稠唾液	胃肠运动加强，消化腺分泌增多，括约肌舒张，唾液腺分泌稀薄唾液
泌尿系统	膀胱逼尿肌舒张，尿道内括约肌收缩	膀胱逼尿肌收缩，尿道内括约肌舒张
生殖系统	未孕子宫舒张，已孕子宫收缩	
眼	瞳孔开大肌收缩，睫状肌舒张	瞳孔括约肌收缩，睫状肌收缩
皮肤	竖毛肌收缩，汗腺分泌	
内分泌系统	促进肾上腺髓质分泌	促进胰岛素的分泌
代谢	促进糖原分解	

（二）自主神经活动的意义

交感神经系统活动的主要意义是使机体迅速适应环境的急剧变化。当机体遭遇环境的急剧变化时，如剧烈运动、大失血、缺氧、恐惧、紧张等情况，交感神经系统活动增强，引起机体心跳加强加快，心输出量增多；多数血管收缩，血压升高；骨骼肌血管舒张，肌肉血流量增多；呼吸加深加快，肺通气量增大；糖原分解，代谢加强；抑制消化、泌尿、生殖等活动。把机体各器官的潜在能量都动员起来以应付环境的急剧变化。这一系列的反应称为应急反应。交感神经兴奋促进肾上腺髓质分泌肾上腺素和去甲肾上腺素，而这两种激素又可以和各组织的肾上腺素受体结合使交感神经引起的效应进一步增强。交感神经和肾上腺髓质功能关系密切，在应急反应中两者协同作用成为一个整体活动系统。

副交感神经系统的活动相对比较局限。在安静状态下活动增强，其整个系统活动的意义主要在于保护机体、休整恢复、促进机体的消化吸收、能量储存，加强排泄和生殖等方面的功能。

三、内脏功能的中枢调节

内脏活动受到各级中枢的调节。由脊髓到大脑皮质的中枢各级部位都有不同的内脏反射中枢。

（一）脊髓

脊髓是内脏调节的低级中枢，某些内脏反射如排尿反射、排便反射、发汗和勃起反射等的中枢位于脊髓。脊髓虽然可以独立完成这些反射，但在整体中这些功能的完成受到高位脑中枢的控制。如失去高位脑中枢的控制，排尿反射、排便反射虽可进行，但不受意识控制，引起尿失禁和排便失禁。

（二）脑干

延髓在内脏活动调节中起重要作用，许多与生命活动密切相关的内脏活动如心血管活动、呼吸和消化等，它们的基本中枢都在延髓。所以，延髓被称为生命中枢。一旦延髓受损，可迅速影响呼吸、心跳，危及生命。脑桥有呼吸调整中枢和角膜反射中枢。中脑是瞳孔对光反射中枢的所在。

（三）下丘脑

下丘脑是较高级的内脏活动调节中枢。下丘脑中有摄食中枢、体温调节中枢和水平衡中枢，并和内分泌、情绪反应、生物节律等活动密切相关。

（四）大脑皮质

大脑皮质是内脏活动调节的高级中枢。现有研究表明，边缘系统和新皮质与内脏活动关系密切。

大脑半球内侧面的一些结构，包括海马、穹隆、海马旁回、钩、扣带回、齿状回等位于大脑半球与间脑交界处的边缘，称为边缘叶。大脑皮质的岛叶、颞极、眶回等及皮质以下杏仁核、隔区、丘脑前核和下丘脑等，这些结构与边缘叶功能联系密切，边缘叶和这些结构统称为边缘系统。边缘系统是内脏活动调节的高级中枢，边缘系统的功能复杂，不仅调节内脏活动，还在情绪反应、摄食活动及学习和记忆等功能的调节方面发挥着重要作用。

四、情绪对内脏活动的影响

情绪是指人和动物对外界刺激所产生的特殊心理体验和某种固定行为表现。情绪的表现形式多种多样，如愉快、痛苦、发怒、恐惧、焦虑等。情绪活动主要受到下丘脑和边缘系统的调节。

情绪生理反应　情绪反应常会引起自主神经系统和内分泌系统功能活动等一系列生理活动的改变，称为情绪生理反应。

自主神经系统功能变化表现为交感神经系统活动的亢进。如，人在惊恐、焦虑、激动等状态下，可出现心率加快、血压升高、瞳孔扩大、出汗等交感兴奋时的表现。

内分泌系统的功能变化主要表现为多种激素分泌改变。例如，在应激反应引起机体产生痛苦或恐惧等情绪变化时，血液中糖皮质激素、肾上腺素、去甲肾上腺素、甲状腺激素、生长激素和催乳素浓度升高。情绪波动还会引起性激素分泌紊乱，引起妇女出现月经失调等现象。

项目五　脑的高级功能与脑电活动

人脑除了具备感觉的产生、躯体运动的完成和内脏活动的调节等基本生理功能外，还具有思维、学习、记忆、语言和文字等更高级的功能。

一、条件反射

反射是神经系统活动的基本方式，反射按形成过程和条件的不同分为非条件反射和条件反射。条件反射是指后天在一定条件下经过学习、培养逐渐建立起来的反射。条件反射的中枢在大脑皮质。

（一）条件反射的形成

关于条件反射的形成，俄国生理学家巴甫洛夫做过一个经典的实验。实验中，给狗喂食会引起狗的唾液分泌，这是一个非条件反射。铃声对于狗的唾液分泌来说是无关刺激。巴甫洛夫将铃声这一无关刺激与非条件刺激结合，每次给狗喂食之前先给予铃声，经过一段时间的培养后，当出现铃声时，即使不给予食物，也会引起狗的唾液分泌，这时铃声就由无关刺激转化为条件刺激，条件反射就建立起来。由此可见，条件反射建立的基本条件就是将无关刺激和非条件刺激在时间上多次结合，这一过程称为强化。经过强化，任何无关刺激都可转变为条件刺激。

条件反射的反射弧是不固定的，条件反射是可以消退的。条件反射建立之后，如不再给予强化，条件反射会逐渐消失，这种现象称为条件反射的消退。如在上述实验条件反射建立后，只给予铃声而不给狗喂食，狗的唾液分泌会逐渐减少直至不再分泌。

当条件反射建立后，给予和条件刺激相类似的刺激，也可引发条件反射，这种现象称为条件反射的泛化。若只针对条件刺激进行强化，而对与它相似的刺激不予强化，经过多次重复后，只对条件刺激引发反射，而对相似的刺激不引发反射，这种现象称为条件反射的分化。泛化和分化是脑高级整合功能的基础。

（二）条件反射的意义

条件反射从数量上来说是无限的，条件反射是灵活的，可以建立、消退、分化，建立的条件反射越多，机体对环境变化就更有预见性，预见的范围就越广，预见的准确性就越高。所以，条件反射的意义是使机体更好地适应环境的变化。

（三）第一信号系统和第二信号系统

人和动物的脑都可建立条件反射，人脑条件反射的特点是具有两个信号系统。

1.第一信号系统　自然界中客观存在的具体的信号，如声、光、气味等称为第一信号。第一信号以其所具有的形态、理化性质等形式发挥刺激作用。能对第一信号发生反应的大脑皮质功能系统称为第一信号系统。人和动物都具有第一信号系统。

2.第二信号系统　抽象的信号如语言和文字称为第二信号，它以所代表的特殊含义来发挥刺激作用。能对第二信号发生反应的大脑皮质功能系统称为第二信号系统。第二信号系统是人类特有的，是人类和动物区别的主要特征。

二、学习与记忆

学习和记忆属于脑的高级功能，是动物和人类赖以生存必不可少的生命活动之一。学习和记忆是两个相互联系的神经过程。学习是指人和动物获取外界信息改变自身行为的神经过程，而记忆是将获得的信息存储和提取的神经活动过程。

根据信息贮存时间的长短可将记忆分为短时记忆和长时记忆。短时记忆的贮存时间非常短，只有几秒到几分钟。长时记忆的贮存时间则自几天到数年，甚至终身保留。

机体接收的信息量非常庞大，其中只有少部分进入长时记忆，大量信息在记忆的前两个阶段就会自然丧失，储存信息的不能提取或再认称为遗忘。遗忘是机体学习和记忆新信息的需要，属于生理性过程。

（三）大脑皮质的语言中枢

人类对于语言中枢的认识还不是很充分，主要是通过对临床上患者大脑不同区域损伤引发的语言功能障碍的观察，从而确定四个和语言功能相关的大脑皮质功能区（图Ⅱ–9–14）。

1.说话语言中枢　运动性语言区也称为布罗卡（Broca）区，位于额下回的后部。此区域受损引起患者发音器官正常，能看懂和书写文字，也能听懂别人说话，但却不会说话，临床上称为运动性失语症。

2.听觉语言中枢　感觉性语言区位于颞上回后部。该区损伤引起感觉性失语症，患者能讲话、书写、看懂文字。听觉器官正常，也能听见别人的发音，但听不懂别人说话的含义。

3.视觉语言中枢　视觉语言中枢位于角回。该区受损引起失读症，患者说话和书写功能正常，也能听懂别人的谈话，视觉器官正常，却看不懂文字的含义，不能阅读。

4.书写语言中枢　书写中枢位于额中回后部，接近中央前回手部代表区。该区损伤引起失写症，患者能听懂别人的说话和看懂文字，也会说话，手的运动能力正常，但却不能完成书写的功能。

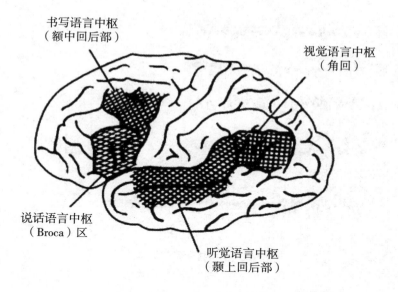

书写语言中枢
（额中回后部）

视觉语言中枢
（角回）

说话语言中枢
（Broca）区

听觉语言中枢
（颞上回后部）

图Ⅱ-9-14　大脑皮质与语言功能有关的主要区域

（四）语言的优势半球

人类两侧大脑半球在功能上并不完全对等，而是有所分工。一侧大脑半球的语言功能往往占有优势，称为语言的优势半球。大多数习惯用右手的人的语言优势半球常建立在左侧大脑半球。左侧大脑半球语言优势的建立虽与遗传相关，但主要是由于后天多数人习惯用右手逐渐形成的。在幼年时期，如果左侧大脑半球损伤，语言的优势半球有可能建立在右侧大脑半球，若损伤发生在成年后，就很难在另一侧皮层再建立。

右侧大脑半球在非词语性认识功能上如对空间的辨认、深度知觉和触觉感知及音乐欣赏等方面占有优势。

三、大脑皮质的电活动

在没有明显的外来刺激情况下，大脑皮质经常会持续产生节律性电位变化，这种电变化称为自发脑电活动。临床上采用双极或单极引导法，将电极安放在头皮表面记录的电活动波形，称为脑电图（EEG）。

脑电图的波形不规则，记录部位和条件的不同，记录到的波形也有明显差异。根据频率不同，可将正常脑电图的波形分为以下四种基本波形（图Ⅱ-9-15）。

1.α波　α波频率为8～13Hz，波幅为20～100μV。α波是人处于清醒、安静状态时的主要脑电表现。在清醒、安静、闭眼时出现，当睁眼或有其他刺激时，α波立即消失并出现快波，这种现象称为α波阻断（αblock）。

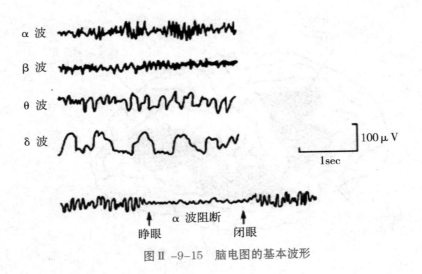

图 II –9–15　脑电图的基本波形

2.β 波　β 波频率为 14 ～ 30Hz，波幅为 5 ～ 20μV。当受试者睁开眼睛或接受刺激时出现，在额叶、顶叶比较明显。β 波是大脑皮质处于紧张状态下的主要脑电活动表现。

3.θ 波　θ 波频率为 4 ～ 7Hz，波幅为 100 ～ 150μV。成人一般在困倦时出现 θ 波。θ 波在幼儿时期是常见的脑电波形。

4.δ 波　δ 波频率为 0.5 ～ 3Hz，波幅为 20 ～ 200μV。成人在睡眠时或极度困倦或者麻醉状态下可出现 δ 波，婴儿时期常见 δ 波。

出现低频率高振幅的波形称为同步化。由同步化波转为高频率低振幅的波形，称为去同步化。一般认为，脑电波由同步化的慢波转化为去同步化的快波时，表示皮质兴奋过程的增强；反之，则表示抑制过程的加深。

脑电图是研究脑功能的一种重要手段，在临床上对颅脑疾病有重要的诊断意义。如癫痫、脑炎、颅内占位性病变等，特别是癫痫病人可出现异常波形，因此脑电图对癫痫的诊断具有较重要的意义。

四、觉醒与睡眠

人体处于觉醒状态，可以从事劳动、工作、学习等日常活动。睡眠则可以使机体得到充分的休息，促进体力和精力的恢复。所以，觉醒和睡眠是人体维持正常生理状态所必需的两个环节。人的一生约有 1/3 的时间是在睡眠中度过的，机体需要充足的睡眠时间，才能维持觉醒时的良好功能状态。成年人每天约需要 7 ～ 9 小时的睡眠时间。新生儿一天中约有 5 ～ 6 次睡眠与觉醒的交替，共需 18 ～ 20 小时的睡眠时间，婴儿睡眠时间会随着生长发育而逐渐缩短，儿童睡眠时间约 10 ～ 12 小时，这是其维持身体及智力发育正常的生理需要。老年人睡眠时间会减少，一天约需 5 ～ 7 小时。

（一）睡眠的生理特征

机体进入睡眠状态，生理功能和指标会出现下列变化。

1.各种感觉传入系统功能暂时减退，对外界环境变化的敏感度明显降低。各种感觉减退程度会随着睡眠的深浅程度的不同而变化。常用唤醒阈来表示睡眠的深浅程度，唤醒阈是指使机体由睡眠转入觉醒所需的最小刺激强度。

2.肌紧张减弱，表现为肌肉松弛，骨骼肌反射减弱。

3.睡眠过程常伴有自主神经反应，从而导致出现一系列生理指标的变化，常表现为：心率减慢、血压下降、体温减低、呼吸频率减慢、瞳孔缩小、代谢减慢等。

（二）睡眠的时相

睡眠可分为慢波睡眠和快波睡眠两种时相。

1.慢波睡眠　慢波睡眠是指脑电波表现为同步化慢波的睡眠时相。在这一时相当中，生长素的分泌量明显多于觉醒和快波睡眠时期，所以，慢波睡眠被认为有利于促进机体生长和体力的恢复。

2.快波睡眠　快波睡眠是指脑电图呈现去同步化快波的时相。该时相中，机体各种感觉功能进一步减退，肌紧张进一步减弱，肌肉几乎处于完全松弛的状态，唤醒阈较慢波睡眠进一步调高，也就是睡眠程度加深，更难唤醒。快波睡眠程度更深，脑电波表现却正好相反，类似于觉醒状态，所以把这一时相也称为异相睡眠。快波睡眠期间还可能出现一些特征性表现，如部分肢体抽动、心率加快、血压升高、呼吸变得不规则及眼球的快速运动等。大多数人如果在这一时相被唤醒，常叙述自己正在做梦，所以，做梦也是快波睡眠的特征。快波睡眠时相脑内蛋白质合成加快，所以被认为与幼儿神经系统的发育有关。快波睡眠可以促进精力的恢复和学习记忆。但是，某些疾病如心绞痛、哮喘等常在夜间发作可能和快波睡眠的阵发性内脏功能变化有关。

慢波睡眠与快波睡眠在睡眠过程中可以相互转换，交替出现。正常成年人入睡后先进入慢波睡眠，持续约80～120分钟后转入快波睡眠时相，快波睡眠持续约20～30分钟后，又转入慢波睡眠。在整个睡眠过程中，慢波睡眠和快波睡眠之间如此重复交替出现，一般要经过4～6次转换。人无论处于慢波睡眠和快波睡眠时相，都可直接转变为觉醒状态。

复习思考

一、单项选择题

1. 丘脑的特异性投射系统的主要作用是（　　）

    A. 协调肌紧张   B. 维持觉醒   C. 调节内脏功能

    D. 引起特定感觉   E. 引起牵涉痛

2. 丘脑的非特异性投射系统的主要作用是（　　）

    A. 引起触觉   B. 引起牵涉痛   C. 调节内脏功能

    D. 维持睡眠状态   E. 维持大脑皮层的兴奋状态

3. 下列刺激中哪项不易引起内脏痛（　　）

    A. 切割   B. 牵拉   C. 缺血

    D. 痉挛   E. 炎症

4. 下列哪项不属于小脑的功能（　　）

    A. 调节内脏活动   B. 维持身体平衡   C. 维持姿势

    D. 协调随意运动   E. 调节肌紧张

5. 交感神经兴奋可引起（　　）

    A. 瞳孔缩小   B. 逼尿肌收缩   C. 肠蠕动增强

    D. 心率加快   E. 支气管平滑肌收缩

6. 副交感神经兴奋可引起（　　）

    A. 瞳孔扩大   B. 糖原分解   C. 胃肠运动增强

    D. 骨骼肌血管舒张   E. 竖毛肌收缩

7. 引起内脏血管收缩的肾上腺素能受体为（　　）

    A. α 受体   B. β_1 受体   C. β_2 受体

    D. M 受体   E. N_1 受体

8. 引起支气管平滑肌舒张的肾上腺素能受体为（　　）

    A. α 受体   B. β_1 受体   C. β_2 受体

    D. M 受体   E. N_1 受体

9. 交感和副交感神经节前纤维释放的递质（　　）

    A. 肾上腺素   B. 去甲肾上腺素   C. 乙酰胆碱

    D. 多巴胺   E.5- 羟色胺

10. 交感缩血管纤维末梢释放的递质是（　　）

    A. 肾上腺素   B. 去甲肾上腺素   C. 乙酰胆碱

    D. 多巴胺   E. 5- 羟色胺

二、思考题

1. 简述内脏痛的特点。

2. 什么是特异性投射系统与非特异性投射系统？它们在结构和功能上有何特点？

3. 中央后回的感觉投射特点有哪些？

4. 大脑皮层运动区对躯体运动调节的特点有哪些？

5. 简述交感和副交感神经系统的意义。

扫一扫，知答案

扫一扫，看课件

内分泌

【学习目标】

  1.掌握：激素作用的一般特征；腺垂体、神经垂体分泌的激素名称及各自的生理作用；甲状腺激素、糖皮质激素的生理作用及分泌的调节。

  2.熟悉：胰岛素的生理作用及分泌的调节；下丘脑与垂体的功能联系；激素的信息传递方式及分类；肾上腺髓质激素的生理作用及分泌调节。

  3.了解：甲状腺激素的合成与运输过程；激素的作用机制；胰高血糖素、甲状旁腺激素、降钙素的生理作用及分泌调节。

  4.运用所学知识写一份与内分泌有关的科普宣传稿（300～500字左右）。

  内分泌系统是由内分泌腺和分散于某些组织、器官中的内分泌细胞组成，是人体内重要的功能调节系统。它与神经系统相互协调，密切联系，共同调节人体的基本生命活动，使机体能适应内外环境的变化。人体的主要内分泌腺包括甲状腺、甲状旁腺、垂体、胰岛和肾上腺等，内分泌细胞可散在于多种组织、器官中，如心、肺、肾、下丘脑等。

  激素就是由内分泌腺或分泌细胞分泌的高效能生物活性物质，是细胞间的信息传递媒介。受激素作用的细胞、组织和器官，称为靶细胞、靶组织和靶器官。激素通过血液运输或在组织液中扩散的方式，到达靶细胞、靶组织或靶器官，与其受体特异性结合来完成信息传递，参与机体新陈代谢、生长发育、生殖等重要活动的调节。

项目一　激素作用的特征和原理

一、激素作用的一般特征

（一）激素作用的特异性

激素由内分泌细胞分泌后广泛与全身组织细胞接触，但只能选择性地对它识别的靶细胞、器官起作用，称为激素作用的特异性。各种激素作用的特异性差别较大，主要取决于靶细胞特异性受体与激素的结合能力，即亲和力。激素受体就是靶细胞上能识别并专一地与某种激素结合，从而引起相应生物效应的功能蛋白质。有些激素只能作用于某一靶腺，如促性腺激素只作用于生殖腺，促甲状腺激素只作用于甲状腺等；有些激素作用较广泛，没有特定的靶腺，如甲状腺激素、生长素等，可作用于全身大部分的组织细胞，这些激素都是通过与靶细胞的特异性受体结合而发挥特定作用的。

（二）激素的信息传递作用

激素本身并不能参与靶细胞的物质代谢和能量代谢，而是仅仅充当信息传递者，犹如"信使"的角色，来使靶细胞固有的生理生化过程增强或减弱。在此过程中，激素只是将调节信息以化学的方式传递给靶细胞，既不引起靶细胞新的功能活动，也不提供额外的能量。在完成信息传递作用以后，激素即被分解而失活。

（三）激素的生物放大作用

激素在血液中的含量很低，一般在纳摩尔（nmol/L），甚至在皮摩尔（pmol/L）数量级，但其作用却十分显著。例如，1分子的胰高血糖素，可激活10000个分子以上的磷酸化酶；0.1μg促肾上腺皮质激素释放激素（CRH），可使腺垂体释放1μg的促肾上腺皮质激素（ACTH），从而引起肾上腺皮质分泌40μg的糖皮质激素，放大了400倍。这是因为激素与受体结合后，在细胞内发生了一系列的酶促反应，逐级放大，形成一个高效能的生物放大系统。若某内分泌腺分泌的激素稍有过多或不足，就会引起机体代谢或功能异常，临床上称为该内分泌腺的功能亢进或功能减退。因此，维持机体内激素水平的相对稳定对保持各组织、器官的正常功能极为重要。

（四）激素间的相互作用

不同激素的作用不同，但各种激素之间可相互影响。主要表现在：①拮抗作用：指不同的激素对某同一生理活动的调节结果相反。如胰岛素能降低血糖，而肾上腺素能升高血糖，两者作用相反；②协同作用：指不同的激素对某同一生理活动的调节结果相同。如生长激素、肾上腺素等，虽然作用于不同的代谢环节，但都可升高血糖；③允许作用：指某些激素本身并不能直接作用于某器官或细胞，但它的存在却能明显增强另一种激素产生的效应，这就是激素的允许作用。

二、激素作用的原理

（一）激素的分类及作用方式

1.激素的分类　按其化学本质可将激素分为两大类。一类为含氮类激素，包括蛋白质类激素（如胰岛素、甲状旁腺激素及腺垂体分泌的促卵泡激素、促甲状腺激素等）、胺类激素（如去甲肾上腺素、肾上腺素和甲状腺激素等）和肽类激素（如神经垂体释放的激素、降钙素和胰高血糖素等）。除甲状腺激素外，此类激素易被消化酶分解失活，临床应用时一般须注射，不宜口服。另一类是类固醇（甾体）激素，包括肾上腺皮质激素与性激素，如皮质醇、雌二醇、孕酮、醛固酮以及睾酮等。这类激素不易被消化酶破坏，故临床应用时既可注射又可口服。

2.激素的作用方式　目前认为，激素传送到靶细胞的方式有（图Ⅱ-10-1）：多数激素经血液循环运输至靶细胞而发挥作用，称为远距分泌，如生长素、甲状腺激素等；有些激素经组织扩散作用于邻近细胞，称为旁分泌，如胰高血糖素等；有些激素在局部扩散后，又返回作用于该内分泌细胞而发挥反馈作用，称为自分泌，如胰岛素等；某些神经激素通过轴浆运输至末梢释放，再经血液运输作用于靶细胞，称为神经分泌，如下丘脑调节肽。

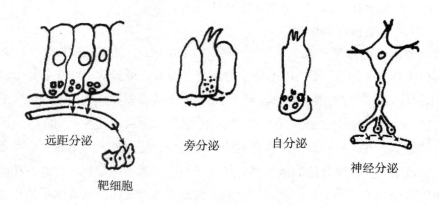

远距分泌　　　　旁分泌　　　　自分泌

靶细胞

神经分泌

图Ⅱ-10-1　激素传递方式

（二）激素的作用机制

1.含氮类激素的作用机制——第二信使学说　该学说认为，含氮类激素作为第一信使被血液循环运输至靶器官或靶细胞，与细胞膜上的特异性受体结合，能激活细胞膜内的鸟苷酸调节蛋白（G蛋白），继而激活腺苷酸环化酶（AC），在 Mg^{2+} 参与下，促使 ATP 转变为环-磷酸腺苷（cAMP），cAMP 作为第二信使再通过激活细胞内的蛋白激酶（PK）系统使蛋白质磷酸化，从而诱发靶细胞内产生特有的生理效应，如细胞膜通透性的改变、肌细胞收缩、腺细胞分泌等。cAMP 发挥作用后，即被细胞内的磷酸二酯酶降解为 5′-AMP 而失活（图Ⅱ-10-2）。

目前认为，cAMP 并不是唯一的第二信使，二酰甘油（DG）、环-磷酸鸟苷（cGMP）、Ca^{2+}、前列腺素、三磷酸肌醇（IP3）等均可作为第二信使。

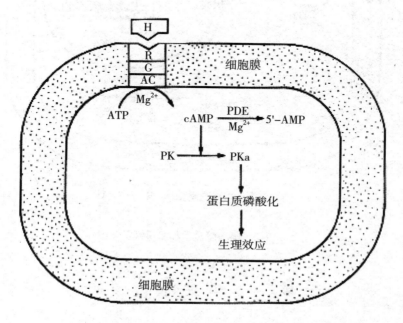

H：激素　R：受体　AC：腺苷酸环化酶　PDE：磷酸二酯酶
PKa：活化蛋白激酶　cAMP：环-磷酸腺苷　G：鸟苷酸调节蛋白

图Ⅱ-10-2　含氮类激素作用机制示意图

2. 类固醇激素作用机制——基因表达学说　类固醇激素是脂溶性物质，分子又较小，因此能穿透细胞膜进入靶细胞内。进入靶细胞内的类固醇激素先与胞浆受体结合成激素-胞浆受体复合物，后者若处于适宜温度（37℃）在 Ca^{2+} 参与下即发生变构，从而获得穿过核膜的能力，进入细胞核内，与核受体形成激素-核受体复合物。该复合物迅速与细胞核内染色质的非组蛋白特异位点结合，进而启动或抑制该部位的 DNA 转录程序，促进或抑制新的信使核糖核酸（mRNA）的形成，从而诱导或减少某种蛋白质（酶）的合成，引起相应的生理效应（图Ⅱ-10-3）。类固醇激素是通过启动或抑制 DNA 的转录来实现其调节作用，故可将这一作用机制称为基因表达学说。

上述含氮类激素与类固醇激素的作用机制并不是绝对的，也不能截然分开，它们涉及的细胞信号转导机制十分复杂。

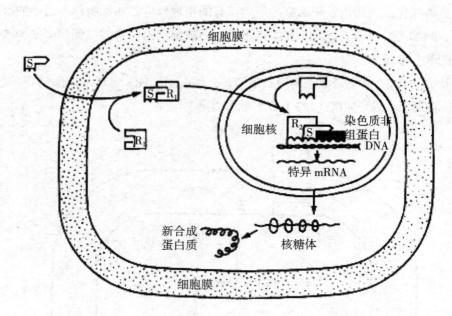

S：激素　R₁：胞质受体　R₂：核受体

图Ⅱ -10-3　类固醇激素作用机制示意图

项目二　脑垂体的功能

一、腺垂体

（一）下丘脑－腺垂体系统

下丘脑－腺垂体系统主要位于下丘脑内侧基底部的"促垂体区"（图Ⅱ -10-4），包括正中隆起、视交叉上核、弓状核、腹内侧核和室周核等。上述神经核团的肽能神经元能分泌调节腺垂体活动的肽类激素，统称为下丘脑调节性多肽。此类激素通过垂体门脉系统被运输至腺垂体，来发挥调节腺垂体内分泌功能的作用。

已确定化学结构的下丘脑调节性多肽，称为激素；尚未确定的，暂时称为因子。促进腺垂体激素分泌的，称为释放激素（因子）；抑制腺垂体激素分泌的，称释放抑制激素（因子）。目前已知的下丘脑调节性多肽共有9种，见表Ⅱ -10-1。

表Ⅱ-10-1　下丘脑的调节性多肽及其作用

释放激素或释放因子	简写形式	化学机构	对腺垂体的作用
促甲状腺激素释放激素	TRH	3肽	促进 TSH 和 PRL 的释放
促肾上腺皮质激素释放激素	CRH	41肽	促进 ACTH 的释放
促性腺激素释放激素	GnRH	10肽	促进 FSH 和 LH 的释放
生长激素释放激素	GHRH	44肽	促进 GH 的释放
生长激素释放抑制激素	GHRIH	14肽	抑制 GH 的释放
催乳素释放因子	PRF	肽类	促进 PRL 的释放
催乳素释放抑制因子	PRIF	多巴胺	抑制 PRL 的释放
促黑激素释放因子	MRF	肽类	促进 MSH 的释放
促黑激素释放抑制因子	MIF	肽类	抑制 MSH 的释放

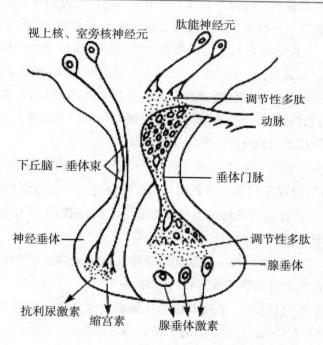

图Ⅱ-10-4　下丘脑与垂体功能联系示意图

（二）腺垂体激素

腺垂体能合成和分泌 7 种激素，分别是生长激素、催乳素、促黑激素、促甲状腺激素、促肾上腺皮质激素、促卵泡激素和黄体生成素。其中促甲状腺激素、促肾上腺皮质激素、促卵泡激素和黄体生成素这四种激素有各自的靶腺，能通过靶腺分泌激素而发挥生理作用，因此被称为"促激素"。而另外三种激素分别是生长激素、催乳素与促黑激素，是经血液运输直接到达靶细胞而发挥作用的。

1. 生长激素（GH） 生长激素是由 191 个氨基酸残基组成的蛋白质激素，是腺垂体中含量最多的激素。其化学结构与人催乳素相似，故两者生理作用有一定的交叉重叠性，此外生长素还有显著的种属特异性，即从除灵长类外的其他哺乳动物提取的生长激素对人无效。通常，成年人血清中 GH 基础水平不足 $3\mu g/L$，儿童高于成人，女性稍高于男性，但一般不超过 $10\mu g/L$。近年来，可以利用 DNA 重组技术大量生产人生长激素，以供临床使用。

（1）生长激素的生理作用

1）促进生长 生长激素能促进机体的生长发育，特别是促进骨骼、肌肉和内脏器官的生长发育。若在幼年时期 GH 分泌不足，机体生长发育迟缓，身材矮小，称为侏儒症；若幼年时期 GH 分泌过多，机体生长过度，身材过于高大，称为巨人症；若成年时期 GH 分泌过多，由于骨骺已经钙化闭合，长骨不再增长，只能促进面骨、肢端骨等增生，以致出现手足粗大、下颌突出、鼻大、唇厚及内脏器官增大等体征，称为肢端肥大症。

2）促进代谢 生长激素具有广泛的物质代谢作用：①促进蛋白质合成。GH 能促进氨基酸进入细胞内，加速蛋白质的合成；②促进脂肪分解。GH 增强脂肪酸的氧化，特别是对肢体的脂肪分解显著；③加强糖的利用。生理水平的 GH 可刺激胰岛素的分泌，加强葡萄糖的利用；但过量的 GH 则会抑制外周组织摄取和利用葡萄糖，升高血糖。GH 分泌过多时，可因血糖升高而出现糖尿，称为垂体性糖尿。

（2）生长激素分泌的调节 生长激素的分泌受下丘脑生长激素释放激素（GHRH）和生长抑素（GHRIH）的双重调控，前者促进 GH 的分泌，而后者则抑制其分泌。一般认为，GHRH 的作用占优势，经常性调节 GH 的分泌，而 GHRIH 只有在应激刺激引起 GH 分泌过多时，才会显著抑制 GH 的分泌。

1）反馈调节 生长激素可对下丘脑和腺垂体产生负反馈调节的作用，此外，胰岛素生长因子也可对 GH 的分泌起负反馈调节的作用。

2）其他调节因素 ①睡眠。睡眠有助于生长激素的分泌，人进入慢波睡眠后 GH 分泌增加，在进入深睡眠 60min 左右达高峰。转入快波睡眠时，GH 的分泌会减少。觉醒状态 GH 的分泌较少。②代谢。机体在能量供应缺乏或耗能增加（如低血糖、运动、饥饿）时，可引起生长激素分泌增多，其中低血糖是最有效的刺激因素。血中氨基酸与脂肪酸增多增加也可刺激生长激素分泌。③某些激素。甲状腺激素、雌激素与睾酮等均能促进生长激素分泌。在青春期，血中雌激素或睾酮浓度显著增高，可明显增加生长激素的分泌。

2. 催乳素（PRL） 催乳素的作用广泛，是一种由 199 个氨基酸残基组成的蛋白质类激素。成人血清中催乳素浓度不足 $20\mu g/L$。

（1）催乳素的生理作用

1）对乳腺的作用　催乳素能促进乳腺生长发育，刺激并维持成熟乳腺泌乳。

2）对性腺的作用　在女性，成熟卵泡内逐渐增多的 PRL 与颗粒细胞上的 PRL 受体结合，能促进排卵和黄体生成，并促进孕激素和雌激素的分泌。在男性，PRL 可促进前列腺和精囊的生长，增加睾酮的合成。

3）参与应激反应　在应激状态下，血中的催乳素和生长激素、促肾上腺皮质激素的浓度升高会同时出现，是腺垂体在应激反应中分泌的重要激素之一，刺激停止后数小时 PRL 又会恢复正常。

（2）催乳素分泌的调节　催乳素的分泌受下丘脑释放的催乳素释放因子（PRF）与催乳素释放抑制因子（PRIF）的双重调控，前者促进 PRL 分泌，后者抑制其分泌，平时以后者的抑制作用为主。在哺乳期，婴儿吸吮母亲乳头的刺激可反射性引起 PRL 分泌增多，刺激乳汁分泌，有利于哺乳。

3. 促黑激素（MSH）　促黑激素的靶细胞是黑色素细胞，主要作用是促进黑色素的合成。人体的黑色素细胞主要分布在皮肤、毛发、虹膜和视网膜等部位，MSH 可合成和激活黑色素细胞内的酪氨酸酶，催化酪氨酸转变为黑色素，导致皮肤、毛发和虹膜等处的颜色加深。

二、神经垂体

（一）下丘脑－神经垂体系统

下丘脑与神经垂体之间拥有直接的神经联系。神经纤维可从下丘脑的视上核与室旁核下行到神经垂体，形成下丘脑－垂体束，构成下丘脑－神经垂体系统。下丘脑视上核与室旁核的神经元胞体合成和分泌的血管升压素与催产素，可经下丘脑－垂体束纤维的轴浆运输至神经垂体贮存并释放到血液中发挥作用。

（二）神经垂体激素

1. 血管升压素（VP）　VP 又名抗利尿激素（ADH），生理剂量的 VP 浓度很低，主要表现为抗利尿作用，即增加肾脏远曲小管和集合管对水的通透性，促进水的重吸收，减少尿量。大剂量的 VP 可收缩小动脉及毛细血管，促进血压升高。由于 VP 也能收缩冠状血管，可导致心肌供血不足，故临床上并不能用于升压，而多用于肺出血、食管出血等的止血治疗。

2. 催产素（OXT）　具有促进泌乳和收缩子宫两重作用，以刺激乳腺为主。OXT 可收缩乳腺腺泡和导管周围的肌上皮细胞，刺激并维持具有泌乳功能的乳腺泌乳。同时，OXT 还有营养乳腺的作用；同时催产素可收缩子宫平滑肌，但不同时期的子宫平滑肌对 OXT 的敏感性不同。OXT 对非孕子宫的作用较弱，但对妊娠子宫作用却较强。妊娠晚期的子宫对 OXT 的敏感性极高，可强烈收缩子宫，有助于分娩。临床上产科常用 OXT 来诱导分娩（催产）和防止产后子宫收缩乏力失血。

催产素分泌的调节：①排乳反射。乳头含有丰富的感觉神经末梢，婴儿吸吮母亲的乳头产生的神经冲动传至下丘脑，可反射性地引起神经垂体释放OXT，收缩乳腺腺泡和导管周围的肌上皮细胞，升高腺泡内压，促进乳腺排乳，称为排乳反射。②分娩。临产或分娩时，子宫和阴道受到的牵拉和压迫刺激可反射性地引起OXT的分泌和释放，有助于子宫的进一步收缩。

项目三 甲状腺和甲状旁腺的功能

一、甲状腺激素

（一）甲状腺激素的合成与运输

甲状腺激素由滤泡上皮细胞合成和释放。甲状腺激素（TH）主要包括四碘甲腺原氨酸（T_4，简称甲状腺素）和三碘甲腺原氨酸（T_3）。甲状腺分泌的T_4多于T_3，T_4占血液中甲状腺激素总量的约90%，但T_3的生物活性却远远高于T_4，约是T_4的5倍。

1. 甲状腺激素的合成　甲状腺激素合成的主要原料为碘和甲状腺球蛋白，其中碘主要来源于食物，食物中的碘化物主要包括碘化钠（NaI）和碘化钾（KI）。正常成人每天从食物中摄取约100～200μg的碘，其中约1/3进入了甲状腺。甲状腺激素的合成过程包括三个步骤（图Ⅱ-10-5）：

（1）腺泡聚碘　从肠道吸收的碘，常以无活性I^-的形式储存于血浆中，甲状腺内碘的浓度比血浆中高20～25倍。甲状腺摄取碘是通过腺泡上皮细胞膜上的"碘泵"来完成的，借助Na^+泵提供的能量来实现I^-逆电-化学梯度的继发性主动转运。临床上，常通过测定甲状腺摄取放射性碘（I-131）的能力来判断甲状腺的功能状况：甲状腺功能亢进时，聚碘能力增强；甲状腺功能低下时，则聚碘能力降低。

（2）I^-的活化　由腺泡上皮细胞摄取的I^-在过氧化酶（TPO）的催化下被活化成I^0（碘原子）或I_2，这一过程称为I^-的活化。

（3）酪氨酸碘化与甲状腺激素的合成　活化的碘取代甲状腺球蛋白分子的一些酪氨酸残基上的氢原子，形成碘化酪氨酸的过程称为酪氨酸的碘化。碘化后生成一碘酪氨酸（MIT）和二碘酪氨酸（DIT），然后1分子的MIT和DIT耦联生成T_3，2分子的DIT耦联生成T_4。

在上述甲状腺激素的合成过程中，I^-的活化、酪氨酸碘化和耦联都需要过氧化酶的催化。因为硫氧嘧啶与硫脲类药物能够抑制该过氧化酶的活性，阻断T_4、T_3的合成，故临床上常用来治疗甲状腺功能亢进。

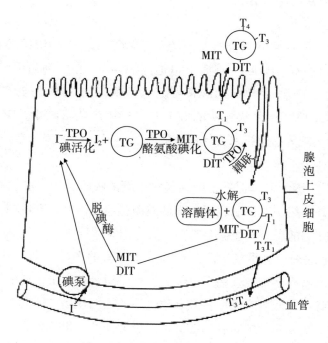

图 Ⅱ -10-5 甲状腺激素的合成

2. 甲状腺激素的贮存、释放、运输与代谢

（1）贮存 合成的甲状腺激素连接在甲状腺球蛋白上，以胶质的形式贮存于腺泡腔内，可供机体利用 2 ～ 3 个月，是体内贮存量最大的激素。因此，临床上采用抗甲状腺药物来治疗甲状腺功能亢进，疗效需要较长时间才会出现。

（2）释放 在腺垂体促甲状腺激素的刺激作用下，甲状腺腺泡上皮细胞向腺泡腔内伸出伪足，以吞饮的方式将腺泡腔内含有 T_3、T_4 的甲状腺球蛋白吞入细胞内，与溶酶体融合成吞噬体。甲状腺球蛋白被水解，将 T_3、T_4 分离出来，经细胞基底部释放入血。

（3）运输 进入血液的 T_3、T_4，99％以上会和血浆蛋白结合进行运输，游离的甲状腺激素不到 1％，且主要是 T_3。但只有游离型激素才能进入组织细胞发挥作用。为了使游离型激素能够在血液中保持一定的浓度，结合型与游离型激素之间可以互相转换。T_4 主要以结合型形式存在，T_3 主要以游离型形式存在。临床上可通过测定血液中 T_3、T_4 的含量来了解甲状腺的功能。

（4）代谢 血浆中 T_3 的半衰期不足 1 天，T_4 的半衰期为 7 天左右。约 80％ 的 T_4 在外周组织被脱碘酶脱碘，其中约 55％ 的 T_4 被活化脱碘生成 T_3，这是血液中 T_3 的主要来源，而脱下的碘可由甲状腺再摄取利用。约 20％ 的 T_3、T_4 在肝内降解，随胆汁进入小肠，最终以粪便的形式排出体外。

（三）甲状腺激素的生理作用

1. 对新陈代谢的影响

（1）能量代谢　甲状腺激素能促进细胞的生物氧化，提高组织的耗氧量和产热量，提高机体的基础代谢率（BMR）。临床上可通过测定 BMR 来判断甲状腺的功能。甲状腺功能亢进时，机体产热量增加，BMR 可比正常值高出 25%～80%，患者表现为多汗、怕热喜凉，体温偏高；甲状腺功能低下时，机体产热量减少，BMR 可比正常值低20%～40%，患者表现为喜热畏寒，体温偏低。

（2）物质代谢

1）糖代谢　甲状腺激素可促进小肠黏膜对单糖的吸收，增强肝糖原的分解，升高血糖；同时又能加强外周组织对糖的利用，降低血糖；但总体上，升血糖作用大于降血糖作用。故甲状腺功能亢进的患者，血糖会升高，甚至出现尿糖。

2）蛋白质　生理剂量的甲状腺激素可加速蛋白质的合成，利于机体的生长、发育，但大剂量的甲状腺激素则会加速蛋白质分解，特别是对骨骼肌蛋白质的分解。此外，甲状腺激素还具有分解骨蛋白质、升高血钙和导致骨质疏松的作用。因此，甲状腺功能亢进的患者，可出现消瘦、肌无力；甲状腺功能低下的患者，则会出现蛋白质合成减少，肌肉乏力，但细胞间的黏蛋白增多，并结合大量的正离子和水分子，造成组织间隙积水，产生浮肿，称为黏液性水肿。

3）脂肪代谢　甲状腺激素既能通过肝促进脂肪的降解和脂肪酸的氧化，又能加速胆固醇的合成，但降解作用大于合成。因此，甲状腺功能亢进的患者，血中胆固醇的含量会低于正常水平；而甲状腺功能低下的患者，血中胆固醇则会明显升高，易导致动脉硬化。

2. 维持机体正常生长发育　甲状腺激素具有促进机体正常生长、发育的作用，主要是促进脑和骨的生长、发育，特别对胚胎期与出生后头四个月内的婴儿影响最大。甲状腺激素对神经系统结构和功能的发生、发展极为重要。婴幼儿时期，甲状腺功能低下，甲状腺激素分泌不足，就会引起骨骼生长迟缓，脑发育障碍，表现为身材矮小、智力低下等症状，称为呆小症（又称克汀病）。治疗呆小病应在婴儿出生后前三个月内补充甲状腺激素，否则难以奏效。此外，在缺碘地区为了预防呆小病的发生，妇女妊娠期应做到及时补碘。

3. 其他作用

（1）对中枢神经系统的影响　甲状腺激素对已经分化成熟的神经系统，可提高其兴奋性。因此，甲状腺功能亢进时，患者的中枢神经系统兴奋性明显提高，表现为注意力不集中、烦躁不安、肌肉颤动、喜怒无常和失眠多梦等症状；甲状腺功能低下时，患者的中枢神经系统兴奋性降低，则表现为记忆力减退、感觉迟缓，表情淡漠和少动嗜睡等症状。

（2）对心血管系统的影响　甲状腺激素可加快心率，增强心肌收缩力，增多心输出量；还可直接或间接扩张小血管，降低外周阻力，结果导致收缩压升高，舒张压正常或稍低，脉压增大。因此，甲状腺功能亢进的患者，可出现心动过速、心肌肥大，甚至导致充血性心力衰竭。

此外，甲状腺激素还具有增进食欲、影响生殖功能等其他生物学作用。

（四）甲状腺激素分泌的调节

1. 下丘脑 - 腺垂体 - 甲状腺轴　下丘脑神经元合成和释放的促甲状腺激素释放激素（TRH）经垂体门脉系统被运送至腺垂体，促进腺垂体合成和释放促甲状腺激素（TSH）（图Ⅱ-10-6）。TSH 可促进甲状腺细胞增生，腺体肥大，促进甲状腺激素的合成和释放。

下丘脑可受内外环境因素变化的影响而调节 TRH 的分泌量，从而影响甲状腺的分泌活动。如，机体处于寒冷环境中，该信息可通过脑的高级部位，经一定的神经联系传至下丘脑，使 TRH 分泌增多，继而通过甲状腺激素的分泌，使机体产热量增加，有利于御寒。

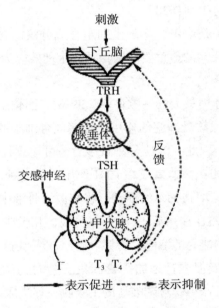

图Ⅱ-10-6　甲状腺激素分泌调节示意图

2. 甲状腺激素的反馈调节　血中游离的甲状腺激素水平，对腺垂体 TSH 的分泌起着经常性负反馈调节的作用。血液中甲状腺激素浓度增高，可负反馈抑制腺垂体，减少 TSH 的合成与释放，同时还可降低腺垂体对 TRH 的敏感性，也会抑制腺垂体 TSH 的分泌，最终使甲状腺激素的浓度降至正常水平。

如果机体长期缺碘，造成甲状腺激素的合成和分泌不足，就会减弱腺垂体的负反馈作用，异常增多 TSH 的分泌量，最终导致甲状腺腺泡增生，腺体肿大，称为地方性甲状腺肿或单纯性甲状腺肿。

3. 甲状腺的自身调节　没有外来神经和体液因素影响的情况下，甲状腺能根据碘的供应变化调节自身摄取、利用碘及合成甲状腺激素的能力，称为甲状腺的自身调节。该调节方式有一定限度，并且缓慢。当机体的碘含量不足时，甲状腺的摄碘能力就会增强，提高TSH 的敏感性，使甲状腺激素的合成与释放不致减少；反之，当外源性碘供应增加时，最初会增加甲状腺激素的合成，但若碘量超过一定限度，甲状腺的摄碘能力就会减少，降低了 TSH 的敏感性，使甲状腺激素的合成与释放不致过多。过量碘所产生的抗甲状腺效应，称为碘阻滞效应，根据该效应，临床上常采用大量碘来处理甲状腺危象，以缓解病情。

4. 自主神经对甲状腺功能的调节　甲状腺接受交感神经和副交感神经的双重调控，前者可促进甲状腺激素的合成与释放，后者可抑制甲状腺激素的合成与分泌。

二、甲状旁腺素

（一）甲状旁腺激素的生理作用

甲状旁腺激素（PTH）是由甲状旁腺主细胞合成分泌的含有 84 个氨基酸残基的直链多肽。PTH 是调节钙、磷代谢的最重要激素，总的生理效应为升高血钙，降低血磷，主要通过以下三条途径来实现：

1. 对骨的作用　骨是体内最大的钙贮存库，99% 以上体内的钙主要以磷酸盐的形式贮存于骨组织中。PTH 能加强破骨细胞的作用，抑制成骨细胞的活动，从而加强溶骨作用，动员骨钙入血，升高血钙。因此，PTH 分泌过多时，可导致骨质疏松。上述作用可分为快速效应和延迟效应两个时相：快速效应在 PTH 作用后数分钟即可出现，主要表现为提高骨细胞膜对 Ca^{2+} 的通透性，增强钙泵的活动，将来源于骨液中的 Ca^{2+} 转运至细胞外液中，升高血钙；延迟效应是在 PTH 作用后 12 ～ 14h 出现，几天或几周后到达高峰，主要表现为刺激破骨细胞的活动，加速骨的溶解，将钙、磷释放入血。

2. 对肾的作用　PTH 能促进肾远曲小管和集合管对钙的重吸收，减少尿钙的排泄，升高血钙；同时又可抑制近球小管对磷酸盐的重吸收，促进尿磷的排出，降低血磷。

3. 对肠道的作用　甲状旁腺激素能增强肾脏 1α- 羟化酶的活性，将 25- 二羟维生素 D_3 转化为具有活性的 1,25- 二羟维生素 D_3，再经血液运送到小肠，促进小肠对钙的吸收，升高血钙。

实验中，若切除动物的甲状旁腺，其血钙水平会逐渐下降，出现低钙性抽搐，甚至导致死亡，而血磷却逐渐升高；临床上行甲状腺手术时，若不慎误将患者的甲状旁腺切除，就会造成严重的低血钙，异常增高神经和肌肉的兴奋性，出现手足抽搐，严重时可使呼吸肌痉挛而造成窒息死亡。可见，PTH 是维持神经、肌肉的正常兴奋性所必需的激素。

（二）甲状旁腺激素分泌的调节

血钙浓度是调节甲状旁腺激素分泌的主要因素。血钙浓度降低会增加 PTH 分泌；反之，血钙浓度升高则减少 PTH 分泌。这种负反馈调节对维持 PTH 的分泌和血钙浓度的相对稳定尤为重要。

三、降钙素

（一）降钙素生理作用

降钙素（CT）是甲状腺 C 细胞合成和分泌的由 32 个氨基酸残基组成的肽类激素，主要生理作用是通过骨和肾来降低血钙和血磷。

1. 对骨的作用　降钙素能抑制破骨细胞的活动，减弱溶骨作用；同时加强成骨细胞的活动，增加钙盐的沉积，最终降低血钙和血磷。CT 对儿童血钙、血磷的调节作用比成人重要，有利于儿童骨骼的生长。

2. 对肾的作用　降钙素能直接抑制肾小管对钙、磷的重吸收，使钙、磷在尿中的排出增多，导致血钙和血磷浓度降低。

（二）降钙素分泌的调节

降钙素的分泌主要受血钙浓度水平的影响。血钙浓度升高时，CT 分泌增多；反之，血钙浓度降低时，CT 分泌则减少。

项目四　胰岛的功能

胰岛是散在于胰腺腺泡之间的内分泌细胞团，至少含有 5 种不同的内分泌细胞。A 细胞约占胰岛细胞的 25%，主要分泌胰高血糖素；B 细胞约占胰岛细胞的 70%，主要分泌胰岛素；D 细胞约占胰岛细胞的 5%，主要分泌生长抑素（SS）；H 细胞较少，主要分泌血管活性肠肽（VIP）；而 PP 细胞数量更少，主要分泌胰多肽（PP）。本项目只介绍胰岛素和胰高血糖素。

一、胰岛素

胰岛素是由 51 个氨基酸残基组成的小分子蛋白质类激素。我国科学工作者于 1965 年，在世界上首先人工合成了具有高度生物活性的结晶胰岛素。目前，已经可以应用基因工程技术来生产人胰岛素。正常成人空腹血清胰岛素浓度为 35 ~ 145pmol/L。

（一）胰岛素的生理作用

胰岛素能促进糖、脂肪和蛋白质的合成代谢，有利于能源物质的贮存和机体的生长、发育。

1. 糖代谢　胰岛素可促进全身组织细胞对葡萄糖的摄取和利用，加速肝糖原和肌糖原合成，并促进葡萄糖转变为脂肪酸，增加血糖的去路；同时抑制糖原分解和糖异生，减少血糖的来源，降低血糖。胰岛素分泌不足时，血糖中的葡萄糖不能被细胞摄取和利用，可引起血糖升高，一旦超过肾糖阈，尿中将会出现葡萄糖，导致糖尿病。

2. 脂肪代谢　　胰岛素能促进肝内脂肪的合成与贮存，同时抑制脂肪酶的活性，减少脂肪的分解。胰岛素缺乏会加强脂肪的分解，血脂升高，容易形成动脉硬化，导致心脑血管疾病。并且大量脂肪酸在肝内氧化，会生成大量酮体，产生酮症酸中毒，甚至昏迷。

3. 蛋白质代谢　　胰岛素能增加细胞对氨基酸的摄取和利用，加速 DNA、RNA 的生成，促进蛋白质合成；同时抑制蛋白质分解，有利于机体的生长、发育。此外，生长激素与胰岛素相互协同，共同促进人体的生长、发育。

4. 电解质代谢　　胰岛素能促进钾、镁等进入细胞，降低血钾的浓度。故临床使用胰岛素时，应注意给病人及时补钾。

（二）胰岛素分泌的调节

1. 血糖浓度　　调节胰岛素分泌的最重要因素是血糖浓度。血糖浓度升高会明显增加胰岛素的分泌，从而降糖；反之，血糖浓度降低会减少胰岛素的分泌，促使血糖回升。通过上述负反馈作用，血中胰岛素及血糖可维持在正常水平。

2. 氨基酸和脂肪酸的作用　　血液中多种氨基酸（如精氨酸和赖氨酸）可促进胰岛素的分泌，此外，血液中的脂肪酸和酮体大量增加也会刺激胰岛素的分泌。

3. 激素作用　　某些胃肠激素（如促胃液素、促胰液素等）均可促进胰岛素分泌；生长激素、胰高血糖素、甲状腺激素、糖皮质激素等均可通过升高血糖来间接促进胰岛素分泌，其中胰高血糖素还可直接刺激 B 细胞分泌胰岛素；肾上腺素、去甲肾上腺素和生长抑素则抑制胰岛素的分泌。

4. 神经调节　　胰岛素受迷走神经和交感神经的双重调控。迷走神经兴奋时可促进胰岛素的分泌；交感神经兴奋则抑制胰岛素的分泌。

二、胰高血糖素

胰高血糖素是由 29 个氨基酸残基组成的直链多肽类激素。与胰岛素的作用相反，胰高血糖素是一种促进物质分解代谢的激素。

（一）胰高血糖素的生理作用

1. 对代谢的作用　　①糖代谢：胰高血糖素能促进糖原的分解及糖异生，可明显升高血糖；②脂肪代谢：胰高血糖素能促进脂肪的分解及脂肪酸的氧化，增多血中的酮体；③蛋白质代谢：胰高血糖素可促进蛋白质的分解并抑制其合成，加快氨基酸进入肝细胞的速度，为糖异生提供原料。

2. 对心脏的作用　　大剂量的胰高血糖素可增加心肌细胞内 cAMP 的含量，加速糖原的分解和利用，导致心肌收缩力增强，心输出量增加，血压升高。

（二）胰高血糖素分泌的调节

调节胰高血糖素分泌的最重要因素是血糖浓度。血糖浓度降低会增加胰高血糖素的分泌；反之，血糖浓度增加则减少胰高血糖素的分泌。此外，胰岛素还可直接作用于 A 细胞来抑制胰高血糖素的分泌，同时，胰岛素也可通过降低血糖浓度来间接促进胰高血糖素的分泌。胰高血糖素的分泌还受迷走神经和交感神经的双重调节，迷走神经兴奋抑制胰高血糖素的分泌，交感神经兴奋则促进其分泌。

项目五　肾上腺的功能

肾上腺位于肾的内上方，由皮质和髓质两部分组成。这两部分实际上是两个完全独立的内分泌腺，在胚胎发生、形态结构及生理作用上均不同。

一、肾上腺髓质激素

肾上腺髓质组织中的嗜铬细胞可合成和分泌肾上腺素（E）和去甲肾上腺素（NE），二者均属于儿茶酚胺类的化合物。髓质中的 E 和 NE 比例大约为 4：1。血液中的 E 和 NE 主要来自肾上腺髓质，其中 NE 还来源于肾上腺素能神经纤维末梢的释放。

（一）肾上腺素和去甲肾上腺素的生理作用

肾上腺素和去甲肾上腺素广泛而多样的生理作用，在前面相关章节已经介绍，现列表总结如下（表Ⅱ-10-2）：

表Ⅱ-10-2　肾上腺素与去甲肾上腺素的主要作用

作用部位	肾上腺素	去甲肾上腺素
心脏	心率加快，心肌收缩力增强，心输出量增加	离体心率加快，在体心率减慢
血管	皮肤、胃肠、肾血管收缩；冠状血管、肝脏、骨骼肌血管舒张	冠状血管舒张，其他全身血管广泛收缩
外周阻力	变化不大或稍降低	增大
血压	升高（心输出量增加）	显著升高（外周阻力增大）
支气管平滑肌	舒张	稍舒张
胃肠运动	抑制	稍抑制
妊娠子宫平滑肌	舒张	收缩
瞳孔	扩大（作用强）	扩大（作用弱）
代谢	升高血糖、分解脂肪、增加产热	作用同肾上腺素，但较弱

（二）肾上腺髓质激素分泌的调节

1. 交感神经的作用　肾上腺髓质受交感神经节前纤维的支配，它在功能和结构上类似于节后神经元。机体在安静状态下，髓质只释放少量的 E 和 NE；当交感神经兴奋时，髓质分泌的激素会明显增多。将交感神经与肾上腺髓质在结构和功能上的这种密切联系，合称为交感－肾上腺髓质系统。

当机体遭遇伤害性刺激（如剧烈运动、情绪激动、恐惧、焦虑、失血、窒息、寒冷、疼痛及脱水等）时，会立即动员交感－肾上腺髓质系统，E 与 NE 的分泌量急剧增加。具体表现为：中枢神经系统的兴奋性增加，使机体时刻处于警觉状态，反应灵敏而迅速；支气管舒张，呼吸顺畅，呼吸加快加深，增加肺通气量；心率加快，心跳加强，心输出量增加，升高血压；内脏血管收缩，同时肌肉血管舒张，全身血流重分配，保证全身重要器官的血液供应；肝糖原、脂肪分解，血中脂肪酸增多，血糖升高，保证体能能量的供应等。在紧急情况下，这种通过增强交感－肾上腺髓质系统而发生的适应性反应，称为应急反应。

2. 促肾上腺皮质激素的作用　促肾上腺皮质激素（ACTH）可直接或间接（通过糖皮质激素）来促进肾上腺髓质激素的合成与分泌，以间接作用为主。

3. 自身反馈性作用　当细胞内 E 与 NE 浓度升高时，可反馈性抑制酪氨酸羟化酶（限速酶），减少这两种激素的合成；反之，则会增加上述两种激素的合成。

二、肾上腺皮质激素

肾上腺皮质占肾上腺的绝大部分，约为 90%，由外向内的三层结构依次为球状带、束状带和网状带。球状带细胞主要分泌盐皮质激素，如醛固酮；束状带细胞主要分泌糖皮质激素，如皮质醇；网状带细胞主要分泌性激素，如雌二醇、脱氢异雄酮等。上述激素均属于类固醇激素或甾体激素。肾上腺皮质肿瘤的患者，在盐皮质激素和糖皮质激素分泌增多的同时，体内雄激素也会明显增多，所以女性患者可出现一些男性化的体征。

（一）糖皮质激素

1. 糖皮质激素的生理作用　糖皮质激素以皮质醇分泌为主，是维持生命所必需的激素。

（1）对物质代谢的作用

1）糖代谢　糖皮质激素是调节糖代谢的重要激素，既能增加肝糖原的贮存，促进糖异生，增加血糖的来源，又能抵抗胰岛素，抑制外周组织对糖的摄取和利用，减少血糖的去路，最终使血糖升高。糖皮质激素分泌过多，可升高血糖，甚至出现糖尿，称为肾上腺性糖尿病；相反，肾上腺皮质功能低下的患者可出现低血糖。

2）蛋白质代谢　糖皮质激素可促进肝外组织特别是肌蛋白质分解，同时抑制蛋白质合成，并促使蛋白质分解所生成的氨基酸入肝，成为糖异生的原料。糖皮质激素分泌过多，会出现骨质疏松、肌肉消瘦、皮肤变薄、淋巴组织萎缩及创口愈合缓慢等症状，在婴幼儿则表现为生长停滞。

3）脂肪代谢　糖皮质激素能促进脂肪分解，尤其是四肢的脂肪，增强脂肪酸在肝内氧化，有利于糖异生的发生，同时由于全身不同部位的脂肪对糖皮质激素的敏感性不同，体内的脂肪得以重新分布，出现四肢脂肪减少，面部和躯干脂肪增多的现象。肾上腺皮质功能亢进或者长期过多使用糖皮质激素时，可出现"满月脸"、"水牛背"而四肢消瘦的"向心性肥胖"特殊体形。

4）水盐代谢　糖皮质激素具有较弱的保钠排钾作用，还能降低肾小球入球血管的阻力，增加肾小球血浆流量，进一步使肾小球滤过率增大，最终增加了肾脏对水的排出。肾上腺皮质功能低下的患者，排水能力明显下降，严重时可出现"水中毒"，需要及时补充适量糖皮质激素来缓解病情。

（2）对各器官系统的作用

1）血细胞　糖皮质激素能增强机体骨髓的造血功能，增多血液中红细胞和血小板的数量；能动员附着在小血管壁的中性粒细胞进入血液循环，增多血液中的中性粒细胞数量；能抑制胸腺与淋巴组织的细胞分裂，增加嗜酸性粒细胞的分解，导致血液中的淋巴细胞和嗜酸性粒细胞数量减少。

2）心血管系统　糖皮质激素能增强血管平滑肌对 NE 的敏感性（允许作用），有利于保持血管正常的紧张性。同时，糖皮质激素还能降低毛细血管的通透性，减少血浆的滤出以维持血容量。因此，糖皮质激素对维持机体正常血压是必需的。

3）神经系统　糖皮质激素能全面提高中枢神经系统的兴奋性。小剂量的糖皮质激素可产生欣快感；大剂量则引起注意力不集中，烦躁不安和失眠等现象，如肾上腺皮质功能亢进。

4）消化系统　糖皮质激素能促进胃酸和胃蛋白酶原的分泌，增强胃腺细胞对迷走神经和胃泌素的敏感性，减弱了胃黏膜的保护和修复功能。因此，长期大量应用糖皮质激素，可诱发和加剧胃溃疡，胃溃疡患者应该慎用糖皮质激素。

（3）增强机体对有害刺激的耐受力　当机体遭遇有害刺激（如中毒、缺氧、创伤、感染、寒冷、疼痛和惊恐等）时，可引起血液中的 ACTH 和糖皮质激素分泌增多，从而提高机体抵抗力，这一现象称为应激反应。应激反应状态下，下丘脑－腺垂体－肾上腺皮质系统的功能增强，从而提高机体对有害刺激的耐受力，可帮助机体渡过"难关"。在应激反应中，交感－肾上腺髓质系统也会参其与，故血中的 E 和 NE 含量也会相应增加，同时增加的激素还有生长激素、催乳素、抗利尿激素和醛固酮等。因此得出结论，应激反应是一种以 ACTH 和糖皮质激素增多为主，多种激素共同参与的非特异性全身反应。此外，糖皮质激素还具有抗炎、抗过敏、抗毒和抗休克等作用，所以临床上常应用糖皮质激素来治疗多种疾病。

需要说明的是，"应急反应"与"应激反应"是两个不同的概念，但二者既有区别又相互联系。应激反应主要表现为下丘脑－腺垂体－肾上腺皮质轴的活动增强，明显升高血液中 ACTH 和糖皮质激素的浓度，重在增强机体对有害刺激的抵抗力和耐受力；而应急反应则主要是加强交感－肾上腺髓质系统的活动，使肾上腺髓质激素分泌明显增多，重在提高机体的应变能力和警觉性。在面临伤害性刺激时，两种反应同时发生，相辅相成，共同提高机体抵御病害的能力。

2. 糖皮质激素分泌的调节

（1）下丘脑－腺垂体－肾上腺皮质轴的调节　下丘脑的促垂体区合成并释放的促肾上腺皮质激素释放激素（CRH），可通过垂体门脉系统被运送至腺垂体，促进腺垂体 ACTH 的分泌（图Ⅱ–10–7），ACTH 促使肾上腺皮质细胞生长，促进糖皮质激素的合成和释放。例如，有害刺激的信息可通过多种途径传入中枢神经系统，最后汇集于下丘脑的 CRH 神经元，促进 CRH 的分泌，加强下丘脑－腺垂体－肾上腺皮质轴的活动，明显升高血液中的 ACTH 和糖皮质激素水平，从而产生应激反应。

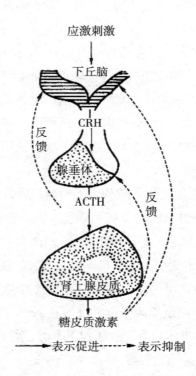

图Ⅱ–10–7　糖皮质激素分泌调节示意图

ACTH 的分泌呈明显的周期节律性波动。人体入睡后 ACTH 的分泌减少，至午夜最低，以后逐渐增多，至早晨 6～8 时进入分泌高峰，随后又逐渐下降，白天 ACTH 的分泌维持在较低水平。ACTH 的这种波动性分泌受控于 CRH 的节律性释放，从而使糖皮质激素的分泌也发生波动。

（2）反馈调节　当血中糖皮质激素浓度升高到一定水平时，可反馈性抑制下丘脑分泌 CRH 和腺垂体分泌 ACTH，这属于长反馈；血中 ACTH 的升高还能抑制下丘脑 CRH 的分泌，这属于短反馈。上述两种负反馈调节机制对保持血液中糖皮质激素水平的相对稳定具有重要意义。

临床上长期大量应用糖皮质激素的患者，血中外源性糖皮质激素浓度较高，可长反馈性抑制腺垂体 ACTH 的分泌，导致肾上腺皮质逐渐萎缩、分泌功能降低。若此时突然停药，患者可出现肾上腺皮质功能低下的表现，甚至会危及生命。因此，停药时应注意逐渐减量或在用药期间采用间断补充 ACTH 的方法，防止肾上腺皮质萎缩而引发严重后果。

（二）盐皮质激素

1. 盐皮质激素的生理作用　盐皮质激素中以醛固酮的生物活性最强。醛固酮能加强肾远曲小管和集合管上皮细胞对水、钠的重吸收和排出钾，即保钠、排钾和保水作用。因此，醛固酮可保证体内钠、钾的正常含量，还可维持循环血量的相对稳定。此外，盐皮质激素还能增强血管平滑肌对儿茶酚胺的敏感性。

2. 盐皮质激素分泌的调节　肾素 - 血管紧张素 - 醛固酮系统是调节盐皮质激素分泌的主要因素。血钾、血钠的浓度改变可直接作用于肾上腺皮质球状带，影响醛固酮的合成。只有当机体受到应激刺激时，ACTH 才会对醛固酮的分泌起一定的支持作用。

（三）性激素

肾上腺皮质可分泌少量的性激素，以雄激素为主。这些对成年男性影响不大的雄激素，却有导致男童发生性早熟的可能。此外，女性体内的雄激素主要来源于肾上腺，如果分泌过多可使女性出现痤疮、多毛和男性化等表现。

复习思考

一、名词解释

激素　应激反应　激素的允许作用　靶器官　侏儒症　应急反应

二、单项选择题

1. 下列哪项不属于激素作用的一般特征（　　　）

　A. 特异性　　　　　　　　　　　　　B. 高效能

C. 饱和现象   D. 激素间的相互作用

2. 调节机体各种功能的两大信息传递系统是（   ）

     A. 第一信号系统和第二信号系统   B. 第一信使与第二信使

     C. 中枢神经系统和外周神经系统   D. 神经系统与内分泌系统

3. 能与激素发生特异性结合的是（   ）

     A. 感受器   B. 受体

     C. 神经中枢   D. 效应器

4. 侏儒症是由于（   ）

     A. 食物中缺碘   B. 幼儿时期生长素分泌不足

     C. 婴幼儿甲状腺功能不足   D. 幼儿时期生长素分泌过多

5. 肢端肥大症是由于（   ）

     A. 食物中的碘过量   B. 幼儿时期生长素分泌过多

     C. 婴幼儿甲状腺功能亢进   D. 成人生长素分泌过多

6. 有关神经垂体的正常叙述是（   ）

     A. 分泌催产素和 ADH   B. 合成和储存催乳素和 ADH

     C. 储存和释放催产素和 ADH   D. 储存和释放催乳素和 ADH

7. 抗利尿激素的主要生理作用是（   ）

     A. 促进肾小管对 Na^+ 的重吸收

     B. 促进远曲小管和集合管对水和 Na^+ 的重吸收

     C. 提高远曲小管和集合管对水的通透性

     D. 促进远曲小管和集合管对 Na^+ 和 K^+ 的重吸收

8. 催产素的主要生理作用是（   ）

     A. 刺激输卵管收缩，促进卵子运行   B. 促进乳腺腺管的发育

     C. 促进非孕子宫收缩   D. 分娩时使子宫剧烈收缩以娩出胎儿

9. 促进女性青春期乳腺发育的主要激素是（   ）

     A. 生长素   B. 催乳素

     C. 雌激素   D. 催产素

10. 影响神经系统发育的最重要的激素是（   ）

     A. 糖皮质激素   B. 生长素

     C. 肾上腺素   D. 甲状腺激素

11. 影响能量代谢最显著的激素是（   ）

     A. 甲状腺激素   B. 生长素

     C. 胰岛素   D. 肾上腺素

12. 调节甲状腺功能的主要激素是（　　　）

   A. TRH   B. TSH

   C. T_3 D. T_4

13. 在甲状腺激素合成过程中起关键作用的酶是（　　　）

   A. 过氧化酶   B. 脱碘酶

   C. 蛋白水解酶   D. 酪氨酸羟化酶

14. 血液中生物活性最强的甲状腺激素是（　　　）

   A. MIT   B. DIT

   C. T_3 D. T_4

15. 甲状腺激素对脑和长骨的生长发育影响最大的年龄是在（　　　）

   A. 出生后的第 1 个月   B. 出生后的第 4 个月

   C. 出生后 1 年左右   D. 出生后 3 年左右

16. 地方性甲状腺肿主要由于（　　　）

   A. 幼年时甲状腺功能低下   B. 幼年时生长素分泌不足

   C. 糖皮质激素分泌减少   D. 食物中缺碘

17. 呆小症是由于（　　　）

   A. 食物中缺碘   B. 幼儿时期生长素分泌不足

   C. 婴幼儿甲状腺功能不足   D. 糖皮质激素分泌过多

18. 下列哪种激素是肾上腺皮质释放的（　　　）

   A. 糖皮质激素   B. ACTH

   C. 肾上腺素   D. 去甲肾上腺素

19. 切除肾上腺引起动物死亡的主要原因是缺乏（　　　）

   A. 去甲肾上腺素和肾上腺素   B. 糖皮质激素和肾上腺素

   C. 去甲肾上腺素和醛固酮   D. 糖皮质激素和醛固酮

20. 糖皮质激素对代谢的作用是（　　　）

   A. 促进葡萄糖的利用，促进蛋白质的合成

   B. 促进葡萄糖的利用，促进蛋白质的分解

   C. 促进葡萄糖的利用，抑制蛋白质的分解

   D. 抑制葡萄糖的利用，促进蛋白质的分解

21. 临床上长期大量应用糖皮质激素可造成：

   A. 侏儒症   B. 巨人症

   C. 肢端肥大症   D. 向心性肥胖

22. 在应激反应中分泌增多的激素是：

    A. 糖皮质激素   B. 醛固酮

    C. 脱氢异雄酮   D. 睾酮

23. 机体保钠的激素是（　　　　）

    A. 抗利尿激素   B. 肾上腺素

    C. 胰岛素   D. 醛固酮

24. 醛固酮作用的结果是（　　　　）

    A. 血钠升高，血钾减少，血容量增多

    B. 血钠减少，血钾减少，血容量减少

    C. 血钠升高，血钾升高，血容量增多

    D. 血钠减少，血钾升高，血容量减少

25. 胰岛素对糖代谢的作用是（　　　　）

    A. 促进组织摄取、贮存、利用葡萄糖   B. 促进糖异生

    C. 促进糖原分解   D. 抑制葡萄糖转化为脂肪

26. 促进全身组织对葡萄糖的摄取和利用，加速葡萄糖合成糖原，促进葡萄糖转变成脂肪，抑制糖原分解和糖异生，使血糖降低；促进脂肪的合成与储存，抑制脂肪的分解氧化，使血中游离脂肪酸减少。具有这些功能的激素是（　　　　）

    A. 胰岛素   B. 肾上腺素

    C. 甲状腺素   D. 生长素

27. 抑制胰岛素分泌的因素是（　　　　）

    A. 血糖升高   B. 氨基酸升高

    C. 胃肠激素分泌   D. 去甲肾上腺素

28. 胰岛 A 细胞分泌（　　　　）

    A. 胰岛素   B. 胰多肽

    C. 生长抑素   D. 胰高血糖素

29. 若手术不慎，摘除了甲状旁腺将造成（　　　　）

    A. 血磷升高，血钙降低   B. 血钙升高，血磷降低

    C. 血钙不变，血磷降低   D. 血磷不变，血钙降低

30. 调节甲状旁腺激素和降钙素分泌的主要因素是（　　　　）

    A. 血钠浓度   B. 血钙浓度

    C. 血钾浓度   D. 神经系统

扫一扫，知答案

扫一扫，看课件

模 块 十 一

生　殖

【学习目标】

1.掌握：生殖、副性征、月经、月经周期、受精、着床、分娩的概念；男、女主性器官功能和雄激素、雌激素、孕激素的生理作用。

2.熟悉：月经周期中卵巢和子宫内膜的变化；月经周期形成的原理。

3.了解：胎盘在妊娠过程中的生理作用。

4.运用所学知识写一份与生殖有关的科普宣传稿（300～500字左右）。

生殖是保持种族延续的各种生理过程的总称。生殖器官包括性腺和附性器官。男性性腺为睾丸，女性性腺为卵巢。男性附性器官有附睾、输精管、精囊、射精管、前列腺、阴茎等，女性附性器官有输卵管、子宫、阴道、外阴等。从青春期开始所出现的一系列与性别有关的特征，称为副性征。男性表现为生长胡须、喉结突出、体格高大、发音低沉等；女性表现为乳腺发达、骨盆宽阔、皮下脂肪丰满、音调高等。

项目一　男性生殖器官生理

一、睾丸的功能

睾丸的功能有两方面，即产生精子和分泌雄激素。

1.睾丸的生精功能　精子是在睾丸的曲细精管内生成的。曲细精管内有两种细胞，即生精细胞和支持细胞。生精细胞生成精子，支持细胞有支持和营养生精细胞的作用，还能分泌抑制素（图Ⅱ-11-1）。

原始的生精细胞为精原细胞，紧贴于曲细精管基膜上。从青春期开始，精原细胞分阶段发育成精子，其发育次序为：精原细胞→初级精母细胞→次级精母细胞→精子。成熟的精子，形如蝌蚪，分为头、颈、中间部及尾部。精子能依靠其尾部的摆动及其纵轴的旋转向前运动。

从青年到老年，睾丸都有生精能力。40岁以后，随着曲细精管逐渐萎缩，生精细胞发育变慢，生精能力也逐渐减弱。

温度对精子生成影响很大。阴囊的舒缩活动，能调节其内部温度较腹腔低 $1 \sim 8℃$，适合精子生成。睾丸不在阴囊而滞留于腹腔或腹股沟，称为隐睾症。隐睾者睾丸处于温度较阴囊高的位置，致使曲细精管的生精上皮变性，不能产生精子，故无生育能力。此外，X线过度照射也能破坏生精过程。

2. 睾丸的内分泌功能　曲细精管之间的间质细胞分泌雄激素，主要为睾酮。

睾酮的作用有：

（1）刺激男性附性器官生长发育和副性征出现。青春期睾丸分泌大量睾酮，附性器官生长发育特别显著，副性征亦出现。

（2）高浓度的睾酮能刺激曲细精管产生精子。

（3）维持正常的性欲。

（4）促进蛋白质合成和骨骼、肌肉生长，增强骨髓造血功能，使红细胞增多。

二、睾丸功能的调节

睾丸功能的调节与甲状腺、肾上腺皮质功能的调节类似，即下丘脑－腺垂体－性腺轴的作用。来自环境的刺激，通过中枢神经系统，影响下丘脑促性腺素释放激素的分泌，促使腺垂体分泌精子生成素和间质细胞刺激素（图Ⅱ–11–1）。精子生成素促使曲细精管生精并使支持细胞产生一种抑制素。间质细胞刺激素促使间质细胞分泌睾酮。血中的睾酮能反馈性抑制下丘脑分泌促性腺素释放激素和腺垂体分泌间质细胞刺激素。支持细胞分泌的抑制素也能反馈性抑制腺垂体分泌精子生成素，从而使睾丸的活动保持于适宜程度。

三、男性附性器官的功能

男性附性器官的主要功能是贮存和运输精子，并使精子进一步成熟。

1. 精子的运输　精子在离开曲细精管时尚不会运动，它们要依靠睾丸输出小管收缩而被转送到附睾。精子在附睾要经历10天左右，才进一步成熟而具有运动和受精能力。

2. 精子的贮存　精子主要贮存于附睾；输精管等处亦能贮存。精子在附睾贮存的时间一般约20天，亦可长达几个月，贮存时间过长，受精能力下降。

3. 射精　精液由阴茎射出的过程称为射精。射精是一个反射动作，反射的基本中枢位于腰骶段。大脑的活动可抑制或加强射精反射动作。

4.精液 精液是精子和前列腺、精囊、尿道球腺等所分泌液体的混合物。其液体部分为精浆，占 90% 以上，精子不足 10%。精浆能提高精子的受精能力。

一次射精的精液量约 3～6mL，每毫升精液含精子 0.2 亿～4 亿个。过频射精，精液量特别是精子含量减少。精子的质、量是受精的必要条件。如果精液中精子少于 2000 万 / 毫升，则受精机会显著减少；若少于 400 万 / 毫升，则不易受精。因而，后一数值被定为男性抗生育标准。如果某种药物能将精子数量降到此水平，就可认为该药物具有抗生育能力。此外，精液中至少有 60% 以上精子的形态和运动能力正常才能受精。

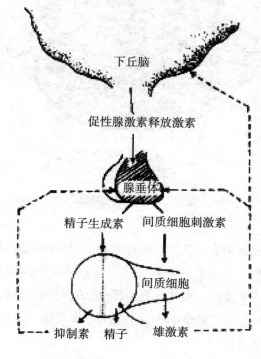

图 Ⅱ -11-1 睾丸功能的调节

项目二 女性生殖器官生理

卵巢的功能是产生卵子并分泌性激素，附性器官的功能主要是接纳精子、输送精子与卵子结合及孕育新个体等。

一、卵巢的功能

（一）卵巢的生卵功能

成年女性的卵巢中有数万个初级卵泡（图 Ⅱ -11-2）。卵泡发育次序为初级卵泡→生长卵泡→成熟卵泡。生育年龄的妇女，一般除妊娠外，每月都有几个甚至十几个初级卵泡同时生长发育，但通常只有一个发育成熟。其他卵泡都在发育不同阶段退化成闭锁卵泡。成熟卵泡破裂，卵细胞和卵泡液排至腹腔的过程，称为排卵。

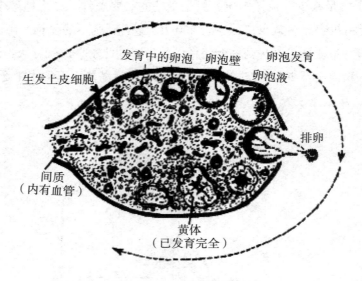

图 II -11-2　卵泡的发育

排卵后，残存的卵泡壁塌陷，其腔内由卵泡破裂时流出的血液所填充。残存卵泡内的颗粒细胞增生变大，胞质中含有黄色颗粒，这种细胞称为黄体细胞。黄体细胞聚集成团，形成黄体。若排出的卵子未受精，黄体仅维持约10天便开始萎缩，最后被吸收并纤维化，转变成白体。若卵子受精，黄体则继续生长，成为妊娠黄体。

（二）卵巢的内分泌功能

卵巢分泌的性激素有两类：一类是雌激素，由卵泡的颗粒细胞和黄体细胞所分泌，有雌二醇、雌酮、雌三醇等，其中雌二醇分泌量最大、活性最强。另一类是孕激素，主要由黄体细胞分泌，以孕酮（黄体酮）的作用最强。

1. 雌激素的作用

（1）促使子宫肌增殖、变厚，并提高子宫肌对催产素的敏感性。

（2）促进子宫内膜增殖并使其中的血管及腺体增生，但腺体不能分泌。

（3）激发副性征出现并维持之，如刺激乳腺导管延长，脂肪、结缔组织增生，乳晕出现，乳房增大等。

（4）其他方面。促进阴道上皮细胞增生、角化并合成大量糖原。含有大量糖原的上皮细胞脱落后，其中的糖原被阴道内的乳酸杆菌分解成乳酸，降低阴道内的 pH 值，因而抑制致病菌生长；促进肾小管重吸收 Na^+ 并提高肾小管对 ADH 的敏感性，从而增加细胞外液量，故有保钠保水的作用；增加蛋白质合成、钙盐沉着，因而对青春期生长发育有促进作用。

2. **孕激素作用**　孕激素主要作用是保证胚泡着床和维持妊娠。

（1）在雌激素作用的基础上，进一步促使子宫内膜和其中的血管、腺体增生，并引起腺体分泌。

（2）使子宫和输卵管平滑肌活动减弱，从而控制受精卵运行，利于着床和防止流产。

（3）使宫颈腺分泌少而黏稠的黏液，形成黏液塞，不利精子通过宫颈管。一些孕激素类避孕药可能是影响这个环节而起作用。

（4）刺激乳腺腺泡的发育。

此外，孕激素还能促进产热，使基础体温升高。

二、月经周期及其形成原理

女性青春期起，除妊娠外，每月一次子宫内膜脱落出血，经阴道流出的现象，称为月经。月经形成的周期性过程，称为月经。成年妇女月经周期平均为 28 天，在 20～40 天范围内也属正常，但每个妇女自己的月经周期是比较稳定的。一般 11～14 岁开始第一次来月经，称为初潮。月经初潮后一段时间内，月经周期可能不规则，一般 1～2 年后便逐渐规则起来。45～52 岁月经周期停止以后的时期，称为经绝期。

（一）月经周期卵巢和子宫内膜的变化

月经周期中卵巢和子宫内膜都出现一系列形态、功能的变化。根据子宫内膜的变化，可将月经周期分成 3 期。

1. **增殖期（排卵前期）**　从月经停止到排卵为止，即月经周期第 5～14 天（一般以月经开始的第 1 天算为月经周期的第 1 天）。此期内卵巢中卵泡生长发育成熟，并不断分泌雌激素。雌激素促使子宫内膜增殖变厚，其中的血管、腺体增生，但腺体尚不分泌。卵泡要到此期末才发育成熟并排卵（图Ⅱ-11-3）。

2. **分泌期（排卵后期）**　从排卵后到下次月经前，即月经周期的第 15～28 天。排卵后的残余卵泡形成黄体，继续分泌雌激素和大量孕激素。这两种激素，特别是孕激素促使子宫内膜进一步增生变厚，其中的血管扩张充血，腺体迂曲并分泌。这样，子宫内膜变得松软并富含营养物质，子宫也较静止，为胚泡着床和发育准备了条件。

3. **月经期**　从月经开始至出血停止，即月经周期的第 1～4 天。若排出的卵子未受精，黄体于排卵后 8～10 天开始退化、萎缩。孕激素、雌激素伴随黄体退化、萎缩而分泌减少，于排卵后期末处于低水平。子宫内膜失去这两种激素的维持而崩溃出血，即月经来潮。月经持续时间 3～5 天，流出血量 50～100mL，剥脱的子宫内膜混于月经血中。月经血含纤溶激活物和纤维蛋白溶解酶，故不凝固。月经期内，子宫内膜脱落形成创面容易感染，要注意保持外阴清洁和避免剧烈运动。

如果排出的卵子受精，黄体则生长发育形成妊娠黄体，继续分泌孕激素和雌激素，从而子宫内膜不但不脱落，反而继续增厚，故怀孕后不来月经。

（二）月经周期形成原理

月经周期的形成主要是下丘脑－腺垂体－卵巢轴作用的结果（图Ⅱ–11–3）。

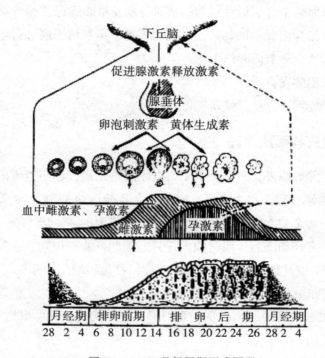

图Ⅱ–11–3　月经周期形成原理

1. 排卵前期的形成　女性随着青春期到来，下丘脑分泌的促性腺素释放激素增多，使腺垂体分泌卵泡刺激素和黄体生成素也增多。卵泡刺激素促使卵泡生长发育成熟，并与黄体生成素配合，使卵泡分泌雌激素。在雌激素的作用下，子宫内膜呈排卵前期的变化。排卵前期末，雌激素在血中浓度达高水平，通过正反馈使促性腺素释放激素分泌增加，进而使卵泡刺激素，特别是黄体生成素分泌增加。这时在高浓度的黄体生成素和卵泡刺激素作用下，已发育成熟的卵泡破裂排卵。

2. 排卵后期和月经期的形成　黄体生成素促使排卵后的残余卵泡，形成黄体并继续分泌雌激素和大量孕激素。这两种激素，特别是孕激素使子宫内膜呈排卵后期的变化。随着黄体逐渐长大，雌激素、孕激素分泌也不断增加。排卵后 8～10 天，它们在血中的浓度达高水平，对下丘脑、腺垂体起负反馈作用，抑制促性腺素释放激素、卵泡刺激素、黄体生成素的分泌。黄体生成素减少，黄体便趋退化、萎缩，因而雌激素、孕激素分泌也迅速减少，至排卵后期末降到低水平。子宫内膜失去这两种激素的维持便崩溃出血，形成月经。

随着血中雌激素、孕激素浓度降低，对下丘脑、腺垂体的抑制作用解除，卵泡又在卵泡刺激素的作用下生长发育。新的月经周期又开始。

由于中枢神经系统接受内、外环境刺激，能通过下丘脑－腺垂体－卵巢轴影响月经周期，因此，强烈情绪波动、生活环境的改变及体内其他系统的疾病，往往都可引起月经失调。所以，在防治月经疾病中，应作全面而周密的分析、研究。

青春期前，下丘脑、腺垂体发育未成熟，促性腺素释放激素、卵泡刺激素、黄体生成素分泌极少，未能引起卵巢和子宫内膜周期性变化。随着青春期到来，下丘脑、腺垂体发育成熟，月经周期便表现出来。妇女 45～50 岁以后，卵巢功能退化，对卵泡刺激素、黄体生成素的反应性降低；卵泡停止发育，雌激素、孕激素分泌减少；子宫内膜不再呈现周期性变化，月经停止，进入经绝期。

月经周期形成的过程充分显示，每个月经周期皆由卵巢提供成熟的卵子，子宫内膜不失时机地创造适应于胚泡着床的环境。因此可以认为，月经周期是为受精、着床、妊娠作周期性准备的生理过程。

项目三　妊娠与授乳

一、妊娠

妊娠是新个体产生的过程，包括受精、着床、妊娠的维持、胎儿成长及分娩。

（一）受精

是精子和卵子结合的过程。

1. 精子和卵子的运行　受精一般在输卵管壶腹部发生。精液进入阴道后，精子靠其尾部的活动和女性生殖道平滑肌的收缩，以及输卵管上皮细胞纤毛的摆动而运行，穿过子宫颈、子宫腔进入输卵管。（图Ⅱ－11－4）

排卵后，卵子落入输卵管伞，由输卵管的蠕动及其上皮细胞纤毛摆动，逐渐向子宫方向运送。

2. 精子的获能　精子在女性生殖道停留一段时间方能获得使卵子受精的能力，此称为精子获能。精子虽然在附睾已发育成熟，但被附睾与精浆中的某种物质所抑制，而女性生殖道内具有解除这种抑制的另两种物质，精子才获得使卵子受精的能力。

3. 受精过程　每次射入阴道的精子数以亿计，但受精只需一个精子进入卵子，绝大部分精子受到阴道内的某些酶作用而失去活力被排出。

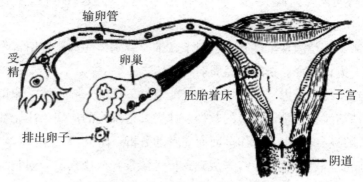

图Ⅱ-11-4　排卵、受精与着床

当精子与卵子相遇时，精子头部释放顶体酶系，如顶体酶、透明质酸酶、放射冠穿透酶、顶体素等，协助精子穿透卵子外各层障碍进入卵内。当一个精子进入卵细胞后，卵细胞表面的性质即发生改变，使其他精子不能再进入。进入卵内的精子头部形成雄性原核，卵细胞核形成雌性原核，两性原核融合成新的细胞核，此时的卵为受精卵。使用避孕套、子宫帽避孕，就是阻隔精子和卵子相遇。

排出的卵子或精子，在女性生殖道维持受精能力的时间很短，卵子仅6～24小时，精子1～2天。故射入女性生殖道内的精子，只在排卵前后2～3天，才有受精机会。避免在这段时间内过性生活，为安全期避孕。排卵受体内、外多种因素影响，可提前或推迟，甚至额外排卵。因此，安全期避孕不十分可靠。

（二）着床

卵子受精后，细胞不断分裂，于排卵后约第4天抵达子宫时已形成胚泡。胚泡进入子宫内膜的过程，称为着床或植入。

胚泡约在排卵后第8天左右，被子宫内膜吸附。胚泡能分泌一种蛋白酶使接触胚泡的子宫内膜溶解，形成一个缺口。于是胚泡逐渐进入子宫内膜，同时缺口周围的子宫内膜迅速增殖，修复缺口。大约于排卵后10～13天胚泡完全被埋入子宫内膜中。胚泡与子宫内膜发育阶段一般相一致，称为同步。同步是着床的必要条件。如果影响子宫内膜和胚泡的同步，便能达到避孕的目的。有些避孕药亦可在此环节起作用。

（三）胎盘的功能

胎盘是由胚胎组织和母体组织共同构成的。它是母体与胎儿之间进行物质交换的器官，也是内分泌器官。

1. 胎盘的物质交换功能　母体与胎儿的血液隔着一层半透膜而不直接相通。这半透膜由毛细血管内皮细胞、绒毛膜滋养层及其间的基底膜所构成。除大分子蛋白质外，其他小分子物质均可通过此半透膜。母体与胎儿之间经此半透膜进行物质交换。

2.胎盘的内分泌功能 胎盘分泌的激素主要有人绒毛膜促性腺激素（HCG）、雌激素、孕激素等。这些激素的分泌能不失时机地保持妊娠期血中雌激素、孕激素处于高浓度状态，否则子宫内膜将脱落，引起流产。因此，胎盘的内分泌功能对妊娠的维持起了关键性的作用。

（1）人绒毛膜促性腺激素 人绒毛膜促性腺激素是一种糖蛋白。它的作用有两方面：①与黄体生成素作用相似，能代替黄体生成素刺激黄体转变成妊娠黄体，并使其分泌大量雌激素和孕激素。②能使淋巴细胞的活力降低，防止母体产生对胎儿的排斥反应，具有"安胎"的效应。

着床后，母体血中就出现人绒毛膜促性腺激素。随后浓度迅速升高，至妊娠2个月左右达顶峰，接着又迅速下降，至妊娠3个月左右达低水平，以后维持此水平至分娩（图Ⅱ-11-5）。

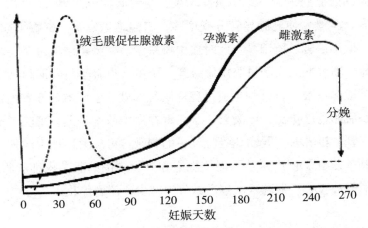

图Ⅱ-11-5 妊娠期母体血中人绒毛膜促性腺激素、雌激素、孕激素水平

人绒毛膜促性腺激素从尿排出。测定尿中或血中的人绒毛膜促性腺激素，可用于早期妊娠诊断。

（2）雌激素和孕激素 胎盘分泌的雌激素和孕激素不仅及时接替妊娠黄体的功能，也进一步促进子宫和乳腺明显发育增长。

妊娠3个月左右，人绒毛膜促性腺激素减少而导致妊娠黄体逐渐萎缩时，胎盘所分泌的雌激素、孕激素足以代替妊娠黄体的功能，而且分泌量逐渐增加，维持至分娩。妊娠期，孕妇尿中排出大量雌三醇，它是胎盘分泌的。当胎儿死于子宫内，孕妇尿中雌三醇突然减少，可作为判断死胎的依据之一。

在整个妊娠期内，血中雌激素、孕激素都保持高水平，对下丘脑-腺垂体系统起负反馈作用，卵巢内没有卵泡发育、成熟、排卵，故妊娠期不来月经。

（四）分娩

是成熟胎儿自子宫娩出母体的过程。妊娠持续时间约 280 天（从末次月经周期第 1 天算起）。分娩时，子宫颈受刺激反射性引起催产素释放，催产素使子宫收缩而宫颈更受刺激。这种正反馈过程，延续至胎儿娩出为止。在分娩过程中，膈肌、腹肌收缩，腹压增加，也有助于胎儿娩出。

二、授乳

乳腺是哺乳动物生殖系统的一个组成部分。直接由乳腺供给婴儿乳汁的过程，称为授乳。

1. 乳腺的发育　新生儿的乳腺仅有很短几条与乳头相连的导管。这些导管随着全身的生长而生长。到青春期，乳腺发育主要是由于雌激素的作用，使导管延长并分支，腺泡发育不明显。乳腺间隔脂肪沉着，结缔组织增生，是青春期乳房增大的主要原因。妊娠后，催乳素、雌激素、孕激素使乳腺导管分支增多，腺泡增生发育。妊娠末期乳腺发育成熟，具备泌乳能力，但不泌乳。原因是，此时血中雌激素、孕激素浓度过高，能抑制催乳素泌乳的效力。因此，哺乳期间大剂量服用雌激素、孕激素类避孕药会抑制泌乳。

2. 乳汁的生成和排放　乳汁的生成过程称泌乳。乳汁由腺泡和导管内排出的过程称为乳汁排放。分娩后胎盘已排出，雌激素、孕激素在血中浓度降低，解除了抑制催乳素泌乳的作用，引起泌乳。授乳时，婴幼儿吸吮乳头的刺激，可反射性地引起催乳素、催产素分泌增加，均有利于泌乳。催产素还可促使腺泡和导管周围的肌上皮细胞收缩，乳汁排放。断奶后，乳头不再被吸吮，催乳素、催产素分泌减少，泌乳停止。

....

复习思考

一、名词解释

生殖　副性征　月经　月经周期　受精　妊娠

二、单项选择题

1. 生殖器官包括（　　　　）

  A. 主性器官　　　　　　　　　　　　B. 附性器官

  C. 主性器官和附性器官　　　　　　　D. 主性器官和附性器官及副特征

2. 有关睾丸功能的描述，错误的是（　　　　）

  A. 产生精子并分泌性激素　　　　　　B. 生精细胞生成精子

  C. 间质细胞分泌雄激素　　　　　　　D. 支持细胞支持生精细胞也分泌雄激素

3. 有关雄激素的生理作用，错误的是（　　　　）

　　A. 刺激睾丸生长发育　　　　　　　　B. 激发男性副性征出现

　　C. 刺激骨髓造血　　　　　　　　　　D. 促进蛋白质合成肌肉骨骼生长

4. 关于卵巢功能，错误的是（　　　）

　　A. 产生卵子并分泌性激素　　　　　　B. 卵泡分泌雌激素

　　C. 黄体分泌雌激素和孕激素　　　　　D. 性激素在排卵时随卵泡液排出

5. 有关雌激素的作用，错误的是（　　　）

　　A. 促进女性附性器官生长发育

　　B. 激发女性副性征出现并维持之

　　C. 促使子宫内膜血管、腺体增生，腺体分泌

　　D. 促进阴道上皮细胞增生、角化并合成大量糖原

6. 孕激素的作用，错误的是（　　　）

　　A. 保证胚泡着床和维持妊娠

　　B. 促进子宫肌和输卵管活动

　　C. 使子宫内膜进一步增生，腺体大量分泌

　　D. 促进宫颈腺分泌黏稠黏液，形成黏液塞

7. 黄体开始退化、萎缩在（　　　）

　　A. 月经周期的第 1 ~ 5 天　　　　　　B. 月经周期的第 14 天左右

　　C. 月经周期的第 5 ~ 14 天　　　　　D. 月经周期第 22 ~ 24 天

8. 育龄妇女排卵在（　　　）

　　A. 月经周期的第 1 ~ 5 天　　　　　　B. 月经周期的第 14 天左右

　　C. 月经周期的第 5 ~ 14 天　　　　　D. 月经周期第 8 ~ 10 天

9. 关于月经周期变化，正确的是（　　　）

　　A. 排卵前期卵泡生长发育并分泌雌激素，雌激素促使子宫内膜增生变厚

　　B. 排卵后黄体生成并分泌卵泡刺激素和大量黄体生成素

　　C. 卵泡刺激素，特别是黄体生成素使子宫内膜更增厚，腺体分泌

　　D. 月经期黄体已萎缩，血中卵泡刺激素、黄体生成素浓度突然降低，子宫内膜脱落出血

10. 子宫内膜脱落引起月经的原因是（　　　）

　　A. 血中雌激素浓度高　　　　　　　　B. 血中孕激素浓度高

　　C. 血中雌激素、孕激素浓度都高　　　D. 血中雌激素、孕激素浓度都低

11. 有关胎盘描述，错误的是（　　　）

　　A. 胎儿与母体经胎盘进行物质交换

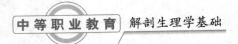

B. 胎盘能分泌雌激素、孕激素和人绒毛膜促性腺激素等

C. 小分子蛋白质能通过胎盘

D. 妊娠 3 个月左右胎盘大量分泌人绒毛膜促性腺激素

扫一扫，知答案